# LA THERAPEVTIQVE

## OV

## LA METHODE VNIVERSELLE DE GVERIR LES MALADIES,

### DE

# M<sup>re</sup> IEAN FERNEL,

Premier Medecin de HENRY II. & Docteur Regent en Medecine de la Faculté de Paris,

## DIVISE'E EN SEPT LIVRES.

*Ouvrage tres-utile & necessaire pour l'usage & pratique de la Medecine dogmatique.*

TRADVCTION nouvelle & plus exacte que celle des Editions precedentes.



### A PARIS,

IEAN GVIGNARD, Grand'Salle, du costé de la Cour des Aydes, à l'Image S. Iean.

### ET

Chez *En la Boutique de Langelier.*

RENE' GVIGNARD, au premier pilier de la Grand'Salle, au Sacrifice d'Abel, proche les Consultations.

au Palais

## M. DC. LXVIII.

*Avec Privilege du Roy.*

# ELOGE DE MESSIRE
## IEAN FERNEL,

*Tiré des Eloges des Hommes Illustres de France :*
*Composé en Latin par Scevole de Sainte Mar-*
*the, & mis en François par le sieur* COLLETET.

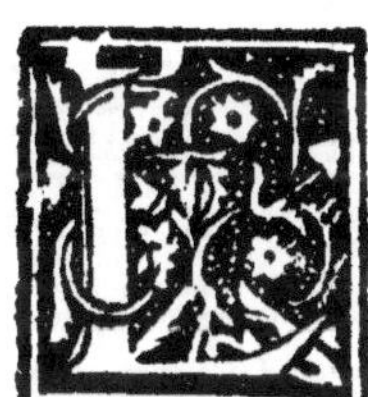

A ville d'Amiens qui avoit donné naissance à Silvius, & à Tagault son Maistre, fut celle-là mesme qui fit naistre dans la Medecine cette troisiéme lumiere, mais beaucoup plus éclatante que les autres ; Je parle de M. JEAN FERNEL, homme rare & presque divin. Ce grand & admirable Genie eut un avantage, qui depuis plusieurs siecles n'est arrivé, ce me semble, à pas un homme du monde, pour docte, & pour celebre qu'il ait esté : c'est que de son vivant, & en sa presence mesme, il vid lire dans les Escoles publiques les divers Traitez qu'il avoit côposez sur toute la Medecine : Et son authorité s'y rendit aussi considerable, & eut autant de poids auprés de ceux qui faisoient profession d'enseigner, & d'apprendre cette belle & noble science, que la suite des temps en donne aux anciens Autheurs. Certes ce ne fut pas sans raison : car outre la supréme Eloquence dont cet Excellent homme estoit pourveu, il avoit une connoissance si parfaite, non seulement de la Medecine ; mais encore de toutes les parties des Mathematiques, & avoit si puissamment approfondy toute la Nature, & découvert tant de rares secrets, qu'il passera toûjours pour un prodige de ſçavoir. Mais ce qui n'eſt, peut-eſtre, pas moins merveilleux en luy, c'eſt que la fortune, qui eſt ordinairement la mortelle ennemie de la haute vertu, ne fut pas contraire à la ſienne. Comme il prenoit à Paris le ſoin de viſiter, & de guerir les malades, il travailla ſi bien dans cette utile fonction, qu'il ſe guerit luy-meſme de la pauvreté. Depuis cela il fut appellé à la Cour, auprés de la perſonne du Roy Henry ſecond, qui l'honora de la Charge de ſon premier Medecin. Charge glorieuſe, dont il s'acquitta ſi dignement, & avec un ſi favorable ſuccez, que l'on creut qu'il avoit eu le pouvoir de donner à la France un bien que la Nature ſembloit luy avoir denié ; car ayant banny l'odieuſe ſterilité de la Maiſon Royale, il fit ſi bien par les ſecrets de ſon Art, qu'il rendit la Reyne feconde ; ce qui fut cauſe de l'heureuſe naiſſance de pluſieurs Princes, qui augmenterent ainſi la gloire, & étendirent l'Auguſte nom des Valois. Apres tant de ſignalez ſervices rendus au Public, & aux particuliers, le grand Fernel eſtant déja ſur l'âge, & incommodé des maladies, que les ſoins de la ſanté des autres luy avoient peut-eſtre cauſées, mourut de regret & d'ennuy, de la perte de ſa chere femme, que la mort luy ravit inopinément le 26. d'Avril, l'an 1558. & ce fut ſur ce ſujet qu'un Poete amateur de la Medecine, compoſa cette Epigramme, qui n'a pas mauvaiſe grace en Latin, & que j'ay miſe en François.

*Quand la mort m'eut ravy la moitié de moy-meſm,*
*L'autre moitié ſuivit ſon aimable moitié ;*
*Dans la poſſeſſion d'une gloire ſuprême,*
*Ie fis ceder ainſi la gloire à l'amitié.*

# TABLE DES CHAPITRES

## LIVRE PREMIER.

Où il eſt traité de la Cure des maladies
en general.



## LIVRE SECOND.

Où il eſt traité de la ſaignée.

# TABLE

# LIVRE TROISIEME.

## Où il est traité de la façon de purger.

# TABLE



## LIVRE QVATRIESME.

### Où il est traité des genres & facultez des medicamens.

# DES CHAPITRES.



## LIVRE CINQVIESME.

### Où il est traité de la matiere ordinaire des medicamens interieurs.

# TABLE

## LIVRE SIXIESME.

Où il est traité de la matiere des medicamens exterieurs.

# TABLE DES CHAPITRES.

## LIVRE SEPTIESME.

### Où il est traité des medicamens composez.



## Fin de la Table des Chapitres.

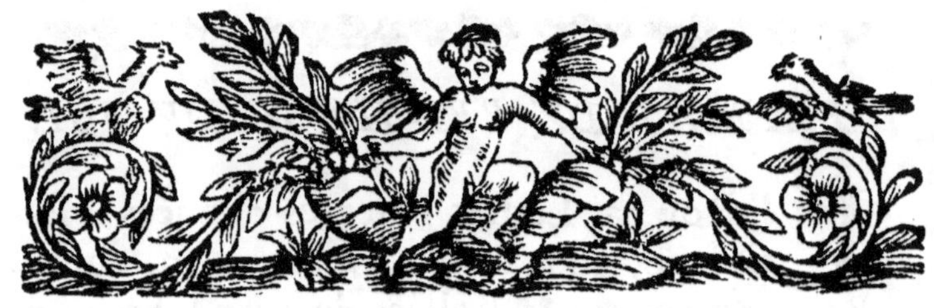

# PREFACE
## SVR
## LE PREMIER LIVRE.

Que les Loix de la Medecine font conformes à celles de le Nature.

Out ainſi que la Nature univerſelle du
monde, laquelle contient & penetre toutes
choſes, gouverne le cours du Soleil, de la
Lune, & du reſte des Aſtres, les viciſ-
ſitudes des temps, les changements des ſai-
ſons, le flux & reflux de l'Ocean; elle gouverne auſſi
cette grande machine par un ordre aſſeuré, & par une
conſtance immuable. Or il ſeroit impoſſible qu'elle gou-
vernaſt, & qu'elle entretint toutes choſes avec tant de ſa-
geſſe, ſans l'entremiſe de quelque divine intelligence qui
les conſerve, apres les avoir produites, & qui ne fait
pas moins éclatter ſa raiſon & ſa prudence dans leur conduite, que ſa providence dans leur conſervation. Cette
raiſon n'eſt autre que la loy, ou la force de la Nature,
par laquelle toutes choſes ont receu, & conſervent leur
Eſtre, ou bien un Empire dont elles relevent toutes, ſans
lequel la Nature & le Monde n'euſſent jamais eſté.

Perſonne ne peut conteſter que cette Loy, qui eſt née

# PREFACE.

avec le Monde, ne soit partie de l'entendement, & de la volonté de Dieu. Le Pere des Dieux, dit Platon, en créant le Monde & la Nature, leur prescrivit des Loix, & leur imposa des destinées.

En suite dequoy les Animaux, les Plantes, & les Metaux qui ont esté placez dans cette partie inferieure de l'Univers, ont chacun leur Nature particuliere, par le moyen de laquelle ils entretiennent & conduisent ce qu'ils ont engendré. Cette Nature particuliere d'un chacun, est aussi conduite par une Loy stable & reguliere qui luy est propre, & par le moyen de laquelle elle s'exerce dans ses operations: mais toutefois en telle sorte qu'elle est obeyssante, & soûmise à la Nature Souveraine & Universelle, afin que toutes les creatures par un consentement, & par une sympathie unanime obeyssent à ses commandements; de sorte que tout ce que la Nature contient dans l'estenduë de sa domination, est soustenu par la Loy d'une constante & perpetuelle raison. Que si nous rapportons les choses susdites à la consideration que la Medecine se propose, il ne se peut rien trouver dans l'homme qui ne dépende des Loix de la Nature, à la reserve de sa connoissance, & de son franc-arbitre. Or la Medecine est comme une image tirée à la ressemblance de la Nature; elle tient tousiours les yeux attachez sur les Loix, elle s'en propose l'exemple dans toutes ses intentions, & dans tous ses ouvrages, afin de maintenir l'homme exempt de toute sorte de maladies, dans une parfaite santé, de la luy redonner apres qu'il l'a perduë, & d'étendre le cours de sa vie le plus long-temps, & le plus agreablement qu'il sera possible.

La Nature donc est une Loy eternelle, & la Medecine la Loy Escrite de cette mesme Nature: l'une est l'original, & l'autre la copie; elles sont toutes deux au dessus des efforts humains, elles ne peuvent estre renversées, ny par le changement des climats, ny par la course

# PREFACE.

*des années ; mais au contraire, elles demeurent fermes, eternelles, & immuables durant la revolution de tous les siecles. Les Conquerans mesme sont contraints de flechir sous ses Loix, eux qui taschent d'en imposer à toutes les Nations de la terre : les Rois & les Empereurs leur rendent obeyssance, ou du moins ne la leur refusent jamais impunement, dautant que la mort n'espargne qui que ce soit ; enfin leur excellence se fait assez connoistre, en ce qu'estans également communes à tout le monde, elles sont aussi necessaires, qu'elles sont immuables.*

*Puis donc que leur excellence & leur necessité sont si grandes, il faut employer tous nos soins, afin qu'elles sortent pures & entieres des salutaires & incorruptibles sources de la Nature, qu'elles ne soient pas accompagnées de rigueur & de severité ; mais de douceur & de complaisance, afin que les maladies en reçoivent toute sorte de soulagement, & les Medecins beaucoup d'estime ; qu'elles soient honorables à celuy qui debitera leurs avis avantageux à celuy qui les suivra, enfin salutaires & profitables à tout le genre humain.*

LA

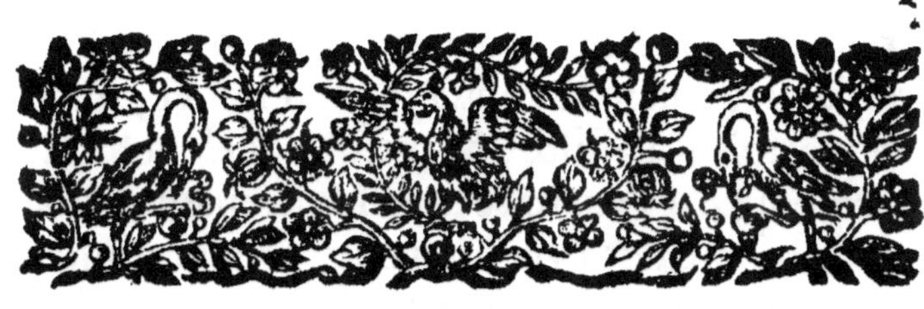

# LA
# THERAPEVTIQVE.
## OV
## METHODE DE GVERIR
### *LES MALADIES.*

*LIVRE PREMIER.*

## CHAPITRE PREMIER.

*Du devoir du Medecin, & de l'excel-*
*lence de l'Art.*

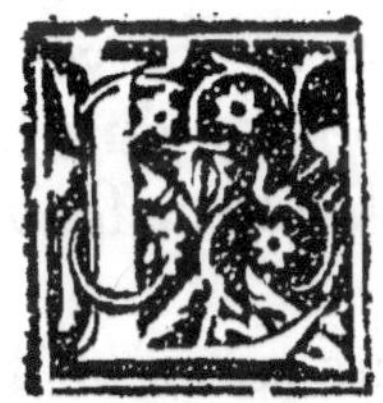

E devoir du Medecin eſt de faire la cure proprement pour guerir, dautant qu'il ne rend pas toûjours la ſanté au malade : or nous pouvons dire que celuy-là fait la cure proprement, qui donne les remedes promptement, ſeurement & agreablement : ce que le Medecin fait non ſeulement en qualité de miniſtre de la nature, mais auſſi quelquefois en qualité d'aide & de compagnon, meſme quelquefois en qualité de premier ouvrier, parce qu'en beaucoup

A

de rencontres l'Art eſt plus excellent que la Nature , laquelle il ne ſe contente pas d'imiter , mais
quelquesfois il l'aſſiſte , & meſme quelquefois il
la ſurmonte par l'exercice de la Medecine:la nature qui diſpoſe de la vie humaine , conduit toutes
les choſes du monde avec toute la iuſteſſe qui luy
eſt poſſible , elle travaille inceſſamment à conſerver noſtre corps juſques au dernier ſoûpir de
la vie dans une entiere ſanté , ou pour le moins
dans celle qu'il a receuë en naiſſant , & s'il eſt attaqué au dehors , elle employe toutes ſes forces
pour en repouſſer la violence. Tout ce que la nature fait , pour maintenir la bonne diſpoſition ou
pour chaſſer la maladie , la Medecine qui dans
toutes ſes actions ne ſe propoſe point d'autre but
que la ſanté, le fait auſſi par ſon conſeil,& par ſon
induſtrie , juſques-là que la Nature n'eſtant pas
aſſez forte pour dompter vn mal opiniaſtre , la
Medecine luy preſte ſon ſecours , ſupplée à ſon
defaut , achevant ce qu'elle avoit commencé , &
rend bien ſouvent courtes des maladies qui euſſent eſté tres-longues & tres-ennuyeuſes , elle la
ſurpaſſe meſme quelquefois, comme nous avons
déja dit, puis que c'eſt elle qui remet les membres
diſloquez , qui rapproche les levres des playes ,
& qui en beaucoup d'autres occaſions conduit la
principale partie de la cure que la Nature ne ſçauroit entreprendre.

Mais , de grace , nos predeceſſeurs auroient-ils
employé tant de veilles & tant de travaux à ſon
établiſſement , ſi elle n'eſtoit capable de produi-
re des effets plus merveilleux que ceux de la nature? Sans doute la Medecine l'emporte autant ſur
elle , que l'orfevrerie ſur l'achitecture , dont l'u-
ne grave ſur l'or,qui eſt une matiere naturelle,des

ouvrages tres-excellents, & l'autre se sert du bois & de la pierre pour bâtir des maisons, & pour élever des temples, dont la fabrique surpasse toutes les forces de la nature : la raison est, que celle-cy n'agit que par la conduite de l'instinct, & la Medecine par celle du raisonnement.

Puis donc que la Medecine a une tres-parfaite connoissance des forces de toutes les choses qui sont dans l'Univers, & qu'elle sçait discerner les profitables d'avec les nuisibles, elle prevoid celles-cy de loin, & les évite avec autant de contention, qu'elle se porte à la recherche & à la poursuite de celles-là, & les employe si à propos, que de ses propres forces elle soulage & guerit des maux, qui sans elle eussent esté mortels, & dont la Nature toute seule n'eust jamais pû venir à bout.

La santé qui est le but de la Medecine, ayant esté perduë, elle se recouvre par la guerison que la nature opere quelquefois d'elle mesme, & quelquefois par l'entremise de l'art elle guerit ordinairement d'elle-mesme les maladies les plus legeres : mais dans les plus considerables elle a besoin de l'art, lequel ne guerit pas immediatement de soy-mesme, mais par l'entremise de la cure, qui n'est autre chose qu'un bon & convenable usage des remedes. Nous appellons *remedes* toutes les choses qui chassent l'affection outre nature, & l'usage en est bon & convenable, lors qu'ils sont donnez en iuste quantité, & d'vne maniere legitime : voila en quoy consiste la cure, & par consequent toute l'étude de la Medecine en ces trois choses, à sçavoir, le genre du remede, la quantité & la façon de s'en servir, lesquelles j'ay resolu de traiter en ce livre, le plus exactement qu'il me sera possible.

A ij

Pour bien connoiſtre le genre du remede, il faut prendre garde ſi c'eſt d'un ſeulement qu'on a beſoin, ou de pluſieurs. Si on n'a beſoin que d'vn remede, il faut voir s'il eſt ſimple ou compoſé, & lors qu'on a beſoin de pluſieurs, s'il les faut employer tous à la fois, ou l'un apres l'autre, avec l'ordre qu'on y doit obſerver, & c'eſt la vraye & bonne methode que celle-là.

On connoiſtra la juſte quantité, pourveu qu'on ſçache la force du remede, de quel degré il s'éloigne de la mediocrité, en quel poids, combien de fois, & en combien de temps il doit eſtre donné.

La façon d'en uſer nous fait connoiſtre les endroits par où la matiere doit eſtre chaſſée, celuy où il faut appliquer les remedes, en quelle maniere, en quel temps de la maladie, & à quelle heure. Il eſt donc neceſſaire de connoiſtre toutes ces choſes, pour uſer convenablement de remedes : car la cure ſe fait ſuivant les preceptes de l'art, lors que les remedes ſont donnez en une quantité & maniere convenables.

# CHAPITRE II.

## De l'invention du remede.

Toute maladie doit eſtre vaincuë par ſon contraire, qui eſt le remede, dautant que le remede eſt ce qui chaſſe la maladie, ce qui chaſſe la maladie luy fait violence, ce qui fait violence eſt contraire ; il eſt donc abſolument neceſſaire que le remede ſoit contraire à la maladie, & qu'il ſoit chaſſé par ſon contraire.

On appelle *contraires* les choſes qui ſont differentes, non seulement en qualité, mais encore en quantité, en nombre, en situation, en figure, bref, qui sont tres-éloignées en toute sorte de genre, comme le chaud & le froid, le sec & l'humide, le dur & le mol, le grossier & le delié : il y a aussi d'autres contraires qu'on appelle proprement *opposez*, comme le grand & le petit, soit dans la quantité, soit dans le nombre, le haut & le bas, il y en a d'autres qu'on appelle *privatifs*, comme le plein & le vuide, le pur & le corrompu, le continu & le divisé.

Or les plus celebres Medecins ont divisé tous les remedes qui par leur contrarieté ont la force d'éloigner les maladies, & de rappeller la santé en trois sortes, qui sont Pharmacie, Chirurgie, & diete. Nous avons remis ailleurs à parler de la Chirurgie, & nous ne parlerons icy que des medicamens & de la nourriture.

Les choses que nous appellons les *adversaires* des maladies, ne consistent pas dans la mediocrité, mais panchent vers l'extremité qui luy est opposée, dautant que ce qui est logé dans le milieu entre les extremitez, ne sçauroit jamais remettre dans la mediocrité ce qui est déja passé à l'extremité, ou qui panche vers elle.

La raison est que les contraires venant à combatre, ou par le mélange, ou par le choc, ils s'émoussent & ralétissent leur vigueur par une actiõ reciproque, & par un d'eux ne passe point absolument dans la nature de l'autre: mais ils s'arrestent dans un estat de mediocrité. De sorte que pour rendre téperé ce qui est froid, il faut user de ce qui est chaud, & non pas de ce qui est téperé: tout ainsi qu'õ ne sçauroit dresser une chose tortuë à moins que de la plier souvent vers la partie opposée.

Cette verité éclate encore mieux dans les *privatifs* , dautant qu'ils ne souffrent point de milieu , & par conséquent ne peuvent servir à la cure que par les contraires. C'est donc vne loy constante & inébranlable que celle de faire la cure par les contraires. Quelques-uns s'imaginent que cette loy est entierement renversée , lors qu'ils apprennent qu'il y a certaines maladies qui se guerissent par des remedes semblables, mais ils ne voyent pas qu'encore qu'ils soient semblables à la maladie , ils ne laissent pas de luy estre contraires par accident, parce qu'ils sont naturellemēt contraires à la cause d'où elle procede , par la destruction de laquelle ils font cesser l'effet : c'est ainsi que la rhubarbe , toute chaude qu'elle est , ne laisse pas de guerir la fiévre , à cause qu'elle a la vertu d'en oster la matiere , l'exercice soulage la lassitude , à cause qu'il discute les humeurs répanduës par les muscles , le vomissement appaise le vomissement, parce qu'il jette dehors l'humeur picquante qui le provoque. Et la purgation est profitable à la dissenterie , parce qu'elle emporte la matiere nuisible qui en est la cause efficiente ; & c'est presque de cette mesme façon que l'eau froide iettée en abondāce fait cesser la cōvulsion , au rapport d'Hippocrate. Nous ne recherchons pas icy les remedes de cette sorte , mais bien ceux qui chassent le mal directement , & par leur propre nature, comme font tous ceux qui luy sont veritablement contraires , d'où s'ensuit que chaque maladie, ayant son remede contraire , il faut mettre autant de sortes de remedes qu'il y a de sortes de maladies, suivant le cōmun axiome, que les cōtraires sont les objets d'une même doctrine.

Comme donc quelquefois il n'y a qu'une ma-

ladie , laquelle eſt ſimple & compoſée , quelquefois il y en a pluſieurs , leſquelles ſont tantoſt mélées enſemble , & tantoſt ſeparées : pareillement
ſi le remede eſt un, il eſt ſimple ou compoſé, & s'il
y en a pluſieurs, ils ſont ou mélez ou ſeparez. L'u-
nité ayant eſté toûjours preferée à la multitude ,
& la ſimplicité à la compoſition , il eſt tres-cer-
tain, qu'un ſeul & ſimple remede a eſté comme la
ſource de tous les autres. C'eſt pourquoy afin de
les bien placer, il faut parcourir tous les remedes
ſimples ; mais il faut pluſtoſt faire une exacte recherche de toutes les maladies ſimples qui reſi-
dent dans le corps , dans les humeurs , ou dans le
reſte des choſes contenuës.

Les vices ou ſimples affections contre nature
de la partie ſimilaire, ſont l'intemperie chaude ou
froide, humide ou ſeche, le relaſchement ou molleſſe de ſubſtance , & en ſuite la corruption & la
pourriture. Les mêmes vices ſe rencontrent auſſi
dans les humeurs, & dans les autres choſes contenuës, ſur tout l'intemperie & la corruption , à
quoy on peut adjouſter vne ſurabondance demeſurée, comme elle ſe trouve dans la plethore
ou repletion, vne turbulente agitation & defluxion , la groſſiereté & la tenuité , la dureté & la
molleſſe, la lenteur ou tenacité & l'acrimonie:car
toutesfois & quantes que les qualitez ſont éloignées de la mediocrité naturelle , on les doit eſti-
mer vitieuſes & contraires à la nature.

Quant aux vices des inſtrumens qui ſe peuvent
corriger par les medicamens, voicy le denombrement qu'on a accouſtumé d'en faire , la poliſſure
& la rudeſſe des conduits, l'étreciſſement & la dilatation , l'épaiſſeur & la rareté , l'obſtruction &
l'ouverture : car pour tous les autres qui arrivent

dans la figure, dans le nombre, ou dans la grandeur, ou ils procedent des vices, des humeurs cy-
deſſus mentionnées ou ils ont beſoin de la Chirurgie, comme la ſolution de continuité, qui eſt
une affection commune à l'une & à l'autre partie.
Voila toutes les ſimples & premieres affections
contre nature qui ſe peuvent guerir par les medicamens; que ſi nous recherchons les forces des
medicamens qui ſont oppoſées à toutes les affections, nous trouverons que les comparant enſemble, ils ſe répondront ſi bien les uns aux autres, qu'il y aura autant de facultez des medicamens, qu'il y aura de ſimples affections contre nature, & que le nombre des remedes ſera égal au
nombre des maladies, comme je feray voir ailleurs plus amplement par une autre diviſion.

C'eſt pourquoy à l'intemperie chaude eſt oppoſé le medicament qui refroidit, à la froide celuy
qui échauffe, à l'humidité celuy qui deſſeche, à
la ſeche celuy qui humecte, à l'agitation des humeurs celuy qui appaiſe & qui retient; à la defluxion, tant celuy qui arreſte que celuy qui repouſſe; à la ſurabondance celuy qui evacuë par le
vomiſſement, par le ventre, par la matrice, par les
urines, par les ſueurs, celuy qui attire par les narines, ou par quelque autre partie; & celuy qui
reſout & digere par tranſpiration inſenſible; à la
groſſiereté τὸ λεπτυντικόν, celuy qui ſubtiliſe; à la
ſubtilité τὸ παχυντικόν, celuy qui groſſit à la dureté τὸ μαλακτικόν, celuy qui ramolit: à la molleſſe τὸ σκληρυντικόν, celuy qui endurcit; à la lenteur τὸ
ῥυπτικὸν καὶ ῥυμματικὸν, celuy qui nettoye; à l'acrimonie, τὸ ὑδατῶδες ἐμπλαστικὸν, celuy qui eſt propre à faire linimens, froid & glutineux; au relaſchement des parties τὸ συντατικὸν, celuy qui affer-

mit & qui corrobore : à la corruption, celuy qui l'empesche, qui est alexitere & alexipharmaque: à la pourriture, celuy qui est propre à cuire, suppuratif & mundificatif, ausquels sont contraires les venimeux, corrompans, & sceptiques ; à la douceur glissante ou polissure des conduits est opposé, τραχῦνον, celuy qui rend aspre & rude ; à la rudesse, celuy qui rend doux & glissant ; à l'étrecissement, celuy qui dilate ; à la dilatation celuy qui estrecit ou qui est astringeant, à l'espaisseur ἀραιωτικόν, celuy qui rarefie, à la rareté πυκνωτικόν, celuy qui épaissit ; à l'obstruction ἀναστομωτικόν, celuy qui ouvre ; à l'ouverture, celuy qui ferme ; à la solution de continuité, celuy qui agglutine sarcotique, epulotique, ausquels sont contraires, les exulcerans corrosifs, caustiques & escarotiques. Il me semble que j'ay briévement parcouru toutes les simples affections contre nature, & les facultez des medicamens. Voila la façon d'inventer les remedes suivant la varieté des affections, & la remarque qui nous doit conduire à la recherche des vertus de tous les medicamens simples ou composez.

---

## CHAPITRE III.

*La cure d'une affection simple, doit estre*
*simple aussi.*

L'Affection simple doit estre chassée par un remede simple, & la composée par un remede composé, dautant que la condition du remede doit tousiours estre proportionée à celle de la maladie, laquelle estant ou simple ou composée

& meſlée, il faut auſſi que le remede ſoit ſimple ou côpoſé & meſlé de beaucoup de choſes. Tellement que quiconque aura une parfaite connoiſſance de la maladie, pourra facilement ſans aucun ſecours de l'art, & par un effet du ſens cômun luy oppoſer un remede contraire : car ſi le corps ou l'humeur, ou quelque autre choſe contenuë eſt paſſée à une chaleur exceſſive, dont la cauſe efficiente ne ſoit plus, elle ſera remiſe dans une mediocrité temperée par le ſeul uſage des choſes qui rafraiſchiſſent, ſi elle eſt devenuë trop froide par celles qui échauffent ; ſi trop humide, par celles qui deſſeichent, & ſi trop ſeche, par celles qui humectent. Enfin la repletion des humeurs ſurabondantes par celles qui evacuent, & l'inanition par celles qui rempliſſent; & c'eſt ainſi qu'au reſte des maladies toute ſurabondance eſt oſtée par vne ſurabondance contraire : mais entre ces ſimples & premieres intemperies, qui ſont comme les cauſes efficientes de toutes les autres, la chaude & la froide intemperie ſont corrigées en autant de temps l'une que l'autre : car bien que l'action de la chaleur ſoit plus vehemente que celle du froid, toutefois la repugnance du corps patient luy reſiſte davantage, & le froid en trouve beaucoup moins, parce qu'il n'eſt pas ſi agiſſant, c'eſt pourquoy ils exercent leurs activitez, & produiſent leurs effets en pareil eſpace de temps. Neãtmoins l'uſage des remedes chauds eſt beaucoup plus aſſeuré & plus doux que celuy des froids, dautant que ceux-cy incômodent la chaleur naturelle par les meſmes efforts dont ils chaſſent celle qui ne l'eſt pas, & les remedes chauds excitent & entretiennent la chaleur naturelle en repouſſãt le froid, meſme la chaleur naturelle preſte ſon ſecours à celle qui vient de dehors, afin que le froid éstranger y soit mis plus doucement & plus facilement.

L'intemperie froide se guerit donc plus seurement & plus doucement que la chaude; mais cela s'entend de celle qui est recente & legere : car si elle est inveterée & achevée, elle resiste beaucoup plus aux remedes que la chaude, tout ainsi que l'extreme vieillesse dépourveuë de chaleur naturelle & proche de la mort, est moins remediable que la fievre hetique. L'intemperie seche aussi ne se guerit pas si tost, ny si facilement que l'humide.

Si l'espece de la maladie est si cachée que vous n'en puissiez avoir une parfaite connoissance, ne vous hastez pas d'y remedier, mais plustost laissez faire à la nature : car pourveu qu'elle soit aidée par un bon regime de vivre, ou bien elle surmontera le mal, ou elle le poussera dehors, & le rendra manifeste. Il ne peut qu'arriver du dommage de la cure, lors qu'elle est vaine & mal asseurée: que si vous estes contraint de faire quelque essay, n'en faites que de fort leger, de peur qu'il ne se fasse quelque perte notable dans une affaire douteuse. Ce que nous venons de dire, se doit entendre de l'affection simple & seule, laquelle n'est accompagnée ny de cause ny de symptome considerable.

---

# CHAPITRE IV.

## De la cure methodique & legitime.

LA bonne methode est de retrancher & chasser plustost toute la cause de l'affection que l'affection mesme. Car si la cause demeure, l'affeçtion demeure aussi, & ne peut jamais estre entierement arrachée; que si l'on se roidit au contraire, il est certain qu'autant que l'on ostera de la maladie, autant en sera-t-il produit par la cause contenante, laquelle estant naturelle, n'a garde de demeurer oisive, & bien que la maladie puisse estre quelquefois diminuée, neantmoins il ne s'en fait jamais une parfaite guerison.

Lors que la maladie est recente, & qu'elle n'a pas encore d'établissement asseuré, elle est d'ordinaire emportée tout à fait, pourveu que la cause le soit aussi; mais lors qu'une partie estant déja engendrée, une autre vient à s'y joindre par une naissance continuée, en cette rencontre la maladie ne cesse point par la destruction de sa cause: c'est pourquoy il faut plûtost bannir la cause, & en suite la maladie, afin d'en couper tellement les racines, qu'elle ne pousse jamais de rejettons. Quand il y a donc une longue chaîne de causes entrelassées, qui semblent naistre les unes des autres, il le faut oster chacune selon son rang, en commençant par celle qui aura esté trouvée la premiere en naissance, & la derniere dans la recherche, d'elle on passera insensiblement & avec ordre aux autres, & finalement à la maladie, en combattant chaque chose par son contraire. La cure qui se fait de la sorte, n'est pas simple, elle est methodique, puis qu'elle n'employe pas seulement les remedes, mais qu'elle procede encore par une certaine maniere d'en user, & c'est en quoy principalement le Medecin a de l'avantage par dessus les Herboristes & les Apotiquaires qui ont aussi connoissance de la matiere des remedes. Par exemple que le chyle estant devenu plus acre qu'il ne faut, par un long & immoderé usage d'un

aliment impur & trop chaud soit porté au foye
par necessité, & à faute d'autre chose produise
beaucoup de bile & de mauvaises humeurs, lesquelles venant par apres à se corrompre & pourrir facilement dans les veines, la fievre s'en ensuive incontinent accompagnée de ses symptomes.
Il est tres-constant qu'on ne peut appaiser ny la
fievre ny ses symptomes, à moins que d'avoir
evacué la pourriture, & on evacuë en vain la pourriture, si l'on ne corrige l'amas des mauvaises humeurs qui l'engendrent, & ces mauvaises humeurs
ne peuvent estre corrigées pendant qu'il coulera
du ventricule un chyle impur, & qu'on usera d'a-
liment impur & trop chaud. C'est pourquoy s'il
n'arrive rien de plus pressant, il faut premierement empescher toutes les causes evidentes qui
font un chyle impur : apres il faut evacuer toutes
les mauvaises humeurs, qui font la matiere de la
pourriture, & en suite la pourriture qui a esté l'effet de toutes ces causes. Et en fin il faut exterminer toute la chaleur étrangere, qui restera ou
dans les humeurs ou dans les parties.

En second lieu, supposons quelqu'un qui soit
travaillé d'une fâcheuse fluxion du cerveau, laquelle ait procedé d'une surabondance d'excremens causée par une froide & humide intemperie
du cerveau, & que cette intemperie soit provenuë ou de l'usage de viandes humides, ou de la rencontre d'un air extrémement froid. Il est tres constant qu'il faut d'abord corriger cette froide intemperie du cerveau, tant par le changement de
viandes, que par toute autre sorte de remedes, &
qu'aprés il faut oster toute la surabondance d'excremens, si l'on veut faire cesser bien-tost la fluxion qui en tiroit son origine. C'est ainsi que doit

proceder la cure de toute simple affection selon l'ordre des causes, & comme aussi dans celles qui sont entrelassées & consequentes, il faut tenir le mesme ordre qu'elles ont tenu à se succeder en naissant les unes apres les autres. Car il est absolument necessaire que la premiere affection soit emportée dés le commencement, parce que si la fluxion trop frequente tombe enfin dans le ventricule, le vice duquel fasse venir la nausée, & perdre l'appetit, & empesche la concoction, on ne sçauroit veritablement oster la nausée, ny rendre l'appetit, sans avoir purgé le ventricule: or on ne peut pas purger entierement le ventricule, sans avoir auparavant arresté la fluxion, non plus qu'arrester la fluxion, sans avoir evacué le cerveau, & emporté cette intemperie froide qui en estoit la cause efficiente; c'est pourquoy s'il n'y a rien de plus pressant, il faut en premier lieu corriger la froide intemperie du cerveau, secondement il faut purger tout l'excrement qui en est provenu, & s'il en provient encore davantage, il le faut attirer dans les narines par un cours naturel, la fluxion estant purgée & détournée en cette façon, il faut tellement purger le ventricule qu'il n'y reste rien à purger, & que le malade ne ressente plus l'importunité des symptomes qui le travailloient. Voila justement la vraye & legitime maniere d'exercer la Medecine, en suivant la liaison des causes & des maladies.

I'appelle affections outre nature celles qui sont inherentes, ou dans les parties mesmes, ou dans les choses contenuës, c'est à dire ou les maladies ou leurs causes interieures. Car tous les vices doivent estre attaquez par leur contraire; mais quant aux symptomes qui s'y entremeslent assez souvent, il n'y a point de cure qui leur soit propre, ny de contraire qui leur soit opposée, parce qu'ils s'evanoüyssent aussi-tost que le mal est guery. Le renversement de l'ordre & de la methode bien loin de profiter à la cure, rengrege souvent la maladie : car lors que l'on oste quelque peu de la maladie, sans en oster la cause, bien que peut estre le malade se trouve alors tant soit peu soulagé, toutefois incontinent apres le mal revient avec autant ou plus de violence qu'auparavant. Comme lors que l'amas de la fluxion se dissipe par des remedes chauds, qui dissoudent avec trop d'effort, & qui apportent une agitation trop vehemente à la cause qui fait irruption. Voila la methode qu'il faut garder dans l'ordre des causes, nous allons monstrer celle qu'il faut garder dans les affections entremeslées,

---

# CHAPITRE V.

### *Quelle methode il faut observer, lors qu'il y a plusieurs maladies ensemble.*

Lors que les maladies sont separement dans le corps, elles ont aussi chacune leur cure à part. Celles qui ont leurs sieges tellement éloignez, que sans toucher aux autres on peut appliquer à chacune les remedes qui luy sont propres, on les peut traiter successivement & à la fois, & il importe fort peu par laquelle on commence la cure : mais celles qui sont entrelassées & composées, ne sçauroient estre gueries que par les observations d'une methode singuliere : car les maladies entrelassées s'étendent tellement aux parties voisines, qu'ordinairement elles en empeschent les fonctions, & par consequent ne peuvent estre traitées separément qu'avec beaucoup de difficulté.

Les composées embarassent encore davantage, dautant qu'elles sont inherentes dans une mesme partie, & qu'estans unies ensemble, elles ne forment qu'un tout, de sorte qu'on ne sçauroit appliquer de remede à une d'entre elles, que toutes les autres ne s'en ressentent. Puisque donc il est impossible d'appliquer separément les remedes propres à chacune des maladies qui sont entremélées & composées, & qu'on ne les sçauroit bien & facilement traiter toutes à la fois, il se faut premierement servir d'une methode qui ordonne à chacune son rang, & qui monstre ce qui doit estre guery en premier, en second, en troisiéme & en quatriéme lieu.

Or de ces maladies qui se rencontrent ensemble avec tant de diversité, il s'en trouve quelquefois qui ont un tel rapport, que la cure de l'une avance celle de l'autre, ou du moins ne luy apporte point d'empeschement: il s'en trouve d'autres qui ont tant de contrarieté, que la cure de l'une apporte de l'obstacle & du retardement à celle de l'autre: quelquefois elles sont en partie conformes & en partie contraires, & pour lors la cure de l'une nuit & profite tout ensemble à la cure de l'autre.

On peut traiter separément ou à la fois les maladies entrelassées & composées, qui ont de la conformité, ou qui ne sont pas contraires: si on les traite separement, il est permis de commencer par quelle que ce soit, comme par exemple, si l'œil est travaillé de la suffusion & de la tache

blanche,

blanche, dite *Albugo*, qui font deux maladies entrelaſſées, & qui ont leurs fieges bien prés l'une de
l'autre : on peut avec une aiguille abbatre la ſuffuſion, ſans toucher à *l'albugo*, on peut oſter *l'albugo* ſans toucher à la ſuffuſion, & meſme ſi on
veut, on les peut oſter toutes deux à la fois. Pareillement ſi le foye eſt affecté d'une intemperie
froide, & d'une ſimple obſtruction tout enſemble, du mélange deſquelles la maladie eſt compoſée, il eſt loiſible de corriger l'intemperie par des
medicamens qui ne ſoient propres ny à guerir,
ny à rengreger l'obſtruction : on peut auſſi guerir
l'obſtruction & laiſſer l'intemperie : on peut auſſi
emporter l'une & l'autre à la fois & par de
meſmes remedes.

Lors que les maladies entremélées ou compoſées ne s'accordent pas, on ne doit pas pluſtoſt apporter de remede à l'une qu'à l'autre ; mais à
toutes deux enſemble par une certaine mediocrité,
& par le mélange des contraires. C'eſt ainſi qu'en
la croiſſance du Phlegmon, on meſle les remedes
qui repriment, avec ceux qui digerent, ainſi à la
froideur du ventricule & à la chaleur du foye
ſont propres les remedes temperez, qui reſultent
des chauds & des froids, dont il faut uſer alternativement tantoſt de ceux-là, & tantoſt de ceux-
cy. Lors que l'une & l'autre ont déja pris force
par l'accroiſſement, elles ſont tres-difficiles à guerir, & meſme le plus ſouvent incurables, dautant
qu'elles ont beſoin de remedes contraires.

Quand les maladies entremélées s'accordent
en partie, & en partie ne s'accordent pas, il faut
commencer par celle, dont la cure n'eſt en
aucune façon nuiſible à l'autre, & par celle ſans
laquelle la cure de l'autre ne ſçauroit eſtre

achevée, comme quand *l'albugo* est mêlé avec *l'ophthalmie*, dautant qu'on ne le sçauroit nettoyer avec des remedes acres, sans attirer une nouvelle fluxion, & irriter le phlegmon, il faut guerir celuy-cy, avant que de nettoyer *l'albugo*. De mesme, lors que dans quelque partie il y a un ulcere avec concavité & inflammation, on ne le sçauroit faire conduire à une parfaite cicatrication, s'il n'est remply de chair : or il ne sçauroit estre remply de bonne chair, si la partie n'a recouvré sa premiere temperature, & si l'inflammation n'a esté appaisée ; mesme les choses qui font cicatrizer, empeschent la generation de la chair, parce qu'elles dessechent puissamment, & celles qui engendrent la chair, augmentent l'inflammation ; il est donc necessaire que l'inflammation, qui est la chose sans laquelle la cure ne peut reüssir, soit premierement ostée, qu'en suite l'ulcere soit remply de chair, & qu'en fin il soit couvert de la cicatrice.

Cette methode est enseignée par la nature des maladies simples, & par les remedes contraires qui leur sont opposez : car par l'observation qu'on en fait, on peut connoistre qu'est-ce qui peut estre guery, par quoy, avec quoy, & apres quoy. C'est ainsi qu'il semble que sera parfaitement accomplie toute cure legitime des maladies, laquelle on ne doit jamais abandonner, s'il n'arrive quelque urgente necessité qui nous y oblige.

# CHAPITRE VI.

## *De la cure extraordinaire opposée à la legitime.*

DAns l'entrelaffement des maladies il faut fouvent remedier à la plus preffante, fut-il mefme au rebours, & par vn ordre renverfé. Car il faut commencer la cure par celle qui menace le malade d'un plus grand danger, & qui par confequent doit eftre le premier objet de l'intention du Medecin. Or la maladie eft preffante & dangereufe pour trois confiderations; ou pour la grandeur de fa propre effence, ou pour l'excellence de la fonction lefée, ou pour la dignité de la faculté offenfée, lors que c'eft celle-là qui gouverne tout le corps : & certes la plus dangereufe de toutes les maladies eft celle qui abbat la faculté univerfelle, & qui détruit les forces defquelles dépend la conduite du corps, comme eftant fi importantes, que toute la Medecine ne tend qu'à leur confervation. La plus confiderable apres elle, c'eft celle qui bleffe quelqu'une des fonctions les plus excellentes ; & la moins dangereufe, c'eft celle qui eft grande à la verité : mais qui ne bleffe pas une des fonctions excellentes, & qui ne détruit pas les forces.

Au refte, fi quelquefois le malade court un plus grand danger, ou par la lefion de la fonction, ou par la grandeur de la maladie, que par la deftruction des forces ; il faudra commencer la cure par l'une de celles-là, & attacher premierement tous fes foins, & toutes fes penfées au mal qui ſera le plus important, ſoit qu'il fut déja né avant l'entrepriſe de la cure, ſoit qu'il arrive tout de nouveau pendant qu'elle ſe pratique, ſuivant les preceptes de la Medecine. Or nous pouvons dire que le mal le plus important eſt celuy qui fait courir plus grand danger de la vie au malade, ou dont le malade ſe plaint le plus, aux prieres duquel bien ſouvent on ſe laiſſe emporter.

Afin que tout cecy ſoit rendu plus clair par des exemples, qu'on ſe reſſouvienne de cette froide intemperie du ventricule, dont nous avons parlé cy-devant, de la crudité qui luy arrive par la fluxion du cerveau, & de toute la cure legitime qui s'en doit faire ; Adjoûtons-y encore pour ſervir à noſtre deſſein, que cette intemperie ſoit ſi froide que le malade en friſſonne, & qu'il ait de la peine à ſe ſouſtenir, la force & la grandeur de la maladie nous conſeille alors de remedier premierement à la crudité, puis apres à la fluxion qui en eſt la cauſe : tout ainſi que bien ſouvent nous appaiſons l'ardeur de la fievre, ſans toucher à ſa cauſe.

Suppoſons encore, qu'un amas de pituite ait rendu ſi languiſſant l'appetit du ventricule, & ſa chaleur tellement affoiblie, qu'il ne puiſſe faire une loüable digeſtion de quoy que ce ſoit, & que tout ce qu'il prend, il le rend tout cru, ou par les ſelles, ou par le vomiſſement : en ce cas, la neceſſité & l'excellence de la fonction leſée nous perſuadent qu'il faut premierement purger le ventricule, avant que d'arréter le cours impetueux de la defluxion. Que ſi en troiſiéme lieu nous ſuppoſons que cette meſme pituite ſe fixe tellement à la bouche du ventricule, & le frappe ſi vivement par un fentiment de corrofion, qu'il s'en enfuive des fueurs froides, & une defaillance de forces, iufques à tomber en fyncope, alors veritablement il faudra renverfer la methode de la cure: car fans fonger à autre chofe, il faudra promptement mettre ordre que la pituite foit parfaitement evacuée.

Lors donc que ces trois maladies fe rencontrent enfemble, la derniere eft ordinairement celle qui preffe le plus, fi ce n'eft que la grandeur de la maladie, ou l'excellence de la fonction lefée, caufe plus d'incommodité: ce qui n'arrive que tres-rarement; nous avons donc coûtume d'appeller *extraordinaire* la cure qui fe fait en cette forte.

Quelquefois la cure de ce qui vient apres, eft profitable à celle qui va devant, quelquefois elle luy eft nuifible. Elle eft profitable aux maux dont nous avons parlé: car ceux qui vont devant, font oftez par les mefmes remedes que ceux qui viennent apres, comme la pituite peut eftre evacuée du cerveau & du ventricule par un mefme medicament. C'eft fans doute une cure bien fouhaitable que celle-là, par le moyen de laquelle nous remedions à la fois à toutes les incommoditez. Que fi la cure de ce qui vient apres, n'eft ny profitable ny nuifible à ce qui va devant, on ne la peut achever qu'avec beaucoup de temps; neantmoins il faut alors combatre le mal le plus preffant, fans negliger les autres que le moins qu'il fera poffible; mais lors que la cure du mal le plus preffant eft nuifible aux autres, & qu'il demande des remedes contraires, pendant que nous travaillons à fa guerifon, les autres s'empirent neceffairement, &

quelque methodique que foit leur cure , elle en eft ou plus difficile ou plus longue. Neant-moins il vaut mieux que cela foit ainfi , que fi les forces du malade eftoient entierement abba-tuës par la violence du mal le plus preffant , puis que la lefion eft plus fupportable que la mort , & celuy qui en toutes chofes recherche la me-thode avec trop d'opiniaftreté , emporte fouvent l'homme avec la maladie. Par exemple, fuppofons, que la pituite qui s'eft coulée du cerveau dans le ventricule, foit tellement pouffée dans les veines, que par leur obftruction elles preffent la bile , fe trouvera-t-il quelque perfonne fi peu intelligente, & fi ignorante , qu'elle s'attache abfolument à la fluxion, fans remedier à la fievre , qui tuëra cependant le malade ? ne fongera-t-on pas plûtoft à éteindre promptement l'ardeur de la fievre par evacuation & par des remedes rafraifchiffans, bien qu'on irrite la fluxion, loin d'y remedier ? Cette mefme raifon paroift encore plus evidem-ment dans la pleurefie, qui eft engendrée par une fluxion qui tombe du cerveau , & penetre peu à peu le membrane qui eft au deffus des coftes.

Quand le fymptome eft fi violent , qu'il ébranle exceffivement les forces, ou mefme les abbat en-tierement , il y faut quelquefois remedier en telle diligence qu'on ne fonge pas mefme à la maladie : car bien que le fymptome paffe incon-tinent apres qu'on a ofté la maladie , dautant qu'il ne fubfifte pas dans les corps , neantmoins s'il eft trop dangereux, il ne faut pas craindre de renverfer la methode pour l'adoucir d'abord, de peur qu'il ne tuë par les efforts de fa violence. On ne guerit pas alors le fymptome entant que fymptome; mais entant qu'il eft caufe ou de la

perte des forces, ou de quelque nouvelle affection; par exemple les veilles, les douleurs tres-
fenfibles, toute evacuation immoderée, la fuppreffion de ce qui doit eftre evacué, l'empefche-
ment de la tranfpiration, debilitent les forces, &
engendrent des maladies;c'eft pourquoy il ne faut
pas abandonner la methode, & travailler feulement à la guerifon d'un fymptome, quelque preffant qu'il puiffe eftre, pour complaire au malade
pendant qu'il a des forces fuffifantes; mais lors
qu'elles viennent à manquer, il faut attaquer le
fymptome, & laiffer la maladie pour un peu de
temps, & mettre tous fes foins à foûtenir & refaire les forces, afin qu'elles puiffent refifter à la
maladie, & durer pendant tout le temps de la
cure. Il faut donc garder un tel temperament en
toutes chofes, que le malade ne foit pas trop
cruellement tourmenté par la violence de la douleur, & que la cure auffi ne foit pas fi molle &
fi delicate, que les maux qui fembloient eftre
gueris, viennent à fe renouveller.

Iufques icy nous avons affez expliqué de quelle
façon fe doit faire la recherche du remede de
chaque affection, foit fimple ou compofé, un,
ou plufieurs en nombre, & avec quel ordre il
s'en faut fervir juftement & methodiquement;
à prefent il faut defigner la quantité du remede.

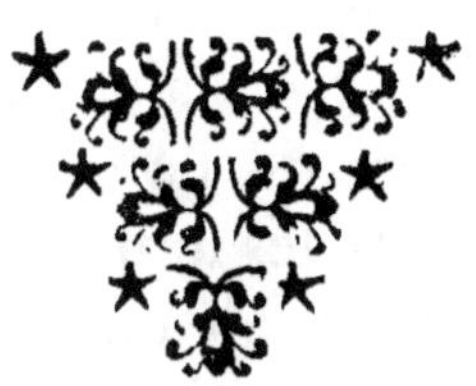

# CHAPITRE VII.

## *Comment il faut definir la quantité du remede.*

POur surmonter la maladie, il luy faut oppoſer & appliquer des remedes qui luy
ſoient en quelque façon égaux, & comme l'art
de remedier eſt compoſé de trois choſes, qui
ſont le genre du remede, la quantité, & la
façon d'en uſer; ainſi ces trois choſes ſont connuës par autres trois, qui ſont, l'eſpece de l'affection, la grandeur, & la nature de la partie
où elle reſide. Le genre du remede ſe connoiſt
par l'eſpece de l'affection, la quantité par la
grandeur, & la façon d'en uſer par la nature de
la partie. L'eſpece de l'affection ſe reconnoiſt par
des ſignes qui luy ſont propres, qu'on appelle
demonſtratif : la grandeur, par la force & par
l'impetuoſité des ſymptomes, & par l'éloignement où ſe trouve le malade, ſoit de ſa diſpoſition naturelle, ſoit de celle qu'il avoit avant ſa
maladie. Or cet éloignement ſe remarque par la
nature du malade, par ſon âge, & par ſa couſtume. J'appelle *nature* non ſeulement la complexion interieure, mais la conformation, la ſituation, & toute la conſtitution naturelle des or-
ganes. La coûtume ſe fait du genre de vie, de
l'uſage precedent des viandes, de la ſaiſon du
temps & du climat où l'on a demeuré le plus,
ſi l'on ajoûte à cela les ſignes propres & particuliers que nous avons déduits ailleurs, on pourra connoiſtre tres-indubitablement quelle eſtoit

çy-devant la conſtitution, ou de tout le corps ou de la partie affectée : que ſi on rapporte à cette connoiſſance celle de la grandeur de la maladie, apres en avoir bien connu les ſymptomes, il paroiſtra clairemènt combien la maladie s'eſt éloignée de la premiere diſpoſition, & de quelle force doivent eſtre les remedes qui luy ſeront ordonnez. Par exemple, ſuppoſons que Dion avant ſa maladie ait eſté connu pour eſtre d'un temperament chaud & ſec, & Theon de temperament froid & humide, & qu'ils ſoient tous deux également ſaiſis d'une fievre ephemere ; en ce cas Dion s'eſtant plus éloigné de ſa premiere diſpoſition, il luy faut des remedes plus froids qu'il ne faut à Theon ; car ſuivant l'opinion d'Hippocrate, ſa maladie eſt bien plus dangereuſe, puis qu'elle eſt moins convenable à ſa nature, à ſon âge, & à ſa coûtume. C'eſt ainſi qu'un vieillard, lequel en touchant, on jugera avoir la fievre auſſi grande qu'un jeune homme, a beſoin de remedes plus froids, bien que la conſideration de ſa foibleſſe nous conſeille d'en uſer avec beaucoup de retenuë. De meſme, lors qu'il arrive un pareil accident à un pituiteux, & à un bilieux, le bilieux court moins de riſque à cauſe que la maladie eſt plus conforme à ſon temperament, & les remedes qu'on luy ordonne, ſoit pour purger la bile, ſoit pour rafraiſchir, doivent eſtre plus doux que ceux qu'on ordonne au pituiteux. Semblablement aux parties, ſi le tendon eſt affecté d'un meſme mal que la chair, ſoit par la fluxion des humeurs, ſoit par quelque ulcere, il demande des remedes plus ſecs que ne fait pas la chair. Et pour parler generalement, il faut toûjours oppoſer des remedes contraires à toute

forte d'affection outre nature , jufques à tant
qu'on ait recouvré le temperament naturel , ou
pour le moins la difpofition precedente. Or cela
fe fait quelquefois tout d'un coup & entierement, quelquefois infenfiblement, & peu à peu
le remede qui eft égal à la maladie, & qui eft
autant éloigné de la nature que la maladie, l'emporte & la guerit entierement. Si le corps eft devenu trop chaud de quatre degrez, tout ce qui
fera froid de quatre degrez , luy fera convenablement appliqué,à caufe de l'égalité de leurs forces,
ils s'altereront l'un l'autre par une action reciproque , jufqu'à ce que leur combat faffe naiftre la
mediocrité; car de mefme que fi fur de l'eau boüillante on verfe de la froide en pareille quantité ,
elles produiront la tiedeur par leur mélange ; fem-
blablement fi au fang ou aux humeurs trop
échauffées , on ordonne des remedes froids en
mefme degré , & qu'ils ne foient pas émouffez
par la chaleur du ventricule , leur arroufement en-
gendrera une mediocrité temperée , laquelle les
parties mefmes échauffées recevront par leur attouchement & par leur adhefion. C'eft ainfi que
l'humeur groffiere & gluante eft nettoyée par un
medicament de pareille force , & il n'y a point de
furabondance vitieufe qui ne foit emportée par
un medicament capable de l'ofter en une fois ;
pour celuy qui eft inégal & plus foible que la maladie , il la diminuë effectivement & la foulage ;
mais il ne l'ofte & ne la guerit pas entierement,
dautant que ce qui eft froid au fecond degré, ne
peut en un coup & entierement emporter une
maladie chaude au quatriéme degré : toutefois il
en ofte quelque portion , car bien que peut-eftre
il foit vaincu & prefque aneanty par la violence

de la maladie, neantmoins par ce choc & par ce conflit il emporte vne portion qui luy est égale ou peu s'en faut.

Le remede contraire qu'on apporte à la cure de la maladie, doit quelquefois luy estre égal, & quelquefois plus foible. Voicy à peu prés les loix qu'il y faut obſerver.

Une legere affection peut estre emportée en un coup, & entierement, par un contraire qui luy ſoit égal; dautant qu'il ne fait point de notable violence ny au corps ny aux forces; & ſuivant le dire d'Hippocrate, il faut en toute diligence poſſible apporter des remedes extrêmes aux maladies qui le ſont auſſi; parce qu'elles ſont ſoudaines & tres-violentes, & qu'en moins de rien elles oppriment & détruiſent les forces, comme l'Apoplexie. Il faut auſſi apporter d'abord un trespuiſſant remede aux maladies où la matiere s'enfle, & met tout en deſordre par ſon mouvement & par ſon inſtabilité. Car il vaut mieux diſſiper la maladie avec quelque diminution des forces, que de laiſſer tomber cette matiere ſur quelque principale partie; de ſorte que bien-toſt apres, les forces eſtant dépourveuës de tout ſecours, viennent à défaillir entierement.

L'affection mediocre n'eſtant ny ſoudaine ny dangereuſe, eſt oſtée plus ſeurement, lors qu'on y procede lentement, & peu à peu; parce qu'on ne la ſçauroit ruiner entierement tout à coup, ſans faire beaucoup de violence au corps, & cauſer du deſordre & du dommage à la nature, à cauſe du grand effort que font des contraires également puiſſans, qui ne peuvent combattre les uns contre les autres, ſans perte, principalement ſi la ſubſtance du corps, ou de la partie affectée eſt rare, ou doüée d'un sentiment exquis. Hippocrate en a porté jugement en ces termes : *Il est dangereux d'évacuer ou de remplir, d'échauffer ou de refroidir, ou de mouvoir le corps en quelque façon que ce soit, entierement & tout à coup. Il n'y a point d'excés qui ne soit ennemy de la nature, ny de cure plus asseurée que celle qui se fait peu à peu, par laquelle on pourvoit à la nature, & à la maladie, en chassant la maladie, sans offenser la nature, que le moins qu'il est possible.*

La cure qui se fait lentement, & peu à peu, se fait par deux sortes de contraires, ou par ceux qui sont égaux à la maladie en ordre d'éloignement, ou par ceux qui ne sont pas si forts. Car si on use par diverses fois de contraires égaux en petite quantité, ou de ceux qui ne sont pas si forts, on emporte la maladie doucement & insensiblement. Comme ce qui est froid au second ordre, s'il est appliqué en petite quantité à une maladie de pareil ordre, il ne la sçauroit dissiper entierement & tout à coup ; mais il le peut à diverses fois. Bien que les remedes de cette sorte ne nuisent pas beaucoup par la quantité, toutefois par succession de temps ils impriment au corps une qualité nuisible ; tellement que l'usage n'en est pas fort asseuré. Et vous feriez mal de vouloir éteindre la chaleur excessive du corps, par un frequent usage de l'opium, de la mandragore, & du jusquiame, quoy que ce fust en petite quantité, comme aussi d'evacuer l'humeur surabondante par un semblable usage du scammonée, ou de la coloquinte.

L'autre cure est beaucoup plus seure, qui se fait lentement, & peu à peu par des contraires doux, & d'un ordre inferieur ; mais souvent reïterez, ou quelquefois administrez plus copieuse-

ment. Car ils chaſſent toute la maladie inſenſiblement & à loiſir, ſans endommager que peu ou
point le corps ny les forces, & ſans introduire aucune mauvaiſe qualité dans le corps.

Encore que les forces des remedes ne ſoient
pas ſi foibles & ſi languiſſantes qu'elles ne profitent de rien ; dautant que les maladies violentes
les mépriſent quelquefois tellement, qu'elles ne
leur cedent point du tout, encore qu'elles ſoient
reïterées, il faut que les remedes ſoient doux ;
mais de telle ſorte qu'ils profitent en peu, de peur
que la maladie ne s'irrite par leur douceur, & par
leur benignité.

La cure douce & la tardive eſt neceſſaire à
ceux qui n'ont pas beaucoup de forces ; & c'eſt
celle qu'on doit toûjours pratiquer, ſi on n'eſt
contraint d'uſer de promptitude par la violence
de la maladie. Elle eſt aſſurée autant qu'agreable,
& ſe fait toûjours aſſez toſt, pourveu qu'elle ſe
faſſe aſſez bien.

S'il arrive que dans la pratique de cette façon
de remedier peu à peu, le ſuccez ne réponde pas
à la raiſon, il ne faut pas, dit Hippocrate, changer incontinent : car bien que l'on n'en ait encore
veu aucune utilité manifeſte, & que l'evenement
des remedes ſoit un peu long à venir, il ne faut
pas neanmoins s'écarter de la droite voye de la
Medecine, comme font ces ignorans & ces é-
tourdis, leſquels n'eſtans aſſurez de rien courent
çà & là, & ſe ſervent indifferemment de toute
ſorte de remedes. Vous pouvez bien en mettre en
uſage pluſieurs, pourveu que ce ſoit dans le même genre ; la varieté ne vous eſt pas defenduë, de
peur que la nature s'accouſtumant à un ſeul remede, vienne à le mépriſer, & n'en reſſente pas

l'efficace. Il arrive mesme quelquefois qu'un remede profite à l'un & non pas à l'autre, à cause de ces proprietez qui sont communes aux medicamens avec les corps, & qui ne peuvent estre découvertes que par l'experience. C'est pourquoy il faudra tres-exactement user de ce remede, dont le changement aura fait voir l'utilité, & changer promptement celuy qui sera reconnu pour nuisible & pour mal-faisant.

On a souvent agité cette question, sçavoir si le remede doux & benin estant reïteré, pourroit faire peu à peu, ce que fait le remede plus fort entierement & à la fois, & si la violence de celuy-cy pourroit estre compensée par la reïteration, & par la plus grande partie de celuy-là. Cela se trouve veritable en ces remedes, qui ne sont point differens ny en genre, ny en façon d'operer, ny en nature, mais en ordre seulement : car le plantin ou par la grande quantité, ou par un frequent usage, peut autant rafraichir, que la joubarbe une fois, & en petite quantité : mais il ne fera pas ce que fait l'*opium*, parce qu'il a une vertu narcotique ; ny l'agaric à diverses fois, ce que la coloquinthe en une ; parce que celle-cy a la vertu d'attirer la pituite grossiere & visqueuse des extremitez du corps. Enfin, en toute sorte de cure, soit qu'elle se fasse tout à coup, ou peu à peu, les remedes doivent estre donnez & teperez en telle façon, qu'il ne demeure pas un reste de la maladie à dissiper, & que pour avoir excedé la mediocrité on ne donne pas occasion à un genre contraire de maladie. C'est à quoy on ne parvient que tres-difficilement : De toutes les choses qui se pratiquent dans la Medecine, la quantité est celle qu'on doit ordonner avec le plus d'attention & de jugement.

# CHAPITRE VIII.

*Les jugemens des parties par lesquels la quan-*
*tité du remede est plus precisément*
*limitée.*

LA quantité du remede qui aura esté prescrite par la grandeur de la maladie, se doit aussi
augmenter ou diminuer, suivant la condition de la
partie affectée, dautant qu'une mesme quantité
ne peut pas estre également convenable à toutes
les parties. Or la condition de la partie se juge par
sa conformation, situation, excellence & sentiment. Dans la conformation il faut prendre garde si elle est rare ou épaisse; dans la situation, si elle
est apparente ou cachée au dedans du corps, combien elle est éloignée, ou de la bouche, ou de
l'endroit où le remede doit estre appliqué. Dans
l'excellence, si c'est une des parties qu'on appelle *principales*, & qui gouuernent tout le corps;
comme le cerveau, le cœur, & le foye : ou si elle
exerce une charge publique & commune à tout le
corps, comme le poulmon, le ventricule, les intestins, les reins, & la vessie; & celles qui les
servent, comme les veines, les arteres, & les nerfs;
ou si elle est particuliere, ne servant qu'à elle-
mesme, & non pas aux autres. Dans le sentiment,
il faut voir s'il est obtus ou aigu : ces choses estant
bien considerées, il faut changer la quantité & la
force du remede en cette façon.

La partie épaisse & pressée demande des remedes plus puissans, & qui subtilisent davantage,
dont la force puisse penetrer au dedans : de cette

forte font les reins, le foye & toute autre partie qu'on appelle *folide* : mais celle qui eft d'une fub_ftance plus rare, comme la rate, le poulmon, & la chair des mufcles, demande des remedes plus doux. L'affection qui eft en la partie apparente du corps, peut eftre chaffée par un remede qui luy foit égal ; mais celle qui eft cachée au dedans, en a befoin d'un qui foit plus fort, & qui fubtilife davantage ; & ceux qu'on applique par dehors pour foulager l'inflammation du foye, doivent bien eftre plus forts, que ceux qu'on applique pour foulager celle de l'*abdomen* ; comme auffi, par confequent, le ventricule en demande de bien plus vehemens que les reins, puis qu'ils fe cou_lent dans le ventricule avec leurs forces toutes entieres, & qu'ils ne les portent aux reins qu'a_pres avoir efté émouffées & affoiblies, & non pas telles qu'elles ont efté receuës, dautant que les remedes font un long chemin par les entrailles, & par beaucoup de parties où ils fe meflent parmy les autres humeurs, & n'en reçoivent pas une le_gere alteration. C'eft pourquoy il les faut ordon_ner plus forts & plus vehemens, fuivant la lon_gueur du chemin, & le nombre des parties, par lefquelles ils paffent. Quant à l'excellence, elle demande des remedes les plus doux, de peur que l'approche & la contagion des vehemens, ne cho_que & ne diffipe la faculté neceffaire à la confer_vation de la vie. La partie particuliere & moins confiderable fupporte les plus vehemens, & tout autant que le demande la grandeur de la maladie. Lors que c'eft une partie principale qui eft affe_ctée, il ne luy faut apporter aucun remede qui re_lafche ou refroidiffe exceffivement, ou qui foit doüé de quelque autre qualité occulte, mais bien

que

qui le ſoit toûjours d'une puiſſance corroborati-
ve. Ny les yeux, ny l'orifice du ventricule, ne
peuvent ſupporter les remedes fort vehemens, à
cauſe de l'excellence de leur ſentimēt: ce que font
ſans incōmodité les parties qui ne l'ont pas ſi aigu.

Voila donc tout ce qu'il faut obſerver tres-ſoigneuſement, pour limiter une certaine quantité
des remedes : car apres ces remarques & la connoiſſance de la grandeur de la maladie, on connoî-
tra de quelle force il faut que ſoit le remede, en
quel degré d'éloignement, & de quel poids, pour
emporter la maladie tout d'un coup & entierement: ou combien de fois, & juſques à quand il
s'en faut ſervir, ſi l'art commande de faire la cure
lentement & peu à peu. Mais de quelque façon
qu'on y procede, il ſe faut toûjours ſouvenir de la
diſpoſition precedente, & l'ayant inceſſamment
devant les yeux, avancer la cure, iuſqu'à ce
qu'elle ſoit recouvrée. Car c'eſt le deſſein de la
Medecine, que de revenir d'où la maladie a pris
commencement. On doit conſerver la diſpoſition
precedente telle qu'on l'a trouvée, fuſt-elle méme
vicieuſe, ſans ſe mettre en peine de la corriger,
pendant que la maladie preſſe, ſi ce n'eſt qu'elle
en fuſt la cauſe, ou qu'elle nuiſiſt à ſa cure.

La maladie la plus recente eſtant guerie, & les
forces reparées, ſi on trouve qu'il y ait encore
quelque reſte de la vieille, & qu'on le veüille détruire, il faut que ce ſoit inſenſiblement & avec
beaucoup de loiſir ; car il faut traiter lentement
les maladies qui ont eſté contractées en beaucoup
de temps, & en peu celles qui ont eſté contractées
de meſme ; afin que la formation & la cure de la
maladie ayent une durée preſque égale. Quiconque ne s'aſſeure pas de pouvoir exactement con-

C

noiſtre la quantité du remede par le moyen de
l'art, doit proceder lentement, & peu à peu, juſqu'à ce que le malade ſe trouve bien remis, &
qu'il ait recouvré les fonctions de la vie, telles
qu'il les avoit auparavant.

Beaucoup de perſonnes ſe trouvent embaraſ-
ſées en cette queſtion, ſçavoir ſi de la maladie on
peut revenir en un eſtat qui ſoit auſſi bon que celuy d'auparavant, ou non : l'un & l'autre party eſt
ſouſtenu par de puiſſantes raiſons : mais s'il y a
quelque choſe d'obſcur ou de douteux, il ſera
mis en evidence par cette explication. On void
bien ſouvent naître tout à coup une maladie dont
la cauſe avoit jetté les racines inſenſiblement : car
celle qui a ſa cauſe contenante au dedans, a eſté
engendrée en beaucoup de temps: Par exemple,
bien que la fiévre ſe ſoit ſaiſie d'un hôme ſoudai-
nement, toutefois long-temps auparavant, ſa cauſe, qui n'eſt autre qu'une corruption d'humeurs,
s'eſtoit inſenſiblement fortifiée : ce qui même faiſoit qu'il ne joüiſſoit pas d'une parfaite ſanté. En
ce cas donc, lors que la fiévre eſt entierement
guerie par la deſtruction de la cauſe, le corps ne
recouvre pas ſeulement ſa diſpoſition precedente;
mais encore une qui eſt beaucoup meilleure que
celle qu'il poſſedoit avant la fiévre: toutefois l'art
n'a pas aſſez de puiſſance pour le remettre dans
un eſtat pareil à celuy qu'il avoit avant la cauſe de
la maladie : & ſi la maladie n'a pas eu de cauſe
contenante, il eſt impoſſible de recouvrer la diſpoſition precedente, laquelle perd quelque choſe
de ſa bonté naturelle par la maladie, & la partie
affectée contracte quelque choſe dont elle ſe reſ-
ſent toûjours, ou long-temps, & dont elle demeure fort debilitée : ce qui ſe void plus manifeſte-

ment dans les maladies les plus grandes. Nous
avons trouvé le remede de chaque affection, nous
en avons defigné la quantité ; il ne refte plus que
la façon d'en ufer , laquelle enfeigne en quel endroit, en quelle forme , en quel temps, & à quelle heure il le faut appliquer.

## CHAPITRE IX.

### *La maniere d'ufer du remede.*

PArmy les remedes il y en a qui evacuent, il y
en a d'autres qui ne font qu'alterer & chaffer
l'affection vicieufe. Ceux qui ne font qu'alterer ,
foit exterieurs , foit interieurs , doivent eftre appliquez à la partie affectée le plus prés que faire
fe peut: c'eft ce que montre fa fituation, fon fiege,
& fa fympathie : car fi la partie eft exterieure , il
faut mettre deffus les remedes qui alterent, & qui
chaffent l'affection vicieufe, parce qu'ils n'operent
que par attouchement ; que fi la maladie eft interieure, fon fiege nous apprend qu'il faut mettre
par dehors les remedes fur cette partie la plus
proche qui luy répond, & qui luy eft directement
oppofée : c'eft pourquoy il eft neceffaire de fçavoir par l'anatomie , fous quelle region de la peau
eft fituée chaque partie interieure du corps. Quät
à la façon avec laquelle doivent eftre donnez les
remedes , qui fe prennent par dedans , elle fe tire
de la fympathie & de l'alliance de la partie, & des
voyes directes qui conduifent à la partie affectée:
car apres qu'on aura connu le paffage le plus facile , & le plus commode à la partie affectée, on
connoiftra auffi en mefme temps, que c'eft par là

qu'il faut introduire les remedes. Ainſi les affections du cerveau ſont changées & corrigées par
ceux qui ſont appliquez par dehors à la teſte, principalement au devant, & à la ſuture coronale, par
ceux qu'on met dans les oreilles, & par ceux qui
en ſubſtance, ou en parfum, entrent au dedans par
les narines. Quant à ceux qu'on mange & qu'on
boit, ils n'ont qu'une vertu fort petite & fort lente pour corriger le cerveau. Les incommoditez
des poulmons, des coſtez, & du thorax, ſont
ſoulagées par des remedes qui ſont appliquez par
dehors ſur la poitrine, & par des vapeurs qui ſont
attirées en reſpirant, & par des choſes qui ſe fondent dans la bouche, & qui coulent inſenſiblement dans l'artere, & non pas par celles qui eſtant
priſes par la bouche, paſſent auſſi-toſt & avec avidité dans le ventre. Le ventricule, le foye, & la
rate reçoivent de l'amendement par des remedes
qui ſont appliquez, ou pris convenablement. La
potion eſt plus profitable que le clyſtere aux inteſtins ſuperieurs, mais aux inferieurs le clyſtere
eſt plus convenable que la potion.

Aux reins ſont propres tant les remedes qui
ſont appliquez par dehors, que ceux qui ſont pris
par dedans, ou par le bas, comme le clyſtere. A
la veſſie & à la matrice, ceux qui ſont appliquez
par le dehors, pris, ou jettez au dedans. L'evacuation ſe doit faire par les ouvertures ordinaires,
par leſquelles la nature fait ſes adreſſes le plus cō-
modément, & ſelon que nous enſeignent la conformation & la ſympathie de la partie affectée: la
conformation montre quelle eſt ſa figure, quels
eſpaces il y a dedans ou autour d'elle, dans quoy
elle ſe décharge de ſes excremens. La ſympathie,
quelles ſont, & de quels lieux auſſi aboutiſ-

fent jufqu'à elle , les voyes qu'elle a pour recevoir les fuperfluitez , & comment elle les pouffe ailleurs par d'autres voyes dont elle eft l'origine.

L'*evacuation* eft de trois fortes ; l'une eft appellée abfolument *evacuation*, l'autre *revulfion*, & la troifiéme *derivation* · L'evacuation fimple & abfoluë, eft celle des chofes qui pechent fans aucune forte de mouvement ou d'agitation. La revulfion , de celles qui fortant de quelque partie que ce foit, fe portent impetueufement , & fe coulent fur une autre. La derivation , de celles qui tiennent la partie affiegée, & qui luy font déja comme attachées. C'eft pourquoy le vomiffement eft propre à evacuer les vices du ventricule , & des parties qui font autour du cœur : le lavement , ceux des inteftins: la purgation, ceux des boyaux & du mefentere : la faignée evacuë les grandes veines : l'evaporation & les fueurs , l'habitude du corps. L'evacuation fimple fe fait donc de la forte que nous venons de dire.

La *revulfion* fe doit confiderer par le mouvement des humeurs : car fi on eft affuré de quelle & fur quelle partie elles tombent, il fera tres-facile de leur faire rebrouffer chemin vers la partie oppofée , & d'en arrefter le cours. Le fang, ou quelque humeur que ce foit, qui fe jette en foule par les veines avec le fang fur quelqu'une des parties du corps fituées au deffus des clavicules , doit eftre retirée en arriere par l'ouverture de la veine cephalique du bras, qui luy eft directement oppofée. Que fi elle coule des grands vaiffeaux fur quelqu'une des parties fituées entre les clavicules & les reins , elle doit eftre retirée par l'ouverture de la veine bafilique du bras , qui eft oppofée à la mefme partie. Que fi l'humeur tombe fur les parties qui sont entre les reins & les cuisses, & que le corps soit plein, on l'arreste premierement par l'ouverture de la veine interieure, puis de la saphene, & cela se fait vis à vis de la partie affectée: mais si le corps n'est pas trop plein, il se fait une suffisante revulsion par la seule ouverture de la saphene; on la fait aussi des autres humeurs sur quelque partie qu'elles tombent, par la purgation: principalement si c'est du foye & des grands vaisseaux qu'elles se jettent, ou sur toute l'habitude du corps, ou sur la teste, ou sur les sieges de la poitrine, ou sur les reins & sur la vessie, sur la matrice & sur les jambes. Le cours precipité qui se fait du foye ou de la ratte dans le ventre, est repoussé par le vomissement, comme le vomissement par les selles.

Quant à la *derivation*, il y en a de beaucoup plus de sortes, & elle se fait par beaucoup plus d'endroits : ce que j'expliqueray par le détail, afin de le rendre plus manifeste. Les humeurs du cerveau qui occupent la partie du devant, doivent estre écoulées par les narines avec des remedes qu'on appelle *nasipurges* : celles qui occupent la partie la plus haute, par les sutures; celles de la partie basse par le palais avec des apophlegmatismes; celles des costez, ordinairement par les oreilles; celles du derriere par l'ouverture de la veine qu'on appelle la poupe. L'Epiphore & les larmes des yeux par la suture coronale : Leurs vices externes sont gueris par des collyres, & les interieurs qui ont coulé du cerveau par les nerfs optiques, se doivent écouler par le derriere de la teste, ou plus commodement par cette cavité qui est derriere la racine du bas de l'oreille.

Les humeurs qui s'amassent dans les oreilles,

s'evacuent auſſi par les oreilles : celles qui s'amaſ-
ſent autour de la gorge , s'evacuent ou par l'ouverture des veines qui ſont ſous la langue, comme
dans la ſquinance , ou par un gargariſme propre
à nettoyer & diſſiper. Les vices interieurs des
poulmons, des coſtez & de la poitrine, ſe purgent
ſeulement en crachant, bien que par fois on ouvre
le coſté pour mettre dehors la ſuppuration ou
l'abcez de la pleureſie. Le haut du ventricule eſt
ſoulagé par le vomiſſement , & le bas par les ſelles. La partie boſſuë du foye par les urines, la partie cave , de meſme que le meſentere , le pancreas
les inteſtins, toute la ratte , & generalement toutes les affections des inteſtins ſe purgent par le
ventre. Les reins & la veſſie par les urines : les
teſticules & les vaſes ſpermatiques par les para-
ſtates , & la matrice par ſon propre col. Toute
derivation qui ſe fait autrement , & par d'autres
voyes , ne ſe fait ny par un mouvement de la nature , ny par un mouvement de l'art , mais ſeulement par une impetuoſité d'humeur. Il me ſemble
que nous en avons aſſez dit, pour declarer la façon
en laquelle on doit uſer des remedes , il faut diſcourir à preſent de leurs formes.

# CHAPITRE X.

*En quel temps, & en quelle forme les remedes*
*ſont convenables.*

Q Velques diverſes & differentes que ſoient
les formes des remedes, elles ſe peuvent reduire à deux , qui ſont la liquide & la ſolide. Or
pour ſçavoir de laquelle il faut uſer, on doit pren-

dre garde à l'espece de l'affection, à la nature, & à la situation de la partie affectée. La partie affectée estant fort reculée des remedes, ou solide & épais-se , demande la forme du médicament liquide , comme plus propre à penetrer plus promptement & plus profondement : mais la partie plus proche desdits remedes , ou plus rare , peut aussi estre se-couruë par des solides. Pour les medicamens qui font pris par dedans, foit afin de ramollir, d'exte-nuer , de nettoyer, de dissoudre & de digerer , & ceux qui font appliquez par dehors pour faire le mefme, ou pour dilater, ou relâcher , la forme li-quide leur donne à tous plus de force & plus d'efficace: & quant à ceux qui repouffent, attirent, groffiffent, rempliffent, refferrent, & épaiffiffent, ou fortifient , foit qu'on les administre par dedans ou par dehors, ils ont plus de vertu estant solides, & produisent un effet plus manifeste. A ceux qui ont des proprietez en quelque façon metoyennes, comme beaucoup de mondifians & de ramolif-fans, il leur faut donner aussi une forme metoyen-ne, côme celle des onguens & des linimens. Voila quant à la forme des remedes. Venons au temps.

Dans la cure des maladies, il est toûjours fort important de prendre bien son temps. L'affection qui tire un peu de long, ne se guerit pas facile-ment, à moins que de changer de remede. La fim-ple affection , qui n'a pas cedé à de legers medi-camens au temps qu'il falloit, doit estre vaincuë par d'autres plus puiffans. Or quand la cure se doit faire par une certaine fuite de divers remedes, il ne faut pas employer celuy qui vient apres, fans avoir auparavant tâché de faire operer celuy qui va deuant : Par exemple, il ne faut pas entrepren-dre de difcuter une tumeur dure & fcirrheufe , avant qu'elle foit entierement extenuée & ramollie, non plus que de digerer l'humeur de l'Eryfipele, avant que l'inflammation foit tout à fait appaifée. Car on fe fert en vain du remede qui doit fuivre, fi on oublie celuy qui doit aller devant. Outre cela, il faut que le changement des remedes fe faffe conformément à celuy des temps de la maladie. Au commencement de la fluxion, on ne doit employer que les feuls aftringens qui la repouffent ; dans l'état de fa parfaite confiftance, il faut ufer de digeftifs, & dans fon accroiffement des uns & des autres mélez enfemble. Que fi davanture la matiere amaffée ne peut eftre digerée, il en faut avancer la fuppuration. Dans les fiévres & autres maladies des parties, il faut en premier lieu, dés le commencement, evacuer quelque portion de la matiere furabondante, & en preparer enfuite tout le refte, à l'imitation de la Nature, laquelle venant à le cuire, & le pouffer en quelque part, il faut par là mefme, incontinent apres, l'evacuer & arracher entierement. Que fi la Nature n'agit point du tout, ou fi elle agit trop lentement, l'art doit venir au fecours & par l'ufage des medicamens, faire bien à propos les devoirs de la Nature : Celui-là fait toutes chofes bien à propos, qui accommode les remedes aux temps & aux changemens de la maladie. Car la Nature ne dénie jamais fon affiftance à celuy qui l'imite dans fon progrez. Or la cure qui eft aidée de la Nature, ne peut eftre qu'heureufe ; & celle-là ne fçauroit que mal reüffir, que l'on entreprend fans l'affiftance de la Nature.

La nourriture auffi fe doit regler par les temps de la maladie, au commencement de laquelle elle doit eftre affez legere, beaucoup plus en fon accroiſſement , & tres-legere en ſa conſiſtance. La raiſon eſt, que pendant la violence des plus grands ſymptomes, que la Nature s'occupe abſolument à cuire la maladie , il ne la faut pas détourner ailleurs , ny la diſtraire par la digeſtion de la viande. Il faut auſſi que la nourriture ſoit plus legere , à meſure que la maladie doit eſtre plus courte, conformément à la condition de chaque temps , & qu'elle ſoit plus ſolide , ſi la maladie doit eſtre plus longue. C'eſt pourquoy quiconque exerce la Medecine, ſans aucune obſervation des temps, eſt comme celuy qui vogue ſans rames & ſans gouvernail, & qui, par conſequent, ne ſçauroit éviter le naufrage. Or comme il y a beaucoup de maladies qui s'émeuvent & s'irritent à certaines heures avec plus de violence , & qu'il ne s'en trouve preſque point qui garde toûjours une meſme egalité, il faut faire une tres-exacte remarque des heures, ſoit à donner la nourriture , ſoit à donner les remedes. Aux accez, dit Hippocrate, il ſe faut abſtenir de manger, comme d'une choſe nuiſible: car lors que les maladies ſe rengregent par des circulations, il ne faut pas détourner la nature par la nouvelle digeſtion de la viande. La chaleur meſme eſtant excitée par la digeſtion , redouble ordinairement la maladie: ce qui ne doit pas ſembler étrange , puis que beaucoup de perſonnes en ſanté ſe trouvent incommodées , & fort émeuës apres le repas. Outre cela, il faut conſiderer qu'au fort de la maladie , & ſur tout de la fiévre , il ſe répand generalement par tout le corps une vapeur maligne , laquelle gaſte & corrompt la plus grande partie de l'aliment qu'on vient de prendre : ce qui eſt cauſe qu'il ne faut pas manger , ny durant, ny un peu devant l'accez ; mais ſeulement sur la fin ou pendant son intervalle : Quant aux medicamens qu'on applique par dehors, ils n'ont point d'heure reglée, si ce n'est que leur operation se termine au ventricule, & aux parties autour du cœur : car lors ils doivent estre appliquez devant le repas. Mais tous ceux qui se prennent par dedans, ne sont pris utilement qu'apres que la digestion est faite, & que le ventricule est vuide, & l'on ne doit point manger qu'apres les avoir rendus, si ce n'est que par cas fortuit ils ayent quelque mauvaise qualité ; parce que leur force estant émoussée & accablée par le mélange de l'aliment, elle ne sçauroit conserver sa pureté, ny la porter bien avant ; mesme le plus souvent elle gaste & corrompt la viande qui luy est mélée. Mais si le medicament a quelque qualité pernicieuse, comme par exemple l'ellebore, de peur que sa contagion n'endommage notablement le ventricule, si elle le trouve vuide, il est expedient qu'elle y rencontre encore quelques restes de la viande, non pas pour luy oster entierement ses forces, mais seulement pour moderer l'excez de sa viande. Au reste, pendant le travail de l'accez, il ne faut point emporter les forces par aucune evacuation : l'heure de laquelle la plus propre & la plus utile, est celle qui precede tant soit peu l'effort de la maladie ; parce que l'amas de la matiere est plus facilement emporté, lors qu'elle commence à s'aigrir, & à s'émouvoir. Il faut neanmoins prendre garde sur toutes choses, de ne pas tellement dissiper les forces par l'evacuation, qu'à peine soient-elles capables de resister à la violence de l'accez subsequent.

Je croy avoir briévement parcouru toutes les loix de la Medecine, par le moyen desquelles, apres avoir exactement connu chaque affection, on puiſſe ordonner le remede convenable , la quantité , & la façon d'en uſer. Or ce que nous avons traité ſommairement & en gros, il le faut maintenant examiner en détail ; & apres avoir propoſé chaque ſorte de remede, voir en quelle quantité , en quelle maniere , & par quelle methode il le faut employer à la cure des maladies: ce que nous commencerons par l'evacuation, qui eſt preſque commune à toutes les maladies.

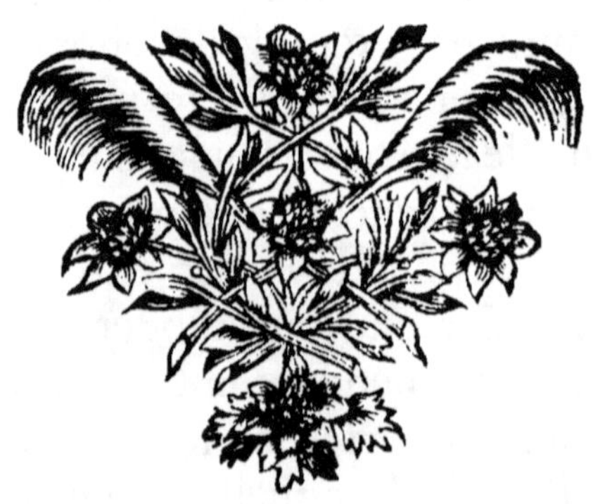

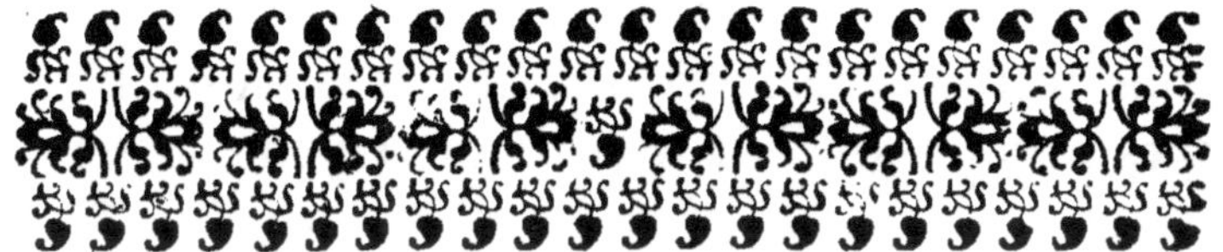

# LIVRE SECOND.

# DE LA METHODE
## DE REMEDIER.

*De la Saignée.*

## CHAPITRE PREMIER.

*Ce que c'est qu'evacuation , & combien il y*
*a de vices des humeurs.*

PRES avoir étably la methode de remedier fur les fondemens de certaines loix, nous avons parcouru fom-
mairement les genres des remedes
qui font directement oppofez à cha-
que fimple affection outre nature , leur quantité,
& la maniere d'en ufer : A prefent, afin que la
connoiffance & l'ufage de l'Art foient mieux af-
furez, il faut examiner plus foigneufement & en
particulier chaque genre de remede , & faire voir
quelle eft leur vertu particuliere, quelle leur quantité convenable, & quelle la façon d'en ufer. Or
dautant que les chofes contenuës eftant outre nature , deviennent les caufes interieures d'une infinité de maladies , en quoy l'art s'occupe princi-

palement, il eſt raiſonnable qu'en premier lieu nous traitions de l'evacuation des choſes contenuës, comme d'un remede extrémement univerſel.

L'*evacuation* eſt une expulſion des choſes qui ſont contenuës dans le corps outre nature. Les choſes contenuës ſont les eſprits, les humeurs, & les excremens: les excremens ſont la matiere fecale & l'urine, & ce qui eſt rendu par certaines parties, comme par le cerveau, & par le poulmon. Entre les humeurs les unes ſont ſuperfluës, & les autres, à proprement parler, portent le nom de ſucs. Les ſuperfluës ſont celles qui eſtant ſeparées du ſang par la force de la nature, & inutiles à la nourriture du corps, ſont envoyées bien loin de luy, comme la pituite, qui reſide dans le ventricule & autour des inteſtins, la bile jaune dans ſon propre receptacle, & l'humeur melancolique qui eſt dans la ratte. Celles-là ſont appellées *ſucs*, qui ont couſtume de ſe convertir en la ſubſtance du corps, & de le nourrir. De cette ſorte ſont celles, dont ſe forme la maſſe du ſang, & celles que nous avons dit eſtre quelquefois appellées *ſecondes*. Or il arrive que ces choſes ſont tantoſt ſelon la nature, & tantoſt outre la meſme nature. Elles ſont ſelon la nature, lors qu'elles ont la qualité & la quantité juſtes & convenables, qu'elles ſont conformes aux loix de la Nature, & qu'elles conſervent la ſanté en ſa perfection. Elles ſont outre nature, lors qu'elles ne gardent pas la meſure qu'il faut dans la qualité & dans la quantité. C'eſt pourquoy quand quelqu'une de ces choſes s'éloigne manifeſtement de la mediocrité & de la juſteſſe naturelle, ſi elle ne peut pas eſtre corrigée en quelque autre façon, il la faut promptement emporter & chasser, daurant que c'est la cause de la maladie, & l'expulsion de cette cause, c'est l'evacuation.

Quant aux differences de l'evacuation, il les faut tirer du vice & de la situation des choses contenuës. Les vices des choses contenuës sont la repletion & la cacochymie, lesquelles il faut entendre de la façon que nous allons dire. Le sang qui est dans les veines, n'est pas simple & d'une même sorte ; mais il est composé de pituite, de l'une & de l'autre bile, & du pur sang tous meslez ensemble : & mesme les sucs portent le nom de sang, du consentement general & de la façon de parler de tout le monde. L'homme de bon temperament, & qui se porte bien, a moins de bile jaune que de melancholie, moins de melancholie que de pituite, & moins de pituite que de pur sang. Cette juste & convenable proportion de toutes les humeurs, est l'égalité droite & naturelle : & l'on estime tres-bon le sang qui est composé de l'égalité de ces quatre sucs naturels : non pas en telle façon que de tous, il en ait une portion égale ; mais seulement telle qu'il faut pour estre convenable à chacun d'eux, suivant le rapport que je viens de dire. Or le sang peche en quantité, lors que tous les sucs possédant la mediocrité des qualitez, s'accroissent & s'augmentent par dessus la juste mesure que la nature demande. Alors toute la masse du corps s'enfle & se grossit, les veines excessivement remplies causent les douleurs de la tension, & il semble que tous les membres s'étendent, principalement apres avoir fait de l'exercice. Bien qu'une telle constitution soit remplie de bonnes humeurs, & de grandes forces, elle porte neantmoins avec soy cette incommodité, qu'estant par-

venuë à une furabondance démefurée, elle tombe ordinairement tout à coup dans des inconveniens de tres-grande confequence. Soit donc
qu'elle ne contienne autre chofe qu'une égale furabondance de tous les fucs, ou qu'une extraordinaire affluence de fang tres-pur, dautant que dans
le mélange il furpaffe les autres fucs, il ne peche
pas en la qualité, mais feulement en la quantité ;
l'une & l'autre eft contenuë fous le nom de *plethore* ou *repletion fimple* ou *abfoluë*, laquelle on
appelle aujourd'huy vulgairement *repletion aux
vaiffeaux*, dautant qu'elle remplit entierement
toute leur capacité, bien qu'elle n'incommode
point les forces.

L'autre efpece de plenitude eft celle qui fe rapporte aux forces, en laquelle, bien que les vaiffeaux ne foient ny enflez ny tendus par l'abondance, ils contiennent pourtant plus de fang utile & plus d'aliment que la nature n'en peut gouverner. Vn mediocre aliment eft fouvent bien
fâcheux & incommode à une nature imbecille,
& quoy qu'au commencement il foit extrémement pur, neantmoins il ne continuë gueres
long temps en cet eftat : mais eftant dépourveu
du gouvernement de noftre chaleur, il fe corrompt par fucceffion de temps, & devient la caufe des maladies.

La *Cacochymie* eft un vice, ou une vicieufe qualité de l'humeur qui s'éloigne de la jufte mediocrité. D'où s'enfuit une corruption, & un amas
d'humeurs qui incommodent le corps dans fes
fonctions, qui le gaftent & le rempliffent d'impuretez. On la divife en deux, dont l'une eft plus
douce, qui fe fait ou par un grand amas d'humeurs
fuperfluës, ou lors que les fucs fe rencontrent

dans

dans le fang, hors de cette jufte & naturelle proportion. L'autre eft beaucoup plus mauvaife, qui
arrive, ou lors que les humeurs fuperfluës, ou les
fucs, tant les premiers que les feconds, paffent de
leur temperament naturel & convenable, dans
quelque vice, qui eft une certaine corruption de
fubftance, ou de temperature; l'une & l'autre arrive avec pourriture, ou fans pourriture. Or le
nom de *Cacochymie* s'étendra davantage, s'il comprend auffi les vices des excremens. Mais fur tout
il faut connoiftre tres-exactement en quels fieges, & en quels lieux fe forment les vices des chofes contenuës, avant que d'en entreprendre l'evacuation. La plenitude que les Grecs appellent
*Plethora*, refide principalement dans les veines, &
dans l'habitude du corps : mais la Cacochymie a
couftume de fe partager, & de fe répandre par
tout le corps.

Afin que la façon d'evacuer fe connoiffe plus
clairement, il faut divifer tout le corps en trois
regions publiques, lefquelles eftant bornées par
leurs propres limites, ont receu en partage une
grande diverfité, foit de receptacles pour les fuperfluitez, foit de voyes pour l'evacuation : l'u-
ne, qui eft veritablement la premiere, prend depuis la gorge jufques à la moitié du foye, conte-
nant le ventricule, toutes les veines meferaïques
qui tendent aux pores, la partie cave du foye, la
ratte & le pancreas qui eft entre-deux. La feconde
eft celle qui depuis la moitié du foye, s'étend par
les petites veines de chaque partie, comprenant
la partie boffuë du foye, toute la veine-cave, &
l'artere majeure qui l'accompagne, & tout ce qui
leur appartient entre les aiffelles & les aines. La
troifiéme region contient les mufcles, les mem-

branes & les os, & generalement toute la masse du corps, laquelle de l'entrée des arteres & des petites veines, s'étend à chaque partie, & mesme à la surface de la peau. La diversité de ces regions est certaineme  bien grande, puis qu'elles sont tellement born   de leurs propres limites, qu'il n'y a entr'elles que fort peu de communication ; mais leur plus grande diversité est celle qui vient des forces qui sont propres à chacune d'elles, dont les unes ont des concoctions, des excremens, & des voyes pour evacuer, differentes de celles des autres ; & de cette remarque a coulé presque toute la façon de remedier. Outre ces regions communes & publiques du corps, il y en a beaucoup d'autres plus resserrées, qui sont aussi sujettes aux excremens, qui ne s'étendent gueres, & n'influent pas dans tous les corps, comme sont le cerveau, les poulmons, les reins, & la matrice.

## CHAPITRE II.

### *Les genres, & les differences des evacuations.*

PAr les choses susdites, l'on void bien la raison que l'on a d'établir deux differences d'evacuation; l'une universelle, & l'autre particuliere. La premiere est celle qui oste la matiere generalement de tout le corps. De cette sorte est la sueur, la transpiration insensible, la profusion de sang, le vomissement & les selles. Car de toutes celles-là, quelle que ce soit qui arrive la premiere, encore qu'elle evacuë tres-puissamment une des regions, elle ne laisse pas neanmoins d'evacuer aussi les autres par une certaine consequence, bien que legerement. Le vomissement evacuë en

premier lieu , & principalement le ventricule ;
puis s'il continuë , les viſceres & les grandes veines , & en dernier lieu l'habitude du corps. Les
ſelles evacuent premierement & abondamment
les inteſtins , le ventricule, les viſceres & les premieres veines , puis les grandes , & enfin les petites & l'habitude du corps. La profuſion du ſang
vuide premierement les veines, & les arteres, qui
leur ſont jointes par anaſtomoſe , enſuite la maſſe
du corps , & meſme les viſceres , paſſant juſques
aux premieres veines. La diſſipation qui ſe fait à
travers la peau, evacuë immediatement l'habitude
du corps ; ſecondement les veines & les grandes
arteres ; finalement les viſceres , & la region
interieure du corps.

L'evacuation particuliere ne fait ſeulement que
ſoulager une partie oppreſſée du fardeau des excremens ; telle qu'eſt l'evacuation du cerveau par
le palais & par les narines , & celle qui ſe fait en
touſſant & crachant les humeurs vicieuſes des
poulmons & de la poitrine, celle des reins , en
rendant par les urines du ſable ou du pus , le flux
de ſang de la matrice ou des hemorrhoïdes ; car
celui-cy décharge le fondement , celui-là la matrice principalement , & l'un & l'autre la veine-
cave. Il ſe fait auſſi une evacuation particuliere ,
lors que le ventre eſt déchargé par le ſuppoſitoire,
ou par le lavement , ou quand il ſe fait eruption à
travers la peau, de quelque endroit que ce ſoit.

Or toute ſorte d'evacuation ſe ſait ou d'elle-
meſme, ou par l'entremiſe de l'art. D'elle-meſme,
lors qu'il ſort quelque choſe du corps, ſans aucun
employ de la Medecine. Ce qui arrive quelquefois par la conduite de la Nature, laquelle eſtant
en ſon entier , & tandis qu'elle nous gouverne

parfaitement bien , chasse de nos corps tout ce qui s'y rencontre de vicieux ou de superflu ; & c'est lors qu'il se fait une naturelle & convenable evacuation. Il s'en fait aussi quelquefois outre nature , lors que la faculté est trop foible pour regir & pour retenir les humeurs du corps, & qu'elle les laisse entierement échapper , ou bien lors qu'encore qu'elle soit assez robuste & assez puissante , neanmoins elle est tellement harcelée par l'abondance ou par l'acrimonie de l'humeur, qu'elle la laisse sortir par sa propre impetuosité hors de ses vaisseaux & de ses receptacles. L'une & l'autre de ces evacuations est symptomatique , vaine , outre nature, & de nul usage, dautant que la bonne & salutaire humeur est jettée dehors pesle-mesle , & confusément avec la pernicieuse , sans autre regle , & sans distinction. Nous appellons *artificielle* , cette evacuation qui est provoquée par un secours étranger : on la divise aussi en deux. L'une est legitime , laquelle extermine seulement ce qui nous incommode par la qualité , ou par la quantité ; l'autre , qui est opposée à la premiere , est extraordinaire, par laquelle est mise dehors la bonne humeur , & qui n'a point de vice : c'est celle-là qui est ordonnée par la faute ou par l'ignorance des Medecins , qui ne connoissent pas ce qui est juste & convenable. La nature n'acheve pas l'evacuation par des secours étrangers : mais seulement par ses propres forces, & sur tout par la force expultrice. Quant au Medecin , il appelle à son secours quantité de choses qu'il prepare , & qu'il accommode à son usage. S'il veut tirer du sang, il ouvre la veine ou avec la lancette , ou avec des sangsues, ou avec des medicamens qui ouvrent l'orifice des veines.

Il entreprend la purgation avec des medicamens qui attirent du corps les mauvaifes humeurs, & les jettent apres dehors par le vomiffement, ou par les felles. Quant à la tranfpiration, & aux fueurs, il les fait venir par l'exercice, par la friction, par toute forte de mouvement, par le chaud, par les bains, principalement s'ils font nitreux, fulphurez & bitumineux, & par la diete : car c'eft par elle que ne recevant point du tout de nourriture, la chaleur naturelle confume & diffipe beaucoup d'humeurs. Outre cela il y a quantité de medicamens qui attenuent, eftant appliquez par dehors, ou qui pris par dedans evacuent le corps par fueur, ou par tranfpiration.

Dans les evacuations des parties, les medicamens nafipurges, purgent le cerveau par les narines, & les apophlegmatifmes par le palais : ceux qu'on appelle *hechiques*, foulagent la poitrine & les poulmons : les *diuretiques*, les reins & la veffie: les *hifteriques*, la matrice : les *fuppofitoires* & les *lavemens* lafchent le ventre. Enfin, on excite l'eruption en chaque petite partie par l'ufage des remedes digeftifs, fuppuratoires, amyctiques, cauftiques, des fangfuës, des cornes, des ventoufes, de la fcarification, & du fer chaud. Les Medecins donc fe font munis de ces inftrumens, & de ces fecours pour l'evacuation generale de toutes les parties. Examinons maintenant le plus foigneufement qu'il nous fera poffible, chaque remede en particulier, que je viens de parcourir en general, & commençons par la faignée.

# CHAPITRE III.

### *Quelle chose est evacuée par la saignée, & d'où se fait l'evacuation.*

PVis que tout le sang est composé des quatre sucs, dans lesquels est répanduë une serosité déliée, ils sont si exactement entre-meslez par l'efficace de la chaleur, & de la concoction qui se parfait dans le foye, qu'il n'en paroist jamais un qui soit le moins du monde separé, & desuny des autres. L'ouverture de la veine estant assez grande, la faculté de contenir ne sçauroit par ses fibres obliques retenir si bien le sang, qu'il ne sorte & ne coule par la voye qui luy a esté ouverte. Et mesme si davanture elle fait effort pour le contenir & pour l'arrester, la retraction qu'elle fera des veines, sera cause qu'elle le poussera dehors avec plus d'abondance. Or il n'arrive pas icy ce qui arrive dans la purgation, par laquelle tantost une humeur, & tantost une autre coule separément, dautant que par la saignée, c'est le sang universel qui s'en va, tel que nous avons dit estre contenu dans les veines; & quoy qu'il soit en mediocre ou mesme en petite quantité, il sort toutefois par son mouvement, & par son impetuosité, la nature ne le poussant presque point du tout. Dans les maladies aussi où il y a une vicieuse constitution d'humeurs, la Nature ne peut pas conduire son effet de telle sorte, qu'elle ne verse seulement par la saignée, que les choses qui sont superfluës ou gastées. J'avoüe bien que dans la crise, elle separe quelquefois du reste l'humeur corrompuë,

qu'elle a preparée par la concoction , & la met
dehors par les voyes convenables : s'il arrive
neanmoins que la faignée fe faffe pour lors , jamais par fon moyen la Nature ne pourra feparer
& chaffer la mauvaife humeur , non pas mefme
celle qui n'aura efté corrompuë que depuis fort
peu de temps.

Lors qu'Avicenne dit que la faignée emporte
le bon fang,& laiffe le mauvais au dedans, & qu'il
a peur qu'elle reduife le malade ou à l'échauffement des bilieux, ou à la crudité des pituiteux, il
s'abufe & ne fçait ce qu'il dit ; au moins s'il entend parler des humeurs entre-meflées qui font
dans les veines: car la ferofité ne s'écoule pas plutoft que la bile , ny la bile plutoft que la pituite ou
la melancholie , ny l'humeur inutile & depravée,
plutoft que celle qui eft pure & falutaire. L'experience des chofes qui arrivent tous les jours ,
montre clairement cette verité. Car pendant que
le fang s'écoule, il paroift fimple & tout d'une façon : mais apres qu'il eft recueilly , & qu'il a perdu fa propre chaleur , incontinent il devient tout
caillé , & chacune de fes parties prend le quartier
qui luy eft deftiné. La ferofité qui n'eft pas fort
differente de l'urine , nage par deffus les extremitez. De la bile déliée & fleurie fe fait la plus haute partie du fang caillé ; la melancholie va au
fond , le fang qui eft rouge , & la pituite paffe fe
logent au milieu. C'eft donc une chofe tres-con-
ftante , que toutes les humeurs qui font renfermées dans les veines , font également evacuées
par la faignée. Mais il faut rechercher d'où & de
quels lieux fe fait l'evacuation.

Le fang eftant coulant & liquide , celuy qui fe
rencontre le plus proche de l'ouverture , fort le

premier, puis enfuite celuy qui luy eft joint &
contigu ; & finalement de toutes les veines & arteres, & mefme des vifceres, & de l'habitude du
corps. Car c'eft une chofe merveilleufe que la fuite & continuation des veines, par lefquelles le
fang eft fi univerfellement envoyé de l'une à l'autre, que bien fouvent ayant trouvé le chemin ouvert & fpacieux, il eft tout forty avec la vie qui
l'accompagne. Or il fe fait toûjours tranfmiffion
de fang par les veines & par les arteres, jufqu'à
ce qu'il fe faffe par tout le corps une certaine égalité & proportion analogique : dautant que les
parties evacuées & neceffiteufes avec de longues
fibres attirent des parties pleines, & les pleines
venant à leur fecours, & fe fentant incommodées de l'abondance, elles fe déchargent de leur
fardeau dans celles qui font vuides. Outre cela
l'humeur coulante & liquide a cela de propre, que
d'elle-mefme elle fuit les regions panchantes &
vuides, & fe porte vers elle. C'eft pourquoy toute faignée qui evacuë les veines, evacuë auffi tout
le refte du corps. D'où vient qu'on la juge univerfelle pour deux raifons, & parce qu'elle ofte
toutes les humeurs dont le fang eft compofé, &
parce qu'elle les ofte de tout le corps : mais non
pas à la verité par une égale proportion : car les
parties eftant conftituées par certain ordre, elle
en ofte plus promptement & davantage de celles
qui font proches, que de celles qui font éloignées,
& de celles qui font fituées directement, que de
celles qui font de travers, à caufe que les veines
s'étendent à des parties differentes. J'ay cru que
cette explication de chofes & de noms, devoit
eftre donnée devant les preceptes d'evacuer, que
je donneray cy-apres.

# CHAPITRE IV.

*Quelles font les vices des humeurs, que la faignée evacuë des veines.*

LA faignée eft le remede propre & convenable des humeurs, tant de celles qui pechent dans les veines , que de celles qui en découlent avec abondance ; dautant qu'elle evacuë celle-là, & qu'elle arrefte celle-cy par revulfion. Je donneray donc premierement des preceptes pour l'evacuation ; apres j'en donneray pour la revulfion.

Le vice des humeurs qui font renfermées dans les veines, eft ou plethore ou cacochymie. La faignée eft le propre remede de la Plethore ou furabondance de fang. La plethore eftant double ; l'une pure, compofée des bons fucs en portion aucunement égale ; l'autre impure, qui participe de la cacochymie, & qui eft une furabondance d'humeurs vicieufes : la faignée donne du fecours à toutes deux. Lors donc que les mufcles folides & tendus, & les veines groffes & enflées , menacent de quelque danger , il faut d'abord auoir recours à la faignée : car elle appaife les douleurs qui viennent de la tenfion, elle releve le corps , comme eftant déchargé d'un grand fardeau ; & l'ayant comme refait , elle le rend plus prompt , & plus alaigre à toutes fortes de fonctions : en donnant mefme affez d'air à la chaleur naturelle , & dilatant les voyes & les foûpiraux les plus étroits , elle efloigne les maladies dont il y avoit grand danger. Or il y a danger , ou que les vaiffeaux extraordinairement tendus s'ouvrent & fe crevent, d'où viennent des inflammations & des flux de sang : ou qu'arrivant une obstruction generale, la chaleur naturelle soit éteinte & les forces, quoy que tres-puissantes, opprimées : ce qui cause une fiévre tres-ardante, ou une mort soudaine ; desquels maux personne ne sçauroit estre garanty seurement & promptement, ny par la purgation, ny par l'exercice, ny par l'abstinence.

La plethore pure est tres-assurement emportée avec le sang; mais non pas l'impure avec une égale seureté, dautant plus toutefois qu'elle aura de rapport & de ressemblance avec la plenitude pure & simple, d'autant plus faudra-t-il tirer du sang en abondance : & moins aussi, d'autant plus qu'elle sera impure. A ceux donc lesquels estans de mauvaise constitution, sont extraordinairement remplis de mauvaises viandes, il ne faut tirer de sang seulement que ce qui est necessaire pour éviter les dangers de la plenitude : car le reste des impuretez doit estre vuidé par la purgation. Or de toutes les plenitudes impures, il n'y en a point que la saignée emporte plus seurement que la chaude & la bilieuse, qu'elle ne diminuë par seulement, mais qu'elle rafraichit. La plenitude melancholique ne demande que rarement cette sorte de remede : car elle n'est pas chaude à ce point qu'elle ait besoin de rafraichissement. Pour la pituiteuse, c'est celle qui en veut le moins ; car estant extrémement froide, elle abhorre la saignée, laquelle redouble tellement la crudité par le rafraichissement, qu'à peine peut-elle jamais estre cuite ny corrigée, la debilité qui l'accompagne presque toûjours, ne souffre non plus une abondante evacuation : c'est pourquoy il ne la faut jamais ordonner, si ce n'est que les veines excessivement

remplies, menacent de quelque grand inconve-
nient : & lors que la neceſſité l'exigera, il ne faudra pas que cela ſe faſſe en un coup & univerſellement, mais peu à peu & à diverſes repriſes ; de
la façon que nous expliquerons cy-apres.

En toute ſorte donc de plenitude impure, l'e-
vacuation ſe doit commencer par la ſaignée, ſans
laquelle la purgation ne ſçauroit eſtre ordonnée
ſeurement : parce que le medicament, ſur tous
celuy qui a beaucoup de force, agite & trouble le
corps pletorique, tant par la chaleur, que par la faculté d'attirer, & le jette dans un danger de plus
grande importance. En general les veines eſtans
remplies & enflées, ſi la ſaignée moderée ne
profite pas, au moins elle ne ſçauroit nuire.

Quant à l'autre plenitude, qui ſe rapporte aux
forces, & qui ne peut eſtre facilement reconnuë
par des ſignes, quoy qu'elle ſoit incapable de faire entr'ouvrir ou crever les vaiſſeaux, ou d'étouf-
fer la chaleur naturelle, toutefois dautant qu'elle
opprime les forces debiles, de peur qu'il n'arrive
quelque pourriture ou corruption d'humeurs, on
la peut diminuer par la ſaignée, qui n'en doit
laiſſer qu'autant que la nature en peut aiſément
gouverner. On la peut auſſi emporter utilement
par la ſobrieté & par l'abſtinence, dautant qu'elle ne fait apprehender aucun danger qui ſoit preſent. Il y a beaucoup plus de ſujet de douter,
touchant la corruption ou pourriture qui ſe trouve dans les veines ſans plenitude, laquelle quelques-uns appellent auſſi plenitude aux forces ; à
ſçavoir, ſi on la peut commodement emporter
par la ſaignée. Pour la ſimple cacochymie des veines, cela ſe peut ſeurement & utilement, pourveu qu'on prenne garde à l'abondance & aux for-

ces. Car bien qu'en cette occafion toutes les humeurs fortent également, & qu'il en refte la même proportion qui y eftoit auparavant, toutefois
parce qu'une portion du fardeau qui chargeoit la
nature, eftant oftée, les forces, loin d'en devenir
plus foibles en deviennent plus alaigres; elles peuvent plus facilement fupporter le refte, le dompter, & en venir à bout. Ainfi dans les fiévres
continuës, lors qu'il y a encore dans les veines
une extréme crudité & pourriture d'humeurs,
fouvent apres la faignée, les urines qui eftoient
rouges, épaiffes, & troubles, paroiffent incontinent plus pures, & donnent des marques de concoction. De forte qu'il femble que ces enfeigne-
mens foient tirez & fondez fur les principes de
l'Art, & qu'il arrive dans la faignée le mefme
qu'au jugement des procez, où la queftion du fait
eft fouvent plus obfcure que celle du droit. Il eft
donc neceffaire qu'un chacun s'exerce dans la remarque des fignes qui montrent tant la plenitude, que la furabondance & la fituation de chaque humeur, pour ne pas imiter les ignorans, lefquels commandent incontinent la faignée. Si le
nez jette tant foit peu de fang, ou fi les urines paroiffent rouges; car le fang fort facilement, non
feulement à caufe de la plenitude que la nature
tâche d'evacuer; mais auffi pour plufieurs autres
raifons, comme ceux qui ont l'orifice des veines
mangé, & ceux qui ont auffi les vifceres, &
principalement le foye debile & fcirrheux, fai-
gnent fouvent du nez, tout ainfi que les hydropiques: l'urine mefme rougit, & devient fanglante
lors que le calcul fe brife dans les reins. Elle devient jaune par l'ictere fimple, par le fcirrhe du
foye, & auffi par l'afcites: toutefois celui-là fe-

roit une faute, qui ordonneroit la ſaignée en ces maladies : c'eſt pourquoy elle ne ſçauroit l'eſtre ſeurement que par les ſignes, qui font connoiſtre la ſurabondance de chaque humeur. La ſaignée ſeule remedie tres-commodément au vice de toutes les humeurs qui ſont renfermées dans les grandes veines, & le corrige, ſi c'eſt d'elles qu'il tire ſon origine, & non pas des viſceres mal-affectées ; car en cette occaſion la purgation eſt plus commode & plus efficace ; comme nous dirons un jour plus amplement.

On peut aiſément connoiſtre par ce que nous venons de dire, quels ſont les vices des humeurs, que la ſaignée evacuë ; maintenant il faut declarer comment par la revulſion elle arreſte les humeurs qui ſortent impetueuſement.

---

# CHAPITRE V.

### *Comment la revulſion & la derivation ſe font par la ſaignée.*

LA revulſion eſt l'unique remede, lors que le ſang ſort trop impetueuſement, ſoit dehors, comme des narines, ſoit de la matrice, ſoit qu'il coule dans quelque partie où il doive faire abcez. Or la revulſion n'eſt autre choſe qu'une attraction de l'humeur vers la region contraire, qui eſt la choſe du monde qui arreſte le pluſtoſt le cours de la fluxion Les Mathematiciens appellent *contraires* les extremitez d'une ligne droite, & les mouvemens qui ſe font vers les meſmes extremitez, ſont appellez contraires : Mais les Medecins appellent *contraires* les choſes qui ſont les plus éloignées dans le droit chemin d'une mesme veine, par lequel les humeurs ont leur passage. La veine estant ouverte, premierement la partie la plus proche de la playe se vuide, & ensuite elle attire le sang de celles qui sont éloignées, & parce qu'elle fait cela par le moyen des fibres droites, lesquelles la nature a destiné pour l'attraction, comme celles qui sont de travers, pour l'expulsion, elle attirera sans doute plus de sang, & avec plus de facilité des parties, vers lesquelles sont tournées les fibres droites, qu'elle ne fera des autres. Quand mesme les veines n'en attireroient point du tout, les humeurs toutefois ne laisseront pas de couler tout droit de leur propre mouvement; celles qui sont à droit, suivent à droit; celles qui sont à gauche, suivent aussi à gauche: le cours des humeurs est estimé loüable lors qu'elles vont tout droit, mais non pas lors qu'elles vont en biaisant & de travers; car elles marquent alors la violence & le desordre que la Nature souffre.

Or les contraires de nom sont devant, derriere; à droit, à gauche; en haut, en bas; dedans, dehors; mais dans la revulsion des humeurs, ces choses mesmes ne sont pas contraires, si elles ne sont colloquées dans la droite voye des fibres & des veines. Le costé gauche n'est nullement contraire à la pleuresie droite, & la jambe gauche est neanmoins contraire à la jambe droite où il y a inflammation; parce qu'il y a une droite communication de veines, par laquelle celles de la gauche estant ouvertes, elles attirent de la droite: mais il n'y a point de veine qui aille par des fibres droites du costé droit au gauche: c'est pourquoy la saignée du costé gauche, n'emporte point la pleuresie du costé droit; au contraire, où elle laisse l'hu-

meur nuifible dans la partie enflammée , ou elle
la mefle avec le bon fang , ou elle caufe une pleurefie gauche ; ce qui arrive fort ordinairement :
Puis donc que nous ne butons à autre chofe qu'à
ofter plus promptement & en plus grande quantité du fang , du lieu qui eft occupé par le phlegmon , il faudra ouvrir la veine qui eft dans vne fituation directement oppofée à la partie affectée ,
car de cette façon nous imiterons la Nature, & ce
grand perfonnage Hippocrate , lequel commande qu'en la pleurefie on ouvre la veine interieure
du bras du cofté où eft la douleur , & non feulement en la pleurefie droite , mais encore en l'inflammation du foye ; auquel neanmoins toutes
les veines font jointes par focieté : veut qu'on ouvre la veine interieure du coude droit ; & fi elle ne
paroift pas , celle du milieu ; & fi celle du milieu
ne paroift pas non plus , il aime mieux avoir recours à l'humerale qu'à l'interieure du bras gauche, tant il attribuë de force à celles qui font dans
une fituation directe. Et partant la revulfion faite
directement apporte un prompt & manifefte fecours ; mais faite de travers , elle ne fert de rien.
Or il faut remarquer qu'une grande veine attire
copieufement , & une proche plus promptement
& plus puiffamment.

Lors donc qu'il fe fera une grande & vehemente inflammation , à fçavoir par une humeur maligne qui tombe avec precipitation, & que la partie
fur laquelle elle tombe, fera d'un fentiment noble
& exquis , il faudra ouvrir la grande veine la plus
proche, veu qu'elle doit faire une plus grande ,
plus prompte & plus puiffante evacuation de la
partie affectée. Que fi l'affection eft plus legere ,
il faut choifir une veine étroite & efloignée , afin

qu'elle fasse une moindre, plus lente & plus lâche evacuation. Toutes les revulsions qui se font de la sorte, outre qu'elles arrestent la fluxion, ostent aussi plutost de la partie affectée le sang pourry & gasté, qu'elles n'ostent le bon & sincere de tout le reste du corps, & personne ne doit lors apprehender de provoquer quelque nouvelle fluxion : car la partie malade ayant esté plus evacuée que les autres, si l'evacuation a esté telle qu'elle ait reduit tout le corps à l'indigence, mal-aisément sera-t-elle affligée de quelqu'autre fluxion d'humeurs ; si ce n'est, peut-estre, que l'on fasse quelque nouvelle faute en la façon de vivre. Car l'indigence ayant rendu avides les parties éloignées, elles ne laisseront pas échapper leur propre sang; & la partie affectée, comme estant fort debile, & n'ayant pas besoin de beaucoup d'aliment, ne leur emportera rien, si ce n'est qu'il reste une douleur ou une chaleur vehemente. La maxime donc des Arabes est fausse, qu'en la pleuresie la saignée du mesme costé augmente l'impetuosité de la fluxion, & que par consequent, lors que la plenitude est grande, de peur que la fluxion ne redouble, il faut oster l'abondance, fust-ce même de la veine inferieure du pied, puis faire revulsion par l'interieure du coude opposé, & enfin deriver les restes du mesme costé. De grace, quel conseil & quelle prudence est celle-là de tourmenter si souvent le malade que l'on peut guerir une fois ? Le sang estant tiré du costé malade jusques à l'indigence, puise l'abondance dans une source tres-pleine, & soulage en mesme temps la partie occupée par le phlegmon, sans apporter aucune crainte d'une nouvelle fluxion ; mais des autres parties qui ne luy sont pas directement op-

posées,

posées, elle ne fait que diminuer l'abondance, n'oſtant rien de ce qui eſt depravé, & ne donnant aucun ſoulagement à la partie oppreſſée : ou bien l'humeur pourrie eſtant meüe de la partie, ſe méle au pur ſang, qui eſt dans les veines, & le mal qu'on devoit corriger, devient pire qu'auparavant. Mais lors qu'on ſaigne de la partie directe, il ſe fait evacuation, revulſion, & derivation. Comme en la fluxion lente & longue, la revulſion ſe fait plus ſeurement des parties plus éloignées, ainſi eſt empéchée la fluxion qui pourroit ſurvenir : car eſtant par ce moyen détournée dans un plus long & nouveau ſentier, peu à peu elle abandonne le premier, ſans aucune leſion ou dommage des forces.

La derivation eſt une attraction de l'humeur dans le coſté voiſin, & ſe fait par l'ouverture de cette veine qui eſt inſerée dans la partie malade ; par laquelle tantoſt elle prend nourriture, tantoſt elle reçoit l'humeur mal-faiſante qui s'y coule : c'eſt pourquoy lors qu'on donne un coup de lancette à cette veine, la partie laſſe de l'abondance, ſe décharge par là de ſon fardeau : or la derivation ſera adminiſtrée tres à propos, lors que la revulſion ayant precedé, l'ardeur & l'impetuoſité de la fluxion ſont déja appaiſées, & qu'il n'y a point de danger qu'il en arrive d'autres inopinément, & que l'humeur coulante eſt encore dans la partie de laquelle elle a pû revenir. Mais s'il y a des conjectures qui nous perſuadent qu'elle eſt tellement attachée à la partie, qu'elle ſoit entierement privée de la facilité de couler & de rebrouſſer chemin : ce qui arrive aſſez ſouvent aux inflammatiõs longues & inveterées, qui ont quelques reſtes ſcirrheux, il ne faut entreprendre aucune deriva

tion par la ſaignée, mais bien par des fomentations, & par des emplaſtres ramolliſſans & dige-
ſtifs, par leſquels meſme ſi l'humeur ne peut eſtre
diſſipée, & que le lieu ne ſoit pas conſiderable,
ny la douleur vehemente, on fera inciſion en la
partie affectée, principalement ſi l'humeur par
ſa malignité contagieuſe a infecté les parties voiſines. Quoy que cela ne ſe puiſſe proprement appeller derivation, elle eſt toutefois comme ſa lieu-
tenante. Nous avons generalement parlé juſqu'-
icy de la ſaignée qui evacuë la cauſe interieure
des maladies renfermées dans les vaiſſeaux, ou
qui fait revulſion de l'humeur qui échape : il
faut enſuite parcourir chacune des affections auſquelles on la doit ordonner.

## CHAPITRE VI.

### *Le dénombrement des maladies en particulier preſentes ou à venir, auſquelles la ſaignée remedie.*

DEs maladies qui ſont engendrées par l'a-
bondance ou par l'eruption du ſang, la ſaignée guerit celles qui ſont preſentes, & empéche
celles qui ſont à venir. De cette ſorte eſt principalement la fievre ſynoche, tant celle qui s'enflamme d'un ſang boüillant ſans pourriture, que
celle qui s'enflamme de ſa putrefaction, & toute
fievre continuë dont la pourriture eſt enfermée
dans les grands vaiſſeaux. Or entre les affections
des parties, on compte la freneſie, l'ophthalmie,
la parotide, la ſquinance, la peripneumonie, les
maux du foye & de la ratte, les reins, les inflam-

mations de la matrice, des parties honteuses, des aisnes, des aisselles, des bras, des jambes, des jointures ; enfin toutes les inflammations que les Grecs appellent *phlegmonæ*, tant des parties interieures qu'exterieures. Car elles se font lors que quelque veine estant ouverte, rompuë, ou mangée, le sang échappé fait abcez & tumeur en quelque partie où il s'est ramassé en abondance.

Le crachement de sang, le commencement de la phtysie, le vomissement du sang, & toute grande eruption qui se fait du nez, de la matrice & des hemorrhoïdes, sont presque de mesme nature. Dans la naissance de ces maladies, la saignée de la veine opposée arreste la fluxion, & en fait revenir quelque chose par le moyen de la revulsion. Elle est donc le propre & legitime remede de ces maux, qui ont receu leur naissance de la plenitude d'un bon sang ; & ceux-là mesme qui ont esté causez par une repletion impure, à cause de l'étroite alliance qu'ils ont avec les autres, demandent la saignée, dautant que leur matiere, encore qu'elle soit impure, est neanmoins renfermée dans les vaisseaux, ou du moins en découle. Outre cela le charbon, le fleuron, la gale humide, & toute sorte de rougeur qui paroist aux extremitez du corps, & autres affections qui approchent de la nature & condition de celles-là. Lors donc qu'elles sont arrivées, nous les guerissons par la saignée, comme la fievre chaude & la fievre continuë, dont la pourriture est enclose dans les grandes veines. Car quelquefois s'estant fait un amas d'humeurs autour du ventricule, principalement autour de son orifice, & des parties plates du foye, elles viennent à s'enflammer ; d'où provient une fievre continuë, laquelle, non plus que

sa cauſe, ne ſçauroit eſtre guerie par la ſaignée.
Quant à la fievre intermittente, ſoit tierce, quarte, ou quotidienne ; ſi elle eſt pure, elle ne ſe guerit pas bien methodiquement par la ſaignée, parce que ſa matiere prochaine, & ſon propre entre-
tien ne ſont pas dans les grands vaiſſeaux, & n'en
ſortent pas non plus : neanmoins en telles maladies on tire du ſang quelquefois aſſez convenablement. Lors que les veines ſont enflées d'une abondance exceſſive, & qu'on eſt menacé des dangers
de la plethore, ou que le ſang venant à s'enflammer, il arrive quelque ſymptome violent & preſ-
ſant : comme douleur de teſte avec battement,
élancement de corps, chaleur preſque étouffante:
Bien que ces choſes viennent aſſez ſouvent de la
bile, qui s'enflamme autour des parties qui ſont
autour du cœur, la ſaignée n'emporte pas meſme
de cette façon ny la fievre, ny ſa cauſe ; mais ſeulement elle arreſte la cruauté des ſymptomes, tant
preſens que futurs. Entre les affections auſſi des
parties, la douleur de teſte & d'oreilles avec battement, la lethargie, le vertige, l'apoplexie, &
quelque eſpece d'epilepſie, la fluxion acre & mor-
dicante, & quelque palpitation du cœur ; meſme
quand on eſt menacé de ces inconveniens, comme eſtans ordinaires ou annuels, & que l'on remarque la plenitude qui en eſt la cauſe, il leur
faut aller au devant par l'ouverture de la veine,
puis qu'elle en eſt le ſeul & commun remede,
tant de ceux qui ſont déja preſens, que de ceux qui
peuvent arriver : & generalement tout ce qui ſe
pratique pendant les maladies, ſe peut auſſi pratiquer à leur commencement, & lors qu'elles
menacent : on ſaigne auſſi quelquefois ſans plenitude, & meſme dans l'eſtat d'indigence, lors qu'il

y a des causes evidentes, comme contusion, douleur ou ardeur qui excitent la fluxion , par le moyen de laquelle quelque partie est menacée de phlegmon : ce qui se fait non seulement à cause de la grandeur de la maladie presente ; mais encore par la crainte de celle qui commence ou qui menace. Sur cette matiere on forme un doute dont la contestation n'est pas legere ; à sçavoir, à quelle maladie la saignée est plus necessaire , ou à la presente, ou à celle qui menace. Ce que nous pouvons expliquer en cette sorte : Lors que la plenitude est grande & preste à éclatter , & qu'il ne s'est point encore formé de maladie , on peut tirer du sang en abondance, sans que les forces en soient nullement endommagées , dautant qu'il s'estoit rendu incommode à la nature par son excessive pesanteur : car celuy qui en estoit travaillé , evitant le danger d'une maladie prochaine , est mis en assurance : mais lors que la maladie est déja formée , les forces en estant debilitées , mal-aisément peuvent-elles supporter sans dommage une juste effusion de sang. D'où vient qu'Hippocrate commande de prevenir par la saignée les maladies , qui ont accoustumé , ou qui menacent de nous attaquer , & non pas d'attendre leur attaque ny leur arrivée : pour la même raison dans l'Ephemere , qui vient d'obstruction, & dans la synoche simple, on tire quantité de sang , avant que la matiere ne pourrisse. C'est pourquoy la saignée est bien plus seure , quand la maladie est prochaine, que quand elle est venuë, & il est beaucoup plus utile de prevoir & d'eviter celle qui est à venir, que de differer à combattre celle qui a déja fait effort , & qui s'est attachée : car il est plus difficile de jetter dehors un hoste que de ne le pas recevoir. Au reste, lors que la maladie travaille déja beaucoup un homme, elle demande le remede avec plus de necessité, que lors qu'elle ne l'a pas encore assailly ; & partant la saignée est plus necessaire à la maladie formée, qu'à celle qui menace ; parce que la violence de celle qui est déja formée, nous presse avec plus de necessité que la crainte de celle qui est à venir. La necessité dóc oblige de pourvoir à la maladie presente, l'utilité & la seureté à celle qui menace.

---

# CHAPITRE VII.

## *Quelle veine il faut ouvrir en chaque maladie.*

LA plenitude, qui n'est accompagnée d'aucune affection des parties, peut estre emportée par l'ouverture de quelque veine que ce soit ; toutefois on ouvre le plus souvent, & avec plus d'utilité l'interieure du bras droit, laquelle attire beaucoup & tres-puissamment de la veine-cave & du foye. La plenitude bilieuse se guerit aussi par la saignée de la mesme veine : mais la melancholique par celle de la veine interieure du bras gauche : car c'est ainsi que le demande la situation de la ratte. Quant à la plenitude qui sera formée par vn amas de cruditez, elle se peut oster également par les deux bras. Il faut entierement observer la mesme loy dans les fiévres : c'est pourquoy la synoche tant simple que pourrie, requiert l'ouverture de la veine interieure du bras droit, tout ainsi que la fievre ardente & pestilente simple, & aussi la tierce & la quotidienne continuë. Pour

la quarte qui afflige continuellement, elle demande la veine interieure du bras gauche. C'eſt preſque de la meſme ſorte que dans les fiévres pures
intermittentes, il faudra choiſir la veine, s'il arrive que la plenitude ou la violence des ſymptomes vüeille qu'elle ſoit ouverte. Il ſe fait une manifeſte revulſion des parties qui ſont au deſſus des
clavicules par l'inciſion de la veine humerale,
plus viſte & plus puiſſamment par celle du bras,
mais plus lentement & plus lâchement par celle
du rameau de la main qui eſt entre le poulce &
l'indice. Mais de ces parties qui ſont ſituées entre les clavicules & les reins, la revulſion ſe fait
par l'inciſion de la veine interieure plus viſte &
plus puiſſamment au bras, plus lentement & plus
lâchement au rameau de la main qui s'étend entre
l'annulaire, & le petit doigt, la veine du milieu
fait revulſion des unes aux autres parties, dautant
qu'elle eſt compoſée des rameaux communs de
l'humerale & de l'interieure : car ordin airement,
ou elle eſt profondement cachée & enfoncée, ou
ce n'eſt que la fille de l'une des deux. En quelque
partie que ce ſoit au deſſous des reins, la revulſion s'en fera avec plus de promptitude & d'effort par l'ouverture de la veine du genoüil ; plus
lentement & plus laſchement par celle de la ſa-
phene à la cheville du pied. Les reins ne panchent
d'un coſté ny d'autre, eſtans interpoſez au milieu entre les parties ſuperieures & les inferieures. Ie definis la ſituation, non par l'ordre de la
partie, mais par la naiſſance, & par l'étenduë de la
veine qui eſt envoyée vers la partie. C'eſt pourquoy du phlegmon, qui aura envahi les muſcles
droits de l'*abdomen* au deſſous du nombril, la revulſion ſe fera par l'ouverture de la veine inferieu-

re , & de celuy-là qui aura saisi l'intestin colum ,
quoy qu'il soit au dessous des reins:la revulsió s'en
fera par l'ouuerture de l'interieure du bras : car
c'est ainsi que nous l'enseignent les origines & les
derivations des veines.Parcourons maintenát toutes les affections en particulier de chaque partie.

Soit que les affections de la teste, qui viennent de
plenitude, soient interieures ou exterieures,& soit
qu'elles ne fassent que de commencer, ou qu'elles
soient parvenuës à leur plus haut poinct , la revulsion s'en fait par la saignée de l'humerale au
bras droit ou gauche , suivant le costé de la teste
où sont les affections : mais s'il faut que cela se
fasse plus lentement , & plus mollement, comme
lors qu'on a dessein de prevenir & d'éviter les
maladies futures , il faudra saigner de cette veine
qui va droit entre le poulce & d'indice, si ce n'est,
peut-estre , qu'elle tire son origine d'ailleurs.

La derivation s'en fait par les scarifications des
homoplates & des épaules, par les ventouses, par
le saignement du nez , comme aussi des phrenesies, des delires , & des apoplexies. Quant aux
vertiges qui sont arrivez par le vice de la teste, on
les dérive & détourne en coupant les arteres qui
sont derriere les oreilles : tout ainsi que les douleurs inveterées de la teste , qui sont chaudes &
pleines d'esprits. Les douleurs qui se sont emparées du devant de la teste, se derivent par l'ouverture de la veine du front : mais celles qui occupent le derriere , par des ventouses appliquées
à l'entour du col, & aux épaules, ou par l'incision de la veine de la pouppe , les inflammations,
& les larmes piquantes des yeux se retirent, &
s'arrestent premierement par l'ouverture de l'humerale du mesme costé , puis par des ventou-

fes aux épaules, & au derriere du col ; mais elles
fe derivent par l'ouverture de la veine qui va à
l'un ou l'autre coin. Aux inflammations d'oreilles & aux parotides, apres avoir faigné de l'humerale, il faudra faigner de la veine qui eft fous
l'oreille. Les maladies chaudes des gencives, des
mâchoires, & des dents, apres la faignée de l'humerale, demandent celle des veines qui paroiffent fous les levres ; comme la fquinance, de celles qui fe voyent fous la langue. On fait revulfion & pareillement derivation de l'inflammation
des poulmons par l'interieure du bras gauche,
plutoft que du bras droit ; dautant que les veines
des poulmons naiffent de la finuofité droite du
cœur ; laquelle eft inferée dans la parois gauche.
De la veine-cave & de la parois il s'étend jufques
au coude par l'aiffelle gauche. Par l'ouverture de la
mefme veine on remedie au fang que l'on jette en
touffant, à la phtyfie, à la palpitation du cœur,
& autres incommoditez. A la pleurefie, foit interieure, foit exterieure, & encore aux inflammations de la poitrine & du diaphragme, & aux
ulceres qui envoyent le fang par les crachats : la
veine interieure du mefme cofté fait revulfion, &
derivation : on traite auffi de la mefme façon les
inflammations qui travaillent les aiffelles ou les
épaules, fi ce n'eft qu'elles aillent jufqu'à la fle-
xibilité du bras : Mais lors qu'elles iront jufques
là, parce qu'il n'eft pas bon d'irriter par la faignée la partie occupée d'inflammation, il faut
faigner à la main de la veine qui luy eft directement oppofée. S'il y a inflammation & grande
oppreffion de foye, il faut faigner de la veine interieure droite : mais la ratte eftant mal affectée,
il y faut remedier par l'interieur gauche, au bras

plus puissamment, à la main plus mollement. La derivation qui se fait de la ratte, ne se fait pas dans les hemorrhoïdes, comme quelques-uns pensent, mais bien dans le ventre, comme elle fait aussi des parties caves du foye, & des parties bossuës dans les urines. Quant à l'inflammation recente des reins, la revulsion s'en fait par la veine interieure du bras droit ou gauche, suivant le costé où est le mal du rein affligé. Mais elle se fait avec plus de seureté & plus puissamment par les veines inferieures, qui sont directement opposées ou au genoüil, ou à la cheville du pied ; à moins que d'estre pressé par une plenitude démesurée.

Si dans les maladies de la matrice les mois coulent plus abondamment qu'il ne faut, la veine interieure du bras en arrestera l'impetuosité, & la retirera en haut : comme aussi les ventoufes appliquées au dessous des mammelles, ou au nombril. Les mois supprimez s'émeuvent par la saignée au genoüil, ou à la cheville du pied un peu devant le temps de la purgation : car les veines qui aboutissent à la matrice, s'ouvrent lors que l'impetuosité du sang est détournée en bas : mais s'il y a quelque inflammation au commencement, on la retirera en haut par voye directe ; dautant que c'est de là que la fluxion se precipitoit plus abondamment, comme d'une fontaine : & vous ne devez point craindre la suppression des mois, pourveu que vous ordonniez bien-tost apres la saignée de cette veine qui tend directement au genoüil, ou à la cheville du pied, laquelle est un prompt & facile secours pour leur evacuation & derivation. Que si quelqu'un en fait un essay temeraire, dés le commencement il augmentera l'impetuosité de la fluxion, & le phlegmon : car

la revulſion qui ſe fait par l'inciſion de la veine interieure du bras, eſt eſtimée univerſelle, parce
que le foye épuiſe la ſource d'où la fluxion tire
ſon origine : mais celle qui ſe fait par les veines
inferieures, eſt particuliere, & n'evacuë pas la
ſource immediatement.

Puis donc que les choſes univerſelles doivent
preceder les particulieres ; il faut premierement
faire revulſion des inflammations qui viendront
au deſſous des reins par l'ouverture de la veine
directe & interieure du bras ; enſuite par celle des
inferieures qui ont quelque vertu pour faire revulſion : il ne ſeroit pas ſeur toutefois de les ouvrir les premieres, principalement ſi la plenitude
des vaiſſeaux eſt grande, & l'impetuoſité de la
fluxion vehemente. La veine ouverte au coude
arreſte les hemorrhoïdes qui coulent exceſſivé-
ment, & à la cheville du pied, elle les ouvre &
les provoque.

Mais ſi quelque inflammation ſurvient au fondement, ou aux parties honteuſes, ou à la veſſie,
ou aux aines, pourveu qu'elle ne participe point
d'aucune qualité veneneuſe, il faut oſter la quantité, & arreſter la fluxion par les veines ſuperieures du bras, apres laquelle, ſi la neceſſité preſſe,
on fera une revulſion particuliere & une derivation par les inferieures. Dans l'inflammation des
jambes, on procede de la meſme ſorte : car toutefois & quantes que la plenitude ſe trouve exceſſive, & l'impetuoſité de la fluxion demeſurée,
on tire du ſang premierement du coude, puis
de la jambe ou du pied. Que ſi l'inflammation
eſt legere, & que la plenitude ne ſoit pas ac-
crüe outre meſure, il faudra laiſſer les ſaignées
des veines ſuperieures, & ſe contenter de celles

des inferieures : car elles feront fuffifantes. Voila donc les veines qu'il faut ouvrir, quand les maladies ne font que commencer, ou qu'elles font déja formées.

Au refte, c'eft par la faignée qu'il faut éloigner & prevenir les maladies à venir, que la plenitude prefente fait apprehender. Que fi la plenitude s'eft formée par la fuppreffion des mois, quelque maladie qui puiffe menacer, on l'evitera tres à propos par l'incifion des veines inferieures, lefquelles en evacuant provoquent auffi les mois, & banniffent la caufe mefme de la maladie. Mais lors que les hemorrhoïdes s'arreftent apres vne longue couftume de couler, & qu'elles caufent la plenitude, fi on a deffein de les faire revenir, il faudra emporter la plenitude par les inferieures ; mais fi le malade demande qu'elles foient tout à fait fupprimées, & qu'il ne veüille plus dorefnavant y eftre fujet, il faudra ofter la plenitude par les fuperieures.

Quant à toutes les autres maladies qui peuvent venir de la plenitude, laquelle eft engendrée par d'autres caufes, elles feront détournées par l'incifion de la veine du foye au pli du bras droit. Lors qu'il fe trouve quelque partie dont les vaiffeaux s'ouvrent, ou fe rompent facilement, ou qu'elle reçoit promptement la fluxion qui tombe fur elle, on la doit evacuer, non par une veine voifine, puis qu'il ne s'eft du tout point encore formé de maladie ; mais par celle qui eft directement la plus éloignée, afin qu'elle empefche la fluxion à venir, & qu'elle pouffe fon impetuofité accouftumée vers une region differente.

# CHAPITRE VIII.

*L'utilité qu'apporte aux maladies l'eruption
de sang qui se fait d'elle-mesme.*

LE sang sort assez souvent de luy-desme du
nez, des hemorrhoïdes, & de la matrice, &
de la bouche, tantost par la toux & tantost par le
vomissement; mais il ne sort que fort rarement
des autres parties du corps, & encore est-ce contre nature. De quelque endroit que le sang coule
lentement, & en petite quantité, fust-ce mesme
suivant la nature, on le doit juger inutile : car il
n'emporte point la maladie, & ne doit pas dissua-
der une evacuation convenable, principalement
si la violence du mal oblige à l'avancer. Mais celuy-là est utile, qui coule en abondance soit dans
l'incommodité de la plenitude, soit dans la fievre synoche, laquelle il emporte ordinairement
le propre iour de la crise, car en cette occasion
le mal universel occupant également toutes les
parties, les symptomes de la pesanteur & de la
plenitude s'en vont, de quelque part qu'il arrive
diminution de sang. Mais dans la fievre chaude &
dans toute fievre continuë, dans laquelle les autres humeurs pourrissent dans les grands vaisseaux, le sang n'est pas si profitable, encore qu'il
coule en abondance. Car bien que l'eruption,
qui s'en fait du nez, adoucisse les veilles, les delires, la douleur de teste, & les autres symptô-
mes, à grande peine toutefois emporte-t'elle l'essence & la racine de la maladie, si ce n'est peut-
estre qu'elle soit tellement excessive, qu'il en ar-

rive une grande diſſolution de forces : ce qu'il
ſemble neantmoins que l'on ne doive jamais ſou-
haiter , parce que le mauuais ſang ne ſortira des
narines que le dernier , & apres une grande effuſion du bon. En ces fievres donc, bien qu'il ſorte
des narines une grande quantité de ſang , il faut
toutefois ouvrir la veine du coude : puis qu'il
ſe rencontre aſſez ſouvent que le ſang qui ſort
des narines , eſt loüable en ſa couleur , & en ſa
ſubſtance , & celuy du bras impur & corrompu.

Mais celuy qui durant ces maladies ſort en
abondance des hemorrhoïdes ou de la matrice ,
doit eſtre iugé beaucoup plus utile à la verité, parce qu'il ſort immediatement de la veine cave des
lombes : mais le plus ſouvent il n'arrache pas la
racine de la maladie , laquelle eſt dans les veines
les plus proches du cœur. Delà vient que ſouvent
durant les purgations des mois , & celles-meſmes
qui arrivent aux accouchées , à cauſe de l'ardeur
de la fievre , il faut ſaigner au bras , quoy que
moderement & avec beaucoup de retenuë. Il y a
meſme raiſon , & quelquefois encore plus evi-
dente de tirer du ſang du bras pendant le flux des
hemorrhoïdes.

Quant au phlegmon des parties , & autres affections qui ſont au deſſus du foye & du diaphragme , elles ne s'adouciſſent que peu ou point
par la profuſion de ſang qui ſe fait de la matrice
ou des hemorrhoïdes ; non plus que celle des narines ne guerit point les maladies qui ont leur ſiege aux parties inferieures , comme auſſi le ſang
qui coule de la narine droite , n'oſte point les affections du coſté gauche , ny celuy qui coule de la
narine gauche , les affections du coſté droit. C'eſt
pourquoy le ſang qui coule de luy-meſme , mais

non pas conformément à la raifon, ne diffuade pas
la faignée, que la raifon & l'ufage demandent.

Or la faignée eft profitable aux maladies ou
par elle-mefme, ou par accident ; fi c'eft par elle-
mefme, c'eft par evacuation ou par revulfion : fi
c'eft par accident, tantoft elle rafraifchit en oftant
le fang qui eft fort chaud, tantoft elle ouvre les
obftructions, mais feulement celles-là, qui
avoient efté caufées de multitude. Or il la faut
toufiours pratiquer en ces maladies, aufquelles
elle remedie par elle-mefme, mais non pas toûjours en celles aufquelles elle profite par accident : Par exemple, lors qu'il y a difette de fang,
il n'eft pas feur d'en tirer pour corriger l'intemperie chaude du foye, il eft bien plus feur d'employer les remedes qui rafraifchiffent par eux-
mefmes, & qui font tous propres pour l'intemperie. Nous avons cy-deffus parcouru toutes les
affections qui fe gueriffent par la faignée, à prefent il faut limiter la quantité du fang qui doit
eftre tiré.

---

# CHAPITRE IX.

*Par quels fignes on comprend la grandeur de*
*la maladie & des forces : fuivant l'in-*
*dication defquelles il faut tirer du*
*fang, ou n'en pas tirer.*

A Quelque forte d'affection que la faignée
foit propre, il ne la faut point du tout retarder, fi l'affection eft grande, & fi les forces
la permettent. Or l'affection eft quelquefois fi

legere , qu'elle guerit en peu de temps d'elle-
mefine & fans aucune affiftance de l'art, & quelquefois encore qu'elle foit grande , les forces
neanmoins paroiffent fi debiles , qu'elles ne fçauroient fupporter aucune evacuation , comme
eftant celle qui tâche toûjours de détruire les
forces, pour la confervation defquelles on exerce la curation. C'eft pourquoy afin de prefcrire
exactement & ponctuellement en quelles maladies il faut tirer du fang , & en quelle quantité,
il faut abfolument iuger la grandeur de la maladie , & des forces tout enfemble. La maladie,
foit qu'elle foit déja formée , foit qu'elle ne faffe
que commencer, ou que feulement elle menace , eft appellée grande ou d'elle-mefme, ou à
raifon de fa caufe contenante , laquelle confifte
dans les humeurs : ou à raifon de la violence de
quelque fymptome. Premierement on connoift
la grandeur & la vehemence de la maladie par fon
genre : car en quelque partie que fe rencontre
le phlegmon , il eft eftimé plus dangereux & plus
incommode que la fimple intemperie de la mefme partie. En fecond lieu , par l'ufage & par l'excellence de la partie, à fçavoir fi elle eft au rang
des principales , comme le cerveau , le cœur , &
le foye , ou au contraire en celuy des plus viles ,
& des moins confiderables.

On connoift auffi la grandeur du mal , par la fituation des parties moins confiderables : car les
unes ont une étroite alliance auec les principales ,
comme les poulmons , les coftez , l'eftomac , &
la ratte : les autres en font feparées par un plus
long efpace, comme les inteftins , les reins , la
veffie , les membres , & les autres font fituées aux
extremitez du corps. Enfin on la connoift par

le

fentiment mefme de la partie : lequel eft aigu ou obtus.

Quant à la grandeur de la caufe, elle fe juge par la condition, & par la nature de l'humeur qui eft amaffée dans la partie affectée, & qui eft la caufe contenante de la maladie : à fçavoir fi elle eft bien ou mal-faifante, pourrie, ou tachée de quelque qualité pernicieufe, s'il y en a beaucoup, ou s'il y en a peu : car en cette matiere nous appellons *grand* tout ce qui eft malin & pernicieux. On découvre auffi la grandeur de la caufe antecedente par la plenitude, ou par l'exinanition des vaiffeaux, des vifceres, & du refte du corps : & auffi par la pureté, ou par le vice des humeurs qui y font affemblées.

La grandeur des fymptomes fe mefure par la violence, ou par le relâche des accidens qui arrivent, comme de la douleur, de la foif, du degouft, des veilles, & de tout ce qui diminuë & debilite les forces. C'eft pourquoy, fi quelque dangereufe efpece de maladie, comme l'inflammation, vient à s'emparer du foye, du cerveau, ou des parties voifines & alliées du cœur, dont la violence s'étende beaucoup, que l'humeur foit pourrie & veneneufe, & que les vaiffeaux mefmes du corps femblent en eftre remplis ; de forte qu'il en arrive grande agitation du corps, mauvais appetit, foif, douleur fenfible, & veilles, nous la compterons fans doute entre les plus grandes & les plus dangereufes maladies ; & en cette qualité une tres-grande evacuation luy fera convenable. Mais la maladie en laquelle on void toutes chofes differentes, doit paffer pour tres-legere & tres-petite, & qui peut-eftre n'a befoin d'aucune evacuation. Entre celles-là, il s'en trouve beaucoup d'un ordre metoyen, lesquelles nous indiquent une grande ou petite evacuation, suivant qu'elles sont ou grandes ou petites. Parlons maintenant du jugement des forces.

Entre les facultez & les forces du corps, les unes sont nées & comme entées dans les parties du corps, les autres communes & influentes. Nous avons monstré ailleurs, que celles qui sont nées avec les parties & l'humide radical, avoient une mesme essence, laquelle estoit appellée *nature*, & qu'elle estoit composé de l'esprit qui est né avec le corps, & de l'humide radical, à laquelle la solide substance des parties servoit de matiere & de fondement ; nous avons aussi monstré que les essences des facultez communes & vagues couloient de trois sources de principes, & qu'elles estoient répanduës par tout le corps par trois sortes d'esprit, l'animale du cerveau par les nerfs, la vitale du cœur par les arteres, & la naturelle du foye par les veines. En ce mesme endroit, nous avons aussi fait voir, que les forces qui sont nées avec chacune des parties, estoient soustenuës par celles qui influent, & que tout l'animal estoit gouverné par les unes & par les autres. Et partant, afin que l'animal jouïsse d'une parfaite santé, il faut absolument que tant celles qui sont nées avec les parties, que celles qui influent, soient saines & entieres. Ce qui arrivera, si leur substance est composée d'une égale & juste moderation, qui consiste en certaine quantité & bonne temperature. Que si au contraire il y a du desordre dans la quantité ou dans la temperature de la substance, il faut necessairement qu'elles souffrent quelque dechet, qu'elles deviennent plus debiles, & qu'en suite leurs fonctions estant endommagées, toute

la conduite de l'animal soit troublée, & la vie
mesme détruite.

La puissance donc & la debilité des forces se
doivent premierement connoistre par les actions.
Lors que les excremens de la vessie, ou du ventre
sont crus, c'est à dire deliez & aqueux, ou semblables à de l'eau où la chair a esté lavée, ils marquent la debilité de la faculté naturelle, comme
font aussi la retention, ou quelque autre fonction
endommagée. La debilité de la faculté vitale se
découvre par un poulx petit, caché, & languissant, pareillement par une respiration petite, difficile & frequente, par une voix gresle & languissante, & qui ne soit pas bien forte, à cause de
quelque vice des poulmons, & de la poitrine.

Sa force & sa fermeté paroist par des signes
contraires. La lesion du mouuement & des sens,
les veilles, les delires, & le trouble des autres
actions principales, font voir la foiblesse de la force animale, comme aussi les choses contraires à
celles-là, monstrent sa constance & sa fermeté.
Nous connoissons donc par les fonctions si les facultez sont endommagées. Or elles sont endommagées, & paroissent debiles en deux façons, à
sçavoir ou languissantes, ou oppressées, & en
toute sorte d'evacuation il importe beaucoup de
discerner les languissantes d'entre les oppressées,
car celles-cy souffrent une evacuation copieuse,
& les autres n'en souffrent point du tout.

Leur distinction se doit tirer des causes evidentes, dautant que s'il y en a eu auparavant de celles-là qui changent ou dissipent la substance des
forces, vous les pourrez estimer veritablement
languissantes ; mais si vous n'avez point remarqué de causes de cette nature, & qu'il y en ait

d'autres qui preſſent par leur pefanteur : vous jugerez que les forces ſont oppreſſées.

Premierement les cauſes externes & evidentes , par leſquelles eſt changée la temperature des forces qui ſont nées dans les parties , ce ſont fiévres tres ardantes qui ramolliſſent le corps , & toutes les cauſes vehementes qui échauffent, refroidiſſent, humectent ou deſſechent immoderement les parties ſolides , mais leur ſubſtance ſe diſſipe & ſe perd dans les longues maladies , par leſquelles l'homme eſt jetté dans l'atrophie ou dans la phtyſie.

Quant aux trois ſortes d'eſprit des forces influentes , elles ſont changées tant par l'intemperie , ou qualité veneneuſe de l'air qui eſt alentour, & de toutes les choſes qui ſont irruption , que par les qualitez depravées des viſceres & des humeurs. Car la trop grande chaleur de l'air, non ſeulement entant qu'il nous environne par le dehors ; mais auſſi entant qu'il eſt attiré au dedans par la reſpiration , enflamme premierement les poulmons , puis le cœur , & tous les eſprits à un poinct, que bien ſouvent elle donne la fievre. Tellement qu'il eſt impoſſible , que les forces ne deviennent foibles & languiſſantes par cette intemperie d'eſprit , lequel ne change pas ſeulement ſa temperature par la chaleur de l'air , mais encore il en eſt diſſipé & diminué. Au contraire l'exceſſive violence du froid , ſoit qu'il n'arrive qu'au dehors , ſoit qu'il entre au dedans , debilite la chaleur & les eſprits , & meſme quelquefois les détruit entierement. L'air eſtant peſtiferé ou corrompu par quelque autre venin , ne ſçauroit eſtre attiré , ſans infecter auſſi nos eſprits par contagion ; d'où il arrive au corps des maladies extrémêment dangereuses, & une grande perte de forces.

L'infection des esprits est bien plus manifeste, lors qu'elle arrive par le venin de la morsure de quelque scorpion, d'un chien enragé, ou de quelque autre beste venimeuse. Il y a mesme des causes interieures & cachées, qui ont coustume de changer les esprits. Car lors que les principales parties du corps sont attaquées de quelque intemperie, si elle passe plus outre, elle ira necessairement jusques aux esprits qui en procedent, & diminuera les forces. Quelque mauvaise humeur qui regne dans le corps, il est impossible que les esprits ne soient extrémement offensés par son intemperie. Dautant qu'il est absolument necessaire que par la force des humeurs cruës, lesquelles se sont emparées, ou generalement de tout le corps, ou du ventricule, & principalement de son orifice, la substance tant de la chaleur que de l'esprit soit refroidie & debilitée, & que l'animal devienne languissant, mesme quelquefois jusques à tomber en syncope. La bile trop échauffée, & qui par sa chaleur excessive brûle les esprits, ou qui mord l'orifice du ventricule d'une piqueure semblable à celle des aiguillons, ne cause pas de legeres incommoditez. Il arrive aussi quelquefois qu'une humeur reçoit la tache & l'impression de quelque pernicieux venin, comme la semence, le sang menstruel ou autre ramassé qui auroit esté retenu & pourry, dont la vapeur venant à infecter & corrompre l'esprit, a coustume d'apporter tantost la syncope, tantost la suffocation de matrice, & tantost diverses autres incommoditez, les forces ayant esté extrémement offensées. Les esprits donc perdent leur temperature en

des manieres bien differentes, & leur ſubſtance
auſſi bien que celle des forces ſe diminuë & ſe diſſipe quelquefois d'elle-meſme, lors qu'eſtant
renfermée dans un corps chaud, rare, & lâche,
elle eſt tellement deliée qu'elle ſe perd & s'evanoüit de ſon propre mouvement. Quelquefois
auſſi elle eſt détruite par la rencontre de cauſes
externes & manifeſtes, comme ſon: l'air d'alentour trop chaud & trop ſec, une evacuation exceſſive, un mouvement violent, les paſſions de l'a-
me, la douleur, & les veilles. L'evacuation exceſſive d'humeurs, ou meſme d'excremens inutiles, ne peut qu'elle n'emporte du corps avec elle
une bonne partie des eſprits, en ce que leur ſubſtance eſt liquide & coulante.

C'eſt pourquoy ſoit que par nature ou par artifice le flux de ventre ſoit immoderé, ſoit que l'u-
rine coule plus qu'il ne faut, comme il arrive dans
le *diabete* : ſoit que du thorax, de l'eſtomac, du
ventre inferieur, ou de quelque grand abcez il
ſorte du pus ou de l'eau, univerſellement & en
abondance, il faut de neceſſité que les forces faſ-
ſent une perte notable. Il eſt vray que les eſprits
ſont diſſipez, & les forces ruinées plus certainement & plus evidemment par une trop grande
evacuation de ſang ou d'humeur ſalutaire, ſoit
qu'il coule du nez, ou de la bouche, ou des hemorrhoïdes, ou de la matrice, ou d'ailleurs. C'eſt
auſſi par cette raiſon que les jeûnes abbatent les
forces du corps, d'autant qu'ils oſtent & épuiſent
l'aliment utile & neceſſaire; de ſorte que n'en
eſtant point mis d'autre en ſa place, il faut abſolument que les forces ſoient tout à fait abbatuës. Le
travail & le chaud diſſipent la ſubſtance de l'eſprit & de la chaleur, par l'haleine & par la ſueur.

C'eſt pour cela que ceux qui paſſent toute leur vie dans l'action du travail , ou bien autour des bains & des fournaiſes, parce que leur ſubſtance ſe perd & s'écoule inceſſamment , n'abondent pas en ex-cremens , à l'égal de ceux qui menent une vie oy-ſive & faineante. Les perſonnes extrémement ad-données à la luxure,ont,comme dit le Poëte,leurs forces refroidies dans un corps enervé , leſquelles ne ſçauroient eſtre remiſes par la vertu d'aucun re-mede. Ces gens-là principalement deviennent mols & laſches à la moindre effuſion de ſemence, dautant qu'il ſe diſſipe quantité d'eſprits. Pour la douleur quand elle eſt fort ſenſible, elle diſſipe les eſprits, & abbat les forces beaucoup plus, que ne fait le travail. Pour les paſſions de l'ame , les unes détruiſent & ſuffoquent les eſprits & la chaleur , comme la crainte & la triſteſſe : les autres les diſ-ſipent, comme la joye. Les veilles épuiſent tout le corps , & principalement ſon eſprit animal, de meſme que le ſommeil arréte toute ſorte d'evacuation, à la reſerve des ſueurs, & de celle que les Grecs appellent ἄδηλον διαπνοὴν. Voila quelles ſont les cauſes dont la ſurabondance diſſipe la chaleur , les eſprits, & les forces, leſquelles eſtant evidentes , ſont comme des ſi-gnes & des marques, pour nous donner à con-noiſtre la perte que les forces ont faite de leur ſub-ſtance.

Quant aux cauſes qui oppriment ſeulement les forces , elles ſont interieures & cachées : de cette ſorte ſont l'obſtruction & l'abondance exceſſive d'humeurs. L'obſtruction des veines & des arteres cauſée par des humeurs groſſieres & viſqueuſes, ſerre les eſprits tres-étroitement, ſans leur per-mettre de prendre un peu d'air & de ſe rafraiſchir, d'où s'enfuit infailliblement que l'ufage de la vie eftant empefché, ils font grandement oppreffez auffi bien que la chaleur naturelle. Ce qui arrive tres-fouvent aux poulmons, au foye, au ventricule du cerveau, & enfin à l'habitude même du corps.

Pour l'obftruction caufée par une exceffive furabondance d'humeurs, elle ne preffe pas feulement les efprits & la chaleur, mais elle les fuffoque & les accable. La multitude libre, & qui n'eft point empefchée par aucune obftruction, foit qu'elle foit fimple, foit qu'elle tienne de la cacochymie, étouffe les forces : comme fait la furabondance de fang dans l'habitude athletique, dans la leucophlegmatie, celle de la pituite, dans l'hydropifie, celle des cruditez, & dans l'ictere, celle de la bile. Toutefois & quantes donc que la faculté naturelle fera reconnuë debile par les excremens, la vitale par le poulx & par la refpiration, & l'animale par fes propres fonctions, fi tant eft qu'il ait precedé quelqu'une de ces caufes procatarctiques, vous pourrez juger que la fubftance des forces a efté ravie & diminuée. Que fi nulle de ces caufes n'ayant precedé, les forces ne laiffent pas de paroiftre debiles, vous ne jugerez pas qu'elles foient diffipées, mais pluftoft oppreffées : principalement s'il y a des fignes meflez de plenitude & de grande cacochymie. Les caufes oppreffantes eftant oftées, incontinent les forces fe remettent en leur entier, fi ce n'eft qu'elles foient déja abbatuës par la longueur de la maladie.

Ie fuis donc d'avis que nous faffions trois ordres des forces affectées, dont les unes foient abbatuës, les autres oppreffées, & les troifiémes languiffantes, lefquelles fe pourront remar-

quer par les signes que nous avons deduits cy-
dessus Il y en a qui pour bien juger de la puissance des forces , ne commandent de prendre
garde attentivement qu'au poulx , comme à un
signe qui ne trompe jamais. Pour moy je l'estime de grande consideration , mais non pas suf-
fisant : puis que le poulx estant d'ordinaire in-
constant & incertain, est sujet au desordre & au
changement qui luy peuvent arriver par l'entremise de beaucoup de choses. De plus , une
grande & copieuse evacuation n'ébranle pas
moins les autres forces que la vitale , & les hommes ne meurent pas moins par leur destruction ,
que par celle de la vitale ; & partant il semble que l'observation des autres facultez est aussi necessaire à l'evacuation. Car si quelqu'un est
devenu extrémement defait par une violente ou
longue maladie , comme lienterie , atrophie ou
parfaite ethisie , vous ne luy tirerez pas du sang,
encore que son poulx ait beaucoup de force. Tellement que pour faire l'evacuation , il ne faut pas
seulement examiner la force d'une faculté , mais
des trois vagues & influentes , & mesme de celles
qui font nées dans les parties , & qui contiennent l'action de la vie.

## CHAPITRE X.

*Comment il faut juger de la quantité de
l'evacuation par la grandeur de la
maladie & des forces.*

**T**Oute maladie affoiblit les forces du malade,
comme fait aussi l'evacuation que l'on em-

ploye afin de la chaſſer. De peur donc qu'il ne
paroiſſe trop rude, d'affliger encore plus fort
une perſonne affligée, il faut obſerver un tel temperament en toutes choſes, que la ſubſtance de
la maladie ſoit oſtée, ſans endommager les forces, que le moins qu'il ſera poſſible. Veritablement il n'appartient qu'au ſçavant Medecin de
leur faire peine tant ſoit peu, juſques à ce que la
maladie ſoit vaincuë, & que l'eſperance nous
vienne de quelque plus grand avantage. Or
quelque dommage que les forces reçoivent des
evacuations regulieres, il eſt ordinairement fort
leger, & ne dure que tres-peu, comme venant
à ceſſer incontinent aprés que l'evacuation eſt
achevée. Car la nature eſtant déchargée du poids
des mauvaiſes humeurs, dont elle eſtoit preſſée,
comme d'un fardeau, elle recouvre ſes premieres
forces, repare toutes les pertes des eſprits & de la
chaleur naturelle, & apres avoir triomphé de la
maladie, ſurmonte les reſtes, partie en les cuiſant,
& partie en les jettant dehors. Puis qu'Hippocrate, lequel eſtoit ſi adviſé à prevoir les dangers,
conſeille de ne donner aux malades que des viandes tres-legeres, ſans craindre d'affoiblir leurs
forces, toutes debiles qu'elles ſont, par cette lege-
reté des viandes, afin qu'il en pût diminuer à la
fois l'eſſence de la maladie : il faut certes tenir la
meſme methode dans l'office de l'evacuation. Au
reſte, il faut prendre garde dans la maniere d'e-
vacuer, tout ainſi qu'en celle de viure, que les forces eſtant reduites à une extreme debilité, ne
ſoient entierement abbatuës ; & ſur tout il faut
tres-exactement conſiderer combien, & juſques
où elles peuvent ſupporter.

Or une juſte & legitime quantité d'evacuation

oſte la maladie, ſans que les forces en reçoivent un notable dommage ; ce qui ſe remarque par une ſoigneuſe comparaiſon de la maladie, avecque les forces : car les forces eſtant puiſſantes & robuſtes, il faudra evacuer hardiment & tout autant que le requerra la maladie : ſi elles ne ſont pas ſi robuſtes, il y faudra aller avec beaucoup de retenuë : mais ſi elles ſont abbatuës, il ne faudra entreprendre rien du tout. Outre cela on revoque en doute, & on met en conteſtation, ſçavoir ſi les forces ſe peuvent affoiblir à ce poinct qu'elles ſoient incapables de ſupporter la moindre evacuation, dautant que ſouvent dans une grande defaillance de forces, il arrive des evacuations d'elles-meſmes, avec un tres-heureux & tres-profitable evenement. On peut auſſi rendre à chaque ordre des forces une certaine quantité d'evacuation, qui luy ſera convenable & proportionnée : car il n'eſt pas croyable qu'une once, ou demy once de ſang répandu puiſſe endommager les forces, encore qu'elles fuſſent abatuës. Mais parce que ces choſes ſont obſcures, il y faut apporter des explications, afin que l'ambiguité des Anciens ſoit entierement bannie.

Il y a trois ſortes d'evacuation; l'une entiere & parfaitement achevée, laquelle emporte ou toute la matiere de la maladie, ou pour le moins la plus grande partie : L'autre veritablement utile, mais non pas entiere, laquelle ſe contente d'oſter une partie du mal, & de rendre le reſte plus ſupportable : La troiſiéme ſi petite & ſi defectueuſe, qu'elle n'apporte aucun ſoulagement au malade. Il arrive fort rarement, ſi ce n'eſt aux perſonnes que le mal a terraſſées & miſes hors d'eſperance, que les forces ſoient tellement abbatuës, qu'elles ne puiſſent ſupporter la moindre evacuation : mais les Anciens n'en ont fait aucune mention , comme l'ayant jugée inutile , parce que ſans ſoulager le malade , elle choque ſes forces , leſquelles eſtant abſolument abbatuës , ils ont reſolu qu'il ne le falloit evacuer en aucune façon. C'eſt pourquoy les forces eſtans robuſtes veulent une entiere & une parfaite evacuation; ſi elles ſont mediocres , elles veulent l'evacuation qui eſt imparfaite , mais qui eſt utile : & quant aux forces abbatuës , elles n'en veulent du tout point. Or entre les maladies , celle qui eſt grande & violente demande neceſſairement une abondante evacuation , ſans laquelle , ou bien elle ne ſçauroit eſtre guerie du tout , ou bien elle ne le ſçauroit eſtre ſeurement. La mediocre, en demande une moderée, qui ne paſſe pas pour neceſſaire : mais ſeulement pour utile , par le moyen de laquelle la gueriſon s'acheve plus promptement & plus ſeurement. La maladie legere n'a beſoin auſſi que d'une legere evacuation , ou bien n'en a point beſoin du tout.

Il faut enſuite faire comparaiſon de la grandeur de la maladie à celle des forces , quand les forces ſeront en leur entier , & la maladie mediocre, la ſaignée n'eſt pas abſolument neceſſaire , mais ſeulement utile : on peut toutefois tirer du ſang ſeurement , & tout autant que la maladie le deſire. Car pourveu que l'on épuiſe la ſource des impuretez qui cauſoient la maladie, on ne doit pas craindre de diminuer un peu les forces; leſquelles eſtans robuſtes , ſe remettent en moins de rien. Que ſi les forces eſtant parfaitement bonnes & vigoureuſes , il ſurvient une grande & dangereuſe maladie , laquelle enfle les vaiſſeaux par une furabondance exceſſive; comme il ſe fait dans l'habitude athletique , & aux fievres ſynoches , il faut alors ordonner une tres-copieuſe evacua-tion , qui réponde entierement à la grandeur du mal. *Il eſt expedient* , dit Hippocrate , *d'evacuer juſques à l'évanoüiſſement , pourveu que le malade le puiſſe ſupporter.* Et il n'entend pas parler de cette ſorte d'évanoüiſſement , qui arrive ou par timi-dité & faute de courage , ou à cauſe de l'a-crimonie de l'humeur qui pique , & qui irrite l'orifice du ventricule , mais celle-là ſeulement qui vient enſuite d'une copieuſe evacuation , & laquelle il met dans les extrêmes maladies , com-me pour regle & pour meſure de la legitime fa-çon d'evacuer.

Or la défaillance de cœur & de forces n'eſt au-tre choſe que la lipothymie ou lipopſychie , dans laquelle le malade parle, void, entend & connoiſt les aſſiſtans. Mais la ſyncope eſt un ſoudain aban-donnement de toutes les forces , pareille à l'epi-lepſie des animaux , dont la perſonne ſaiſie perd l'uſage de la veüe & de l'oüye , & enfin demeure interdite dans toutes ſes fonctions externes.

La lipothymie eſt une plus legere ſyncope, & la precede ordinairement. En ces maladies donc il eſt permis de tirer du ſang juſques à la lipothy-mie, mais non pas temerairement & ſans diſcre-tion. Lors que les forces s'affoibliſſent & s'é-branlent manifeſtement , à cauſe du trop d'eva-cuation , & qu'elles ſouffrent un commencement de défaillance & de lipothymie, il ſe faut arreſter, & l'on ne doit jamais porter les evacuations juſ-ques à l'extréme & veritable ſyncope : car pour lors elles ſe rendent dangereuſes , encore que les forces fuſſent en leur entier. Il faut donc eſſayer d'ofter l'humeur furabondante , autant que les forces le permettront , & toutes fois & quantes qu'elles viendront à défaillir, il faut incontinent defifter & cefler l'evacuation, encore qu'il refte des fuperfluitez. Or vous connoiftrez cela tres-infailliblement , fi vous prenez bien garde au changement du pouls, lors que vous remarquerez que de petit il deviendra grand, d'égal inégal, de vehement debile & caché, que le fang coulera avec moins d'impetuofité, & que le malade n'en pourra plus.

Puis donc que la fyncope eft comme une image de la mort qui étonne les affiftans , & qui jette le malade dans un extréme peril de fa vie, quiconque defirera conferver fa reputation, & fe garantir des morfures de la medifance , n'y precipitera jamais le malade par l'evacuation, parce qu'il vaut bien mieux qu'il foit plus longuement tourmenté , que de mettre dehors la vie & la maladie tout enfemble. C'eft affez parlé des forces entieres & robuftes.

Si une mediocre maladie attaque des forces mediocres , elles demandent auffi une evacuation moderée , laquelle banniffe la caufe univerfelle, fans endommager les forces que tres-peu & tres-legerement, celle-là mefme qui fera la plus douce & la plus legere , ne fera pas inutile. Que fi les mefmes forces font attaquées par une plus grande maladie , & à laquelle il faille beaucoup d'evacuation, on n'en doit pas ufer entierement & en un coup, les forces n'eftans pas capables de la fupporter. Car celuy-là n'ofte pas la maladie bien à propos, qui ofte du monde le malade avec la maladie. Lors donc que l'on ne fçauroit ufer de l'evacuation entierement & en un coup, fans danger, il eſt neceſſaire d'evacuer peu à peu l'humeur peccante, & remettre de meſme quelque choſe de ſalutaire en ſa place ; mais oſter premierement, autant que les forces le permettent, puis ſuppléer au défaut par la reïteration juſques à deux, trois fois & davantage : cette ſorte de cure, eſt appellée par les Grecs *Epicraſis*.

Lors que les forces ſont abbatuës, il ne faut point du tout uſer d'evacuation, quand meſme la maladie le requerroit. Dautant que la plus legere evacuation qui correſpondroit aux forces, ne ſçauroit apporter aucun profit, & pourroit neantmoins cauſer beaucoup de dommage & de deſordre, & partant il la faut rejetter comme inutile & ſuperfluë : il ne faut lors avoir ſoin que de fortifier & r'aſſurer les forces, en donnant à manger au malade peu & ſouvent des viandes de bon ſuc, qui ayent une faculté contraire à la maladie, & propre à corriger la cacochymie, dautant que les forces eſtant par aprés refaites, l'uſage de l'evacuation ſera legitime & convenable ; ce qui ſe pratique ordinairement aux longues maladies : mais en celles qui ſont aiguës, le retardement eſt toûjours douteux & dangereux.

## CHAPITRE XI.

*Remarques des choſes preſentes & paſſées, leſquelles monſtrent plus certainement la quantité de l'evacuation.*

APres avoir connu la quantité du ſang que l'on doit tirer par la grandeur de la maladie, & par celle des forces, on la connoiſtra encore plus exactement, & plus parfaitement par la remarque des caufes evidentes; entre lefquelles on en compte trois interieures & nées avec nous, à fçavoir le temperament, la conftitution ou habitude du corps, & l'âge : & trois externes & étrangeres, la conftitution de l'air d'alentour, qui vient de la faifon, de la region, & du temps : l'evacuation fupprimée, ou qui a precedé avec excés : la couftume de la nourriture, ou du genre de vie, ou de l'evacuation. Nous recherchions cydeffus ces caufes paffées, afin que la grandeur de la maladie & celle des forces nous paruft clairement. Les caufes prefentes & futures n'ont pas encore changé ny la maladie ny les forces : toutefois parce qu'elles commencent d'evacuer quelque chofe du corps, & de diffiper les forces, elles ne font pas de petite confequence pour l'evacuation que nous propofons. Or il faut expliquer en particulier les forces que peut avoir chacune de ces caufes.

Le temperament chaud & humide, qui confifte dans la propre fubftance des parties, dautant qu'il eft continuellement diffipé par l'action de la chaleur naturelle, ne fouffre pas l'evacuation copieufe à l'égal du temperament froid & fec, qui eft fon contraire le plus éloigné: Pour ce qui eft de tous ces corps que l'on appelle humides, à caufe qu'ils abondent en humeurs renfermées dans les veines, ceux-là fupportent aifément l'evacuation.

La conftitution du corps qui eft extenué, molle & rare, eft foible & fujette à beaucoup de diffipation : mais au contraire, celle qui eft charnuë, ferme, & preffée, ne laiffe pas faire beaucoup de perte au corps par la diffipation. Pour
celle

celle qui eſt graſſe, encore qu'elle ne ſe diſſipe que fort peu, elle ne ſouffre pourtant la ſaignée que mal-aiſément, à cauſe qu'ayant les veines menuës, la graiſſe les ſerre & les abbat; de ſorte qu'il y a danger qu'elle n'eſteigne la chaleur naturelle. Dans la conſtitution du corps il faut auſſi prendre garde à la capacité des veines : car l'evacuation eſt plus ſupportable à ceux qui les ont groſſes & enflées, qu'à ceux qui les ont eſtroites. Il ne faut pas non plus mépriſer la nature des humeurs : car celles qui ſont deliées & chaudes, ſe diſſipent & s'écoulent bien-toſt ; & celles qui ſont groſſieres & froides, demeurent plus long temps. Voilà quant à ce qui touche l'habitude & la conſtitution du corps.

Entre les âges, celuy que l'on appelle decrepit, ne ſupporte aucune ſaignée, dautant que ſes forces ſont tout à fait perduës. C'eſt precipiter dans le tombeau un Vieillard qui s'en va mourir, que de luy oſter avec le ſang le reſte de la chaleur qui ſouſtenoit ſa vie. Pour les âges qui ſont entre la vieilleſſe & l'enfance, ils ne craignent point du tout le ſecours de la ſaignée, parce qu'ils ont les forces puiſſantes, & le corps bien conſtitué. Il eſt vray que l'âge des enfans abonde en forces ; mais parce que leur corps eſt chaud & humide, mol, tendre & ouvert, lequel s'écoule & diſſipe de luy-meſme continuellement, il ne ſupportera pas la ſaignée avec ſeureté : car l'evacuation qui ſe devoit faire par l'inciſion de la veine, ſe fait naturellement par la conſtitution meſme du corps.

Hippocrate n'a donné à ces âges aucunes limites de certaines années. Mais Galien ne veut pas que l'on ſaigne avant la quatorziéme, ny

apres la foixante-dixiéme , pour les raifons que
j'ay deduites. Ce qui veritablement fe doit entendre de cette grande evacuation , telle que les
Anciens avoient accouftumé de faire : car pour
une evacuation moderée , qui foit ou égale ou inferieure aux forces & à la plenitude , les enfans &
les vieillards la pourront fupporter proportion-
nement à ce que les uns & les autres s'en trouve-
ront eftre pourveus. C'eft ainfi que Rhafes ti-
ra du fang en un âge décrepit , à un homme qui
eftoit tourmenté d'une dangereufe pleurefie ou
peripneumonie. C'eft ainfi qu'Avenzoar raconte
qu'il faigna utilement fon fils à l'aage de trois
ans ; moy-mefine j'ay experimenté bien fouvent
que pour avoir tiré trois ou quatre onces de fang
à des enfans de cinq ou fix ans , on les a gueris de
pleurefie , d'inflammations interieures , & d'autres maladies plus confiderables. Bien fouvent il
arrive à des enfans mefmes qui font encore à la
mammelle , de tres-abondantes eruptions de fang
qui leur fort du nez , fans que le corps , ny les
forces en reçoivent aucun dommage : L'âge des
enfans eft pourveu de fes forces qui font affez
puiffantes : pourquoy donc ne pourra-t'on pas
evacuer à proportion de ces mefmes forces , principalement lors que l'enfant eft charnu & bien
nourry , & qu'il a les veines groffes & enflées
d'un fang pur & bien cuit : mais enfin pofons le
cas que les forces foient endommagées , lequel
doit-on pluftoft fouhaiter , ou que l'enfant fe
meure en confervant la plenitude & l'abondance
de fang , ou que perdant un peu de fon embonpoint & de fes forces , il foit delivré de la maladie ? Or les enfans ont plus befoin de la faignée
dans la pleurefie , & dans les inflammations in-

terieures que dans les fievres continuës. Il ne se
trouve donc aucune sorte d'âge qui ne puisse supporter quelque evacuation moderée. Voila les
observations des causes interieures, lesquelles
d'elles-mesmes, & par leur propre mouvement
font impression sur le corps, & sur les forces.
Mais outre celles-là, il faut aussi connoistre la
constitution de celles qui sont evidentes.

La region chaude & aride tire du corps beau-
coup-de la chaleur naturelle, & de l'humeur peccante. De là vient que les forces se diminuent, &
qu'il reste moins de sang dans les veines : c'est
pourquoy il y faut pratiquer la saignée avec beaucoup de retenuë. La region froide & humide
presse au dedans la chaleur naturelle & les humeurs, & n'en dissipe que fort peu ; c'est pourquoy l'on y peut tirer du sang en plus grande
abondance ; mais en celle qui est extrémement
froide & proche du Nord, le sang estant comme
glacé ne coule que mal-aisément par l'evacuation,
& mesme si les parties interieures restent aban-
données de leur chaleur, elles courront risque de
mort par les injures du froid d'alentour. La region temperée qui est entre deux, supporte une
tres-abondante profusion de sang. Entre les saisons de l'année, le Printemps comme temperé, &
abondant en suc & en forces, permet de tirer du
sang en plus grande quantité, & la saignée qui se
fait au Printemps, est tres convenable à détourner les maladies, apres le Printemps l'Automne
est le plus propre pour la saignée, puis l'hyver,
mais l'esté l'est beaucoup moins que les autres.
La constitution du temps fort chaude, comme
lors que tirent les vents du Levant ou du Midy,
nous conseille de saigner moderément ; celle qui

eſt froide, comme lors que tirent les vents du Coûchant, ou du Septentrion, conſeille auſſi de ſaigner moderément ; mais lors que le temps ſera doux, & qu'il ne ſera point agité de la violence des tempeſtes, on pourra ſaigner fort copieuſement. Aſſemblons maintenant ces trois choſes, qui ſont perpetuellement entremeſlées & attachées dans la conſtitution de l'air d'alentour.

Dans une region froide, & en hyver le vent du Nord par ſa rigueur interdit abſolument la ſaignée, il n'y a que le vent du midy qui la permette. Mais dans une region chaude, & en eſté, ſi le vent du midy ſouffle, l'ouverture de la veine eſt dangereuſe, que ſi le vent du Nord tempere la chaleur, elle ſe pratique avec ſeureté. La ſubſtance donc tant de la chaleur naturelle, que des humeurs ſe conſerve ou ſe diſſipe par de telles cauſes, quoy que cela ſe faſſe obſcurément & imperceptiblement.

Quant à l'evacuation manifeſte & copieuſe qui arrive par hazard, lors qu'on eſt ſur le poinct d'ouvrir la veine, il faut conclure en la maniere ſuivante. L'evacuation qui ſe fait d'elle-meſme, & qui n'oſte rien de la matiere de la maladie, n'exclud point la vraye & la legitime. Il faut donc evacuer promptement tout autant que la maladie le deſire, ſur tout ſi la neceſſité nous y oblige, & que les forces n'ayent pas encore ſouffert un grand déchet par l'evacuation qui s'eſt faite d'elle-meſme. Dans une vehemente pleureſie on ne doit point tirer de ſang, ſi d'aventure il arrive une ſueur generale, ou un vomiſſement, ou un flux de ventre : mais ces eruptions eſtant appaiſées, & les forces tant ſoit peu remiſes, il faut ouvrir la veine. Car puis que ce ne ſont que des ſymptomes,

ils ne peuvent ny oster la substance de la maladie,
ny tenir la place de la saignée. Ainsi dans la fievre ardente la lienterie qui arrive pour avoir trop
beu d'eau froide, & par un relâchement & disso-
lution du ventricule, n'empesche point l'ouverture de la veine; mais parce que les forces en sont
devenuës un peu plus debiles, il faudra avoir
égard à leur importance, & tirer moins de sang
pour l'evacuation qui se fait d'elle-mesme : si elle
oste la substance de la maladie, & qu'elle soulage
le malade par une evacuation aussi grande que
l'on sçauroit desirer, il faut entierement laisser à la
nature ; que si elle n'a pas assez de force, il faut
evacuer jusques à tant que d'un costé & d'autre
on vienne au poinct que l'on s'est proposé. Ne
touchez point à ce que la nature peut achever
d'elle-mesme ; mais achevez ce qu'elle a commencé, & qu'elle ne sçauroit achever. C'est
pourquoy vous ne saignerez point dans la pleuresie, & dans la fievre continuë, si le sang coule
en abondance de la matrice, des hemorrhoïdes,
ou du nez, & que la quantité de l'evacuation soit
raisonnable, de sorte que le malade en reçoive
assez de soulagement.

Mais s'il ne coule de ces endroits que mediocrement & mollement, & que cependant la maladie soit fort pressante, la saignée doit suppléer
au defaut, fust-ce mesme une femme en travail
d'enfant. C'est pour la mesme raison qu'en la dyssenterie on donne des medicamens purgatifs, afin
que ce qui coule lentement, & peu à peu par des
destours qui ne sont pas fort convenables, prenne
cours par des voyes qui le sont davantage.

De plus, il faut observer la coustume en la maniere de la nourriture, au genre de vie, & en

l'evacuation. Ceux qui vivent sobrement, soit par coustume, soit par la contrainte de la maladie, ne doivent pas estre si fort evacuez, que ceux qui font meilleure chere. Celuy qui a déja experimenté la saignée, pourveu que ses forces ne soient pas debilitées par une frequente evacuation, la supportera plus gayement & plus aisément, que celuy qui ne l'a jamais experimenté, dautant que les maux accoustumez ne sont pas si fascheux. C'est pourquoy le peuple s'abuse fort dans l'opinion qu'il a que la premiere saignée doit estre receuë comme tres-salutaire, jusques à la reverer & garder pour les extremes necessitez.

---

# CHAPITRE XII.

## *Observation des choses futures, ou pour mieux dire prevoyance necessaire pour determiner la quantité.*

C'Est le propre d'un subtil & sage Medecin, de ne pas seulement mesurer les forces presentes, mais encore de prevoir celles qui sont à venir. Apres l'evacuation il faut tellement conserver les forces, qu'elles soient capables de supporter en suite les remedes necessaires, la longueur, & le jugement de la maladie. Et mesme de peur que nous ne soyons contraints de nourrir hors de saison, il faut retenir & conserver quelque peu de sang pour le cours de la maladie, & pour le temps de la cure. Nous jugerons des forces à venir, tant par les causes procatarctiques qui sont presentes, & qui doivent perseverer, que par les symptomes qui peuvent arriver contre l'o-

pinion. Entre les caufes procatarctiques, les principales font la conftitution du temps, & la maniere de viure. Si la conftitution du temps eft devenuë chaude & feche, & qu'il y ait apparence
qu'en fuite elle doive eftre de mefme, il faudra
tirer moins de fang, que fi nous jugeons qu'elle doive eftre froide. Outre cela fi nous pre-
voyons que le malade doive vivre fort fobrement
foit parce qu'il n'a aucune envie de boire ny
de manger, foit parce que la maladie l'empefche
d'avaler, comme fait la fquinance qui bouche le
gofier, il faut evacuer plus moderément, que s'il
prenoit une plus grande nourriture. Il faut pour
lors referver quelque peu de fang, comme le tre-
for de la nature, & le fecours pour foulager la difette qui doit venir.

Les fymptomes foudains & inopinez qui ener-
vent & debilitent les forces au dernier poinct,
font la douleur vehemente, les veilles, les evacuations qui arrivent contre toute apparence, &
fur tout la fyncope. Car il y en a beaucoup qui
ont accouftumé d'y tomber incontinent apres la
faignée, ou parce qu'ils font naturellement imbecilles, ou parce qu'eftans faifis d'une grande
apprehenfion, ils laiffent échapper toutes leurs
forces : ou parce qu'ils ont l'orifice du ventricule
imbu d'une bile amere, ou pourveu d'un fentiment fort acre, ou mefme qu'il n'eft gueres puiffant. Lors donc que nous apprehenderons quelque
chofe de femblable, encore que les forces foient
en leur entier, nous ne tirerons du fang que peu
ou point, fi ce n'eft peut-eftre que déja l'on foit
allé au devant du danger. Enfin, il n'appartient
qu'à une extreme prudence de prevoir & de prevenir de loin tous les inconveniens, qui peuvent

arriver subitement & inopinément. Expliquons maintenant cecy par des exemples.

Supposons qu'il y ait quelque personne d'un temperament sanguin, de corps bien charnu, ferme & pressé, en la fleur de son âge, laquelle ayant mené long-temps une vie fort débauchée, se soit remplie d'alimens solides, & d'une matiére puissante ; laquelle ait discontinué ses exercices accoustumez, & gardé la maison sans faire rien ; que les eruptions de sang qui luy estoient ordinaires, soit par le nez, soit par la matrice, ou par les hemorrhoïdes, se soient arrestées depuis long-temps, tellement que par le concours de toutes ces causes, la constitution du corps ait receu un notable accroissement, & que les veines estant naturellement fort grandes, soient enflées à force de sang. Toutefois & quantes qu'une grande & vehemente fievre ou inflammation viendra à saisir une personne en tel estat, il faut tirer du sang promptement, & en abondance, puis que tant la grandeur de la maladie que de la cause, le demande, suivant la confirmation qui se fait par la remarque des choses passées, que si les presentes s'accordent avec les passées, que la constitution de l'air par un rapport de la region, de la saison, & du temps, soit moderément froide & humide, & que ie malade souhaite l'evacuation : qu'outre cela la maladie ne doive pas durer long-temps, qu'il n'y ait point d'apparence que le temps doive devenir plus chaud, & qu'il n'y ait rien qui menace de douleur, de faute de manger, de veilles ou d'evacuation naturelle ; toutes ces choses conspirant ensemble, qui fera difficulté d'ordonner une tres ample saignée ? & qui est-ce qui n'en sera point détourné par des remarques contraires ?

Quelquefois les obſervations ſe meſlent & combattent enſemble, & c'eſt alors que la prudence & la ſubtilité du jugement ſont bien neceſſaires, afin que la conference des cauſes, on preſcrive la meſure de l'evacuation. Quelquefois la remarque des choſes paſſées, nous avertit qu'il faut tirer du ſang en abondance, & celle des preſentes, nous le deffend; comme ſi quelqu'un ayant diſcontinué ſes exercices accouſtumez, s'addonne à la faineantiſe & à la débauche, qu'il ſe rempliſſe de viandes, & qu'il ſoit privé de quelque evacuation ordinaire : mais auſſi que ſon corps en devienne gras, blanc, laſche & mollaſſe & plein d'un ſuc délié, que ce ſoit en eſté, dans une region chaude, & que le temps ſoit chaud & ſec, il ne faut point du tout tirer de ſang à cette perſonne-là, car elle s'évacuë aſſez d'elle-meſme, non ſeulement par des voyes obſcures, mais encore par de manifeſtes. Mais il en faudra tirer un peu dans cette meſme conſtitution ſi c'eſt en hyver, que la region ſoit froide, & le vent Septentrional.

Dans ce meſlange de choſes, ie ne vous conſeille pas de prendre garde à la multitude d'obſervations, mais à leur puiſſance, dautant que bien ſouvent une ſurpaſſe toutes les autres en importance & en dignité. Celuy qui ne s'aſſure pas de pouvoir déterminer la quantité de l'evacuation, ny par la connoiſſance de l'art, ny par une longue experience, ny par la prudence & par la netteté de ſon jugement, ſelon le conſeil d'Hippocrate, doit plutoſt manquer par deffaut que par excez d'evacuation. Or je croy qu'il ne ſera pas hors de propos d'examiner en ce lieu ſi la

groſſeſſe doit eſtre miſe au nombre des obſervations.

L'apparence meſme de la verité perſuade avec
beaucoup de probabilité, qu'on ne doit pas toucher aux femmes enceintes dans les grandes maladies, à cauſe du fruit qui eſt renfermé dans la
matrice : cette perſuaſion eſt appuyée ſur la pro-
tection, & ſur l'avis d'Hippocrate en ces termes : *La femme enceinte avorte par la ſaignée, &*
*principalement ſi ſon fruit eſt fort avancé.* Mais
certes cela n'eſt pas infaillible, non plus que ce
qu'il dit un peu auparavant. *La femme enceinte*
*qui eſt ſaiſie d'une maladie aiguë, n'en guerit point.*
Car puiſque la purgation qui ſe fait par des
medicamens malins, eſt ordonnée avec plus de
danger du fruit, ſi Hippocrate accorde la purgation à une femme groſſe qui eſt travaillée de
cacochymie, durant les mois qui ſont entre le
troiſiéme & le huictiéme de ſa groſſeſſe, nous
pourrons ſans doute en ce meſme temps tirer du
ſang avec beaucoup plus de ſeureté à celle qui
ſera affligée de quelque maladie cauſée par la
plenitude. Que s'il eſt permis au milieu du temps
de la groſſeſſe, il le ſera au commencement avec
beaucoup plus de ſeureté. Parce que le ſang ſur-
abonde davantage, & que le fruit n'a pas beſoin de tant de nourriture Dans ce temps ſi la
nature s'efforce bien ſouvent de faire effuſion
du ſang ſuperflu d'elle-meſme, & fort utilement
par le nez, par les hemorhoïdes ou par la matrice ; & ſi quelquefois les mois s'écoulent fort
à propos en certain temps, pourquoy dans le
beſoin ne nous ſera-t'il pas ſemblablement permis d'imiter la nature par l'induſtrie ? Il y a beaucoup de femmes qui avortent environ le qua-

triéme mois, si elles ne sont saignées, parce que leur fruit est inondé par l'abondance. Et ce n'est pas seulement dans la plethore, qu'il faut ouvrir la veine au coude à une femme grosse, mais encore sans qu'il y en ait, lors que la pleuresie ou quelque autre inflammation presse avec beaucoup de violence. Quant aux veines inferieures, il ne fait pas seur de les ouvrir aux femmes enceintes, parce que l'impetuosité prenant son cours par le bas, les mois viennent à couler & le fruit à estre precipité. Rarement saigne-t'on dans le huictiéme ou neufiéme mois sans causer l'avortement, sur tout lors que la femme est accoustumée de se blesser pour peu de sujet, soit à raison de l'imbecillité ou d'une lenteur glissante de la matrice.

Cornelius Celsus n'a regardé en cette occasion, que la grandeur des forces & de la maladie. Les Anciens, dit-il, estimoient que le premier & le dernier âge ne pouvoient pas supporter cette sorte de secours, & s'estoient persuadez que la femme deust avorter, laquelle seroit traitée de la façon. Mais ensuite l'experience a monstré que rien de tout cela n'estoit perpetuel, & qu'il faloit employer de meilleures observations, lesquelles doivent regler le dessein du Medecin. Car l'importance n'est pas à l'âge ny à ce qui se passe au dedans du corps; mais seulement aux forces. Vn enfant, un vieillard, & une femme grosse qui sont d'une robuste complexion, souffrent les remedes avec seureté. C'est pourquoy la grossesse aussi bien que l'âge, doit estre mise au rang des observations de la quantité. Nous avons suffisamment parlé de la quantité du sang qu'on doit tirer, il faut ensuite parler de la maniere de s'en servir.

# CHAPITRE XIII.

*En quel temps de la maladie, en quel iour,*
*& à quelle heure il faut ſaigner.*

AVx maladies cauſées par la plenitude, ou par quelque autre vice des humeurs, dans les vaiſſeaux, la veine doit eſtre ouverte le plus promptement qu'il eſt poſſible dans leur commencement. Car par ce moyen l'on détournera tout ce qui ſe pourroit engendrer de mauvais à l'avenir, & tout ce qui en eſt déja engendré, la nature, le cuira, le ſurmontera, & le défera plus facilement. C'eſt ainſi que les fievres chaudes ſont emportées par la promptitude de ce remede, avant que la maſſe du ſang ſoit bruſlée par l'incendie de la ferveur, ou qu'il ne ſe faſſe une plus grande pourriture. C'eſt ainſi que les inflammations interieures dans leur commencement ſont arrachées juſques à la racine par cette ſorte de ſecours, par ce que l'humeur dont la fluxion s'eſtoit faite ſur la partie, ne s'y eſtant pas encore attachée, ſuit le cours & l'impetuoſité du ſang qui s'écoule. Au commencement les forces ſont fermes & puiſſantes, & ne ſont pas fort differentes de celles que l'on avoit, lors qu'on ſe portoit bien: Si elles ſont donc jamais capables de ſupporter cette ſorte de remede, ce ſera ſans doute lors que la maladie ne fait que commencer. Celuy qui voudra uſer d'autres remedes dans la continuation de la plenitude ou de la fluxion, redoublera le mal & debilitera les forces, ayant renverſé l'ordre de la cure. La veine doit eſtre ouverte de bonne heure, mais en telle forte que l'eftomac, non plus que les premieres veines, ne foit remply d'aucune corruption d'humeurs, ny de crudité, ny de viande à demy-cuite.

Il eft vray qu'Avicenne a efté d'avis qu'on oubliaft tout à fait la faignée dans les commencemens des maladies, & qu'on attendift la concoction, lors que la maladie auroit paffé fon commencement & fon eftat, & que la faignée ne profitoit que fur la fin feulement; ce qu'il n'a pas feulement entendu, touchant les affections des parties, defquelles il avoit auparavant fait le dénombrement, puifqu'incontinent apres il confeille le mefme, touchant toute forte de fievres, & fur tout celle qui vient du fang, 'dans laquelle il ordonne d'en tirer copieufement, lors que la concoction fera faite. Or dautant que ces chofes femblent eftre contraires au dernier poinct, il faut examiner par quelles raifons il pretend les perfuader, afin que la queftion eftant parfaitement bien debattuë, la verité fe rende plus claire & plus manifefte. Il dit donc que la faignée eftant faite dans le commencement, extenuë les humeurs nuifibles, les pouffe çà & là par tout le corps, & les mefle avec le fang qui eft pur & fincere : que nous fommes quelquefois tellement fruftrez de noftre attente, qu'avec les bonnes humeurs, il n'en fort rien des mauvaifes. Et que tout reüffit fuivant nos defirs, fi nous attendons la concoction, pour tirer du fang, lors que la maladie a defia paffé fon commencement & fon eftat.

Mais certes, il ne faut pas foufcrire à fon opinion, puis qu'elle eft fi peu raifonnable ; ny écouter non plus fes interpretes, dont les difcours

font tous les jours refutez par l’experience & par
les evenemens. Car fçauroit-on forger une opinion plus abfurde & plus ridicule, que la faignée
extenuë les humeurs, puis qu’il eft tres-clair &
tres-conftant par les demonftrations de ce que
nous avons allegué cy-deffus, que les humeurs font
retenuës & confervées dans le corps apres la faignée avec la mefme proportion qu’auparavant :
que s’il y arrive quelque changement, il y a plus
d’apparence que la faignée doive pluftoft grof-
fir le fang & les humeurs, puifque l’humeur deliée coule plus aifément & plus vifte, & la groffiere moins aifément & plus lentement. De plus,
pourquoy la faignée agitera-t-elle les humeurs ?
Si elle ofte l’abondance qui avoit caufé le defordre & la maladie, elle doit rendre toutes chofes
plus douces & plus tranquilles. Et fi la matiere
peccante eft meflée avec le fang dans les veines,
pourquoy ne fortira-t-elle pas dehors en mefme
temps par la faignée ? Mais cette verité eftant
maintenant jugée plus à plein, fuppofons quelque maladie aiguë & violente née de la feule
furabondance de fang, comme font l’une & l’autre fynoche, la fievre pourrie de plenitude & la
fquinance, la pleurefie, la peripneumonie, les inflammations du foye & des autres parties. Puifque ces maladies font tres-aiguës & tres-dange-
reufes, & qui tuent en peu de temps, fe trouve-
ra-t’il quelqu’un qui faffe difficulté d’ouvrir la
veine dés le commencement, & d’ofter tout à
fait cette plenitude qui a efté caufe du mal, &
qui met en danger de perdre la vie, pendant que
les forces font encore en leur entier ? C’eft pour
cette raifon que dans la fynoche, d’abord dés
le commencement nous nous haftons de tirer du

fang jufques à la fyncope, devant que la matiere
fe pourriffe. Or Avicenne dans la fievre venuë
du fang, veut que l'on ne tire que fort peu au
commencement, & beaucoup plus apres que les
fignes de la concoction auront paru. Mais de
grace, quelle concoction peut-il attendre d'un
fang tres-bon & tres-bien cuit, qui ne péche
qu'en quantité ?

Dans ces maux donc comme eftant tres-aigus,
fi nous en croyons Hippocrate, le retardement
eft pernicieux : & l'on doit incontinent faigner
jufques à la défaillance du cœur, fi les forces
font robuftes & en leur entier. Que fi les maladies font moins aiguës, & moins vehementes, il
ne faut pas laiffer de faigner au commencement à
proportion de la quantité. Quoy fuivrons-nous
le confeil d'Avicenne, attendrons-nous avec luy
que la concoction fe faffe reconnoiftre, & que
la maladie ait paffé fon commencement & fon
eftat ? Souffrirons-nous ainfi qu'elle devienne in-
folente par fes propres efforts, & que le malade
foit fi cruellement tourmenté, fans aucune affiftance de l'art ? Si la maladie eft mortelle, elle ne
parviendra jamais à la concoction : Si elle n'eft
point dangereufe, ou qu'elle foit douteufe,
quand elle fera fur le declin tout à fait vaincuë,
& le malade hors de danger, quel befoin fera-t'il
pour lors de faire ouverture de la veine ? Mais
examinons icy la force de la concoction & du
temps de la maladie.

La nature par le moyen de la concoction fepare les humeurs impures & nuifibles de celles
qui font pures & profitables, afin de conferver
celles-là, & de mettre celles-cy dehors, ou d'elles-mefmes, ou par le fecours des medicamens. Or

la ſaignée attire peſle-meſle & ſans faire aucun choix toutes celles qui ſont contenuës dans les veines. Pourquoy donc attendrons-nous pour la pratiquer, la concoction, & la ſeparation des humeurs; tout ainſi que dans le phlegmon, quand le pus eſt une fois fait, nous n'en procurons plus la derivation par la ſaignée, mais autrement par des voyes plus courtes, de meſme dans les fievres dont la matiere eſt renfermée dans les veines, l'humeur eſtant déja cuite & ſeparée doit eſtre derivée & chaſſée par les medicamens, en quoy nous aurons lors la nature pour aide, laquelle tâche de pouſſer dehors les humeurs ſeparées.

Mais ſi quelqu'un ſe hazarde de ſaigner en ce temps-là, il ne les mettra pas ſeulement dehors, il y mettra auſſi celles qui ſont utiles, & ce qui eſt plus important, il mélera les humeurs que la nature aura ſeparées avec le ſang pur & ſincere, lequel il gaſtera, & dans la confuſion de toutes choſes, il troublera l'ordre & l'intention de la nature. Lors donc qu'il paroiſtra des ſignes d'une concoction manifeſte, le reſte de la cure ne ſe fera plus par l'ouverture de la veine; mais bien par la purgation, ou par d'autres remedes propres à la derivation, ſi ce n'eſt, comme il arrive aſſez ſouvent, qu'il ſe manifeſte derechef des ſignes de crudité. Dans les fievres, apres l'evacuation de la plenitude, lors que la concoction de ce qui eſtoit pourry, eſt faite, il faut taſcher de l'evacuer par les ſelles, par les urines, & par les ſueurs. Dans la pleureſie & peripneumonie on met dehors ce qui eſt pourry & converty en pus, par les crachats : dans l'hepatide, la partie cave ſe purge par les ſelles, la boſſuë par les urines,

comme

comme dans la nephritide : en fin toutes chofes font evacuées par les endroits les plus proches, & les plus convenables. Si l'on n'a point ufé de la faignée, au commencement de la maladie, foit par crainte, par negligence, ou autre occafion, à quelque jour que ce foit que vous voyez le malade, fut-ce au vingtiéme, fi les fignes de la plenitude & de la crudité continuent, il faut employer cette forte de fecours, pourveu que les forces le fupportent, & qu'elles ne foient pas abbatuës par la longueur de la maladie : Car la quantité des jours de la maladie, ne détourne pas de faigner immediatement d'elle-mefme, mais parce qu'ordinairement par fucceffion de temps ou la matiere de la maladie eft cuite, ou les forces font diffipées.

Or comme il faut choifir le temps en general, auffi faut-il en particulier les jours aufquels les maladies reviennent, fur tout en celles qui donnent certainement intermiffion ou relafche. L'evacuation ne fe doit pas pratiquer, lors que le mal s'aigrit, mais lors qu'il commence de s'appaifer. Il eft vray que d'ordinaire la nature excite fort à propos des vomiffemens dans l'invafion, & des fueurs fur le declin des fievres, principalement intermittentes, dans lequel temps il nous eft auffi permis d'avancer ces mefmes evacuations par le moyen de l'art: mais non pas les felles ny la faignée. Dans les accez, il ne les faut du tout point mettre en ufage, comme n'eftant pas alors de l'intention de la nature, & fi par hazard il en arrive, elles fe font feulement par la ferveur, & par l'impetuofité de la maladie. Pendant l'agitation des accez qui reffemble à celle des flots; on ne fçauroit pratiquer avec feüreté pas une de

ces evacuations qui debilitent les forces outre mesure. Car les humeurs estant principalement
alors, comme par quelque flux & reflux, émeuës
& broüillées ensemble, il ne s'en peut faire aucune juste separation.

Il arrive aussi quelquefois que la matiere peccante de la maladie vient à s'enflammer hors des
grandes veines, si pendant ce temps-là on fait ouverture de la veine, il sera à craindre qu'elle ne
passe incontinent dans les veines épuisées, & que
d'intermittente elle ne devienne continuë. Mais
la saignée estant faite dans la plus grande tranquillité de la maladie, ne cause presque point d'incommodité à la nature, & sans danger d'aigrisse-
ment oste mesme la quantité surabondante, qui
estoit dans les grandes veines. La plus grande
tranquillité se trouve au milieu du relasche, ou
de l'intermission. S'il se passe beaucoup de temps
entre les accez, il sera facile d'en designer le milieu, mais s'il ne se passe que fort peu de temps, il
sera difficile, parce qu'à peine se rencontre-t'il
d'occasion pour nourrir bien à propos le malade,
apres qu'il aura esté saigné : en ces maladies soit
par precaution, soit à cause de la cure, on
peut choisir l'heure de la saignée, le matin sera
plus convenable que l'aprés-midy. Car le sang
s'excite & se rend vigoureux & dominant apres
soleil levé ; il devient mesme plus delié, plus se-
rain, & plus propre à couler par la lumiere du
jour ; principalement sur les deux ou trois heures.
Lors méme, afin que le malade ne soit pas assoupi,
il faut qu'estant éveillé, il ait passé pour le moins
une heure sans dormir, qu'il ait entierement di-
geré l'aliment qu'il avoit pris le jour de devant, &
qu'il se soit acquité des devoirs du ventre & de

la veſſie, principalement ſi c'eſt quelqu'une des grandes veines dont il faille faire l'inciſion. Car pour les menuës, dont le ſang coule en moindre quantité, on les peut ouvrir ſans nulle de ces obſervations. L'obſervation aſtrologique doit eſtre auſſi gardée, comme n'eſtant pas de legere efficace. Au reſte vous ſaignerez toutes fois & quantes que vous y ſerez contraint par la viɔlence, & par la menace des maladies les plus vehementes. Car il ne faut point avoir égard à toutes ces remarques dans une pleureſie qui preſſera le malade, iuſques à le ſuffoquer, ou dans la ſquinance, dans un flux de ſang immoderé, dans vne extréme plenitude des vaiſſeaux, enfin dans le reſte des maladies violentes : Mais dans les fiévres ou autres maladies qui travaillent par des accez, la remarque du repos ou du relâche eſt beaucoup plus importante que celle du matin. A quelque heure donc du iour ou de la nuit, qu'il y ait quelque relâche, la ſaignée ſe pourra faire, pourveu que tout le reſte y ſoit legitimement obſervé.

## CHAPITRE XIV.

*Quelle preparation eſt neceſſaire avant la ſaignée.*

Omme l'occaſion du temps doit eſtre favorable à la ſaignée, la preparation du corps doit auſſi luy eſtre convenable, & ſi on la neglige, le malade n'en peut recevoir que beaucoup d'incommodité : La principale preparation à la ſaignée, c'eſt la pureté & l'évacuation des parties, qui ſont dans la premiere region du corps. Les vi-

ces qui empefchent ou du moins retardent l'operation , font la crudité du ventricule & des premieres veines , l'amas de mauvaifes humeurs , le
ventre ferré & conftipé de matiere fecale , l'orifice du ventricule de fentiment trop exquis , ou de
trop peu de forces ; tout cela n'empefche pas abfolument la faignée , mais il la retarde jufques à
ce que l'art y ait pourveu. Car la veine eftant ouverte & vuidée , lors qu'il y a crudité du ventricule , elle attirera beaucoup de fuc cru en la place
du fang , & fi vous l'ouvrez , le ventre eftant conftipé, le foye & les veines épuifées fuceront quelque chofe d'impur & de fale de la matiere fecale.
Enfin avant que de faigner , on doit laiffer paffer
autant de temps qu'il en faut pour la concoction
des cruditez , & pour la décente des excremens.
Que s'ils ne coulent pas d'eux-mefmes , il les
faudra attirer par lavemens ou fuppofitoires , &
ramollir le ventre avec des prunes , ou avec de la
caffe. On connoift la concoction ou la crudité
de l'aliment par fa qualité , & par fa quantité ,
apres qu'il a efté pris , par le temps auquel l'on
l'a pris , par les rots , par la pefanteur d'eftomac.
L'humeur corrompuë qui abonde dans l'eftomac , ou dans les parties voifines , foit qu'elle y
ait efté engendrée , foit qu'elle y foit tombée
d'ailleurs , comme de la tefte , du foye ou de la
ratte , doit eftre evacuée , avant que l'on tire du
fang , autrement elle eft attirée dans les veines &
les infecte de beaucoup d'immondices avec plus
de dommage que la crudité. De là fe font ou les
obftructions , ou les cachexies , & les maladies
qui s'aigriffent par les remedes , & dont les fymptomes en deviennent plus violents. Outre cela
les humeurs impures s'eftant excitées par une

impetueuſe ferocité deviennent comme enragées, elles mordent & picquent l'eſtomac, & les parties autour du cœur : de là vient la nauſée, ou l'envie de vomir ſans effet, la convulſion, la lipothymie, la ſyncope, & autres ſymptomes qui ſont remplis de crainte & de terreur. La bile ſeule eſtant pour lors répanduë par l'orifice du ventricule, eſt celle-là qui a le plus accouſtumé d'apporter ces incommoditez.

Or que ces parties ſoient occupées par des humeurs pourries, il ſe connoiſt par le dégouſt, la nauſée ou envie de vomir ſans effet, le vomiſſement d'humeurs, les ſelles frequentes, la douleur ou peſanteur d'eſtomac, la tumeur & enflure du ventricule, ou des parties qui ſont autour du cœur.

Toutefois & quantes que ces ſignes paroiſtront aux malades ſans aucune crudité des viandes, il faut avant que d'ouvrir la veine, chaſſer de la premiere region du corps, l'humeur vitieuſe, laquelle en eſt la cauſe, & comme le ſeminaire. Ce qu'il faut faire par le vomiſſement, en prenant une potion ou d'eau ou d'huyle tiede d'une liure & demie, ſi tant eſt que l'humeur ſe porte en haut, & par les ſelles, ſi elle tend en bas. La caſſe n'a pas aſſez de vertu pour cela, comme n'eſtant doüée que d'une ſeule force adouciſſante & ramolliſſante, & par conſequent n'en ayant pas aſſez pour nettoyer les humeurs tenaces & gluantes, & les faire écouler par les ſelles. *La hiera picra* y eſt plus convenable, ſi la fievre n'y repugne, ou la rhubarbe, le ſené, l'agaric, ou ſelon l'eſpece de l'humeur quelque autre choſe de doux, dont la violence n'ébranle pas toute la maſſe du corps ; dequoy il ne faut pas ſeulement uſer une fois, mais deux & trois, ſuivant la neceſſité, & puis incontinent ſe preparer à la ſaignée. Puis que les vices des humeurs s'eſtant jettez à la fois ſur toutes les parties du corps, la methode & regle ſouveraine de l'art, c'eſt de les evacuer chacune ſelon ſon rang, les veines du meſentere plutoſt que les grandes, & celles-cy plutoſt que la maſſe du corps, non pas au contraire, de peur que la mauvaiſe humeur ne paſſe des premieres veines dans les grandes, ou des grandes, dans l'habitude du corps : ce qui veritablement n'eſt pas purger le corps, mais le ſalir & le corrompre. Pour l'habitude du corps, on en peut attirer les humeurs dans les grandes veines, ou de celles-cy dans les premieres & dans le ventre. Les vices dont i'ay parlé, non ſeulement retardent la ſaignée, mais l'empeſchent abſolument. C'eſt pourquoy ny dans l'hydropiſie ny dans la cachexie, ny dans le ſcirrhe du foye ou de la ratte on ne ſaigne pas, meſme quand l'importunité de quelque autre maladie le requerroit.

Le troiſiéme vice auquel on apporte de la preparation avant la ſaignée, c'eſt le ſentiment exquis, ou l'imbecillité du ventricule. Ceux-là ont le ſentiment exquis qui ont les nerfs procedans du cerveau, mols, tendres, nuds, & fort expoſez à la rencontre des choſes, & mal-aiſément peuvent-ils avaler rien de piquant, d'aigre, ou de ſalé, comme vinaigre, poivre & mouſtarde, ſans en eſtre choquez. L'imbecillité, ſoit qu'elle procede d'intemperie, ou d'une trop rare ſtructure des fibres, ſe reconnoiſt en ce que l'on n'a point d'appetit, & que l'on ſe trouve mal, apres avoir mangé avec nauſée ou vomiſſement de ce que l'on avoit pris. Ceux qui ont cette incommodité, com-

me à la moindre occasion par le jeûne , par la colere , par la tristesse ou par la crainte, sont saisis
ou de convulsion ou d'epilepsie , ou de syncope
causée de mal d'estomac , jusques à rendre l'esprit. On tombe enfin dans d'autres symptomes,
que l'on voit naistre à l'occasion de cette partie:
ces mémes accidens leur arrivent aussi par la
phlebotomie , à cause qu'elle dissipe les esprits, &
remuë toutes les autres humeurs. Il faut donc
avoir soin de ces personnes-là , avant que de les
saigner, en munissant l'orifice du ventricule par
des choses qui fortifient , qui rebouchent l'acrimonie des humeurs, & qui en empeschent la fluxion; de cette sorte sont le suc de grenade, de coin,
d'orange, de citron, de limons, de l'oxyacanthe,
le verjus , le vinaigre ou les syrops qui en sont
composez. Que s'il y a quelque soupçon de froide intemperie, les chauds aromatiques seront profitables , sur tout les syrops de mente , le diacidonion , le vin austere ou hypocras , dequoy il faudra donner le moins du monde, ou un peu de pain
trempé dedans , puis incontinent apres que le malade aura un peu reposé, on fera la saignée. Il faut
apporter quelque preparation à la saignée , pourveu que la moderation de la maladie le permette,
mais lors qu'elle est extrémement fâcheuse & importune, elle contraint de se haster, sans nulle preparation ny retardement. Ainsi dans la constitution athletique , laquelle menace d'vn prochain
danger de suffocation ou rupture des vaisseaux:
dans une tres-violente pleuresie , dans une tres-
ardente & maligne fiévre , dans une cheute ou
grande foulure , l'evenement du prochain danger est plus à craindre, que le dommage qui peut
arriver, pour n'avoir pas preparé le corps.

H iiij

# CHAPITRE XV.

## *Ce qu'il faut faire dans le temps de la saignée.*

IL faut que le malade soit couché, & dans une tres-grande tranquillité du corps & de l'esprit, lors qu'on luy ouvrira la veine, principalement si les forces sont imbecilles, ou qu'il y ait danger de syncope. Car lors que nous sommes debout ou assis, la faculté animale qui soustient le corps, travaille, & les intestins mesmes & les visceres qui pendent des parties qui sont autour du cœur, violentent la faculté vitale & naturelle. La partie où l'on fait l'incision, doit estre panchée, vers laquelle le cours du sang doit estre droit & facile de cet endroit du corps que l'on a dessein d'evacuer le plus. Il faut frotter les membres jusques à ce qu'ils s'échauffent, & les lier fort estroitement le plus prés qu'il se pourra, au dessus de l'endroit où l'on enfoncera la lancette, afin que le sang estant attiré, la veine s'enfle, & se fasse mieux remarquer. On a coustume aussi de lier par dessous, lors que la veine tremblante & mal-assurée s'enfuit, ou sort hors de son siege à chaque coup de lancette. Quant à ceux qui ont la peau épaisse & crasseuse, ou les veines étroites ou cachées bien avant, couvertes de beaucoup de chair ou de graisse, on leur doit faire une ligature plus estroite qu'à ceux qui sont d'une constitution differente. Les petites veines des pieds & des mains, parce qu'elles ne se remplissent pas assez par les ligatures, nous les plongeons dans de l'eau chaude,

laquelle aide mesme à l'impetuosité du sang.
Que si la veine ne se manifestoit pas mesme par ce
moyen, vous la fonderez avec les doigts au lieu
qu'elle a coustume d'estre, jusques à ce que le
cours du sang fasse reconnoistre son siege, & apres
l'avoir remarqué, il y faut adroitement enfoncer
la lancette. Celuy qui fera l'operation, doit prendre garde le plus exactement qu'il luy fera possible, de ne pas fraper au lieu de la veine, ou l'endroit enflé par flatuosité ou l'artere ou le tendon.
Car quelquefois la ligature estant fort serrée, il
paroist quelque enflure qui ressemble à la veine :
quelquefois l'artere estant pressée, n'a point de
mouvement, & se produit comme si c'estoit la
veine. Le Chirurgien qui doit avoir la veuë extrémement bonne & la main assurée, prendra la
lancette du bout des doigts, & ne monstrera pas
plus de pointe que ce qu'il en faut pour penetrer ;
de l'autre main il mettra le membre en estat, &
la veine avec le poulce, puis insensiblement, &
sans se hafter il pouflera doucement la lancette au
dedans, tout autant qu'il faudra.

Les veines qui paroissent dans les jointures,
dans le ply du bras & dans le genoüil estant ouvertes de droit, mettent plus de temps à se rejoindre, dautant que par le mouvement de la iointu-
re les levres de la playe s'entre-ouvrent, & il ne se
faut du tout point servir de cette sorte d'ouverture, si ce n'est qu'il faille reïterer. Hors des jointures comme dans la teste, dans les mains & dans
les pieds, celles qui paroissent estant ouvertes de
droit, sont plutost fermées, dautant que les levres
s'assemblent toûjours.

Sous la veine interieure que l'on appelle *basili-
que*, est cachée l'artere qui l'accompagne pres-

que toûjours, & le nerf ſous la mediane, ſous l'une & ſous l'autre ſont eſtendus les tendons des muſcles. La Cephalique, toute difficile qu'elle eſt, a pourtant accoûtumé d'eſtre la moins dangereuſe. Que le Chirurgien prenne garde de ne pas toucher au tendon, au nerf ou à l'artere. Lors que le nerf ou le tendon ont eſté piquez, il en arrive une grande douleur, ſtupefaction, reſolution & convulſion du bras avec tumeur. Le ſang de l'artere ne s'arréte que mal-aiſément : & apres qu'il s'en eſt fait une grande effuſion, les forces viennent à manquer, méme l'artere coupée ne ſe rejoint & ne guerit jamais, & la partie eſt enfin corrompuë par la gangrene. La vehemence de la douleur, & enſuite la convulſion & la tumeur ſont des indices que le nerf ou le tendon ont eſté piquez : que s'il y a quelque ſoupçon de ce malheur, il faut empeſcher que la bleſſure ne ſe ferme, avant qu'elle ſoit exempte du phlegmon qui vient enſuite, & qu'il ne ſe ſoit écoulé trois ou quatre iours. Or vous empeſcherez qu'elle ne ſe ferme par fomentation d'huile tiede. Apres trois iours, ſi la douleur s'appaiſe & qu'il n'y ſurvienne rien de nouveau, il la faudra laiſſer fermer : autrement il y faudra appliquer des aperitifs & des attractifs, qui ſont propres aux nerfs piquez, comme la terebenthine, en y adjoûtant quelquefois de la farine d'Euphorbe, l'artere eſtant ouverte, il ſort un ſang delié, rouge comme du feu, & qui ſautelle avec batement, à quoy l'on remedie par l'emplaſtre fait d'aloës, de myrrhe, d'encens & de bole armeniac, que l'on reçoit avec un blanc-dœuf & du poil de liévre, & que l'on met aprés ſur vn linge trempé dans de l'eau roſe. On attachera l'em-

plâtre bien feurement avec des bandes, afin que
de trois jours il ne puiffe couler, & l'ayant doucement ofté, il en faudra derechef mettre vn autre en fa place : fi pour tout cela l'artere ne fe ferme pas, il la faut toute couper de travers, afin
que les extremitez fe rejoignent, la chair molle
eftant oftée de part & d'autre. Outre cela, pour
ce qui eft de la façon de l'ouverture, on la fera
grande, fi l'on juge que le fang foit groffier &
vifqueux, tel qu'eft le melancholique, ou fi la
conftitution du temps eft froide ; Que fi le fang
eft aqueux & délié, ou la conftitution du temps
chaude, il faudra faire l'incifion petite. La veine
eftant ouverte comme il faut, on lafchera la bande d'enhaut, afin que le fang en découle avec
plus d'abondance. Si le cours du fang eft convenable, on n'y touchera point, & s'il ne coule
pas fi vifte & en telle quantité qu'il feroit befoin
par la faute de l'incifion, il la faudra corriger : fi
le malade à caufe de la groffiereté du fang ou
d'autre chofe, ferre le poing avec beaucoup d'effort, fi en touffant ou criant il fait contention de
nerfs, de mufcles, & de coftez, il faudra exciter
la playe par fomentation d'eau chaude. Si c'eft
une perfonne de peu de cœur, faifie de foins &
de craintes, & qu'à caufe de cela le fang coule
en plus petite quantité, il faut ceffer, jufqu'à ce
que les forces foient remifes par les moyens que
nous deduirons. Et mefme quand le fang coule-
roit bien à propos, il eft utile au milieu de fon
cours de mettre le doigt fur la playe, tant afin
que les forces foient refaites & moins diffipées,
qu'afin que le fang le plus impur & le plus
gafté coule plus promptement des parties internes au lieu de l'ouverture. Or pour arrefter le

fang bien à propos, il faut juger de fa quantité, & ce jugement fe doit tirer de la neceffité du mal & des forces.

Dans la plethore fimple, il fuffit d'ofter la fur-abondance pour la precaution des maladies pro-chaines, & de laiffer la mediocrité; mais lors que la maladie eft déja, & mefme univerfelle, com-me la fievre, ce ne fera pas affez, & fi les forces le permettent, il faut evacuer au deffous de la médiocrité. Car le fang mediocre venant à fe pourrir, il s'enfle comme s'il boüilloit, & fe rend incommode au corps & aux forces; il le faut donc diminuer, mais moins que dans la plenitu-de. Quant aux phlegmons des parties, il ne faut pas feulement regarder la quantité, mais le chan-gement de fubftance & de couleur. Lors qu'il y a grande douleur ou inflammation aux parties voifines de l'ouverture, il ne faut pas arrefter le fang que la douleur n'ait commencé de s'appai-fer, ou que fa couleur ne foit changée. Car le changement monftre que le fang eft arraché de la partie enflammée, dans laquelle il eft different de l'autre. Ce qu'il eft abfolument neceffaire d'at-tendre, fi ce n'eft que l'humeur fe foit fortement attachée à la partie, ou que les forces fe diffipent par l'evacuation : car en ces rencontres on eft contraint d'arrefter hors de temps, & d'ofter plutoft le refte par reïteration quelquefois le mefme jour & quelquefois le fecond, & l'on ne doit pas moins prendre garde que les forces ne manquent, que l'on en prend au fang qui s'é-coule.

On connoift que les forces doivent manquer, lors que l'impetuofité du cours fe relafche, & que le vifage devient pâle, que l'on baaille & s'é-

tend , que les oreilles tintent , & que les yeux
font attaquez de fuffufion : tout cela marque la
diminution des efprits vitaux , & que le cœur
s'affoiblit à faute de chaleur. Comme font auffi
les fanglots & la naufée qui procedent de l'humeur , laquelle tombe fur l'orifice de l'eftomac. Neantmoins la marque la plus infaillible
de toutes : c'eft le changement du pouls , lequel
de frequent eftant devenu extrémement rare , ou
de grand , petit , ou de vehement , debile & obf-
cur , d'égal , inegal, pronoftique la defaillance des
forces ou une perturbation non gueres differente
de l'epilepfie. Si telles chofes donc arrivent par la
quantité de l'evacuation , il faut incontinent ceffer , de peur que la foibleffe allant plus outre, ne
caufe la mort ou quelque perte irreparable. Que
fi c'eft feulement par crainte ou par corrofion
de l'eftomac, que ces fignes paroiffent , il faut
arréter le fang & donner loifir au malade de fe
remettre , afin que l'evacuation fe puiffe apres
achever. Il y a beaucoup de moyens de remettre le malade , luy arroufer le vifage d'eau
froide , luy faire fentir du vinaigre , du vin , du
mufc & autres chofes aromatiques , apres quoy
il fera tres-utile de le coucher de fon long , parce que toutes les parties eftant mifes en une egalité de fituation, toute la peine ceffe , & les principales parties fe communiquent reciproquement plus de chaleur & plus d'efprit ; Que fi le
malade ne fe remet pas pour tout cela , il le faut
provoquer à vomir , foit en luy chatoüillant le
gofier , foit en luy jettant de l'huyle dedans :
parce que le vomiffement chaffe les efforts de
l'eftomac & les foibleffes du cœur , & réveille
les forces , lefquelles enfuite il faudra reparer

avec du vin, du fuc de grenade, du ius de chair, le medicament *diamofchum*, & autres cardiaques.

## CHAPITRE XVI.

### Comment il faut gouverner le malade apres la faignée.

APres avoir tiré du fang autant que la grandeur de la maladie, & les forces le requeroient, il faut délier la bande, effuyer bien la playe, de peur qu'eftant moüillée, le fang venant à fe cailler, elle ne fe ferme pas, ou qu'elle faffe apprehender quelque abcez. Quelquefois pour n'avoir pas bien pris garde à tout cela, la playe s'eft ouverte huit iours apres. Si la graiffe fort, il ne la faut pas couper, mais la remettre dedans fort doucement. La playe eftant bien nettoyée, elle fe doit fermer avec un linge moüillé d'eaurofe ou d'eau douce, ou mefme d'huile, fi l'on a deffein de tirer encore du fang. Le linge doit eftre lié avec des bandes qui ne foient pas trop ferrées, & qui ne tirent ny la peau ny les levres de la playe. S'il y a danger de fluxion ou phlegmon, á caufe que le tendon ou le nerf ont efté piquez, il faut appliquer un emplaftre de cerufe, & à l'entour un cataplafme de ioubarbe, morelle, plantin, & autres medicamens froids.

Le malade apres avoir efté faigné, fe doit coucher le ventre en haut, afin que toutes les parties du corps panchant fur l'épine du dos comme fur leur bafe, il foit en grand repos, durant lequel les parties qui avoient efté épuifées, fe rempliffent,

& les efprits fe reparent. Qu'il ne reprenne donc pas fi toft fes occupations accouftumées, qu'il ne marche pas vifte, & qu'il ne fe travaille point par aucune forte d'exercice, qu'il renonce à Venus & aux bains, dautant que le fang & les efprits eftans émeus avec violence doivent eftre appaifez & arreftez, de crainte qu'ils ne fe diffipent ou ne s'échauffent. Il ne faut pas qu'il s'endorme incontinent apres la faignée, de peur que la chaleur eftant languiffante ne s'éteigne, ou les efprits eftans diminuez, ne foient étouffez. C'eft pourquoy il doit repofer en veillant loin de toute contention d'efprit & de corps, comme auffi nous l'ordonnons dans la lipothymie. Vne heure ou deux apres la faignée, on luy peut donner à manger; mais fort peu & des viandes de bon fuc qui nourriffent promptement, & qui foient tres-propres à vaincre la maladie. A deux heures delà il n'y a point de danger qu'il s'endorme, pourveu que ceux qui feront auprés de luy, prennent garde qu'il ne fe tourne pas fur le bras où il aura efté faigné, qu'il ne délie pas fa bande, ou qu'il ne fe caufe quelque autre incommodité. Les viandes qu'on luy donnera enfuite croiftront tant en quantité qu'en matiere, mais infenfiblement & peu à peu, & il faut bien qu'il fe donne garde de courir temerairement & avidement à celles qui rempliffent davantage, parce que la chaleur naturelle eftant diminuée, ne les pourroit pas cuire pleinement, & que les veines eftans épui-fées les attireroient toutes cruës & en trop grande quantité, dont enfin elles rempliroient toute la maffe du corps. Mais fuppofons que la digeftion fe faffe parfaitement, que fert-il de fe remplir incontinent d'humeurs, lefquelles on a deffein d'oſter par la ſaignée. Apres la ſaignée il faut eſtre mieux reglé en ſon boire & en ſon manger, & ne pas retourner incontinent à ſa precedente façon de vivre, comme le chien à ſon vomiſſement. Les intemperans ne ſont pas propres à la ſaignée. Quant à la reïteration, il en faut ordonner de la ſorte.

Lors que par l'abondance du ſang échauffé, il eſt ſurvenu une grande inflammation, une douleur tres-ſenſible, ou une fievre tres-ardante, dés le commencement, avant que le ſang débordé tombe ſur quelque principale partie, il n'en faut pas ſeulement oſter ce qu'il y en a de ſuperflu, mais encore beaucoup plus univerſellement & en abondance, juſques à l'évanouïſſement, ſi les forces ſont capables de le ſupporter. Or elles ſont ordinairement puiſſantes dans les affections plethoriques, dans leſquelles rarement elles viennent à défaillir par l'abondance de l'evacuation. Hippocrate permet de diminuer juſques à l'evanouïſſement les forces puiſſantes & entieres, mais non pas celles qui ſont imbecilles. Car l'évanouïſſement qui arrive pendant que les forces ſont en leur entier, ne fait que diſſiper les eſprits des arteres, ſahs endommager les forces que la nature a données au cœur, au foye, & au cerveau. Or bien que dans la lipothymie ces forces là ſe détruiſent, toutefois de celles-cy qui ſont naturelles, il s'en pourra faire d'autres ſemblables par le moyen deſquelles le malade ſera tres-bien remis. Mais ſi la lipothymie arrive, les forces eſtans imbecilles, la reparation ſe fera difficilement, parce que les forces nées avec les principales parties, ſont languiſſantes. C'eſt pourquoy les forces eſtant imbecilles, il faut tres-ſoigneuſement

eviter

eviter la syncope. Voilà comment il faut ordonner touchant les grandes maladies. Mais dans les plus legeres & mesme universelles, comme dans la plethore, dans les fievres, & autres maladies, dont la matiere est renfermée dans les vaisseaux, il faut evacuer universellement en un coup dés le commencement, non pas à la verité iusques à la lypothymie ; mais toutefois autant qu'il est necessaire, & que l'affection le demande, pourveu que les forces y consentent.

Cette evacuation faite sans aucune perte de forces, oste la matiere surabondante, avant qu'elle pourrisse toute, ou qu'elle tombe sur une partie noble, ou qu'elle excite des symptomes épouventables.

Celuy que l'apprehension obligera de partager l'evacuation, loin de reüssir, allongera la maladie. Que si l'evacuation ne se peut pas achever à cause de l'imbecillité des forces, l'observation des forces estant plus importante que celle de la maladie, nous sommes contraints de partager ; mais avec beaucoup de iugement & de prudence. Or le partage se doit faire par de petits intervalles, ou en laschant la bande, ou en mettant le doigt sur la playe, afin que durant ce relâche, comme nous avons dit, les forces se remettent. Il faut quelquefois vne heure, & quelquefois davantage pour remettre les forces ; mais le meilleur est de ne pas retarder plus d'un iour, & de tirer du sang deux fois le iour : dans les maladies universelles, pourveu que les forces le permettent, & s'il ne s'y trouve point d'autre obstacle, d'en tirer autant qu'il est necessaire, avant que la pourriture ou d'autres inconvenients ne se rendent puissants. Au reste, dans toutes les affections des parties, &

principalement des phlegmons, il faut que le partage des evacuations soit separé d'un plus long intervalle, & qu'elles soient remises ou au lendemain, ou a l'autre jour suivant. Afin que pendant ce temps, les humeurs corrompuës passent de la partie affectée dans les veines épuisées, d'où elles seront ostées plus promptement par une seconde saignée ; dautant que la partie malade insensiblement au premier ou second jour s'est déchargée de ses humeurs, & en un lieu où il ne les faut pas laisser, puis qu'elles sont corrompuës, encore que les douleurs soient appaisées. Quant à l'inflammation maligne & veneneuse, comme le bubon pestilent, ou le charbon, il faut de necessité le détruire dés le mesme jour par une evacuation reiterée, de peur que la contagion pestilente ne demeure trop long-temps dans les veines.

La saignée neantmoins ne doit pas estre mise en usage avec trop de confiance & de temerité, dautant qu'elle n'emporte pas peu d'esprit & de chaleur, & qu'elle precipite dans une vieillesse forcée & sujette à de grandes incommoditez, telles que la cachexie, l'hydropisie, la goute, le tremblement, la paralysie, l'apoplexie. Car la chaleur naturelle ayant esté trop refroidie, & l'humide radical diminué, les ulceres deviennent languissants, & la crudité dominante, qui est la cause & l'origine de tant de maux.

---

# CHAPITRE XVII.

## *observation sur le sang qui a esté tiré.*

IL faut recevoir le sang dans des palettes bien nettes, de terre, de verre, d'estain ou d'argent:

mais non pas d'airain, de peur qu'en sa substance
ou en sa couleur il n'en reçoive quelque changement, qui pervertisse le jugement que nous pour-
rions faire de l'affection du corps. Il doit y avoir
beaucoup de palettes, dans lesquelles la diversité
du sang se puisse distinguer ; & l'on les mettra à
part dans un lieu bien net, où il n'aille ny pous-
siere, ny fumée, ny vent, non pas mesme les rayons
du soleil. La substance du sang sera la premiere
chose qu'on y remarquera. Celuy-là est visqueux
qui coule lentement, & qui s'attache aux doigts
comme de la colle ; le bon & le mediocre ne fait
ny l'un ny l'autre. Celuy-là est grossier & épais ,
ayant beaucoup de fibres, qui se glace & se caille
bien-tost , c'est l'autheur des obstructions & des
autres maladies qui en procedent. Celuy qui met
plus de temps à se cailler & durcir , est delié : mais
celuy qui estant refroidy ne durcit point , est ou
extrémement aqueux ou pourry , & ses fibres
estans dissipées & corrompuës se font evanoüyes.
On connoist mieux encore cela en le coupant. Celuy qui est grossier & pressé , ne se coupe pas si aisement que le delié : quant au pourry , on ne le
sçauroit couper ; mais aussi tost qu'on le touche,
il s'en va tout en petites parcelles. Lors qu'on void
beaucoup de serositez qui surnagent au dessus du
sang caillé , comme de l'eau de citron , c'est une
marque ou d'avoir beu excessivement , ou que le
foye est infirme , comme celuy des hydropiques ,
ou que les reins sont imbecilles , ou qu'ils souffrent obstruction, à raison dequoy les serositez
estant dans les veines en surabondance, se meslent
avec le sang. Il n'est pas toutefois à propos
qu'il en soit entierement depourveu, comme en
ceux qui boivent , ou font de l'exercice outre

mesure ; parce que le sang venant à se grossir , ne se distribuë pas facilement dans les veines qui sont deliées , & les bouche bien tost. Quand l'écume surnage , à moins que d'estre née par l'impetuosité du cours, elle témoigne l'incendie & l'embrasement de cette humeur dont elle porte la couleur : du sang , si elle est rouge : de la bile , si elle est semblable à celle de citron: de la pituite , si elle est blanche: & de la melancholie , si elle est livide. Lors que le sang durcit, s'il a la couleur rouge par dessus , c'est une marque qu'il est bon & profitable : si elle est rouge & luisante, qu'il est ardant, tel que celuy des arteres ; si elle est rouge & obscure, qu'il est mediocre comme celuy des veines. La couleur de citron marque qu'il y a surabondance de bile ; la blanche , de pituite ; la verte , de bile aduste ; la livide ou plombée , de bile noire en un degré nuisible : comme aussi le mélange de couleurs differentes , marque qu'il y a surabondance de diverses humeurs, lesquelles on connoist estre pourries ou non, par la substance du sang.

Quelquefois il surnage au dessus du sang quelque chose de gras, qui s'attache comme de la toile d'araignée , si le corps est extrémement pléin & gras , la cause de cela n'est autre que le sang qui est propre à faire de la graisse. Si le corps devient maigre & décharné , c'est vne marque que cela se fond & se flétrit. Ce qui est plus terrestre, comme la lie , descend au fonds du sang, lors qu'il est caillé , & pendant qu'il coule , paroist d'ordinaire ou rouge obscur, ou noir, ou livide , ou vert : d'où l'on peut connoistre la nature de l'humeur qui est mélee dans tout le sang, & iuger par la quantité de la couleur , celle de l'humeur qui abonde dans les veines. Si apres avoir coupé le sang , on y trouve comme de petits grains de fable, on tient que ce font des marques, ou qu'on a defia la lepre, ou que l'on y eft bien difpofé : ce font pourtant des chofes qui n'ont efté que fort rarement apperceuës de ceux qui en ont fait la recherche. Il n'arrive auffi que tres-rarement que le fang fente mauvais, eftant hors des veines ; mais fi cela arrive, c'eft le témoignage d'une pourriture & d'une corruption fans remede. Il n'y a perfonne qui voulût goufter du fang apres qu'il a efté tiré, mais fi par hazard il en entroit dans la bouche de quelqu'un, & qu'il le trouvaft doux, il feroit conforme à la nature ; s'il le trouvoit amer, il feroit bilieux ; s'il eft aigre ou reftringent, il fera melancholique ; s'il eft infipide, pituiteux ; & s'il eft falé, il fera remply de pituite falée.

Apres avoir obfervé la fubftance & la couleur du fang, il faudra conferer les palettes les unes avec les autres, & fi le fang paroift également bon dans toutes, il y a de l'apparence que celuy qui refte dans les veines eft femblable, mais que l'autre en devoit eftre tiré, parce qu'il pechoit en quantité, laquelle feule charge le corps, offenfe les fens, & conduit à la pourriture, ou à d'autres plus grands inconveniens. Si le fang paroift vitieux & corrompu, tant plus vtilement aura-t-il efté tiré, comme incommodant le corps par la quantité & par la qualité, mefme en fuite le corps doit eftre plus foigneufement evacué ou par les medicamens, ou par la faignée.

Vous ne ferez pas toutefois comme les vulgaires & mauvais Medecins, qui tirent plus de fang, à mefure qu'il eft plus impur ou plus crud, ou plus éloigné de fa nature. Mais d'autant plus que les humeurs fe feront éloignées de la nature du sang, d'autant plus faudra-t-il en tirer avec retenuë & deliberation , & si l'on trouve qu'elles sont entierement éloignées de sa forme , il faudra aussi absolument s'abstenir de la phlebotomie. Si le sang qui a coulé le premier , est sincere , & celuy qui a coulé le dernier, corrompu: ce sera signe qu'il restera dans le corps beaucoup de pareilles humeurs , lesquelles il faudra exterminer par un bon regime de vivre , & par des evacuations convenables. Que si cela arrive à l'occasion de quelque phlegmon , c'est ordinairement un bon signe d'une entiere & parfaite evacuation , laquelle a deraciné la cause de la maladie hors de la partie affectée. Si la derniere palette est plus pure que les precedentes , l'evacuation est achevée, puis qu'elle a osté tout le mauvais sang , jusques à ce que le bon vint à couler.

Le sang versé dans de l'eau tiede donne indice de beaucoup de choses, les substances estant destachées & separées. La serosité se méle tellement avec l'eau , qu'on ne les sçauroit distinguer : la portion du sang la plus deliée s'y mesle aussi , par la couleur de laquelle on peut, en quelque façon, faire jugement de la nature,& de l'espece de l'humeur. La portion du sang la plus grossiere & fibreuse descend au fonds , laquelle on jugera estre pure & convenable à la nature , si elle est luisante, deliée, blancheâtre, & bien unie ; mais la grossiere témoigne que le sang est grossier aussi: Si elle est obscure, ou noire, ou tachée de quelque autre couleur, elle fait voir que le sang est infecté de la lie des humeurs corrompuës , lesquelles se discernent par la differéce méme de la couleur.Si elle n'est pas bien unie,& qu'elle se mette aisément en pieces , c'est la marque d'une extréme pourriture.

# CHAPITRE XVIII.

## *De l'incifion des arteres.*

IL ne fait jamais feur de couper, foit à efcient, foit par mégarde, la grande artere qui eft au deffous de la veine du bras, non plus que celle du genoüil. Parce que fon fang ne fe peut arrefter qu'avec beaucoup de peine, comme eftant delié, chaud, & coulant avec impetuofité. Et veritablement quelques perfonnes font mortes, la gangrene s'eftant mife à la partie, parce que les Medecins vouloient l'arrefter avec une bande, comme fi c'euft efté une hemorrhagie. Et mefine quand on l'arrefteroit, la playe ne fe fermeroit que tres mal-aifément fans aneurifme, à caufe du pouls continuel, & des tuniques groffieres & fort dures. Il y en a auffi beaucoup qui font morts dans l'operation de l'aneurifme.

Il vaut donc mieux, quand la neceffité le requiert, couper obliquemét & de travers toute l'artere majeure; parce que le fang s'arrefte par apres, les bords s'eftant retirez de part & d'autre, en mettant fur la playe l'emplaftre d'aloës cy-deffus mentionné.

Quant aux petites arteres qui paroiffent à l'extremité des membres, dans la tefte, dans les mains, & dans les pieds, on les peut ouvrir fans tous ces dangers, comme fe pouvant rejoindre, principalement dans un corps mol & humide, tel que celuy des femmes & des enfans. Or il eft bon de les ouvrir, lors qu'on eft travaillé d'une vehemente & longue douleur autour des membranes, laquelle est comme poignante à cause du sentiment de la membrane, & avec batement, à cause du mouvement des arteres. Car la cause de la douleur c'est le trop de sang chaud & delié, renfermé dans les arteres de la partie affectée. C'est pourquoy la douleur passe entierement, si à l'extremité des parties on ouvre les arteres qui viennent de celles qui sont affectées. Il y en a peu qui saignent auiourd'huy par les arteres, dautant qu'elles ne sont pas fort manifestes, & qu'il n'est pas aisé de les trouver. Si l'on saigne toutefois par celles des temples, on arreste les fluxions chaudes & acres des yeux, à cause desquelles on les coupe toutes, ou bien on les brusle avec un fer chaud, ou quelque medicament caustique. Derriere les oreilles, on les ouvre dans le vertige, dans les longues, chaudes, & spiritueuses douleurs de teste, dans la rougeur du visage & autres affections de la teste. On ouvre celle qui s'étend entre le poulce & l'indice dans les longues douleurs des costez, entre les boyaux & le diaphragme. Celle qui est aupres de la cheville du pied estant ouverte, soulage les vieilles & inveterées douleurs des hanches. Or il faut tousiours croisir celle qui sera opposée à la partie malade, & il n'en faut iamais venir là, sans avoir pourveu à tout le corps.

---

# CHAPITRE XIX.

## *De l'evacuation particuliere du sang.*

LOrs que le sang s'est tellement attaché à quelque partie, que l'ő n'en peut faire revulsion par la saignée, ny par les medicamens, il

le faut oſter de la partie offenſée, par des remedes qui ſoient appliquez ſur cette meſme partie. De cette ſorte ſont les ſangſuës, les ſcarifications , & les ventouſes, leſquelles attirent manifeſtement le ſang de la partie affectée. Les ſangſuës par leur morſure font une playe à trois ouvertures, laquelle ne penetre pas ſeulement la peau , mais encore plus avant, ſi elle eſt tendre , comme aux jeunes garçons ou aux petits enfans. Celles qui ſont vuides, affamées , & ſoigneuſement preparées , ſucent avec plus d'avidité & de ſeureté , & preſque continuellement, juſques à ce qu'elles tombent eſtant enflées & remplies. Quelquefois auſſi le ſang coule en abondance apres qu'on les a oſtées, principalement ſi elles eſtoient appliquées à une veine qui parût au dehors , & lors elles ſervent de lancette & de phlebotomie. Ainſi quelquefois elles attirent tant de ſang des hemorrhoïdes,qu'il eſt beſoin d'emplaſtres & d'aſtringens , & s'eſtant attachées au bras des jeunes enfans , elles égalent la phlebotomie. Lors qu'elles attirent en cette façon de la veine-cave , cela doit paſſer pour une evacuation univerſelle. Quant à celles qui s'attachent à la peau qui eſt un peu dure, ou à quelque partie, au deſſous de laquelle il n'y ait point de grande veine , elles n'evacuent que la partie qu'elles touchent, ou du moins elles n'attirent que fort peu des voiſines , & rien du tout du dedans , ny des lieux éloignez. C'eſt pourquoy on les applique ſeulement, pour emporter en ſuçant, les maux qui attirent en la ſurface de la peau, comme galle , dartres , feu volage, a la tumeur dite *Panus* , rougeur de nez , ou de viſage & aux puſtules des lepreux.

La ſcarification ſe fait en coupant l'epiderme

bien menu avec la lancette , & quelquefois entrant plus avant donne jufques à la vraye peau.
Elle n'evacuë que de la partie déchiquetée , fi ce
n'eft que par hazard elle bleffe la veine : car elle
donne paffage à l'humeur qui eft au deffous , &
toutefois n'attire rien de force du dedans ny des
parties éloignées , plus on enfonce la lancette &
plus l'effufion du fang eft grande. La fcarification eft un remede propre à nettoyer la peau , &
à guerir auffi ces affections , aufquelles j'ay dit
que les fangfuës eftoient bonnes ; mefme celles
qui fe font jettées fur la peau , & qui s'y tiennent
opiniaftrement , comme les fcirrhes , les phlegmons inveterez , & toutes les matieres corrompuës , outre cela la gangrene , le fphacele & autres , dans lefquelles la chaleur naturelle eftant
eftouffée , demande d'eftre un peu éventée. Or
la fcarification fera fortir du fang en p'us grande
abondance , fi la ventoufe y eft incontinent appliquée , dautant que par le moyen de la flamme
& de la chaleur , elle n'attire pas feulement avec
force tout ce qu'il y a d'humeur deliée & d'efprit qui environne la partie ; mais encore ce qui
eft dans les lieux éloignez & profonds , & le fait
venir à elle manifeftement ; fi on a plutoft enta-
mé la peau avec le fer , que fi on la laiffé unie &
entiere , elle l'attire jufques à la peau des lieux
éloignez & profonds , & les tranfporte en cet endroit où elle a efté appliquée. C'eft pourquoy
la ventoufe appliquée à la peau qui a efté déchiquetée , purge les extremitez du corps , beaucoup plus puiffamment que ny la fimple fcarification , ny la fangfuë , & remedie aux mefmes
incommoditez. Mais celle qui eft legere & feche,
n'attire pas manifeftement le fang ; mais l'efprit

feulement. Au refte , elle contraint les humeurs de venir à elle , fait revulfion de la fluxion , ar-refte la profufion de fang , de quelque cofté qu'elle arrive , pourveu qu'on l'applique à l'en-droit directement oppofé , fur tout lors que les forces eftant imbecilles ne permettent pas que la revulfion fe faffe par la faignée. Elle arrefte les agitations & les humeurs flottantes de la matrice , fait écouler celle qui eft déja inherente & attachée à la partie , & attire aux extremitez celle qui eft cachée au dedans du corps : de forte que pour cette raifon , c'eft un fouverain remede pour la ftupeur , pour la pa-ralyfie & pour la douleur inveterée. Quant aux ventofitez & aux efprits renfermez en quel-que part que ce foit , elle les diffout & diffipe facilement. Et partant appaife promptement la palpitation , le hoquet , & les douleurs coliques & nephritiques. Cette forte de fecours eft tres-prefente & tres-affurée ; car elle ne gafte le corps par aucune qualité , & ne debilite point les forces.

I'ay monftré jufqu'icy par quels remedes le fang eftoit tiré univerfellement & particulierement ; je parleray enfuite de ceux qui oftent ou diffipent toute matiere du corps , fans nulle exception.

---

## CHAPITRE XX.

*L'evacuation univerfelle du corps , qui fe fait par tranfpiration infenfible.*

ENtre les chofes qui evacuent le corps par les extremitez , les unes caufent des fueurs manifeſtement ; les autres diſſipent l'exhalaiſon, & la ſubſtance deliée par tranſpiration. De cette ſorte-cy ſont l'abſtinence de manger, l'onction, la friction : De celle-là, l'exercice, le bain, l'abſtinence de manger, ſuit de prés les forces de la phlebotomie ; parce qu'elle conſume inſenſiblement & peu à peu le ſang, lequel la phlebotomie evacuë tout à coup. Outre cela elle diſſipe les humeurs cruës, & beaucoup d'autres, & chaſſe les excremens de toutes ſortes. Car la nature eſtant libre & ſans empeſchement, nous procure continuellement les choſes qui nous ſont ſalutaires. Lors donc que l'on ſe prive entierement du manger, ou que l'on mange moins qu'à l'ordinaire, la chaleur naturelle, de laquelle procedent toutes les fonctions naturelles, eſtant répanduë par tout le corps, ne ſe trouvant pas occupée par l'abondance d'une nouvelle nourriture, exerce par tout ſon activité. Et premierement elle change le ſuc utile & le ſang en la ſubſtance du corps & des parties, & le conſume par la nutrition : pour les humeurs deliées & ſuperfluës, elle les diſſout & diſſipe par inſenſible tranſpiration : elle cuit celles qui ſont crües, & les change en ſang propre à nourrir le corps. Entre les ſuperfluës, elle ſubtiliſe les groſſieres, & nettoye les tenaces & gluantes, & par conſequent laſche puiſſamment les obſtructions. De plus, elle prepare du moins ce qu'elle ne peut pas cuire, & rend toutes les voyes du corps, par où il doit eſtre chaſſé, plus ouvertes & plus faciles. La faculté expultrice pouſſe auſſi dehors tout ce qui a eſté preparé & mis en voye de purgation. Delà vient que le ventre ſe laſche de luy-meſme, que les vomiſſemens éclatent, que les urines coulent plus abondamment aussi bien que les excremens du cerveau; & que ce qui est éloigné de la voye de purgation, est dissipé par transpiration. Le corps par ce moyen est tout soulagé, comme si on luy ostoit un fardeau, la respiration devient libre & facile, l'entendement & les sens mesmes en deviennent plus prompts & plus alaigres. Pendant que l'abstinence apporte ces utilitez à un corps impur, elle remplit le ventricule d'humeurs vitieuses : D'où viennent les corrosions de l'estomac, les veilles, les troubles & les vertiges, à cause que la chaleur naturelle, faute de nourriture, ébranle les mauvaises humeurs, tout ainsi que font les medicamens. Mais enfin la mesme abstinence les dompte & les chasse, apres les avoir troublées; d'où s'ensuit une grande tranquillité, & l'allégement de beaucoup de maux & de symptomes, la chaleur naturelle demeurant encore en son entier. C'est veritablement ce que fait la mediocre abstinence, comme estant son propre d'irriter les humeurs acres, de les allumer, & d'échauffer le corps. Mais l'excessive, dautant qu'apres avoir consumé l'aliment, & aussi l'humeur superfluë, elle dissipe mesme la substance des parties qui est le siege de la chaleur, elle refroidit enfin le corps, diminuë & debilite les forces. L'abstinence faite bien à propos, est salutaire, & l'evacuation qui se fait par son moyen, tres-utile. Car elle va doucement, & peu à peu, sans aucune violente impulsion du corps & des humeurs, & sans introduire dans le corps aucune qualité estrangere.

Quant aux maladies aiguës & pressantes, malaisément y peut-on remedier avec seureté par la seule abstinence; mais il faut promptement evacuer ou par la ſaignée, ou par les medicamens l'humeur corrompuë & pourrie, laquelle s'eſt extrémement éloignée de ſa bonté, & ne ſçauroit plus y eſtre remiſe, non plus que chaſſée tout à coup par la chaleur naturelle. Mais pour les maladies legeres qui s'engendreroient de crudité, la ſobrieté les evite, & l'abſtinence les guerit aiſé-ment, lors qu'il n'y a pas long-temps qu'elles ſont engendrées : encore meſme qu'elles ſoient inveterées, elle les adoucit beaucoup, & les ſur-monte enfin par la coction : elle empeſche meſme celles que la repletion cauſeroit, en ce qu'elle oſte inſenſiblement l'abondance dont le corps eſt chargé. Pour celles qui exercent déja leur cruau-té, ce n'eſt pas l'abſtinence, mais bien la ſai-gnée qui les oſte promptement.

Il faut outre cela obſerver dans les maladies cruës la ſituation de la matiere. Car lors qu'il y a ou ple-nitude, ou crudité, ou pituite incommode & faſ-cheuſe dans les veines, ou dans les extremitez, comme dans la teſte, il eſt bon d'uſer de viandes ſeches, & en petite quantité, avec telle modera-tion, qu'elles nourriſſent les parties qui ſont au-tour du cœur, & les premieres pour les ſouſtenir ſeulement, mais qu'elles n'aillent pas juſques aux extremitez du corps. Que ſi la maladie eſt in-herente, ou dans le ventricule, ou dans la pre-miere region du corps, il faut encore manger beaucoup moins, & uſer de viandes plus ſeches. Par le mot *inedia*, on entend tantoſt abſtinence, tantoſt ſobrieté, non ſeulement quant au man-ger, mais auſſi quant au boire, lequel remplit & incommode davantage & plus promptement les boyaux & les veines, que le manger. Il faut donc traiter avec les medicamens les maladies que l'abstinence n'aura sceu emporter.

L'exercice aussi consomme & dissipe quelque peu, mais moins que l'abstinence, & c'est avec un grand desordre du corps, & des humeurs. L'abstinence n'apporte au corps aucune chaleur étrangere; mais elle excite la naturelle, laquelle estant ensuite répanduë de tous costez, échauffe le corps & les humeurs. D'où vient que la concoction des viandes, la distribution, & la nourriture en son plus profitables. La mesme subtilise le sang & les humeurs, les ramollit, les liquefie, & les répand, & les mesle si fort, qu'ils remplissent leurs vaisseaux, dans lesquels à grande peine peuvent-ils estre contenus à force d'estre enflez; mais estans poussez avec violence ils sortent dehors, ou tombent sur quelque partie. La peau mesme lasche, & ouvre les pores, & s'estant soûlevé une chaleur puissante, les esprits sont poussez ça & la par tout le corps: ils ouvrent tous les conduits, & purgent toutes les voyes, & mettent dehors les superfluitez par une sueur tres-copieuse. L'eruption des sueurs qui se fait par l'exercice, n'appartient pas aux malades, mais à ceux qui se portent bien; car il est fascheux & incommode aux maladies, dautant qu'il dissipe les forces, & fatigue le corps: quant à ceux qui se portent bien, il est propre à leur servir de precaution, mais à la verité il faut que cela soit apres la digestion & la distribution de l'aliment, & apres la décharge du ventre. Vn corps impur doit eviter l'exercice, parce que confondant & troublant les mauvaises humeurs, sans toutefois les dompter, & les chasser tout à fait, il donne bien souvent des dispositions à de grandes maladies.

Le bain d'eau douce lasche, & ouvre les pores,

échauffe les humeurs, les subtilise, & liquefie celles qui coulent ; celles qui sont fuligineuses, il ne les dissipe pas seulement des regions externes du corps, mais encore des internes : il attire dehors celles qui sont deliées & coulantes, & provoque des sueurs. Celles qui sont si grossieres, qu'il ne les peut pas dissoudre, il les liquefie & les ébranle avec tant de force, que d'ordinaire cette agitation les porte sur d'autres parties. C'est pourquoy le bain est tres contraire à ceux qui sont affligez de quelque grande maladie, & à ceux qui sans maladie ont un corps impur & plethorique, & qui souffrent imbecillité de quelque noble viscere, ou dure & opiniastre tumeur des parties qui sont autour du cœur : car l'humeur outre nature, estant liquefiée, & tombant sur une partie languissante, fait apprehender le phlegmon. Quant à ceux qui sont maigres & extenuez, & qui ont les parties solides, extrémement arides, le bain leur est fort bon & profitable, comme aussi à ceux qui sont devenus comme rostis de l'ardeur de la fievre, & aux melancholiques qui sont accablez d'une humeur grossiere & terrestre; mais il faut prendre garde qu'ils n'ayent point dans leurs veines aucune quantité d'humeur cruë qui puisse estre emportée par tout le corps:& que pendant l'administration il ne leur arrive aucun de ces frissons, qui ont accoustumé d'avancer la fiévre. Or le bain opere ces effets, d'autant plus manifestement & puissamment, qu'il sera plus chaud par nature ou par artifice, soit qu'il soit sulphuré, nitreux, ou composé de mélange de medicamens chauds.

La cuve d'eau chaude dans laquelle on plonge le malade, ayant la bouche en haut, depuis les

genoux

genoux jusques au nombril, n'est pas destinée
pour exciter les sueurs ; mais ou pour ramollir &
ouvrir la matrice, ou pour adoucir la douleur
qui tourmente les parties inferieures du ventre.
L'étuve Laconique, dans laquelle on provoque les
sueurs par une chaleur seche, dissipe les humeurs
un peu plus puissamment que le bain. Elle est
propre aux maladies froides & longues, dont la
matiere demeure dans les membres, ou dans les
parties extremes du corps. Mais il ne la faut pas
ordonner aux maladies chaudes & aiguës, ny à
un corps extrémement bilieux, ny à un extenué,
dautant que dans l'étuve seche le corps n'est pas
seulement environné par le dehors d'une vapeur
chaude ; mais encore il en est quelquefois excessivement échauffé & desseché, parce qu'elle s'insi-
nuë & se répand par tout au dedans. Or puis qu'elle trouble les humeurs, & travaille le corps au dernier poinct, on ne la doit pratiquer qu'avec les
mesmes observations que le bain. Par ces sortes
d'evacuation, il ne se dissipe pas peu d'humeurs
& d'esprits qui s'en vont par les sueurs, lesquelles toutefois dans les fievres & dans les maladies aiguës, seront excitées par des remedes
plus legers, si l'occasion le requiert.

Pour l'onction & la friction, elles ne vuident que
les extremitez du corps, & ne troublent point notablement, ny les humeurs cachées au dedans,
ny les corps mesmes. Vn friction douce & longue
échauffe les extremitez du corps, lasche les pores
de la peau, ce qui fait que les humeurs répanduës dans les extremitez du corps s'échauffent,
s'extenuent & se liquefient, & enfin se dissipent
& s'evaporent d'elles-mesmes. L'onction chaude
fait le mesme, mais un peu plus puissamment ;

parce que penetrant au dedans, elle ne ramollit pas seulement la peau ; mais encore elle échauffe par contagion les parties interieures du corps, & les humeurs qu'elle subtilise & dissipe. L'onction pourtant est plus legere & plus supportable qu'une longue friction : & celle-là se pratique dans les maladies aiguës, celle-cy ne se pratique ny dans les maladies aiguës, ny dans celles qui croissent. Voila par où j'ay crû que je devois conclure ce traité de la saignée, & de toute l'evacuation universelle, dans lequel je me suis un peu plus estendu, afin d'y comprendre tout ce qui appartient à ce sujet, & de donner de la lumiere à tout ce qui se trouve de douteux & de contesté dans les escrits des Anciens. Que si quelqu'un trouve beaucoup de peine d'accomplir exactement tous ces preceptes dans l'usage de la Medecine, il faut toutefois qu'il tasche de les avoir tousiours devant les yeux, comme une loy, & comme une regle infaillible de son ouvrage.

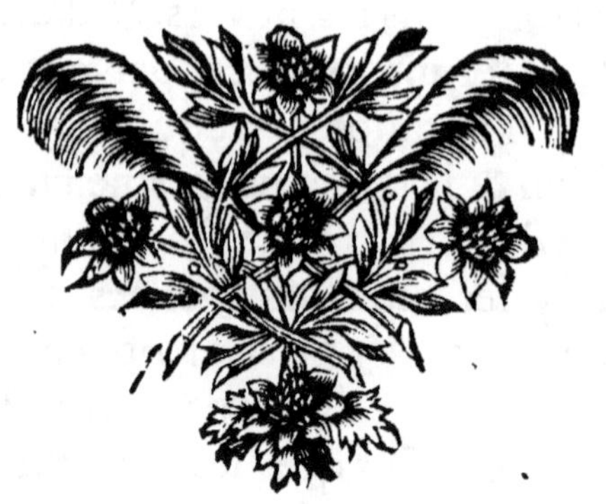

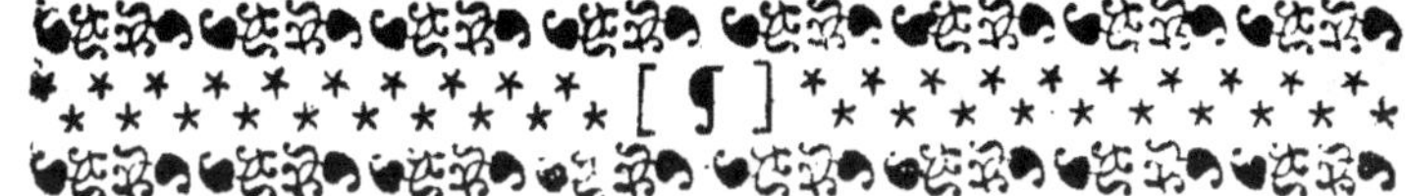

# LIVRE III.

# DE LA MANIERE
## DE GVERIR.

*De la façon de purger.*

## CHAPITRE PREMIER.

*Ce que c'est que purgation, & combien il y
en a de differences.*

L A purgation est une evacuation de ce qui est fascheux par la seule qualité. Ie ne comprens pas seulement dans le genre de qualité celles que l'on nomme premieres ; mais aussi les secondes, & la corruption de chaque substance. Car les excremens du corps, & les humeurs superfluës, lors qu'elles abondent excessivement, ne pechent pas en quantité, mais en qualité ; de mesme que celles qui sont trop grossieres ou gluantes, ou acres. De plus tant ces humeurs que celles que l'on appelle proprement du nom de sucs, si elles ont contracté ou intemperie, ou quelque qualité estrangere ou corruption, pechent en qualité & sont comprises sous le nom de cacochymie. Lors donc que ces vices se font tellement éloignez de la na-

turelle conftitution, qu'ils ne peuvent eftre corrigez ny par la façon de vivre, ny par l'alteration
feulement, ny eftre remis dans la premiere bonté,
& par le moyen de la nature & de la chaleur ; en
effet il les faut ofter, & en arracher entierement
toute la matiere, comme eftant inutile : or cela
fe fait par la purgation, laquelle ofte auffi la cacochymie. La faignée evacuë peut-eftre ce mauvais fang qui eft dans les veines ; mais non pas
tout feul, parce qu'il eft meflé avec le bon, &
avec l'humeur utile. Quant à la purgation elle
n'evacuë que ce qui eft de vitieux, & qui peche
en qualité, laiffant ce qui eft utile, fi ce n'eft
peut-eftre qu'il aille dans l'excez.

Les purgations fe font, les unes d'elles-mefmes, les autres par le fecours de l'art, & des medicamens, qui s'appellent proprement *medecines*.
Celles-cy font de deux fortes, à fçavoir uni-
verfelles & particulieres. L'univerfelle eft celle
qui evacuë non pas toutes les humeurs ; mais
les fuperfluitez de tout le corps, ou du moins de
la plus grande partie. La particuliere, celle qui
purge de fes vices une certaine partie, comme la
derivation de la morve qui fe fait du cerveau par
le palais, & par les narines. Ce qu'on jette hors
de la poitrine & des poulmons par le crachement,
le fable & le pus hors des reins par les urines : la
purgation par le col de la matrice, & toute eruption qui fe fait de quelque petite partie que ce
foit par la rupture de la peau. Or l'univerfelle eft
de trois fortes, à fçavoir le lavement, le vomiffement, & les felles, defquelles il faut traiter exactement, & en particulier.

# CHAPITRE II.

### *Du Lavement.*

LE lavement eſt convenable pour remedier aux vices des inteſtins, & principalement des plus groſſiers, dautant qu'il porte ſes forces entieres, là où celles de la potion medecinale ne parviennent qu'apres avoir eſté émouſſées & affoiblies par la longueur du chemin. Il y a donc autant de ſortes de lavemens qu'il y a de vices dans les inteſtins. Les uns adouciſſent les douleurs, les autres aſſoupiſſent les humeurs acres, les autres nettoyent ou deſſechent les ulceres, les autres arreſtent les fluxions, les autres les attirent dehors. Outre cela les uns diſſipent les vents, les autres ramolliſſent les matieres fecales, les autres attirent les humeurs des parties voiſines, & ſont proprement dans le genre des purgatifs. Car outre les flatuoſitez, les matieres fecales, & les reſtes des aliments, il s'amaſſe beaucoup d'autres ſuperfluitez dans les inteſtins, à cauſe de la pituite, laquelle tombe quelquefois du cerveau, & abonde continuellement de la nutrition du ventricule & des inteſtins, comme leur excrement particulier, principalement en ceux à qui la gourmandiſe, ou les viandes gluantes ont engendré beaucoup de cruditez. Elle eſt à la verité au commencement aqueuſe, ou meſme morveuſe, & demeurant long-temps dans un long deſtour de chemins, principalement lors qu'elle eſt attachée dans l'inteſtin *cæcum*, ou dans les cellules du *colum*, elle groſſit à force de chaleur,

& par fucceſſion de temps juſques à ce qu'elle
devienne comme de verre & de plâtre. Ce
qu'elle fait d'elle-mefme, quelquefois eſtant fe-
parée, quelquefois eſtant environnée de matiere
feculente : quelquefois elle adhere ſi fort aux
inteſtins, qu'elle ne cede ny au cours des excremens, ny à celuy des medicamens. Quand il
s'en eſt fait un grand amas, juſques à remplir
les inteſtins & le mefentere, elle appefantit la
teſte, les fens, & generalement tout le corps,
& caufe beaucoup d'obſtructions & de maladies.
Il en eſt de mefme de toutes les humeurs, lefquelles eſtant detachées des boyaux, & defcen-
duës dans les inteſtins, ou d'elles-mefmes, ou
par la force de la purgation, y font contenuës
& inherentes. Le lavement donc arrivant juſqu'à
elles, les incife, extenuë, nettoye, & les emmene
avec foy. Il oſte auſſi beaucoup de chofes groſſieres, qui ne ſçauroient eſtre mifes dehors par la
force de la purgation. En purgeant mefme le bas,
il décharge le haut par confequent : car il delivre
d'oppreſſion les boyaux, & les parties d'autour
du cœur, & leur facilite la refpiration.

Toute purgation fe commence par le lavement,
lequel prepare & facilite la voye pour les felles, &
oſte les obſtacles du vomiſſement, & lors qu'il eſt
queſtion de guerir les humeurs attachées aux inteſtins, ou autres affections des mefmes inteſtins,
il faut premierement chaſſer les flatuofitez, &
les matieres fecales par le lavement, afin qu'apres
on puiſſe agir plus efficacement contre les affections. Il entre plus viſte & plus commodement, & courant en haut ça & là, il lave les inteſtins, ſi la perfonne eſt couchée fur le coſté
droit : mais ſi elle l'eſt fur le coſté gauche, il s'ar-

reſte d'ordinaire dans l'inteſtin *rectum*, ou dans le *colum*, lequel eſt chargé de la peſanteur de tous les autres. Il le faut donner tiede, & peu à peu, de crainte qu'eſtant donné avec effort, il ne pouſ-ſe en haut des flatuoſitez avec de grandes tran-chées. Lors qu'on le donne pour faire aller à la ſelle, parce que bien ſouvent il trouble & ren-verſe la viande, il faut que le ventricule ſoit vui-de, mais lors que c'eſt pour la medecine, on le peut recevoir, encore que le ventricule ſoit plein de viande ; & il le faut retenir long-temps, afin qu'il déploye ſes forces plus puiſſamment. Si le malade demeure long-temps à le rendre, il peut manger, & meſme s'endormir deſſus : car bien que par apres il ne ſoit pas rendu ſyncere, il l'eſt toutefois avec beaucoup plus d'utilité. Il arrive neantmoins aſſez rarement ou qu'il monte dans le ventricule, ou qu'il ſoit enlevé dans les veines du meſentere, quoy qu'il frappe la bouche & les narines par l'odeur, ou par la ſaveur, ou meſme qu'il tache les urines. Celuy qui eſtant convena-ble à la nature, eſt donné au lieu d'aliment, eſt quelquefois devoré, ſi l'abſtinence, ou la ſobrie-té ont duré long temps. Il s'arreſte auſſi quel-quefois, & ſe coule en haut, lors que l'on eſt tourmenté de tres-ſenſibles douleurs, telles que ſont les coliques & les nephritiques : car tout eſtant comme denué par la douleur, l'evacuation en eſt empeſchée. Toutefois le lavement qui n'eſt pas aſſez toſt rendu, l'eſt ordinairement par un autre plus fort, ou bien par un ſuppoſi-toire.

Le ſuppoſitoire agit beaucoup plus lentement que le clyſtere ; car il ne lave & ne guerit rien de ces choſes qui affectent les inteſtins ; mais il

émeut seulement le ventre, à cause que par son
acrimonie il provoque le fondement à se décharger. Lors qu'il est trop frequent, il irrite & ouvre les hemorrhoïdes, & fait quelquefois ulcere,
s'il est trop acre ; suivant les vices du fondement
on a coustume d'en composer de toutes sortes,
d'astringents, de detergents, d'adouciffants, selon que le demande la nature de l'affection.

# CHAPITRE III.

## Du Vomiffement.

LE vomiffement est une rejection faite en
haut par l'effort du ventricule : lors que le
ventricule flote pour avoir beu trop exceffivement, l'humeur furabondante remonte d'ordinaire infenfiblement par le gofier dans la bouche,
& fort par un crachement frequent. Les vers auffi
fe gliffent quelquefois des inteftins par le ventricule, & par le gofier dans la bouche, & dans la
naufée & mal de cœur, il coule en abondance
une eau deliée du ventricule dans la bouche. Tous
ces mouvemens bien que faits en haut outre nature, ne peuuent neantmoins estre compris fous le
nom de vomiffement ; mais ceux-là feulement
qui feront arrivez par un manifefte effort du ventricule. Car de mefme que dans l'enfantement
la matrice ayant ramaffé toutes fes forces, fe preffe tres-eftroitement par les extremitez des parties, afin de mettre le fruict dehors ; ainfi le ventricule offenfé par l'outrage de quelque chofe
nuifible, ayant le fond preffé, fe jette tout en haut
avec impetuofité, & chaffe par le vomiffement

tout ce qui l'incommode. De tous les mouve-mens naturels celuy-cy est le plus manifeste, par lequel le ventricule sortant de son propre siege, se-pare avec grande violence les parties voisines aus-quelles il est attaché. D'où vient que le vomisse-ment est violent & difficile, aux uns toutefois plus, aux autres moins. Ceux qui ont la poitri-ne pressée & estroite, & le col delié & long, ne vo-missent que rarement & avec beaucoup d'effort : mais tres-facilement & à la moindre occasion ceux qui sont d'une constitution toute contraire. Les astmatiques & les phtysiques, & autres qui sont travaillez d'inflammation ou de douleur des parties qui sont autour du cœur, vomissent aussi avec violence & danger de suffocation, ou de crachement de sang, ou de rupture, comme dans toute sorte de mouvement trop violent. Le vo-missement frequent & difficile debilite le ventri-cule, les parties d'autour du cœur, & les boyaux qui sont sous eux, par une frequente & puissante secousse, & contraint les humeurs impures d'y venir, remplit la teste, appesantit & offusque les sens. Pour celuy qui arrive avec facilité & mo-deration, il est tres-salutaire, & la plus excellen-te des purgations : car il attire & vuide de leurs propres sources, les humeurs nuisibles toutes seu-les, il chasse en premier lieu toute l'impureté qui est inherente dans la capacité du ventricule, ou dans ses tuniques. Des cavitez du foye & de la ratte, & du pancreas, il attire toutes les humeurs superfluës sans mélange, lesquelles ordinairement, ny la *hiera*, ny aucun autre medicament, quelque vehement & frequent qu'il puisse estre, ne sçau-roit faire descendre au ventre : car les voyes courtes & commodes par lesquelles le vomissement eſt facile, ſont plus droites de ces lieux à l'eſtomach qu'au ventre. Or bien qu'il arrache premierement des parties interieures, il ſoulage neantmoins en ſuitte la teſte & le reſte du corps. C'eſt pourquoy il profite à toutes les affections qui ont pris leur naiſſance de l'impureté des parties qui ſont autour du cœur, comme au degouſt, à la nauſée, à l'horreur des viandes, ou au frequent vomiſſement, à la diſtention du ventricule & des parties qui ſont autour du cœur, à l'ictere, à la cachexie, aux fievres intermittentes, à la migraine, au vertige, à l'incube, à l'epilepſie, à la ſuffuſion, & à toutes les affections de la teſte, qui ont eſté contractées par la ſympathie des parties qui ſont autour du cœur, produites par l'impureté répanduë de ces meſmes parties dans tout le reſte du corps. En quelque affection donc que l'on ſoit degouſté & travaillé de nauſée, & d'envie de vomir, ſi on ne reüſſit pas par les medicamens, il faut avoir recours au vomiſſement. Car le vomiſſement déracine ce que la purgation ne peut pas nettoyer, & ce qui par ſon moyen ne tombe pas aiſément dans le ventre, retourne promptement à l'eſtomac. Voilà donc l'eſtat qu'il faut faire du vomiſſement.

Or celuy qui ne vomit qu'avec grande peine, ſe doit preparer fort ſoigneuſement: Car lors que, à cauſe de la conformation du corps, ſoit pour la ſituation & pour la groſſiereté de l'humeur, l'on a couſtume d'eſtre travaillé de l'effort de vomir, d'avoir la face & les yeux rouges, avec tenſion de teſte, de ſuer beaucoup, & de ne pouvoir pas reſpirer, & tout cela ſans aucune evacuation, il ne faut pas s'eſſayer de vomir ſans preparation. Il faut donc en premier lieu ſubtili-

fer & oster l'humeur, ramollir, & lascher les
voyes par les choses que nous dirons cy-apres.
Le corps estant deuëment preparé, lors qu'on sera
pressé par necessité de vomir, il la faut provoquer,
afin que par le concours de l'art, & de la nature,
il s'en ensuive une plus parfaite operation ; d'ordinaire la nausée & envie de vomir, presse ceux
qui sont à jeun, lors que le ventricule estant vuide, il est attaqué par les mauvaises humeurs. Car
apres avoir mangé, l'humeur nuisible est appaisée
par la benignité de la viande & la nausée adoucie.
Or la mauvaise humeur pique souvent le ventricule, & contraint de rendre ce que l'on a mangé,
sans sortir toutefois elle-mesme, comme lors que
frappant le ventricule par le dehors, il ne peut
penetrer dans sa capacité, ou lors que par sa lenteur & tenacité elle s'attache à luy. Et partant il
faut sur tout aux personnes à jeun, provoquer le
vomissement de l'humeur superfluë seulement.
Bien que l'on puisse prendre quelque viande legere avant le medicament, afin que l'evacuation
reüssisse plus facilement, on doit aussi pour ce
mesme sujet remuer & agiter le corps par l'exercice. Mais lors que le cœur venant à faire mal,
les impuretez coulant en abondance, pressent le
malade, il le faut situer la teste en bas, luy ap-
puyant la teste, & pressant l'estomac auec la
main, jusques à ce que premierement la viande,
& la pituite soient sorties, puis de bile tout autant que la necessité le requiert, & que tout l'effort soit appaisé. Si le vomissement travaille par
une excessive violence, & qu'il survienne vertige chaud, suffocation, componction du cœur
ou de l'estomac, que s'il est surabondant & immoderé, & s'il attire ou les sucs utiles ou le sang

ou des raclures, ou quelque chose de noir, & de
puant semblable à la bile noire, il faudra certes
l'adoucir & l'arrester, tenir le malade en repos,
fomenter le ventricule avec une esponge trempée dans du vinaigre tiede, & le corroborer
avec ce que nous dirons cy-apres. Lors qu'apres
avoir appaisé le vomissement, le pouls est plein
& puissant, & qu'un sommeil paisible se coule
de luy-mesme, que la respiration est libre &
facile, & l'appetit bon, & tout le corps plus leger, il doit estre estimé utile & convenable, &
au contraire inutile & nuisible, si l'on y voit des
choses differentes.

# CHAPITRE IV.

*Des forces des medicamens purgatifs, & pre-*
*mierement comme chacun d'eux evacuë*
*l'humeur qui luy est familiere, par simili-*
*tude de toute la substance.*

PLusieurs ont crû que le medicament purgatif attiroit l'humeur par une attraction commune à toutes choses, & qu'apres en avoir osté
une portion, il en succedoit une autre à celle
qui avoit esté evacuée par certaine consequence,
& tout cela de peur que dans le corps il ne restast
quelque chose de vuide, & que le medicament
n'attiroit pas une humeur déterminée, mais toutes confusément à la façon des sangsuës, & des
ventoufes; que toutefois la plus deliée & la plus
propre à couler, suivoit la premiere, puis une
plus grossiere, & finalement celle qui l'estoit au

dernier poinct ; que fi le medicament eftoit foible & impuiffant, il ne fe vuidoit rien que des ferofitez, avec quoy il fe vuidoit auffi de la bile jaune, fi le medicament avoit un peu de force ; mais s'il en avoit beaucoup, il vuidoit auffi tant la pituite que la bile noire. Averroës foufcrivant à cette opinion, a crû que les humeurs déliées, comme eftans les plus propres à la purgation, eftoient pluftoft attirées que les groffieres par toute forte de medicament ; mais s'il eut eu affez d'experience pour remarquer que la rhubarbe, l'agaric, & le fené attiroient mefme d'un corps hydropique non l'eau, mais les humeurs grof-fieres, & la fcammonée d'un corps mefme qui fe porte bien, non les humeurs groffieres, mais les deliées & fereufes, je ne penfe pas qu'il fe fut fi lourdement abufé. Si dans l'ordre de l'eva-cuation, ce qui eft delié va toûjours devant le refte, pourquoy le fang ne coulera t'il pas plû-toft que la melancholie, puis qu'il eft conftant qu'il eft beaucoup plus delié ? Cette opinion en établiffant pour maxime qu'une forte de medica-ment changée, feulement en quantité, fuivant la forme de l'evacuation, eft fuffifante pour purger toutes les humeurs, trouble l'ordre des chofes, & introduit une grande confufion. Hippocrate prenant mieux garde à ces inconveniens, connut bien que le medicament n'attiroit pas l'humeur qui eft contenuë dans le corps outre nature par une puiffance commune, & confufe : mais par une fimilitude de toute la fubftance & par un rapport naturel.

*Le medicament, dit-il, apres qu'il eft entré dans le corps, attire premierement ce qui par nature a le plus de rapport, & de conformité avec luy, puis il*

*attire, & purge les autres choſes tout ainſi que les*
*ſemences & les racines, apres avoir eſté miſes ſous*
*la terre, attirent ce qu'elles y trouvent de conforme*
*à leur nature, ſoit aigre ou doux, ou amer ou ſalé,*
*ou quelque autre choſe differente. En premier lieu*
*donc elles font leur plus grande attraction de ce*
*qui leur reſſemble naturellement, puis elles en font*
*du reſte.* Les medicamens gardent cette meſme
regle dans le corps ; car ceux qui ſont propres à
chaſſer la bile, la purgent premierement toute
pure, & par apres meſlée.

Encore donc que l'attraction ſe faſſe quelquefois par la force de la chaleur, quelquefois
par celle du vuide & de l'inanition, quelquefois par la conformité de toute la ſubſtance,
neantmoins celle qui vient des medicamens purgatifs, s'acheve par la ſeule vertu de la reſſemblance, par laquelle les racines attirent de la
terre le ſuc qui leur eſt convenable, l'aiman le
fer, & l'ambre la paille. Or cette reſſemblance
n'eſt pas des temperamens, mais des ſubſtances.
Car celle des temperamens ne ſçauroit eſtre priſe
pour cauſe de l'attraction. Dautant qu'il ne ſe
trouveroit point de medicament propre à l'attraction de la pituite, puis qu'elle eſt froide,
& que tous les medicamens paſſent pour chauds.
La ſeule reſſemblance donc de la ſubſtance eſt
cauſe de l'attraction, que fait le medicament de
cette humeur cy ou de celle-là. Quant à la ſubſtance, ce n'eſt pas la matiere de la choſe, par
le moyen de laquelle nous diſons que chaque
choſe eſt de ſubſtance groſſiere ou deliée, & ce
n'eſt pas la reſſemblance de telle ſubſtance qui
cauſe l'attraction ; car autrement ny l'agaric, ny
la coloquinte, qui ſont de ſubſtance deliée, n'au

tireroient pas la pituite groſſiere , ny la rhubarbe qui eſt d'une aſtringente , ſolide , & groſſiere ſubſtance , la bile deliée. Mais c'eſt cette
ſubſtance plus excellente de laquelle , comme
de ſon principe intime , & naturel , découle ce
qu'on appelle la proprieté de toute la ſubſtance.
Puis donc que ce n'eſt ny la matiere , ny le temperament , il faut neceſſairement que ce ſoit l'eſpece , & la forme de la choſe , laquelle eſt principalement & preſque toute la ſubſtance de la
choſe compoſée. Ses merveilleuſes proprietez
ne peuvent eſtre apperceües ny par la couleur ,
ny par la ſaveur , ny par l'odeur , ny par aucunes qualitez des ſens , mais par les ſeules
operations. C'eſt pourquoy pluſieurs les ont appellées *aveugles , & occultes.* Pour les choſes qui
ſont contenües en meſme eſpece , on ne dit pas
qu'elles ont une ſemblable , mais abſolument
une meſme ſubſtance , comme nous ne diſons pas
que la ſubſtance du fer eſt ſemblable à celle du
fer , ou la ſubſtance de l'aiman à celle de l'aiman , mais qu'elles ſont les meſmes : or nous
diſons bien que l'aiman eſt ſemblable au fer ,
mais non pas le meſme , à cauſe que leurs ſubſtances , & leurs formes ſont conjointes par quelque alliance & par quelque ſympathie. Il en eſt
de meſme auſſi dans les medicamens : & l'on
croit que l'agaric eſt ſemblable à la pituite en toute ſa ſubſtance. C'eſt donc cette reſſemblance qui
eſt cauſe de l'attraction , & chaque choſe attire
ce qui luy eſt ſemblable ; mais non pas qui eſt de
meſme genre. Ainſi il attire la pituite , & non pas
l'agaric , non plus que la pituite n'attire point la
pituite. C'eſt pourquoy Avicenne conclud tres-
mal , que ſi l'attraction ſe fait par reſſemblance de

subftance, il faut que le fer attire le fer, & que l'or attire l'or. Or dans cette reffemblance, le plus fort attire le plus foible, comme l'agaric la pituite, & non pas au rebours, parce que l'agaric a beaucoup plus de force, laquelle eft d'ordinaire pouffée par la chaleur du temperament. Or s'il arrive que le medicament foit donné en fi petite portion, qu'il foit accablé par la quantité de l'humeur, il fera tout à fait fruftré de la faculté de purger, & paffera en une fubftance étrangere. Car l'experience a remarqué trois ordres de medicamens purgatifs.

Le premier eft des malins, qui ont une vertu, & une fubftance venimeufe, dans lequel on met la coloquinthe & la fcammonée. Le fecond eft des benins, qui ne font que tres-peu éloignez de la nature des alimens, comme font les prunes, les violettes, la manne, la ferofité du lait, la moëlle de la caffe. Le troifiéme eft des mediocres, dans lequel font la rhubarbe, l'agaric, le fené, l'aloës. C'eft pourquoy dans un corps robufte, & épuifé par l'abftinence, une petite portion de quelque medicament benin paffe dans la fubftance du corps ; mais la moindre portion d'un medicament malin s'en va en pourriture, qui approche fort du venin ; & le mediocre en l'humeur qui doit eftre evacuée, & qui eftant du genre des chofes fuperfluës, n'eft en aucune façon propre à nourrir le corps. Encore donc que l'agaric foit chaud, il fe peut neantmoins convertir en pituite, comme eftant pituiteux auffi bien que le faffran baftard feulement de fubftance, & non pas de temperament, dans ce changement de chofes, les qualitez du temperament periffent, la fubftance demeurant en fon entier.

CHA.

# CHAPITRE V.

*Que le medicament purgatif chasse quelque-*
*fois hors du corps une autre humeur, que*
*celle qui luy est propre & familiere.*

AFin que la purgation soit utile & convenable, le medicament doit estre propre, &
assez puissant pour chasser l'humeur ; la nature
robuste pour pousser l'humeur qui la provoque,
& moderer la purgation , l'humeur deliée, &
propre à couler, les voyes du corps par où elle
doit couler, ouvertes , & libres. S'il manque
quelqu'une de ces choses, la purgation sera ou
languissante ou inutile. J'appelle *inutile* celle qui
se fait d'une autre humeur que celle qui doit
estre evacuée , ou qui est immoderée. Lors donc
que l'humeur qui doit estre evacuée , est renfermée dans une partie épaisse, pressée ou oppilée,
& qu'elle n'a point les voyes de la purgation
ouvertes , ou lors qu'elle est trop gluante , &
grossiere, ou cruë, & tout à fait meslée avec
d'autres , ou separée en des parties éloignées ,
bien qu'une puissante nature soit provoquée par
un medicament convenable, la purgation toutefois ne sera que languissante & inutile : à sçavoir languissante , & imparfaite de l'humeur qui
devoit estre evacuée, & inutile de celle qui se
sera rencontrée la plus preste à sortir. Car le
medicament frustré de l'humeur qui luy est propre, attaque d'abord , & chasse la premiere qu'il
rencontre, & la plus preste à sortir, c'est à dire,
ou la plus propre à couler, ou celle qui sur-

abonde excessivement, ou qui s'arreste dans la voye de la purgation. Il n'y a point de doute, qu'une telle humeur ne sorte de quelque medicament qu'elle soit poussée, puis qu'elle sort quelquefois d'elle-mesme : c'est veritablement dequoy nous avertit Hippocrate, lors qu'il dit, si vous donnez à une mesme personne un mesme medicament quatre fois en l'année, en hyver, il rendra ce qui est de plus pituiteux ; au printemps, ce qui est de plus liquide ; en esté, ce qui est de plus bilieux ; & en automne, ce qui est de plus noir. Lors donc que l'humeur melancholique & grossiere meslée avec le sang, s'est coulée par hazard dans le cerveau, encore que l'on donne un remede puissant pour l'oster, il ostera neantmoins pluftoft que cette humeur, la pituite qui a coustume de s'attacher au ventricule, & aux intestins: ou mesme la bile, laquelle estant à part pure & deliée, provoque la nature, ou par son excessive quantité, ou par sa corruption. A grand'peine donc se trouve t-il-en medicament, à moins que d'estre extrémement puissant, qui emporte la cacochymie renfermée dans les veines, ou répanduë dans l'habitude du corps ; parce que ce qui est autour du ventricule, des boyaux & des premieres veines, se presente le premier à la purgation. C'est pourquoy il arrive souvent, que le medicament purgatif ne chasse pas l'humeur qui luy est propre & particuliere, mais quelque autre differente. Mesme s'il a une force dereglée, il attirera aussi celle qui luy est estrangere tout ensemble : car pour lors la nature estant provoquée avec trop de violence, ou estant déja foible & languissante, ne peut arrester ny la force du medicament, ny l'impetuosité de l'humeur.

Les purgations excessives & dereglées, que les Grecs appellent ὑπερκαθάρσεις, sont celles-là, par lesquelles coule non seulement l'humeur particuliere, mais encore les autres. Car le medicament qui a trop de violence apres avoir osté son humeur propre, attaque les autres en suite, & premierement il attire la plus deliée, & la plus disposée à couler, puis la plus grossiere & la plus paresseuse, & enfin le sang que la nature embrasse, & retient avidement comme un tresor caché. Par exemple, le medicament *cholagogue* met dehors premierement la bile, en second lieu la pituite, en troisiéme la melancholie, & en dernier le sang. Le *phlegmagogue* premierement la pituite, puis la bile jaune, troisiémement la noire, & enfin le sang. Le *melanagogue* premierement la bile noire, puis la jaune, puis la pituite, & enfin le sang le plus conforme à la nature. Ce débordement, & cette surabondance de purgation ne se peut faire par la proprieté de toute la substance, parce qu'aucun medicament ne peut ressembler en substance à toutes les humeurs. Plusieurs la raportent à la chaleur du medicament, & à l'acrimonie, laquelle ouvre & dilate l'orifice des veines, & les provoque continuellement à un poinct, qu'à peine peuvent-elles retenir leur humeur. Mais si la purgation surabondante vient de là, l'ail, le pyrethre, & le poivre seront employez pour purger. C'est pourquoy outre la faculté speciale de purger, qu'ont les medicamens chacun en leur particulier, il faut aussi necessairement leur en attribuer une generale, par laquelle ils le portent aussi vers les autres humeurs, & les evacuent communément. Supposons, par exemple, que trois drachmes de rhubarbe soient capables de purger Dion de la bile jaune : six drachmes de fené , de la bile noire : trois drachmes d'agaric , de la pituite. Que l'on ait deſſein d'evacuer trois ſortes d'humeurs , de compoſer & d'accommoder le medicament à cette intention , on le rendra propre & efficace en y mettant le tiers de chacun , & mélant une drachme de rhubarbe , une d'agaric , & deux de fené. Le medicament compoſé de cette façon n'auroit aucune force , ſi ces ſimples ne s'entretenoient mutuellement par une cõmune & generale faculté de purger. Car une drachme de rhubarbe ne ſeroit pas capable de purger tant ſoit peu de bile , ny une drachme d'agaric , de pituite ; ny deux drachmes de fené , de melancholie ; ny par conſequent toutes ces choſes meſlées enſemble , s'ils ne ſe communiquoient reciproquement leurs operations. Et il arrive preſque en cette rencontre , comme quand pluſieurs perſonnes levent quelque peſant fardeau par un commun effort. Il eſt donc tres-conſtant , qu'outre la propre & particuliere force de purger , chaque medicament eſt pourveu de la generale , par le moyen de laquelle , lors que la purgation eſt exceſſive , il oſte auſſi les autres humeurs , à quoy il eſt aidé de la chaleur , & de l'acrimonie.

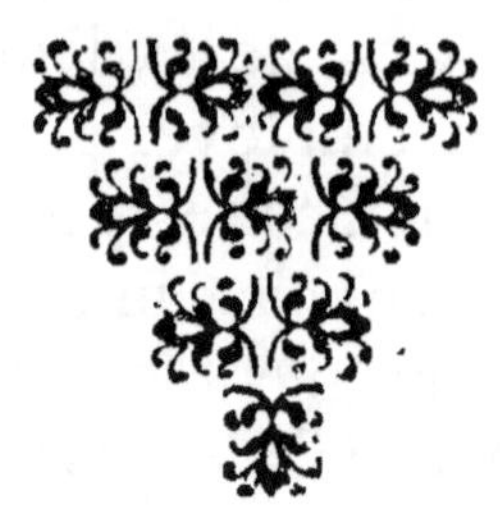

# CHAPITRE VI.

*Que la faculté du medicament purgatif est excitée par nostre chaleur, & qu'elle ne passe pas au travers de la substance pour evacuer l'humeur.*

LA proprieté de purger une humeur particuliere, coulant de toute la substance & des principes internes du medicament, n'est pas en luy effectivement, & par energie, mais seulement par puissance. Car si quelque portion de bile pure, & sans mélange, se trouve proche de la scammonée, elle ne l'attirera pas comme l'aiman le fer ; mais seulement lors qu'estant réveillée par nostre chaleur elle se determinera à l'action, apres y avoir esté poussée. Car tandis que le medicament est brisé, échauffé, & en toutes façons émeu par la chaleur de l'estomac, sa faculté qui estoit comme retenuë par des liens, s'en estant delivrée, s'éleve, & se produit avec de nouvelles forces. Et lors une vapeur doüée de cette mesme faculté venant à sortir, & se répandre ça & là dans toutes les parties du corps, par des conduits aveugles & cachez, donne jusques à l'humeur nuisible, & la trouvant peut-estre accoustumée dés long-temps à se reposer dans la partie, elle l'incise, & la prepare par son acrimonie, & par une qualité contraire pique & provoque vivement la nature de la partie à se décharger. Quant à la substance du medicament, demeurant encore dans l'estomac, & dans les

inteſtins, elle attire auſſi cette meſme humeur ;
afin que la purgation ſe faſſe communément par
l'attraction du medicament , & par l'expulſion
de la nature. La ſubſtance donc du medicament
ne paſſe & ne penetre pas juſques à l'humeur
qui doit eſtre purgée , par cette raiſon , que bien
ſouvent , apres que le ventre s'eſt déchargé , le
medicament demeure dans l'eſtomac, ou eſt ren-
voyé par le vomiſſement , & que l'on a veu
rendre tantoſt par le vomiſſement, & tantoſt par
les ſelles des pillules dures , apres avoir purgé
tres-copieuſement, qui n'eſtoient pas encore diſ-
ſoutes. De là vient que Paulus ordonne d'avaler
des grains entiers d'épurge , ſi l'eſtomac eſt imbecille , aſſurant qu'encore qu'ils ne ſe briſent, &
qu'ils ne penetrent point dans le corps , ils ne laiſſent pas neantmoins de purger puiſſamment. Si
le medicament dit Serapion , alloit juſqu'à l'humeur fort éloignée , il ſe joindroit à elle par conformité , & n'auroit garde d'oſter , & de chaſſer
celle dont il jouïroit avec grand plaiſir , tout ainſi
que l'aiman s'eſtant uny au fer , ne l'attire pas ailleurs , mais le retient & le garde. Et c'eſt juſte-
ment le propre des medicamens que l'on appelle
*malins* , & qui ont une proprieté venimeuſe & ennemie de tout le corps. Car ceux qui ſont dans le
rang des mediocres , comme le ſené , & la rhubarbe, bien que pendant qu'ils agiſſent, ils s'arreſtent dans le ventre : toutefois il s'en coule dans
les veines quelque portion la plus deliée , & parvient juſques à l'humeur qui doit eſtre purgée ,
dont la couleur & l'odeur ſe font manifeſtement
remarquer dans les urines. Quant aux medicamens benins , peut-eſtre paſſent-ils par tout le
corps , & tenant comme enchaînée l'humeur nui-

ßble la ramenent dans le ventre. C'eſt d'eux qu'A-
riſtote a fait ce jugement. Les medicamens apres
eſtre parvenus dans le ventre, & apres avoir eſté
diſſous`, ſont incontinent portez dans les veines
par les meſmes voyes, par leſquelles la nourriture paſſe, puis n'ayant pû eſtre digerez, mais s'e-
ſtant maintenus par une puiſſance victorieuſe, ils
retombent & entraînent avec eux ce qui leur reſiſte, & c'eſt ce que l'on appelle *purgation.*

En effet, le ventre recevant l'humeur choiſie, &
ſeparée enſemble avec le medicament, ſe ſentant
vivement piquée d'un double aiguillon, & ne le
pouvant plus long-temps ſupporter, ſecouë l'un
& l'autre de toute ſa force, juſques à tant qu'il
s'en décharge, & le chaſſe par des lieux convenables. Ce n'eſt donc pas le medicament qui
chaſſe la meſme humeur dont il a fait attraction,
& qui la met dehors par le vomiſſement & par les
ſelles, ſuivant que ſa force naturelle fait irruption
dans l'eſtomac, ou dans le ventre ; mais la nature
ſeule : car le vomiſſement n'arrive pas ſeulement
par ce que le medicament s'arreſte à l'orifice de
l'eſtomac, & le debilite : ny les ſelles, parce que
le meſme medicament coule dans le fond de l'e-
ſtomac, & bien-toſt apres dans les inteſtins, &
qu'il les debilite : mais parce qu'il a une proprieté, par laquelle il n'attire pas ſeulement à ſoy l'humeur qui luy eſt conforme, mais encore il la
pouſſe & meut vers un lieu certain & deſigné. Car
de meſme que les cantharides appliquées aux é-
paules, ou au bras, n'attirent pas ſeulement l'eau
à elles, mais provoquent encore en abondance
les urines, juſques où toutefois leur ſubſtance
ne penetre point : ainſi preſque de la meſme ſorte
certains medicamens appliquez au ventre par de-

hors, font aller à la felle, d'autres font vomir.
Combien donc leur fubftance eftant prife, &
mefme demeurant dans le ventricule & dans les
inteftins, doit-elle avoir plus de force & de facilité pour la purgation?

## CHAPITRE VII.

### Par quelles voyes le medicament evacuë l'humeur.

L'Humeur qui eft evacuée, eft ordinairement conduite par des voyes ouvertes &
manifeftes; du tour du corps, elle coule dans les
petites veines, de celles-cy dans les grandes,
defquelles elle defcend par le foye dans les inteftins. Au refte dans la purgation violente, les
humeurs ne coulent pas feulement par ces voyes
dans le ventre : mais encore par d'autres aveugles & cachées de l'extremité mefme du corps,
avec beaucoup de defordre : l'animal eftant mort
on ne void feulement que les vaiffeaux & les
foufpiraux les plus amples, beaucoup s'abbatent
& fe ferment, lefquels pendant qu'il eftoit en
vie, eftoient plus ouverts & plus étendus par la
force de la chaleur & de l'efprit, par lefquels il
faut croire que fe font écoulées, non feulement
les humeurs deliées, mais encore les efpeces & les
gluantes par la force d'un medicament puiffant.
C'eft ainfi que l'eau des hydropiques de la vafte
capacité de *l'abdomen*, eft ou portée dans les inteftins, ou retourne dans la veffie; ainfi bien
fouvent beaucoup de chofes des poulmons &
des ventricules du cerveau tombent dans le

ventre, quoy que ce ne soit pas par des veines, ny par des conduits manifestes. Ainsi beaucoup d'enflures, non seulement œdemateuses, mais tout à fait scirrheuses, des membres, & des jointures sont quelquefois derivées dans le ventre, & quelquefois dans la bouche par une salive lente, si l'on frotte de vif-argent, par la force duquel toutes choses sont liquefiées, & portées dans la bouche impetueusement. Enfin, c'est ainsi que les plus puissans apophlegmatismes attirent la pituite, non seulement du cerveau, mais encore du ventricule, & des autres parties, quelquefois avec telle abondance, qu'elle ne sçauroit estre contenuë ny dans les ventricules du cerveau, ny dans la capacité de tout le test de la teste.

Cela ne semblera point étrange à celuy qui outre l'experience considerera aussi l'avis d'Hipocrate, lequel assure que le corps est penetrable par dedans & par dehors, & que la nature, principalement celle qui est robuste & puissante, prepare tousiours des voyes pour evacuer les choses superfluës, & les matieres les plus grossieres par des trous les plus étroits, & que mesme s'il se fait des abcez par les os : tout ainsi que l'humeur grossiere des pulmoniques, & des pleuritiques, passe par une membrane épaisse jusques aux poulmons, dont elle est en fin renvoyée par la toux. Si la nature fait ces choses d'elle-mesme, elle fera sans doute des choses plus grandes, & plus merveilleuses, estant aidée de la force attractive du medicament, sur tout si le corps est convenablement preparé, & l'humeur disposée à couler. C'est pourquoy la faculté d'un medicament purgatif qui a beaucoup de force passant

par tout le corps, attire de toutes parts l'humeur
qui luy eft conforme, pourveu qu'elle ne foit
pas retenuë, non feulement par des voyes amples
& ouvertes, mais encore par celles qui font occultes & imperceptibles.

J'ay crû qu'il faloit premierement traiter en
cette façon de toutes les fortes de medicamens
purgatifs, maintenant il faut chercher l'efpece, la
quantité, & la maniere d'ufer de chaque medicament en particulier : & pour nous en acquit-
ter plus exactement, il faut expliquer à quelles
maladies eft convenable la purgation, quel genre
de purgation doit eftre ordonné à chaque maladie, le lavement, ou le vomiffement, ou la medecine : quelle efpece de medicament, de quelle
force & de quel ordre, univerfellement ou à reprifes, combien, & jufques où il faut evacuer,
& par quelle methode : car c'eft en ces chofes
que confifte toute l'affaire de la purgation.

---

# CHAPITRE VIII.

*A quels vices des humeurs, & à quelles ma-*
*ladies il faut ordonner la purgation.*

LA purgation eft le propre remede de la cacochymie : car tout ce qui eft tellement impur & corrompu, qu'il paffe entierement les limites de la nature, doit eftre tout à fait arraché &
mis dehors, parce qu'il ne peut eftre corrigé ny
adoucy par aucune induftrie. Or c'eft ce qu'il
faut faire par la purgation, laquelle feule ofte &
vuide toute forte d'impureté hors de chaque partie du corps, plus promptement à la verité, & plus

facilement de l'une que de l'autre. La cacochymie de la premiere region se peut oster commodément & utilement par la seule purgation, celle qui est dans les intestins par le lavement : celle qui est autour de l'estomac & des parties qui environnent le cœur par le vomissement : l'une & l'autre par le medicament ; mais principalement celle qui consiste ou dans la ratte, ou dans la concavité du foye, ou dans le mesentere, ou dans la capacité de *l'abdomen*. Car de ces endroits-là il y a des voyes courtes & droites, par lesquelles elle peut estre portée aisement dans le ventre, où elle se precipite quelquefois d'elle-mesme. La force de la saignée n'attaint presque jamais jusques-là, & n'en evacuë pas les humeurs : mais en effet celuy-là trouble l'ordre de la nature fort des-avantageusement, lequel laissant l'impureté, met le sang pur & sincere hors des veines, & apres les avoir vuidées par la saignée, les remplit des ordures qui sont attirées des premiers sieges, qui sont comme l'égoust de toute impureté.

Se trouveroit-il quelqu'un assez ignorant dans la Medecine, pour entreprendre de guerir par la saignée, la crudité du ventricule, ou la lienterie, ou la douleur colique, ou le scirrhe de la ratte, ou la bile, ou l'hydropisie, ou autres semblables affections ?

La cacochymie mesme des veines, peut estre toute emportée par la purgation, & non pas par la phlebotomie : quoy que l'on la permette, lors que la cacochymie est accruë si abondamment, qu'elle enfle les veines outre mesure, jusques à menacer des dangers qui suivent la plethore excessive : car en cette occasion on use de la saignée pour oster la surabondance, comme aussi lors qu'elle fort dehors, les veines eftans rompūes, ouvertes ou mangées, ou qu'elle fait abcez en quelque partie, dautant que la faignée fait revulfion, & arrefte l'impetuofité. Troifiémement, lors qu'il y a danger qu'eftant émeūe avec violence, & agitant le corps comme avec quelque forte de furie, elle ne fe jette fur une partie principale : car la faignée en arrefte l'effort & l'impetuofité. Quelquefois auffi lors que la maladie eft violente, & que fa matiere eft neantmoins ou renfermée dans les veines, ou crūe, ou qu'elle n'a point de voye prefte par où elle puiffe eftre aifément emportée par le medicament. La faignée en ofte une portion plus promptement que la purgation, apres quoy, bien fouvent l'aigreur de la maladie s'adoucit, & la nature cuit le refte avec plus de facilité : par cette mefme raifon l'on faigne au commencement des fievres continūes, fi les forces le fouffrent, & que les veines ne foient pas trop vuides. Au refte il eft vray que la faignée qui fe fait alors, attire une portion de l'impureté : mais non pas fans eftre mélée avec le fang. Et il n'y a point de phlebotomie qui puiffe emporter toute la cacochymie des veines, fi ce n'eft peut-eftre qu'elle verfe tout le fang. Parce que l'humeur vitieufe eftant également mélée avec le fang, ne fçauroit couler feparement : C'eft pourquoy, bien que la faignée ait efté neceffaire ou utile pour ces raifons, il y faut toutefois apporter en fin la purgation, afin qu'en qualité de remede propre, elle ofte le refte des mauvaifes humeurs.

Quant à cette cacochymie qui a occupé, ou la fubftance de quelque partie, ou la conftitution

du corps, il la faut premierement emporter par
le medicament, & non pas par la saignée, puis il
faut oster ce qui reste par les pores de la peau, ou
par des conduits particuliers. C'est ainsi qu'il faut
épuiser la pituite la plus cruë du cerveau & des
poulmons, & la cachexie de tout le corps; mais
dans la cacochymie qui travaille également beaucoup de regions, on peut commencer l'evacuation par où l'on voudra. Comme si le corps est
saisi d'une égale pourriture de toutes les humeurs, ou par une obstruction generale, ou par
un estoupement de la peau, ou par les veilles,
le travail, le chaud, la colere, la pestilence, ou par
l'excez des autres causes evidentes, il n'importe
pas beaucoup de commencer l'evacuation, ou
par la purgation, ou par la saignée, quoy que
pour plus grande seureté, l'on purge pluftoft la
premiere region. Mais lors que la cacochymie
est inégale, il faut premierement evacuer cette
region, laquelle est la plus affligée, ou d'où le
mal des autres a pris son origine. A present je
passeray des causes aux maladies qui procedent
de cacochymie.

Dans la fievre continuë qui travaille par un
excez de chaud & de lassitude, on peut saigner
dés le commencement, s'il n'y a ny nausée ny
vomissement, ny crudité des premieres veines:
mais dans celle qui vient ou de la mauvaise constitution du ventricule & du foye, ou du vice de
la viande & de la boisson, dautant que la basse
region est pluftoft, & davantage salie par l'impureté, & que d'elle le vice s'est glissé dans les
veines, & dans la constitution du corps, il la
faut premierement purger, comme estant celle,
sans laquelle pas une des autres ne sçauroit de-

venir pure. C'eſt par cette raiſon que dans la cachexie, dans la leucophlegmatie, dans l'hydropiſie, dans l'ictere, & beaucoup d'autres affeᷓtions, dont l'impureté ſe communique à tout le corps par le vice du foye ou de la ratte, il ne faut evacuer que par la purgation ſeulement. Car toutes les fois que l'on void les urines groſſieres & rouges, il ne faut pas ordonner temerairement la ſaignée, ny la juger profitable auſſitoſt qu'il en ſort du ſang vilain & corrompu. Parce qu'apres qu'il en eſt coulé d'impur, il eſt incontinent ſuivy d'un autre qui l'eſt encore davantage, & qui part d'une meſme ſource : ce n'eſt donc pas les petits ruiſſeaux, mais bien la ſource meſine qu'il faut taſcher de tarir, à laquelle ſi l'on n'a pluſtoſt donné ordre, à peine peut-on par apres remedier par l'induſtrie. Or il faut ſur tout prendre garde dans les fievres intermittentes, de meſine que dans ces maux, que le corps ne devienne plus impur, ou par la confuſion, ou par la tranſpoſition des humeurs. Car les fievres tierces, dont la cauſe eſtoit inherente dans la partie cave du foye, ſe font ſouvent changées en continuës par une ſaignée faite mal à propos, & les continuës dans leſquelles les viſceres eſtoient extrémement impurs, en ſont devenus beaucoup plus violentes, parce que le ſang eſtant épuiſé en quelque endroit que ſoit reſtée la mauvaiſe humeur, elle s'aigrit, & augmente la ſeroſité. Quelquefois la bile jaune flotant autour du foye, quelquefois la pituite, ou dans le cerveau, ou dans les poulmons, ou dans le ventricule, produit des ſymptomes tres-importans, le ſang ayant eſté evacué, & les forces abbatuës. L'on peut maintenant

connoiftre par les chofes dites cy-deffus , à quels
vices des humeurs , & à quelles maladies la purgation eft profitable.

## CHAPITRE IX.

*Par quelles voyes il faut commencer la pur-*
*gation, par quel genre de medicament,*
*& de quelle force il doit eftre.*

IL y a deux chofes qui font principalement connoiftre la voye de la purgation, le fiege du vice,
& le mouvement ou l'inclination de la nature. Le
fiege eftant reconnu , on connoift incontinent
tous les conduits , qui de ce fiege vont dehors, ou
par le ventricule , ou par le ventre , ou par quelque autre emiffaire , par lefquels la nature libre,
& dégagée a couftume d'evacuer fes incommoditez. Ce font ceux qu'Hipocrate appelle *conve-*
*nables*. Le ventricule à la verité , & les parties les
plus hautes de celles qui font autour du cœur, font
purgées bien à propos par le vomiffement ; les
inteftins , & fur tout les plus groffiers par le lavement: & par la pharmacie, tant ceux-cy que principalement les vifceres , les veines , & la conftitution du corps : les reins, & la veffie par les urines:
la matrice par fon propre col: le cerveau par le palais , & par les narines : les extremitez du corps
par la tranfpiration, & par la fueur. Que fi la maladie vient à vous intercepter les voyes de la purgation , vous tournerez ailleurs le mouvement ;
car il ne faut iamais deriver l'humeur nuifible dans
le fiege affecté. C'eft pourquoy l'on ne doit point
provoquer le vomiffement , fi l'eftomac eft im-

becille, ny les inteſtins eſtans ulcerez ou ſouffrans
inflammation de bile, l'on ne doit pas y appeller
la bile ; mais l'envoyer par revulſion autre part,
ny les reins eſtans enflammez, & la veſſie ulcerée, attirer la mauvaiſe humeur aux urines,
mais pluſtoſt vers les inteſtins. Quant au mouvement, & effort de la nature, il le faut obſerver en cette maniere.

Si l'humeur nuiſible eſt portée par des voyes
convenables, il la faut laiſſer, & inciter meſme
ſi elle coule trop lentement, parce qu'elle ne
coule que par la conduite de la nature, qui ne
fait rien ſans ordre & ſans utilité. Mais il faut
arreſter celle dont le cours n'eſt ny ordinaire,
ny naturel, & la rappeller, s'il ſe peut commodement dans un ſentier court & droit, dautant que ſon impetuoſité, & l'empeſchement de
la nature, la font aller ſymptomatiquement.
Pour le genre du medicament il le faut prendre
de celuy de l'humeur ; car l'experience a remarqué tout autant de ſortes de medicamens, qu'il
y a de ſortes d'humeurs peccantes, afin de les
ajuſter enſemble. Les uns oſtent la bile jaune,
les autres la noire, les autres la pituite, les
autres la ſeroſité du ſang, & en chaque genre
les uns evacuent de certaines parties, les autres
d'autres.

Ainſi lors qu'à celuy qui eſt travaillé de la
jarriſſe, & ſuffuſion de bile, on luy donne un
medicament propre à l'evacuer, il eſt incontinent
remis dans ſon habitude naturelle, & reprend
ſa premiere couleur. Si l'on donne à un hydropique quelque medicament propre à luy oſter
l'eau, dont il eſt enflé entre peau & chair, cette
humeur aqueuſe s'en ira dehors par une puiſſante
eruption,

eruption, & la tumeur du ventre s'abbaissera ; mais les medicamens qui ne s'accorderont pas avec les humeurs, n'apporteront que peu ou point d'utilité. Pareillement aussi lors que la pituite ou la melancholie se rendent importunes, si l'on donne à chacune le remede qui luy est convenable ; nous experimentons que l'humeur nuisible est emportée, & que la personne est delivrée de la maladie. L'usage donc a distingué en cette façon les genres des medicamens par les differences des humeurs, afin d'opposer à chacune la purgation qui luy seroit propre.

Or dans chaque sorte de medicament, tant celuy qui purge la bile, que celuy qui purge la pituite, ou quelque autre humeur que ce soit, la situation de la mauvaise humeur monstrera combien il le faudra choisir puissant ou imbecille : car de mesme que toute saignée indifferemment n'oste pas l'humeur de toute partie du corps, aussi ne fait pas toute sorte de medicament, mais les uns sont plus propres aux unes qu'aux autres. Les plus doux attirent de la premiere region du corps les mediocres des grands vaisseaux, les plus puissans de la constitution du corps, & des plus petites parties. La purgation qui se fait du ventricule & des intestins, est prompte & facile : celle-là ne l'est pas tant qui se fait des veines du mesentere, non plus que du foye & de la ratte ; celle qui se fait des grands, & des petits vaisseaux, est beaucoup plus difficile ; mais la plus difficile de toutes, est celle qui se fait de la substance mesme des parties qui approchent de la derniere peau, & des jointures. Car d'autant plus que chaque partie est éloignée, & moins remplie de veines, d'autant plus difficilement cede-t-elle au medicament, parce que l'action est bien plus forte sur ce qui est proche, que sur ce qui est éloigné. Comme donc les trois regions du corps sont separées par leurs limites, ainsi trois ordres des remedes purgatifs leur sont proportionnez. Il faut en suite determiner la quantité du medicament.

## CHAPITRE X.

### Comment il faut determiner la quantité du medicament.

APres que l'on aura connu le genre du medicament par l'espece de l'humeur, & sa force par la situation, il faut ensuite examiner en quelle quantité il doit estre administré. Or chaque medicament a sa propre quantité determinée, par laquelle il a coustume d'operer une purgation convenable, & moderée; comme il sera plus exactement declaré au livre suivant.

Nous sommes contraints d'accroistre ou de diminuer la quantité, selon la facilité ou difficulté de la purgation. Or pour connoistre quand la purgation sera facile ou difficile, il faut prendre garde à l'estat du corps, de l'humeur, & du temps.

Dans l'estat du corps sont compris le temperament, l'habitude, la structure, la constitution, & la coustume d'estre purgé : on ne sçauroit oster que peu d'un corps sec, maigre & décharné: mais beaucoup de celuy qui est humide, & qui a de l'embonpoint. Le corps ferme & pressé, dont les visceres, les veines, & mesme les intestins estans naturellement estroits se bouchent, ou resserrent aifément, retient les fuperfluitez, & ne les laiffe pas échaper facilement. Mais celuy qui eft mol, rare, & lafche ; comme celuy des femmes, des enfans, & des perfonnes oyfives, eft plus ouvert, & les humeurs excitées paffent à travers avec facilité. Les perfonnes robuftes, & qui font accouftumées au travail, ne feront point émeuës par des medicamens legers, non plus que celles qui ont le fentiment emouffé. Au contraire, celles qui l'ont exquis, font émeuës tres-facilement, & celles qui font devenuës delicates, ou par nature, ou par maladie, ou par maniere de vivre. Celles qui font accouftumées à prendre fouvent medecine n'en font pas tant travaillées que les autres : dautant que l'horreur des chofes qui nous paroiffent éftrangeres, troublant la nature, provoque à l'evacuation, comme l'odeur defagreable, ou la forte imagination de la medecine lafche ordinairement le ventre. Mais la couftume engendre la familiarité, la familiarité l'amitié qui adoucit toute la violence. Ainfi les chofes que nous avons accouftumées de long-temps, encore qu'elles foient plus mauvaifes, ne nous fafchent pas tant.

La purgation trompe bien fouvent l'attente des imprudens, en ceux dont le ventre eft lafche par couftume, ou fe lafche quelquefois de luy-mefme.

Quant à l'efpece, la matiere & l'abondance de l'humeur, elles prefcrivent la quantité du medicament en cette forte. L'humeur aqueufe, & la bile deliée coulent facilement, la pituite, & la melancholie lentement. Celle qui eft groffiere, dure, & comme fechée par le chaud, s'arrefte dans le chemin comme fi elle eftoit fixe. Celle qui eft vifqueufe & gluante, s'attache aux conduits. Celle qui est surabondante comme aux personnes grasses, & celles qui se sont trop remplies de vin, ou qui par quelque cause que ce soit, ont fait amas de mauvaises humeurs, est purgée excessivement avec une grande emotion de ventre. Car la surabondance coule d'elle-mesme, les veines estant ouvertes, comme d'un tonneau percé, non pas par la force débordée du medicament, mais par celle de la nature qui se décharge, laquelle bien souvent quitte, & jette son fardeau sans estre provoquée, & de son propre mouvement. Il arrive de petites purgations aux sobres, & qui ont le corps pur, lesquelles toutefois il ne faut pas exciter par de puissans medicamens, dautant que ceux qui ont le corps sain & net, ont beaucoup de repugnance pour les medecines ; parce que le medicament ne rencontrant pas de mauvaise humeur, il liquefie le sang & la chair, afin d'en attirer puissamment l'humeur qui luy est propre.

L'estat du Ciel pris de la region, de la saison & du temps, monstrera aussi quelles doivent estre les purgations. Durant & devant la Canicule, & dans une region chaude, il n'y a dans le corps qu'un peu d'humeur acre, laquelle est mesme attirée dehors, & par consequent la purgation n'en sçauroit estre facile. Au milieu de l'hyver, & dans une region froide, le corps devient épais & resserré, l'humeur pressée, & qui ne s'évacuë pas facilement. Ainsi presque tousiours le temps septentrional épaissit le corps, & desseche le ventre, que celuy du midy lasche & humecte. Les purgations donc ne reüssissent heureusement qu'au temps meridional, & dans la moderation des climats & des saisons. Si nous comprenons toutes

ces choses sommairement ; un corps, sec, robuste,
épais, bouché, accoustumé aux purgations, chargé de melancholie, ou de pituite grossiere, non
en grande quantité, laquelle estant inveterée, &
fort éloignée des vices de la purgation se soit assemblée en hyver, dans une region froide, & un
temps septentrional, ne peut estre émeu & lasché
par les medicamens, qu'avec beaucoup de difficulté ; mais celuy-là le sera tres-facilement, qui
aura toutes choses contraires à ce que nous avons
dit. C'est donc par l'observation de tout cela que
la quantité du medicament doit estre jugée & limitée. L'observation aussi de la force, de l'âge,
& de la grosseffe y fait beaucoup, puis qu'elle ne
change pas seulement la quantité du medicament,
mais souvent aussi le genre, comme nous en-
seignerons bien-tost.

Mais parce que nous ignorons beaucoup de
choses qui ne font comprises par aucunes remarques, il est expedient de sonder doucement la nature inconnuë du malade, avec des medicamens
legers, & non pas de la choquer, & de la travailler
temerairement, avec ceux qui ont le plus de vehemence. Les natures estans pluftost parfaitement
connuës, on leur ordonnera la medecine avec
seureté.

## CHAPITRE XI.

*Combien & jusques où il faut evacuer, uni-*
*verfellement, ou à reprises.*

Pres que le medicament aura esté inventé,
& rendu propre à la purgation du corps,

& des humeurs par de justes forces, & une quantité convenable, il faut ensuite limiter la quantité & le temps de la purgation, soit que l'on ait dessein d'eviter le mal ou de le vaincre, il faut entierement oster l'humeur nuisible, puis qu'elle est estrangere & outre nature. Il est vray que si l'on n'en laisse qu'une petite portion, elle pourra estre domptée par la force de la chaleur naturelle, & par un bon regime de vivre, en telle sorte qu'il s'en ensuive quelquefois une entiere & parfaite santé, sans crainte que la maladie revienne; mais s'il en reste beaucoup, à moins que d'estre vaincuë & chassée par la nature, le malade ne sçauroit se garantir de maladie, par quelque bon regime de vivre que ce soit. Car bien qu'il semble estre soulagé par la purgation, il retombera toutefois dans sa premiere indisposition plutost, ou plus tard, plus legerement ou plus considerablement, selon l'abondance, & la malice de l'humeur, l'estat des forces & la maniere de vivre; puis qu'au dire d'Hippocrate les restes des maladies ont accoustumé de causer des recheutes : car la portion qui est restée, representant la condition du tout, laquelle estoit absolument outre nature, ne se pourra jamais convertir en la substance du corps, mais elle infectera avec le temps les humeurs sinceres, & les viandes recentes, & fera ressusciter la maladie. Ainsi plus vous nourrissez les corps impurs, & plus vous leur faites de mal. C'est pourquoy il faut entierement evacuer tout ce qu'il y a d'humeur nuisible, afin que le corps soit delivré de maladie. Or la quantité de l'humeur, & les forces du malade donneront à connoistre, si c'est universellement ou à reprises qu'il y faut proceder : car c'est aussi de cette sorte que nous mesurons la quantité du sang que l'on doit tirer, par la grandeur de la maladie, & par celle des forces.

Les forces estant en leur entier on peut oster universellement la cacochymie, qui n'est pas grande; principalement si elle est cuite ou deliée, & que d'elle au ventre les voyes soient ouvertes; mais les forces estans imbecilles, non seulement il faut oster à reprises la grande, mais encore la mediocre cacochymie. Car ny dans la leuco-phlegmatie, ny dans la cachexie, l'humeur qui est respanduë ça & là par tout le corps, ne peut par la force d'aucun medicament, couler toute dans le ventre, des lieux les plus éloignez par des conduits aveugles & cachez, & si le sang qui excede dans la plethore peut tout sortir en une fois, & universellement de la veine qui est ouverte, l'humeur abondante n'en fait pas autant de la constitution du corps. Et mesme quand cela se pourroit par le moyen de quelque medicament, il faudroit neantmoins que le corps fût grandement émeu, que les humeurs se meslassent diverse-ment, qu'il s'en ensuivist des tranchées fort incommodes, & une grande dissipation d'esprits: & qu'enfin les forces fussent entierement abba-tuës. Ce qui arrive presque à tous ceux qui usent de mauvaises viandes, lesquels, au rapport d'Hippocrate, se trouvent abbatus incontinent apres qu'ils ont pris medecine. Car estant rem-plis d'humeurs vicieuses & corrompuës, & n'ayans que fort peu de bon suc, ils sont aisément affoiblis par les purgations, & travaillez par les medicamens veneneux, dont on usoit au siecle d'Hippocrate; & neantmoins il ne faut pas essayer d'emporter toutes ces mauvaises humeurs à la fois, par une exceſſive quantité de médicamens legers: Mais il faut ſuivre le conſeil d'Hippocrate, qui nous avertit que toutes les evacuations extrémes ſont dangereuſes. Ce que l'on ne doit pas ſeulement entendre de l'extrême debilité des forces, qui eſt voiſine de la mort, mais encore de l'extrême evacuation de l'humeur peccante: car, dit-il en vn autre lieu, lors que les pulmoniques, ou les hydropiques ſont brûlez ou coupez, s'il en ſort du pus ou de l'eau, univerſellement ils meurent ſans faute. En combien plus grand danger de perdre la vie, les met-on, ſi l'on eſſaye de les purger univerſellement, & en meſme temps par quelque puiſſant medicament, les forces eſtans meſme en leur entier? Lors que la cacochymie eſt donc grande, il vaut mieux demeurer un peu au deça de la mediocrité, que de paſſer outre.

La lipothymie qui arrive dans les purgations, à cauſe de l'acrimonie des humeurs qui doivent eſtre evacuées, & des tranchées des inteſtins, eſt de peu d'importance: celle-là eſt conſiderable, qui vient d'une vapeur maligne, laquelle ſortant de l'humeur corrompuë, apres qu'elle a eſté agitée, monte au cœur, & aux parties nobles: Celle-là l'eſt davantage, qui arrive par la qualité veneneuſe & maligne du medicament; mais la plus importante eſt celle qui arrive par la violence d'une purgation immoderée: & toutefois celle-cy n'abbat pas les forces, à l'égal de la phlebotomie trop abondante. C'eſt touſiours une choſe épouvantable, que de preſenter l'image de la mort à un malade qui deſia n'en peut plus. C'eſt pourquoy il faut tres-ſoigneuſemnt comparer la quantité de l'humeur avec les forces.

Nous avons dit, qu'il faloit prendre garde au

prefent, au paffé & à l'avenir, & à beaucoup d'autres fignes, pour fçavoir de quelle veine il faloit faigner, & qu'il faloit tres-exactement confiderer tant la grandeur de la maladie, que celle des forces. Or l'obfervation des forces eftant la plus importante de toutes, ne prefcrit pas icy comme dans la phlebotomie la feule mefure de l'evacuation, mais auffi la maniere & la force du medicament. Car bien que l'efpece de la maladie, & le fiege de l'humeur qui doit eftre evacuée, demandent un puiffant genre de medicament, la debilité des forces neantmoins perfuade d'en donner quelqu'un des plus doux. On doit auffi confiderer l'âge, & la groffeffe de la mefme forte. Vous donnerez à un jeune garçon & à un vieillard des medicamens benins & non pas malins, comme à l'âge qui eft entre-deux, encore que l'efpece, & la fituation de l'humeur en defire la violence. De mefme la femme enceinte, encore que fes forces eftant en leur entier, elle peuft fupporter la violence des medicamens malins, parce que toutefois ils nuifent beaucoup au fruit qui eft dans fon ventre, que nous avons deffein de conferver, ne doit eftre purgée qu'avec les benins feulement.

Il appartient à l'obfervation des forces d'examiner quels corps fupportent avec peine, & incommodité les medicamens, & quels les fupportent aifément. Dautant qu'il y en a beaucoup qui femblent eftre fort robuftes, & qui font neantmoins extrémement travaillez par la purgation, & d'ordinaire les forces fe diffipent, fuivant la propre nature de chaque corps. Les gens maigres font tres-vivement frappez de la mauvaife qualité du medicament, parce qu'elle s'infinue promptement dans les parties solides. Ceux qui abondent en humeurs acres, sont cruellement affligez de tranchées, & leurs parties nobles offensées par de malignes vapeurs. Il y en a beaucoup qui méprisent & detestent la purgation, parce qu'ils apprehendent les douleurs, & qui a leur grand dommage, passent toute leur vie dans d'étranges incommoditez, à cause de l'amas qu'ils font de mauvaises humeurs. Les purgations d'en bas ne sont pas seures pour ceux à qui les parties d'autour du nombril, & du bas du ventre deviennent extenuées & seches, & beaucoup moins pour ceux qui ont quelque abcez caché dans les poulmons, dans le foye, dans la ratè, ou dans les reins & autres endroits. Car estant ébranlez, non seulement leur douleur se rengrege, mais encore il y a danger d'eruption & de défaillance de forces. De quelque vice que soient endommagées les parties interieures du corps, dautant qu'elles sont imbecilles, elles sont facilement choquées par la qualité, & par l'acrimonie du medicament. Enfin, le corps estant extrémement pressé & languissant, ou par quelque corruption ou par la quantité des maladies ou des humeurs, est tout à fait accablé par la violence du medicament, de mesme qu'un bâtiment ruiné tombe par terre, à la moindre secousse qu'on luy donne pour le refaire.

C'est pourquoy en tous ceux qui sont imbecilles, ou qui supportent les evacuations avec peine, il est quelquefois expedient de les flatter, en leur ordonnant l'abstinence ou le bon regime de vivre, au lieu de la purgation, ou si le malade ne peut pas estre remis en son premier estat, de le soulager en luy ostant une partie de son mal. Car

il faut evacuer tant que & jufques où les forces
le permettent, & fi l'on voit qu'elles viennent à
fe diffiper, encore qu'il refte des fuperfluitez, il
faut incontinent s'arrefter, jufques à ce qu'elles
foient remifes. Mais pendant que les forces durent en leur entier, il faut evacuer à la fois & à
reprifes, jufques à ce qu'il ne refte quoy que ce
foit de la maladie, & que l'on voye toutes les
marques d'une parfaite purgation, tels que nous
dirons cy-apres. La quantité donc de la purgation fera determinée par ces chofes. Il faut maintenant expliquer quelle eft la maniere de s'en
fervir.

## CHAPITRE XII.

*En quel temps de la maladie, en quel jour*
*& à quelle heure il faut purger.*

L'Occafion la plus commode pour purger, fe
prend tant de la concoction, que de l'impetuofité de la maladie. La concoction eft un changement qui fe fait par la force de la chaleur, de
la fubftance en un eftat plus convenable à la nature : car la concoction ne change pas feulement
les qualitez, comme fait l'alteration, mais elle
change mefine la fubftance des chofes. L'aliment
qui n'eft pas au commencement femblable au
corps, luy devient enfin femblable par une frequente coction. Mais l'humeur vicieufe & pourrie, & tout à fait éloignée de la nature, bien
qu'elle ne puiffe paffer en la fubftance du corps,
elle eft toutefois conduite à quelque chofe de
meilleur, & de plus conforme à la nature, com-

me est le pus, ou autre chose approchante du pus.
La matiere pourrie du phlegmon comme aussi
l'ordure des ulceres, se change en pus veritable
& parfait, ce qui paroist souvent par les crachats,
& autres excremens. Quant au suc des grandes
veines, estant pourry, il se change en quelque
chose qui approche du pus, dont il y a des marques evidentes dans la lie des urines, mais les humeurs superfluës, soit qu'elles soient pourries, ou
qu'elles ne soient pas encore attaquées de pourriture, ne se cuisent jamais parfaitement, & ne
se convertissent pas par le moyen de nostre chaleur
en pus ny autre chose qui en approche : mais seulement elles acquierent quelque moderation, tant
de substance que de qualité. Ainsi la pituite deliée
& aqueuse, qui coule dans les poulmons, se gros-
sissant par la concoction, est crachée avec plus de
facilité ; & la grossiere, extenuée. De sorte que
l'une & l'autre bile se pourrissant autour des visceres ; comme dans la fievre intermittente, s'a-
doucit par la concoction, & apres avoir esté
domptée, est plus promptement mise dehors.

Nostre chaleur naturelle est l'unique ouvriere
de toute concoction, sa force estant tousiours la
mesme tend aussi tousiours à ce qui est de meilleur : & s'il en sort quelquefois des effects divers,
ce n'est pas son changement qui en est cause, mais
celuy de son sujet & de sa matiere. Elle ne cuit
point differemment la viande, & l'humeur pourrie, & le pus ne se fait pas comme quelques-uns
pensent, par une double chaleur, tant naturelle
que outre nature; mais par la naturelle seulement,
qui agit toutefois sur une matiere pourveuë de
chaleur outre nature. Ne pouvant tout à fait venir à bout de cette matiere ny la convertir en la

ſubſtance du corps, elle la convertit en pus, qui vaut mieux que la pourriture, & qui tient le milieu entre la pourriture & la ſubſtance de noſtre corps. Or comme dans la ſuppuration du phleg-mon, de meſme dans les fievres, l'humeur cor-rompuë ſe cuiſant & s'adouciſſant, devient auſſi plus coulante, & ſe ſepare des cruditez, afin que l'evacuation s'en faſſe en ſuitte avec plus de fa-cilité.

Le temps commode pour la purgation, ſe re-glera par l'eſpece & par la ſituation de l'humeur, & meſme par la violence de la maladie. Ceux qui ne ſont malades que legerement, doivent laiſſer faire la nature & le regime de vivre : car en vain ſont travaillez par la medecine ceux que la natu-re guerit d'elle-meſme : mais la medecine doit ſecourir ceux à qui ny la force de la nature, ny le regime de vivre ne ſuffiſent pas. Et ſi la mala-die tire de long, ou ſi elle s'aigrit avec beau-coup de violence, il faut apporter le ſecours de l'induſtrie.

Et premierement ſi l'on connoiſt par des ſignes, que l'humeur corrompuë & vitieuſe reſide de-dans ou autour du ventricule, ſoit qu'elle ſoit pi-tuiteuſe ou bilieuſe, ou de quelque autre genre outre nature que ce puiſſe eſtre, il la faut purger le pluſtoſt qu'il ſera poſſible, principalement ſi elle ſe meut d'elle-meſme par quelque impetuoſité, & qu'elle ne ſoit pas fortement attachée à ces lieux, autrement il la faut preparer doucement, non pas attendre ſa concoction, laquelle ne doit pas arriver, ny chercher ſon changement dans les urines. Mais l'humeur vitieuſe qui ſera cachée bien avant dans la ratte, ou autour du pancreas & du foye, ou dans le meſentere, ſoit qu'elle ait

causé ou fievre lente, ou intermittente, ou melancolie, ou diarrhée, ou cachexie, ou quelque
grande obstruction, peut aussi estre emportée d'a-
bord, si elle n'est extrémement lente & grossiere, ou que l'impureté du ventricule n'y apporte de l'obstacle : car lors que cela se rencontre,
il faut premierement nettoyer doucement le
ventricule, puis subtiliser & nettoyer l'humeur,
& l'evacuer en fin ou universellement, ou à reprises. Mais lors que l'humeur vicieuse, laquelle
est renfermée dans les grands vaisseaux, comme
dans la fievre continuë, ou dans les autres lieux
d'alentour, comme dans beaucoup de maladies
aiguës, vient à se pourrir : encore que le corps
soit preparé, le ventricule, & toutes les voyes
qui s'y rendent libres & faciles, elle ne peut toutefois estre purgée bien à propos devant la concoction, parce que dans les maladies aiguës le temps
le plus propre à la purgation, est celuy de l'estat,
ou plustost le commencement du declin, auquel
la concoction est achevée, & les evacuations se
font d'elles mesmes. Car alors la matiere de
la maladie est coulante & separée de l'autre qui
est plus pure, & la nature aussi la trouvant preparée, tasche de la mettre dehors. C'est pourquoy lors que la concoction paroist achevée, &
que la violence de l'estat venant à s'adoucir, il
n'arrive aucune evacuation critique, vous la devez provoquer par la medecine : car sans vous fier
en aucune façon à des signes qui font paroistre de
l'amendement sans raison, vous chasserez tout ce
qu'il y aura de cuit & de preparé ; afin que bien-
tost il s'ensuive une entiere delivrance. Que si
pour lors la nature entreprend & juge l'evacuation, il la faut laisser faire jusqu'à ce qu'elle ait

achevé son ouvrage , & si elle va jusqu'au bout,
& qu'elle ne laisse aucun reste de la maladie, l'affaire est hors de danger , & l'on n'y doit point
toucher. Que si on se doute de quelque reliquat,
comme d'une crise imparfaite, il le faut oster par
la medecine, dautant que les restes des maladies
ont accoustumé de causer des recheutes.

La matiere donc universelle de la maladie , ne
peut estre entierement exterminée qu'elle ne soit
cuite, & aprés l'estat, lors que les symptomes
s'adoucissent outre raison. C'est cela mesme
qu'Hippocrate a ordonné de medicamenter &
mouvoir ce qui est cuit, & non pas ce qui est
crud. Toutefois dans l'accroissement de la maladie, lors que la matiere n'est pas encore parfaitement cuite, mais seulement moderement, &
sur la fin du commencement, lors qu'elle est cuite obscurement, il est aussi permis de l'evacuer
en quelque façon. Car le precepte d'Hippocrate de medicamenter ce qui est cuit, comprend
non seulement ce qui est cuit parfaitement ; mais
de quelque sorte que ce soit, & bien tost apres
il n'excepte de ce qui doit estre medicamenté,
que ce qui est absolument crud, comme dans le
commencement des maladies. Ainsi il permet de
medicamenter tout ce qui sera cuit en quelque
façon que ce soit , peu ce qui sera cuit obscurément, moderément ce qui le sera manifestement,
mais puissamment ce qui le sera parfaitement.
Comme donc toute la matiere n'est pas retenuë
dans le flegmon, jusques à ce qu'elle soit parvenuë à une parfaite concoction ; mais tous les
jours il en est osté par la suppuration , autant en
faut-il dire des maladies aiguës , soit que l'on
pense que la concoction se fasse par ordre de par-

ties ou de degrez. Car par ce moyen la nature
domptera plus faci'ement tout ce que la purgation
aura laiffé : hors de ces deux affections du corps
nous détournons fouvent la maladie prochaine
par la purgation, laquelle doit ofter les mauvaifes humeurs qui font defia amaffées. Or elles
font beaucoup plus crües alors, qu'au commencement de la maladie, pourquoy donc ne les pur-
gerons-nous pas avec la mefme utilité au commencement de la maladie ? Tous les preceptes
cy-deffus donnez, fe doivent entendre de la maladie aigüe à la verité, mais falutaire pourtant
& hors de danger.

Au refte, dans celle qui eft douteufe & grande,
dont les fymptomes font toufiours violents, &
l'iffuë dangereufe, il n'eft pas feulement utile,
mais neceffaire d'ufer de medicament foudain dés
le commencement, & il n'appartient pas au Medecin prudent d'attendre la concoction, laquelle
peut-eftre ne fe fera iamais. Car la maladie eftant
douteufe & vehemente, & donnant toufiours à
craindre qu'elle n'empire, ou qu'elle ne tuë le
malade avant l'eftat, il faut par la purgation ofter
quelque peu de la matiere, encore qu'elle foit
cruë. Et certes il y a de l'apparence, qu'une telle
matiere cruë ayant accouftumé de s'enfler, d'er-
rer, & de floter ça & là dans les veines, & dans
les vifceres, doit aifément ceder à la medecine.
Ainfi l'experience de l'art a fait fouvent remarquer, que par la purgation, foit qu'elle arrivaft
d'elle-mefme, ou par induftrie, la concoction
eftoit avancée, & bien-toft apres les urines renduës plus pures & avec lie, & que la maladie
douteufe & dangereufe devenoit feure & falutaire. C'eft mefme ce que confeille Hippocrate,

qu'au

qu'au commencement des maladies aiguës il faut
user de medicamens, & que s'il y a quelque
chose à mouvoir dans les maladies, il faut que
cela soit, lors qu'elles commencent : Or d'autant plus que la maladie est aiguë, plus aussi
faut-il avancer & ordonner une puissante purgation, afin qu'aux maladies extrémes il soit apporté aussi dès remedes extrémes. Apres avoir
exhorté par ces raisons, non seulement à la
promptitude ; mais encore à la force du remede, il enseigne d'evacuer incontinent, &
dés le mesme jour, toute la matiere émeuë, de
peur qu'estant agitée çà & lá, elle ne se jette
sur quelque principale partie, & n'apporte quelque malheur soudain & impreveu.

C'est pourquoy, bien que la purgation soit
toûjours plus heureuse apres une parfaite concoction ; elle est toutefois necessaire, mesme devant la concoction dans une douteuse & grande
maladie, & utile dans celle qui est douce & sans
danger. Il est aussi necessaire de purger devant
la concoction par une autre raison ; à sçavoir, si
outre la matiere contenante de la maladie aiguë,
qui est dans les veines, ou dans les visceres, ou
dans l'habitude du corps, & de qui l'on attend la
concoction, il y en a quelque autre vicieuse inherente dans le ventricule, dans les intestins, ou autour des parties qui environnent le cœur, laquelle se rend manifeste par douleur, chaleur, nausée,
amertume & autres signes. Car elle peut estre utilement ostée par la medecine, apres une deuë preparation en quelque temps que ce soit, bien qu'il
n'y ait encore aucune apparence de concoction
de la maladie. L'humeur donc qui s'arreste dans
les voyes publiques, pourveu qu'elle soit prepa-

rée, se peut utilement evacuer en tout temps de la
maladie : mais celle qui est inherente dans les visceres, ou renfermée dans les veines, & qui est la
matiere prochaine de la maladie, se purge heureusement, lors qu’elle semble estre cuite : utilement
& mesme quelquefois necessairement, lors qu’elle est encore cruë. A present il faut parler du iour
& de l’heure de la purgation.

La purgation est plus seure en un jour tranquil-
le, & plus prompte en un jour de remuëment : parce que lors que la maladie travaille moins, & que
les forces s’estant assemblées, sont plus constan-
tes, on supporte l’effort de la medecine avec plus
de facilité. Mais le jour que la maladie s’aigrit,
& que sa matiere est dans l’agitation, l’evacuation se fait avec plus de promptitude. Et partant
si les forces le permettent, & qu’il n’y ait pas danger d’un grand desordre, dans les maladies aiguës la purgation se fera plus copieusement, & facilement un jour inégal, & mesme critique, pourveu que la nature ne doive pas juger ce jour-là :
mais elle se fera plus seurement un jour égal. Dans
le repos des fievres intermittentes, la medecine se
doit donner autant de temps devant l’accez, qu’il
en faut, afin que la purgation puisse estre achevée. Car durant l’accez la matiere ne se iette pas
dans le ventre, mais fort souvent ailleurs, & bien
souvent l’accez arreste la purgation. Il vaut mieux
toutefois prendre medecine devant l’accez qu’incontinent apres, & le jour avant la fiévre quarte,
que celuy d’apres. Quant à la purgation qui est
libre, & qui se fait sans nulle necessité de maladie
presente, mais seulement par precaution, le Printemps est le plus propre, puis l’Automne ou autre
constitution du temps qui ne soit pas fort diffe-

rente de celles-là: mais qui foit en quelque façon
temperée. Le iour ne doit pas eftre feptentrional,
mais meridional ou humide, auquel les corps font
lafchez, & les humeurs liquefiées : le temps auffi
doit eftre femblable, & falutaire par vn doux mélange des aftres.

## CHAPITRE XIII.

### *Quelle preparation doit proceder la purgation.*

COmme il faut apporter une exacte preparation en toute forte d'affaires, auffi faut-il
fur tout avant que d'entreprendre la purgation
des humeurs, afin que les voyes foient ouvertes,
que tout cede & obeiffe à l'attraction du medicament, & comme Hippocrate l'ordonne, que dans
le corps, tout foit rendu propre à couler avant la
purgation. La preparation eft double, l'une du
corps, & l'autre des humeurs qui doivent eftre
evacuées. Le corps doit eftre preparé, & mis en
tel eftat, que toutes les voyes par lefquelles la
medecine doit paffer, & la mauvaife humeur eftre
derivée & chaffée, foient libres, & faciles. Premierement donc que le ventricule ne foit point
travaillé de naufée par l'abondance d'humeurs, de
crainte qu'il n'ait trop d'horreur de la medecine,
ou qu'il ne la vomiffe auffi toft qu'il l'aura avalée. Que les inteftins auffi eftant trop ferrez ou
fermez, n'empefchent pas le cours des mauvaifes
humeurs ; car fi elles s'arreftent apres avoir efté
ébranlées, ou elles excitent tranchées, ou de-
goufts, ou vertiges, ou defaillances de cœur, &

fatiguent le corps par une grande agitation. Que s'il les faut attirer des visceres, des veines, ou de l'habitude du corps, il ne faut pas seulement que le ventricule, & les intestins soient libres, mais encore les veines du mesentere, & les visceres.

C'est pourquoy avant la purgation, il faut oster toute sorte de nausée, ou par abstinence, ou par vomissement, ou par detersion, & dejection avecque des pilules d'aloës. Si le ventre est dur depuis long-temps, il faut le ramollir par le lavement ; ou s'il y a quelque autre chose d'attaché aux intestins, il le faut nettoyer, & faire écouler: il faut outre cela preparer l'humeur nuisible, dautant que celle qui est dure & grossiere, ne coule pas aisément dans le ventre par des voyes étroites, celle qui est gluante, s'y attache aussi, & par consequent avant la purgation il faut ramollir celle qui est dure, inciser & attenuër celle qui est grossiere, nettoyer celle qui est lente & visqueuse. En faisant toutes ces choses, les veines aussi par lesquelles la purgation se doit faire, sont delivrées d'obstruction ; ce qui est effectué par les alimens, ou par les medicamens.

Or de ceux-cy, les uns sont pris dedans, & sont arides ou liquides. Arides, lors que les humeurs sont froides & lentes, & qu'il y a une grande crudité dans les visceres, & principalement l'hyver. Liquides, comme syrops, apozemes & oximels, lors que les humeurs sont cachées plus avant, & dans de petites veines, dans un corps sec, & pendant l'esté. Les autres preparent par dehors, comme les fomentations, & les onguents. La fomentation par sa tiedeur, & vapeur avec une éponge échauffe la partie, quoy que doucemét, & réveille sa chaleur naturelle, excite les humeurs,

lesquelles y resident outre nature, & sont attachées & endormies, les ramollit, les subtilise,
les liquefie, & les rend propres à couler, tellement qu'elles suivent aisément la medecine en
quelque part qu'elle les attire. Cette sorte de
preparation est tres-convenable aux affections
inveterées, de laquelle toutefois Hippocrate s'est
servy au commencement de la maladie aiguë,
comme de la pleuresie, sans craindre ny la chaleur, ny la fluxion nouvelle. Lors aussi que tout le
corps est imbu d'une humeur vicieuse, grossiere,
& gluante, quelques-uns avant la purgation en
ordonnent la preparation avec le bain, de mesme,
qu'avec la fomentation, avec lequel toutefois il
ne faut pas que les sueurs soient provoquées,
mais que seulement l'humeur qui doit estre evacuée, soit ramollie & liquefiée.

La force de l'onguent approche de celle de la
fomentation, mais elle n'est pas si puissante, parce qu'elle ne peut pas entrer bien avant. La nourriture aussi a la faculté de preparer, lors qu'elle est
ordonnée attenuante & detergente, principalement si elle est legere, & en petite quantité. Car
ostant une portion de la nourriture accoustumée,
la chaleur naturelle cuit & consume les humeurs
cruës : & quant à celles qui sont froides, grossieres, & gluantes, collées aux visceres & au veines, elle en consume vne partie, & en extenuë
l'autre à ce poinct, qu'elles tombent quelquefois
d'elles-mesmes : & le corps épuisé par l'abstinence, estant libre & sans excremens, la medecine
entre & penetre par tout çà & là, ses forces
estans en leur entier. Apres la sobrieté, la medecine oste tres-commodément les humeurs qui
sont dans leur sincerité, & hors de mélange. Il

faut donc que cette preparation precede la purgation des humeurs grossieres & visqueuses,
comme sont les melancholiques & les pituiteuses.
Mais celles qui sont deliées, comme les aqueuses,
& les bilieuses, il ne les faut pas rendre plus grossieres devant la purgation, suivant le conseil d'A-
vicenne. Car la purgation des humeurs mediocres
n'est pas, comme il pense, plus facile, de mesme
que l'est l'expulsion des crachats qui sont de substance mediocre. Dautant qu'encore que la matiere contenuë dans les poulmons estant deliée
outre mesure, ne puisse pas estre facilement éle-
vée dans l'artere, & crachée en toussant par la force, & par l'expulsion de l'esprit, & pour estre deliée
elle retombe aisément dans les poulmons, neantmoins dans un corps convenablement preparé,
plus l'humeur sera deliée, & liquide, plus sera-t'elle propre à couler, & plus promptement cedera-
t'elle à l'attraction du medicament, & suivra son
impetuosité. Si toutefois elle est trop fervente, &
trop acre, il en faudra émousser, & corriger l'a-
crimonie, avant la purgation, sur tout par ces
remedes qui ont aussi la faculté de preparer le
corps.

Encore donc que l'humeur deliée se grossisse un
peu par la concoction, & qu'elle soit alors plus
preparée à la purgation, nous ne devons pas toutefois à l'imitation de la nature, la grossir avant
la purgation : car elle ne se cuit pas, parce qu'elle devient grossiere, & estant cuite, elle n'est pas
plus propre à la purgation, parce qu'elle est devenuë plus grossiere, mais parce qu'elle est separée du reste des humeurs, & que la nature a dessein de l'evacuer entierement. Or plus elle est deliée, plus est-elle propre à couler. Autre chose est

la preparation, autre la concoction. Celle-cy ne
se fait que par l'operation de la nature seule, &
par l'entremise de nostre chaleur, celle-là se fait
quelquefois entierement par l'industrie : car l'obstruction est ouverte par des medicamens qui
nettoyent, & qui nuisent : c'est par eux aussi que
l'humeur est attenuée, mais elle n'est pas parfaitement cuite. Il n'est pas tousiours loisible de purger entierement l'humeur preparée ; mais pour
celle qui est cuite, il est permis de l'ordonnance
d'Hippocrate, principalement lors que les voyes
sont ouvertes.

C'est pourquoy il faut que le corps soit ouvert,
& libre du costé qu'il doit estre purgé. Si l'humeur peccante est deliée, & coulante, & si elle
s'enfle, comme dans les maladies aiguës, il la faut
d'abord & dés le commécement evacuer de quelque region que ce soit, sans aucune preparation :
mais si elle est fortement attachée à quelque partie, elle n'obeït qu'à peine à l'attraction du medicament, à moins que d'estre nettoyée ou cuite, &
separée par la force de la nature. Pour l'humeur
grossiere, & gluante, elle ne sçauroit estre ostée
qu'avec force & desordre du corps, encore mesme
qu'il soit ouvert. Or il faut accommoder à chaque
humeur une telle forme de preparation, qu'elle
adoucisse à la fois la rigueur de la maladie : comme aux maladies aiguës une potion, & quelquefois un onguent de la matiere des choses, lesquelles en nettoyant, & attenuant, rafraischissent ou
n'échauffent pas beaucoup : à celles qui sont inveterées, & tenaces des remedes plus puissans,
non par la forme de potion & d'onguent, mais de
fomentation & de bain, & finalement aux unes &
aux autres un bon & convenable usage de viandes
legeres. N iiij

# CHAPITRE XIV.

*S'il faut donner la medecine à jeun, en quelle forme, & avec quelles obser-vations.*

LA purgation la plus salutaire est celle qui se fait sans offense. Or le ventricule a coustume d'estre le premier offensé, comme estant celuy lequel recevant la medecine avec ses forces toutes entieres, soustient ses premiers efforts, & ne la laisse penetrer plus avant, qu'apres l'avoir affoiblie & emoussée. Puis donc que le ventricule est de si grande importance dans toute la cure des maladies, il faut tres-soigneusement avoir égard tant à luy qu'au medicament. Tout medicament fort ou malin, est ennemy de la nature, & toute forme aussi liquide lave les costez du ventricule, & penetre plus avant dans sa substance, & par consequent le frappe plus puissamment ; mais la solide beaucoup moins, parce qu'elle coule promptement au fond, sans toucher presque à sa substance. Au reste la liquide passe mieux, & plus avant par tout, nettoye plus puissamment, & dissout les entassemens des humeurs grossieres. La solide s'arrestant plus longuement autour des parties qui environnent le cœur, est plus lente & moins efficace. Outre cela le ventricule estant aride, & entierement épuisé, ou par faute de manger, ou par la fievre, ou par l'ardeur du soleil, est extrémement travaillé par la violence du medicament, & le recevant en soy, & comme l'engloutissant avec avidité, il ne luy permet ny de le répandre ny de faire valoir sa force. Il arrive tout le contraire lors qu'il est moderément humide ; mais s'il est imbu d'humeur ou de boisson excessive , il emousse d'ordinaire la force du medicament , & sur tout de celuy qui est imbecille.

A raison dequoy le ventricule estant imbecille & tres-pur , le medicament que l'on luy donne , doit estre doux , & benin : ou si d'aventure l'eloignement des parties affectées en demande de plus puissant , il est vray que pour le recevoir, il faut qu'il soit à jeun , mais non pas absolument vuide , à sçavoir lors que la viande décend apres la digestion, & que neantmoins la tunique interieure du ventricule est encore imbuë de la douceur que laisse la nourriture. Car de cette façon il passe aux parties eloignées , sans offenser notablement la substance du ventricule. Mais lors que le medicament est pourveu de malignité comme l'ellebore, il faut, dit Hippocrate, humecter les corps , avant la potion , par une plus grande nourriture , & par le repos. Pour le medicament soit de forme liquide ou solide , il le faut assaisonner en y mélant du sucre, du miel, ou quelque autre chose de doux & d'aromatique, afin que le ventricule , & les parties d'autour du cœur le trouvant agreable , il déploye heureusement ses forces avec le plaisir de l'odeur , & de la saveur.

Si le ventricule est robuste & impur , la forme liquide qui n'a esté enduite d'aucune douceur, luy est avantageuse , ce qui se fait long-temps apres le repos , afin qu'elle se porte plus avant dans les premiers sieges du corps , & dans leurs humeurs. Or c'est ainsi qu'il en faut user , lors que l'on ne

defire evacuer que les humeurs feulement. Mais
pour les medicamens doux & legers qui ne font
que ramollir & mettre dehors les matieres fecales du ventre , on les appelle *Eccoprotiques* , il les
faut prendre un peu avant que de manger , &
mefme avec ce que l'on mange. Si quelqu'un a
couftume de vomir le matin , il l'y faut provoquer , auant que de luy donner le medicament.
Le vomiffement arrive auffi quelquefois apres
le prife du medicament , ou à caufe de l'imbecillité du ventricule , ou à caufe de l'horreur qu'il
a du medicament, ou parce que commençant de
s'ébranler , il repouffe les humeurs de l'abondance defquelles il eft accablé , ou parce que le py-
lore preffé de la pefanteur des parties qui environnent le cœur, ou le ventre conftipé par la dureté des excremens , ne laiffent pas couler le medicament auec facilité  Tous ces inconveniens
neantmoins font détournez par une diligente preparation. Le medicament ayant efté avalé , il
en faut ofter , & nettoyer les reftes du gofier ou
avec de l'eau d'orge , ou du fuc de grenade , ou
du vin un peu afpre , ou du fuccre , fur tout lors
qu'il y a danger de vomiffement , à caufe du mauvais gouft. Il faut enfuite lever le corps & le
tenir en repos , jufques à ce que le ventricule em-
braffe plus eftroitement la medecine , & mefme
fi l'on eft preffé d'une forte envie de dormir ,
comme il arrive prefque toûjours , il eft bon de
s'endormir demie-heure apres , afin que fa force
foit réveillée pendant le fommeil: mais lors qu'elle commence d'operer , il faut entierement veil-
ler jufques à ce qu'elle ait achevé ; parce qu'un
profond fommeil arrefte l'effect de la purgation. Car , dit Hippocrate , lors que vous vou-

drez arrester le medicament, vous tascherez de dormir en vous tenant coy : au contraire si vous voulez haster le medicament, vous remuerez le corps. Or que le corps se trouble par le mouvement, la navigation le fait connoistre. Plusieurs estiment que l'on ne doit pas donner à manger avant que la medecine ait fait son devoir : il suffit neantmoins qu'elle soit tellement coulée hors du ventricule, qu'il n'en reste plus du tout ny senteur, ny renvoy, ny nausée, ny corrosion d'estomac, principalement si l'on a dessein de faire une sincere purgation. Car la viande se corrompt par le mélange du medicament. Le medicament doux, & de forme solide comme il est plus lent à descendre, demande aussi un plus long retardement du manger, & pour le moins l'espace de quatre heures. Or la premiere chose qu'il faut prendre, c'est un boüillon detergeant qui lave & nettoye les restes de la medecine, & les pousse où il est à propos, & lavant tout ensemble les parties interieures du ventricule, adoucisse toute l'importunité du medicament.

Celuy qui se purge, se doit tenir en un lieu temperé : car les humeurs estant desia ébranlées, sont par l'injure du chaud ou portées à la peau, ou s'échauffent si fort, qu'elles allument la fievre : & par le froid elles s'engourdissent, & ne sortent que mollement, les voyes s'estant condensées & restrecies. L'air trop libre & trop vaste, ouvert & exposé au vent, encore qu'il n'y ait point d'intemperie fascheuse, rend toutefois les purgations difficiles, puis qu'il trouble les corps, principalement ceux qui sont foibles, avec beaucoup de vehemence.

# CHAPITRE XV.

### *A sçavoir si la purgation a esté utile & parfaite, ou non?*

LA plus forte passion de chaque artisan, c'est de prendre garde au succez de son ouvrage. Il y a deux sortes de purgation, l'une utile, & l'autre vicieuse. L'utile purge ce qui doit estre purgé ; mais la vicieuse purge ou ce qui ne le doit pas estre, ou d'une maniere qui n'est pas convenable. L'utile est divisée en trois, obscure, manifeste, parfaite. L'obscure n'oste qu'une fort petite portion de l'humeur peccante ; elle profite, parce qu'elle est convenable, mais elle ne soulage pas encore manifestement le malade. La manifeste est celle qui chasse une notable portion de l'humeur. Et la parfaite celle qui n'en laisse rien du tout. On les discerne par des signes, qui se tirent des selles, & de la patience du malade. Les selles, dit Hippocrate, ne doivent pas estre estimées par l'abondance ; car ny la dejection des matieres fecales, ny celle des cruditez qui surabondent autour du mesentere, ne font pas la purgation utile ; mais lors, dit-il, que par les selles il se fait evacuation de ce qu'il faut : c'est à dire, de ce que l'on jugeoit estre surabondant & cause de la maladie. Or on connoist ce qui est bilieux, pituiteux, ou melancholique, par la substance, & par la couleur, si ce n'est que la couleur du medicament y apporte quelque desordre : car la rhubarbe & la *hiera* rendét les selles jaunes, la casse les rend fort noires, & le sené un peu.

La patience & le soulagement du malade monstre combien la purgation a esté parfaite : s'il est
donc sorty par la purgation ce qui devoit sortir,
mais en petite quantité, & dequoy le malade ne
se trouve pas fort soulagé, la purgation est obscure, laquelle profite à la verité, mais legerement. Que si une plus grande abondance de la
mauvaise humeur estant osté, le malade se trouve beaucoup déchargé & plus leger qu'auparavant, elle est manifestement utile. Si apres qu'une
tres-grande quantité d'humeurs a esté arrachée,
soit universellement, soit à reprises, le malade
se sent non seulement plus leger, mais tout à fait
delivré, ou de tous, ou des principaux symptomes qui le travailloient, non pendant que la
purgation se fait ; mais lors qu'elle est entierement cessée, on la doit estimer parfaite.

Lors on est supris d'un paisible sommeil, qui
est beaucoup plus fort qu'auparavãt, sans lethargie toutefois, & qui n'arrive pas de l'imbecillité des forces ; mais de ce que le corps lassé de la
maladie, tout ainsi que du travail, aussi-tost qu'il
est déchargé comme d'un fardeau de mauvaises
humeurs, & la contention des esprits appaisée,
trouve le repos dans un sommeil agreable. La
purgation exquise appaise aussi la soif, quelque
vehemente qu'elle fût auparavant, en ostant la
matiere qui l'avoit excitée, ou si d'avanture le
malade n'avoit point de soif, le corps desseiché par
une parfaite purgation, commence d'avoir soif, &
ne cesse point, dit Hippocrate, d'estre purgé,
avant que d'avoir soif. De plus, apres la parfaite
purgation, l'appetit revient, si quelque douleur
pressoit, elle est adoucie, la fievre mesme est
emportée, ou quelque autre essence de maladie

que ce puiſſe eſtre : les forces du malade ſe relevent en ſuite, à proportion de ce qui a eſté evacué.

Il arrive auſſi quelquefois que l'humeur agitée ſe repoſe à certaines periodes, ou que la maladie ſe relâche d'elle-meſme, la cauſe demeurant au dedans, le malade ſe croit alors delivré de la maladie. Mais auſſi le ſoulagement qui arrive ſans purgation, n'eſt pas ſeur, & comme dit Hippocrate, ſi quelque choſe devient plus legere outre raiſon, il ne s'y faut pas fier. Il ne faut donc pas juger la purgation parfaite par le ſeul appaiſement des ſymptomes ; mais ſur tout par l'eſpece & par la quantité de ce qui a eſté evacué, à ſçavoir lors qu'il répond à ce qu'on avoit découvert eſtre dans le corps par de certaines marques. Il ſe verra donc par la conſideration de ces choſes, ce qu'il faut purger, combien & juſques à quand, & en quel temps la neceſſité de purger ſera achevée.

La purgation vicieuſe eſt ou inutile, ou faſcheuſe, ou ſurabondante : l'inutile eſt celle qui attire l'humeur qui n'eſt pas nuiſible, ou celle qui excite l'humeur nuiſible ; mais qui ne la met pas dehors : car elle trouble plus qu'elle n'evacuë l'une & l'autre, voulant arracher l'humeur ennemie, l'épand, & l'émeut ; & par l'élevation d'une vapeur maligne enfle, & bande le corps, & par conſequent travaille bien plus qu'une juſte purgation.

Celle qui eſt faſcheuſe, attire en effet l'humeur nuiſible ; mais c'eſt avec violence, ou faute de preparation, ou parce que le medicament eſt trop vehement, ou en trop grande quantité, ou parce qu'il eſt pourveu d'une malignité, la-

qu'elle n'a pas efte corrigée, comme la coloquinthe, l'euphorbe, l'ellebore ; ou pour avoir man-
qué exterieurement : car c'eft ce qui tourmente
& afflige le malade au dernier poinct. De là vient
la laffitude du corps, la douleur de tefte, la fievre, & autres fymptomes, avec quoy il eft vray
que les chofes fortent telles qu'elles doivent fortir, mais les forces font trop ébranlées & diffipées.

La purgation furabondante & debordée emporte de force enfemble avec l'humeur nuifible
quelque peu de celle qui eft naturelle & neceffaire ; ce qui ne fe fait pas fans endommager les
forces : parce donc qu'elle arrache quelque chofe
de la fubftance du corps, l'on voit dans les excremens ou du fang, autre que des hemorrhoïdes,
ou des raclures, ou quelque chofe de gras, femblable à du fein fondu, ou à ce qui refte de la
chair lavée. De là viennent les tranchées, le mal
de cœur, le chaud, le chagrin, & le trouble du
corps, la defaillance mefme, & une grande perte
de forces, l'efprit qui eft comme le threfor de la
nature, ayant efté emporté de violence, ou accablé fous la qualité maligne & pernicieufe du
medicament.

Il me femble que c'eft affez traité de la purgation univerfelle : car fi l'on demande quelque
chofe au de là, on le peut emprunter des en-
feignemens plus étendus que nous avons donnez
touchant la faignée.

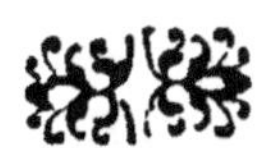

# CHAPITRE XVI.

## *De la purgation particuliere.*

OVtre les remedes qui evacuent les regions publiques du corps , il y en a qui evacuent auſſi certains endroits particuliers , dont il eſt à propos de faire icy mention. On met en ce nombre les naſipurges , les apophlegmatiſme s , les bechiques ; il ne ſe faut pas ſervir de ces remedes, que le corps ne ſoit parfaitement vuidé , & déchargé d'excremens , de peur qu'ils n'attirent d'ailleurs les humeurs nuiſibles dans l'endroit affecté : car il faut touſiours que la cure univerſelle aille devant la particuliere. Les naſipurges mis dans les narines , ou attirez , evacuent la pituite ſuperfluë du cerveau , non pas à la verité celle qui eſt dans les ventricules du cerveau : car il n'y a point de voye qui aille d'eux aux narines, mais celle qui s'amaſſe & qui flote autour de la ſubſtance du cerveau & des meninges. Il les faut prendre ayant la teſte baiſſée , afin qu'ils ſoient portez tout droit par l'os ethmoïde , & qu'ils ne retombent pas dans le goſier. Ils profitent à toutes les affections aſſoupiſſantes, réveillent les ſens endormis, & diſſipent les douleurs interieures, en quelque partie qu'elles ſoient attachées : il en eſt preſque de meſme de l'eſternuëment, mais il a plus de force, parce qu'il ſecoüe avec vehemence: car il ne purge pas ſeulement le cerveau, mais encore par la ſecouſſe il fait une puiſſante revulſion de ce qui tombe ſur ſa partie poſterieure , & meſme dans le goſier. L'apophlegmatiſme en

maſticatoire ,

masticatoire, ou en gargarisme, fait sortir par la bouche la salive & la pituite. Il a plus de force de purger les ventricules du cerveau, desquels il y a une voye qui panche vers le palais : sa force sera encore beaucoup plus grande, s'il est attiré dans les narines, la teste estant panchée, afin que soudain il retombe dans le gosier par le haut du palais : c'est par ce moyen que lavant la base du cerveau, il oste plus puissamment les excremens de ses ventricules ; voila les remedes que l'art a particulierement destinez à purger le cerveau, lequel de sa nature est fort sujet à amasser des excremens. Or cette purgation du cerveau se fait plus seurement apres la digestion, que lors que le ventre est crud & enflé de viande. Ceux qu'on appelle *bechiques*, purgent les poulmons, & les parties interieures du thorax : car bien que l'on en puisse oster quelque peu, & le faire passer dans le ventre, il faut neantmoins de necessité, que la plus grande partie des superfluitez amassées, ou dans la substance des poulmons, ou dans les arteres, tant par defluxion, que par quelque vice particulier, soit purgée par l'impetuosité de la toux. C'est à quoy sont propres ces remedes, lesquels estant destinez aux poulmons, tantost grossissent la pituite trop deliée, tantost nettoyent celle qui est gluante, & subtilisent celle qui est grossiere avec certaine douceur : car ceux qui piquent, comme font les aigres, & les acres, provoquent bien souvent la toux inutilement, & ne servent point, si ce n'est qu'il faille exciter la faculté expultrice, qui est trop paresseuse ou imbecille.

Or la forme grossiere & gluante est fort commode pour les bechiques, comme est celle de

*l'eclegma*, ou de ſyrop un peu épais, de peur qu'e-
ſtant trop liquide, elle ne deſcende trop toſt dans
le ventre. Car la plus grande partie de celle qui
eſt gluante, ſur tout ſi elle eſt avalée doucement, & peu à peu, entre dans la trachée artere, laquelle, outre le ſentiment d'Hippocrate
qui le confirme, j'ay remarqué eſtre touſiours ar-
rouſée par la liqueur de la boiſſon en un homme,
lequel ayant eſté bleſſé ſous le larynx, & la bleſſure n'eſtant pas bien conſolidée, il luy écha-
poit touſiours quelque peu d'humeur, lors qu'il
beuvoit ou mangeoit.

Voila, ce me ſemble, les preceptes generaux
pour expliquer la maniere de remedier, ou evacuer ; mais parce qu'elle ne peut pas toute ſeule
eſtre miſe en uſage, il eſt à propos de donner
apres en particulier les medicamens, tant ſimples
que compoſez, dont l'on a couſtume de ſe ſervir,
comme des inſtrumens de l'art pour ſurmonter
les maladies.

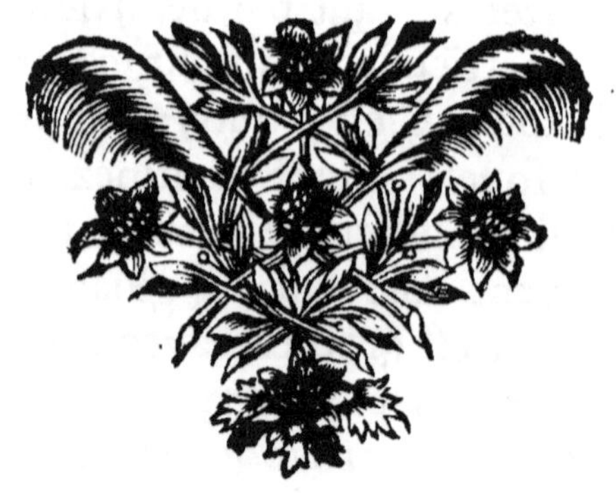

# LIVRE IV.

# DE LA MANIERE
## DE GVERIR.

*Des genres, & facultez des me-*
*dicaments.*

---

# PREFACE.

**T**oute sorte de mouvement, & d'action
procedant du combat, & de la repugnance
des contraires, la nature qui a soûmis le
monde à un changement continuel, l'a
aussi comme parsemé d'vne infinité de contrarietés. Et
comme elle en a mis entre les quatre Elemens, le feu,
l'eau, l'air & la terre, ainsi à chaque chose qui en tire sa
naissance, elle en a opposé quelque autre par une loy de
contrarieté. Il ne sçauroit donc avoir en nous de maladie, à laquelle elle n'ait aussi produit quelque chose
de contraire en qualité de remede. Et iamais on ne
manque de remedes, mais bien souvent nous les ignorons, à nostre grande honte. Il n'y a point d'affection
qui soit incurable en tout son genre ; mais elle l'est seulement, ou parce que s'estant excessivement accruë, elle
méprise toute sorte de secours, ou parce que les forces
estans desia imbecilles, elles ne suffissent pas à la lon-

gueur de la cure. Il faut donc apporter un soin tres exact à la recherche des remedes, de sorte qu'il se presentent tousjours à nous en foule, en distinguant bien leurs proprietez pour la guerison de chaque mal.

On met au nombre des remedes la saignée, les ventouses, la scarification, la sangsuë, la brulure, la section, & beaucoup de choses semblables; mais il en faut tirer la plus grande partie des medicamens, dont il faut que je traite à present. Or afin que personne ne se trouble par la confusion des choses, à l'entrée de cette grande forest, à quoy leur multitude ressemble, i'ay crû qu'il seroit à propos de distribuer toute la matiere des medicamens en certaines classes; mais premierement afin que leur connoissance qui est établie sur les genres, & sur les differences, soit plus claire & plus parfaite, i'en diray plustost quelque chose en general.

# CHAPITRE PREMIER.

### Ce que c'est que medicament, & en combien de façons il agit sur nous.

LE medicament est ce qui par puissance change en quelque façon la constitution naturelle du corps. Or des choses qui nous changent & affectent, comme aussi de tous les agents, les uns ont la force d'agir actuellement & les autres seulement en puissance. Ceux-là ont a force d'agir actuellement, qui l'ont si prompte & si preste, qu'ils nous changent au premier attouchement, comme le feu & le fer chaud. Et ceux là l'ont en puissance, dont la force & la

faculté eſtant cachée au dedans , & comme aſſoupie , ne ſe déploye pas ſi toſt qu'elle agiſſe
au premier attouchement. Ainſi le poivre eſt
chaud en puiſſance , & la mandragore froide en
puiſſance. Or il eſt expedient de conſiderer &
d'examiner cecy attentivement. Les premiers &
communs elements de toutes choſes , la terre ,
l'eau , l'air , & le feu , & tout ce qui eſt doüé
d'une celeſte & divine chaleur , comme le Soleil , les animaux , & les plantes , ont leurs forces
par energie , & actuellement ſi promptes qu'elles
agiſſent touſiours ſans avoir beſoin d'aucun ſecours étranger , ny d'aucun aiguillon. Car le feu
échauffe touſiours , & l'eau rafraiſchit touſiours ;
le Soleil auſſi échauffe perpetuellement , & les
animaux eſtans actuellement chauds tant qu'ils
vivent , comme auſſi toutes les plantes , puis que
par leurs facultez elles attirent la nourriture continuellement , cuiſent , & chaſſent les ſuperfluitez , & jouïſſent des autres fonctions de la
vie. Dans le genre meſme des choſes inani-
mées , l'aiman par cette faculté celeſte , & au
deſſus des elemens , a la force actuelle d'attirer
le fer , & l'ambre la paille. Si d'avanture il
s'en trouve quelques autres qui ayent la force
actuelle, comme la pierre, le fer, & l'eau chaude,
elles ne l'ont pas en ſoy comme naturelle , mais
comme empruntée des choſes qui ſont telles
actuellement. Tous les autres corps qui ſont
au monde , mixtes , & depourveus de vie , &
principalement les medicamens , n'ont qu'en
puiſſance leurs forces naturelles , qui ſont parties du divers mélange des elements. Or ces
forces qui demeurent endormies , doivent eſtre
réveillées par celles dont la vigueur eſt actuelle :

& il n'y a point de medicament, qui par sa faculté naturelle nous puisse changer sans le secours de nostre chaleur. Non par cette raison que nostre chaleur communique quelque force au medicament : car toutes celles qu'il a, luy sont naturelles ; mais parce que les trouvant oysives, & cachées, elle les excite & met en action, d'où ensuite nostre corps en reçoit du changement, & de l'alteration.

En effet, nostre chaleur provoquant le medicament, il decouvre, & déploye sa nature, son temperament, & tout le reste de ses forces : le medicament estant provoqué, rend combat, & fait resistance, suivant la commune condition de toutes choses, & agissant reciproquement sur le corps par contagion, déploye toutes ses forces contre luy. Ainsi, bien que l'on prenne le poivre, & le pyrethre froids actuellement, soudain apres que le froid a fait place à la chaleur que nous leur avons communiquée, ils nous piquent extrémement par la leur propre : & le vin, bien que d'ordinaire en beuvant, il nous rafraischisse par un froid étranger, toutefois incontinent apres qu'il s'est échauffé, il échauffe beaucoup. Mais la laictuë, la mandragore, & tous les medicamens froids, agissent premierement par le froid étranger, & par apres estant échauffés par celuy qui leur est naturel, comme fait aussi l'eau froide que l'on a beuë. C'est de la mesme sorte que le medicament purgatif estant échauffé & provoqué dans nostre corps, pousse & monstre sa vertu purgative, par laquelle il trouble en suite le corps, & attire l'humeur qui luy est particulier. Le deletere aussi ne commence à déployer sa qualité veneneuse, & à nous choquer, que lors qu'il est échauffé & irrité par la force de noſtre chaleur. D'où l'on peut connoiſtre plus parfaitement que noſtre chaleur n'apporte au medicament aucune faculté d'agir. Car d'où tiendroit-il cette qualité veneneuſe , ou pourquoy luy eſtant ſi fort ennemie , la donneroit-il au deletere pour ſa propre ruine ? voila donc l'opinion qu'il faut avoir des agents qui ont leur force actuellement , & de ceux qui ne l'ont qu'en puiſſance.

Or le medicament ſe definit proprement par la puiſſance , & non par l'acte; car le poivre, l'ail, la laictuë, & la mandragore , ſe peuvent proprement appeller *medicamens* : mais le feu & la neige ne le peuvent eſtre que par une plus libre & plus étenduë ſignification.

Tout ce que nous appellons chaud, froid , ou autrement, eſt ainſi nommé ſimplement , & abſolument , ou par comparaiſon: ſimplement , & abſolument ce qui eſt pourveu d'une force ſouveraine & ſans mélange ; comme le feu eſt ſimplement chaud , l'eau abſolument froide. Par comparaiſon ce dont la force & la faculté eſt en effet reprimée & émouſſée par le mélange de quelque contraire , & neantmoins dans ce mélange elle a de l'avantage , & de la ſuperiorité par deſſus le reſte, & fait ſon operation , comme le poivre, & la laictüe. Ce qui eſt de cette ſorte n'eſt pas chaud au ſouverain degré, ny abſolument comme le feu; mais il l'eſt plus qu'un homme temperé , & de qui toute la ſubſtance eſt dans la mediocrité : la laictüe auſſi eſt plus froide , & c'eſt pourquoy elle eſt nommée telle par comparaiſon; car tout ainſi que le poivre échauffe un homme temperé, la laictüe auſſi le rafraiſchit Que ſi vous faites comparaison à chaque homme ; ce qui semblera chaud à l'un, semblera d'ordinaire froid à l'autre. C'est ainsi donc que les forces soit en acte, soit en puissance, doivent estre jugées en ces agents qui operent par eux, & non par accident.

On dit que l'agent opere par luy-mesme, lors qu'il nous change immediatement, & sans l'entremise de quoy que ce soit, comme le feu, & la neige : par accident lors qu'il n'agit pas immediatement, mais qu'il se sert de l'entremise d'autruy, comme l'eau froide jettée moderément sur le corps en temps chaud : car il est vray qu'à la premiere rencontre elle rafraischit, & par consequent d'elle mesme ; mais parce qu'elle condense la peau, & ne permet que rien s'évapore ou se dissipe, retenant nostre chaleur naturelle, & mesme la poussant au dedans, elle la conserve & l'augmente, & c'est pour cela qu'elle échauffe le corps par accident. De mesme la rhubarbe, encore que d'abord elle échauffe quelque peu, neantmoins parce qu'elle chasse la bile, qui cause l'ardeur & la fievre, elle rafraischit accidentellement, comme font aussi tous les medicaments chauds, qui remedient aux obstructions & aux entassemens. Voila les principales differences d'agir & d'operer, dont la connoissance est necessaire. Maintenant afin d'expliquer par le menu toute la definition, il faut enseigner en combien & en quelles façons est changée la constitution naturelle de nostre corps.

Elle consiste en trois choses principalement, dont elle est composée ; de la bonne temperature du corps & des humeurs, de la modération de la matiere, & de l'integrité de la forme ou de la sub-

ftance. Car le corps humain confifte en ces trois-
chofes, temperament, matiere, & forme. Il peut
donc eftre changé en trois façons, & il faut abfolument eftablir trois genres de medicamens
qui agiffent fur nous. L'un change la temperature naturelle, tant du corps que des humeurs,
comme celuy qui eft extrémement chaud, froid,
fec, & humide; l'autre, la commoderation de
la matiere, comme celuy qui épaiffit ou rarefie, aftreint ou lafche, groffit ou fubtilife exceffivement. Le troifiéme demolit la forme &
la fubftance du corps, & des humeurs, comme
celuy qui l'ufe & la diffipe de mefme que le
venin : & celuy qui l'ofte & emporte entierement, comme celuy que nous appellons medicament feptique & purgatif. Ce font-là les genres
fimples, dont le dernier eft proprement & principalement medicament tout à fait contraire à
l'aliment : car comme l'on confidere proprement
la nourriture par fa fubftance ou forme, ainfi
confidere-t-on le medicament.

L'aliment eft ce qui eftant en quelque façon
femblable à la fubftance du corps, paffe enfin &
fe convertit en elle, la nourrit, & quelquesfois
l'augmente. S'il eft tellement femblable au corps,
qu'eftant converty en fa fubftance, il ne l'affecte
notablement de nulle qualité étrangere, il eft
appellé fimplement & abfolument nourriture;
comme le pain, la chair & les œufs. Mais fi eftant
en quelque façon femblable de fubftance, il change le corps par une qualité furabondante, c'eft un
aliment medecinal, comme la laictuë, le bon vin,
la neffle & le coin. Quant à ce qui eftant abfolument different de fubftance, n'eft pourveu d'aucune qualité par laquelle il agiffe manifeftement

fur le corps, il ne doit eftre eftimé ny aliment, ny medicament ; mais fi eftant doüé d'une fubftance entierement differente de nous, il a neantmoins des qualitez furabondantes, lefquelles foient parties ou du temperament, comme la jufquiafme, le pyrethre ; ou de la matiere, comme l'encens, la galle, l'alun ; ou de la forme, comme la fcamonée, l'arfenic, & toute forte de venin & de poifon, cela doit toufiours eftre appellé medicament.

---

# CHAPITRE II.

## *Des premieres & fecondes facultez des medicamens.*

ENtre les medicamens les uns font fimples, & les autres compofez. Nous appellons *fimple* celuy qui eft crû de luy-mefme, & par l'entremife de la nature feule. Comme la rofe & l'abfynthe, & *compofé* celuy qui par le moyen de l'art & de l'induftrie, eft fait du mélange de diverfes chofes, comme la Theriaque. Nous traiterons premierement du fimple, puis du compofé & des formes des compofitions. Comme nous avons donc un peu cy-devant eftably trois fortes de medicamens qui font impreffion fur nous, à caufe des trois chofes qui font la conftitution de noftre corps ; de mefme il faut diftribuer en trois ordres ou differences, les forces & les facultez des medicamens. Car les unes font appellées premieres qualitez ou facultez, les autres fecondes, & les autres troifiémes.

La premiere qualité ou faculté part du mélange des premiers elemens, & du temperament des qualitez fimples, & imite la force & la nature de cette qualité qui excelle dans le temperament par deffus toutes les autres. Car bien qu’elle foit reprimée par la force de celles qui luy font contraires, eftant toutefois fuperieure, elle poffede la principale vertu d’agir, & donne fon nom au medicament. Or quelquefois il n’y en a qu’une qui domine & qui furmonte, quelquefois il y en a deux ; d’une fimple il fe fait quatre qualitez des medicamens, par lefquelles l’un eft chaud, comme le poivre, l’autre froid, comme la mandragore, l’autre humide, comme l’huile, l’autre fec, comme l’eau marine : de deux qualitez il fort auffi quatre facultez conjuguées, par lefquelles le medicament eft ou chaud, & fec, ou chaud & humide, ou froid & fec, ou froid & humide. Cette premiere qualité & faculté tant fimple que conjuguée, eft à la verité actuellement dans l’element, parce qu’elle n’eft émouffée ny empefchée par le mélange d’aucun contraire : mais elle n’eft qu’en puiffance dans le medicament, parce que le mélange du contraire empefche & retient la qualité dominante ; de forte qu’elle ne peut agir promptement, & à la premiere rencontre. C’eft pourquoy le poivre, lors qu’il eft froid actuellement, n’eft pas tel de fon temperament, mais par une qualité empruntée, & il tient de la nature cette force & cette puiffance dont il nous échauffe.

Or dautant que de toutes les chofes lefquelles par exemple font appellées chaudes, la force n’eft pas la mefme, ny la faculté également puiffante, l’ufage les a diftinguées en quatre degrez ou ordres differents. Celles qui agiffent obfcurément, & non encore manifeftement, font mifes dans le premier ordre : dans le fecond celles qui agiffent

delia manifeftement : dans le troifiéme, celles qui
agiffent avec vehemence : & dans le quatriéme
celles qui agiffent jufques au dernier poinct, &
dans l'extremité : comme dans le genre des chaudes, celles qui brûlent & font efquarre. En fuite
chaque ordre comme ayant affez grande eften-
duë, eft divifé en trois parties, commencement,
milieu, & fin. Par exemple des chofes que l'on
appelle chaudes, dans le troifiéme ordre les unes
font dans le commencement de cet ordre, les autres dans le milieu, & les autres dans la fin.

La feconde faculté des medicamens eft produite par leur matiere imbuë de la force du temperament, ou premiere qualité. Or il y a une matiere deliée, laquelle fe porte & s'infinuë promptement tant dans le corps que dans les humeurs :
Vne autre groffiere & gluante, laquelle adhere,
s'arrefte, & ne peut penetrer fort avant, & une autre mediocre, laquelle poffede les forces de toutes les deux. En quelque matiere que fe rencontre la chaleur auffi bien que la ficcité, elle augmente la force & la promptitude d'agir : mais la
froideur & l'humidité repriment & empefchent.
Or du mélange de toutes ces chofes, fortent les
fecondes facultez des medicamens, dont voicy
les principales tirées de la methode. Celuy qui
incife ou attenuë, & celuy qui groffit ; celuy qui
eft detergent & glutineux, propre à faire linimens
& emplaftres ; celuy qui rend rude, & celuy qui
rend poly, celuy qui ferme, & celuy qui ouvre ;
celuy qui dilate, celny qui reftraint & qui ferre,
celuy qui rarefie, celuy qui condenfe, celuy qui
relafche, celuy qui tend, lequel eft aftringent &
corroboratif. Celuy qui attire, celuy qui digere, celuy qui diffout, & repouffe, celuy qui ra-

mollit, celuy qui endurcit, celuy qui meurit, & celuy qui fait fuppurer, celuy qui corrompt ou qui eſt feptique, celuy qui agglutine, celuy qui exulcere ou excite les veſſies, celuy qui eſt farcotique, celuy qui mange, celuy qui eſt epu_lotique, & eeluy qui briſe, lequel eſt cauſtique, ou eſquarotique. Or voicy comment ces facultez font produites par le mélange de la matiere, & du temperament.

Le medicament qui eſt de matiere deliée chaud, au deça du troiſiéme ordre, comme le perſil & l'hyſope eſtant pris, ouvre les plus petits con_duits du corps, diſſout les humeurs deliées, les diſſipe & les exhale par tranſpiration, & par con_ſequent provoque les urines & les ſueurs; & pour les humeurs groſſieres il les inciſe, & les attenuë: eſtant appliqué par dehors, il rarefie & dilate la peau, attire auſſi & reſout les humeurs & les eſ_prits du profond du corps. Mais s'il eſt deſia au quatriéme rang des chauds, & dans l'extremité, on le tient pour feptique, comme eſtant tel qu'il brûle, ou fait ulcere, ou excite les veſſies ou li_quefie.

Quant à celuy qui eſt de matiere deliée, tem_peré, ou meſme froid, comme le vinaigre eſtant pris par dedans, il ouvre auſſi & attenuë; mais plus mollement que celuy qui eſt chaud : mais eſtant mis à l'exterieur du corps, entant que froid, il repouſſe la fluxion, & retient l'impetuoſité de l'eruption beaucoup plus puiſſamment que ce_luy qui eſt froid & aſtringent: car il porte plus avant la vertu de la froideur. Quant à celuy qui eſt froid dans une matiere mediocre, comme le verjus & le pourpier, il repouſſe & arreſte la flu_xion mediocrement, deſſeche & reſſerre. Le medicament de matiere mediocre qui eſt temperé, comme l'huyle ſimple, relaſche, ramollit les duretez ſcirrheuſes, cuit, meurit & fait ſuppurer. Mais celuy qui eſt moderément chaud, comme la camomille, eſt appellé *anodyn*, parce qu'il adoucit la douleur. Celuy qui eſt un peu plus chaud, mais au deça du troiſiéme ordre, comme l'abſynthe, eſtant pris, ouvre l'orifice des vaiſſeaux, & deterge les humeurs gluantes, & partant il nettoye toutes les veines & les conduits, & degage leurs obſtructions, ce que ne feroit pas une matiere plus deliée, parce qu'elle penetre plus viſte, & ſans ſe détourner.

Celuy qui ſurpaſſe le troiſiéme degré de chaleur, comme la coloquinthe, la ſarraſine, ne deterge pas ſeulement; mais auſſi parce qu'il a plus d'acrimonie, il pique & exulcere les parties avec vehemence: autant en fait-il, s'il eſt mis à l'exterieur du corps.

Le medicament qui dans une matiere groſſiere & terreſtre, poſſede une certaine temperie de chaleur & de froideur, comme le bol armeniac, la terre ſigillée, eſtoupe les conduits interieurs & la peau, adoucit ce qui a eſté exulceré, & raſſemble ce qui a ſouffert ſolution de continuité: car il eſt propre à remplir & à faire emplaſtre, à polir, & à conglutiner. Celuy qui eſt moderément ou chaud ou froid, comme la roſe & le myrte, tend les parties laſches, & les corrobore par cette raiſon. Mais celuy qui eſt immoderé & chaud au quatriéme degré, comme l'orpiment, l'arſenic, il mange, eſtant ſeptique, cauſtique & eſquarotique. Celuy qui eſt froid & ſec immoderément, comme la galle, la noix de cyprés, eſtant pris ne cauſe pas ſeulement obſtruction aux orifices des vaisseaux ; mais encore il les presse & les ferme, comme aussi il estrecit & resserre les conduits, & pour les humeurs, il les rend grossieres outre me-sure : estant mis par le dehors, il condense & serre la peau, il arreste & repousse l'impetuosité de la fluxion, & ferme la playe de cicatrice : c'est ainsi qu'il est aisé de connoistre que les facultez secondes sortent de la matiere du medicament imbuë du temperament. Nous expliquerons neantmoins cy-apres plus clairement, toutes les manieres de chacune desdites facultez.

---

# CHAPITRE III.

## *Des Saveurs.*

LEs Saveurs des medicamens, de mesme que leurs secondes facultez sortent de leur ma-tiere pourveuë des premieres qualitez ; & dautant que de leur origine elles ont une grande alliance, les saveurs donneront, des marques asseurées, & seront les interpretes des premieres & des secon-des facultez. C'est pourquoy on connoist par la saveur si une chose est chaude ou froide, de de-liée ou de grossiere matiere. Mais quant aux troi-siémes facultez des medicamens, comme de pur-ger une humeur particuliere, d'émousser le venin, ou quelque autre de celles que je deduiray bien tost, il n'y a point de saveur, ny de qualité sensi-ble qui les découvre ; mais seulement l'experien-ce & la coustume des observations.

Or il y a neuf differences de saveurs, & le goust n'en a pas remarqué davantage, l'acre, l'aigre, la grasse : la salée, l'austere, la douce ; l'amere, la

verte, l'infipide. Les trois premiers partent d'u-
ne matiere deliée, celles du milieu d'une mediocre, & les trois dernieres d'une groffiere & terreftre. La faveur acre eft celle qui pique la langue
& la bouche par fon acrimonie, mefme l'échauffe
fi fort, qu'il femble quelquefois qu'elle la brûle : elle eft tres-manifefte dans le poivre , dans le
pyrethre & dans l'euphorbe: à l'exemple defquels
il faut juger des autres qui font inferieurs. Or elle
eft produite d'une matiere deliée, feche, & chaude , & ne fçauroit confifter en quelque autre differente. Tout ce donc que l'on connoift par le
gouft, eftre acre ou mordicant, participe de la nature du feu, & s'il n'eft pas fort vehement, & qu'il
foit au deça du troifiéme rang, comme l'hyffope ,
le perfil , le fenoüil , le thym , il a la force & la faculté de penetrer, s'il eft pris par dedans, d'ouvrir
les conduits , & de fubtilifer les humeurs groffieres : que s'il eft appliqué par le dehors , il rarefie
la peau, attire & refout les humeurs. Quant aux
chofes plus acres & qui ont paffé le troifiéme ordre des chaudes, lefquelles outre l'acrimonie,
frappent la tefte d'une vapeur deliée, quand on les
goufte, ou qui brûlent , & excitent des puftules ,
comme la moutarde , le pyrethre, l'euphorbe; ou
caufent des veffies , comme le nafitort fauvage, la
cantharide; ou liquefient & pourriffent, comme
le fublimé , le bois gentil , & le fuc de *thapfia*.

La faveur aigre penetre auffi le gouft, & le frappe par fa tenuité ; mais fans aucun fentiment de
chaleur: Telle eft celle que l'on trouve au vinaigre, au fuc de citron , de quelques pommes de
grenade & de quelques coins. Elle coule d'une
matiere deliée & feche, de laquellle ou la chaleur naturelle s'eft évaporée par la pourriture,
comme

comme dans le vinaigre, où la froide intemperie, dés son origine accompagne sa tenuité, comme aux autres dont j'ay fait mention. C'est pourquoy ce qui est aigre, ne cede point à ce qui est
acre en force de penetrer & d'inciser, mesme il
n'y a rien de plus puissant à cela que le vinaigre,
principalement s'il est vieux, ou fait par distillation: car il dissout les metaux, comme le suc de
citron les perles; mais estant mis exterieurement
il ne dissout, & ne dissipe pas, comme fait ce qui
est acre; au contraire il repousse & retient les fluxions, plus puissamment que ce qui est froid &
astringent; car il porte plus avant la force de la
froideur. Ainsi nous experimentons que le vinaigre repousse les fluxions, & arreste toute eruption du sang des narines, & la dissenterie aussi, tant
en vapeur qu'en fomentation, & mesme les hemorrhoïdes, & les purgations immoderées de la
matrice en parfum, ou estant mis dessus, estant
bû il arreste promptement toute rejection de sang,
ou par soy-mesme, ou par le mélange de l'eau:
il ne le faut pas toutefois pour cela compter entre
les astringents: car il en est extrémement éloigné
de matiere; mais il repousse les fluxions par la
seule entremise de la froideur, & par la siccité
qui est parfaitement puissante, il les arreste &
les retient, comme aussi les eruptions de sang.

La saveur douce ne sollicite le goust ny par chaleur ny par acrimonie, mais elle enduit la langue
& la bouche d'une certaine lenteur. Elle se remarque principalement dans l'huyle, tant simple
que celle d'amandes, dans le beurre, dans la graif-
se, qui ne soit ny rance de vieillesse ny acre de sa
nature, comme est celle des lions & des renards.
La guimauve est aussi de saveur grasse, comme

aussi le suc de l'herbe aux puces , & l'atragant,
& beaucoup d'autres , tant graisses qu'huyles,
comme dans celle du *ricinus*, dans celles d'amandes ameres , il y a aussi d'autres saveurs un peu
grasses. Or comme ces choses n'ont pas une simple saveur , de mesme elles n'ont pas une faculté ny une matiere simple. La saveur grasse naist
d'une matiere deliée, non pas ignée; mais entierement aërienne , qui soit en quelque façon temperée de chaleur & de froideur ; encore qu'elle soit
deliée, elle n'est pas toutefois seche , autrement
cequi est gras penetreroit , & inciseroit aussi bien
que ce qui est aigre , ou acre ; mais plustost elle
est pourveüe d'humeur aërienne , & par consequent sa principale faculté c'est de relascher , de
ramollir , & d'humecter.

La saveur salée n'echauffe pas beaucoup la langue , mais la pique fort en la dessechant : elle paroist sur tout dans le sel, & le salpestre,& plus moderément dans l'herbe appellée *fenoüil marin* , elle consiste dans une matiere mediocre, avec chaleur & siccité : car la chaleur estrangere rotissant,
enfin brûlant & sechant quelques parties terrestres mélées dans les matieres aqueuses, qui n'est
pas parfaitement simple , cause la saveur salée, laquelle est produite par un terrestre sec, lequel
par la force de la chaleur est rôty, & attenué dans
un aqueux humide. Elle n'est donc pas tout à fait
terrestre ny aqueuse : mais par le mélange de l'un
& de l'autre , elle possede une mediocrité de matiere , & bien que la chaleur l'ait causée , elle n'y
demeure pourtant pas entiere; mais elle est émoussée par le mélange , il s'y amasse plus de siccité
laquelle persiste. C'est pourquoy ce qui est salé ,
penetre & incise moderément , pique & nettoye

en raclant , abforbe les *ichores* deliées, en deffe-
chant puiffamment , conferve les corps & les deffend de la pourriture : il eft pourtant affuré que
les viandes falées mangées feules & par excez,
gaftent les humeurs & le fang. Cette faveur falée
donc qui eft felon la nature , fe fait par une chaleur qui n'eft pas fort acre ; mais qui neantmoins
peu à peu,& par fucceffion de temps,brûle & deffeche les parties terreftres qui font dans l'aqueux
humide: d'où vient que dans la faveur falée,la ficcité fe trouve plus grande que la chaleur.

Il y a auffi une autre faveur falée qui fe fait par
art , principalement de l'alchymie, d'une matiere
extrémement feche , & tout à fait terreftre , qui a
efté brûlée & rôtie par une chaleur tres-violente ;
& il n'y a point de corps dans le monde, dont les
Alchymiftes ne tirent fa chaux & fon fel propre ,
que chacun peut experimenter & connoiftre par
le gouft, comme de la fuye, de la lie du vin, & du
verre : car ce que l'on appelle l'axunge de celuy-
cy , n'eft autre chofe que fon fel. Or tout fel qui
eft de cette nature , eft extrémement chaud , &
mefme en beaucoup il eft cauftique , & l'on s'en
fert au lieu de cautere.

La faveur auftere preffe moderément la bouche & la langue , & la refferre avec quelque rudeffe : de là vient qu'elle deffeche & rafraifchit
aucunement; elle eft proprement appellée *cruë*,
eftãt particuliere aux fruits qui ne font pas meurs,
comme au fuc des raifins verts , des pommes , des
poires , des nefles , & mefme du pourpier. Elle
confifte dans une matiere mediocre , qui participe
de l'aqueufe, & de la terreftre, dans laquelle non
la chaleur , mais bien la froideur domine & fur-
abonde ; partant tout ce qui eft auftere rafraifchit

notablement, reftraint, affemble , & ferre, arrefte
& repouffe les fluxions moderément, ce qu'il
fait pluftoft par frigidité & ficcité, que par mediocrité de matiere : car lors que la chaleur naturelle commencera de dominer en cette méme matiere , & viendra à furmonter cette frigidité ; &
que par la vertu de la chaleur, la matiere aqueufe fera parfaitement mélée avec la terreftre , &
que la maturité fe manifeftera, la douceur fucce-
dera dans la mefme matiere à l'aufterité qui en aura efté chaffée. C'eft ainfi que l'aufterité des fruits
cruds s'adoucit, non tant par changement de matiere que de qualité.

La faveur douce eftant agreable & plaifante au
gouft, refiouït, & n'incommode par aucune furabondance de qualité. De cette forte eft celle qui
paroift dans le fucre, miel, regliffe, polipode,
jujubes, & beaucoup d'autres fruits , & dans tout
ce qui eft lenitif. Prenez toutefois bien garde de
ne pas confondre cette faveur avec la graffe ; car
bien qu'elle en approche en quelque façon , elle
en eft neantmoins effectivement differente. Or
elle en eft differente, non par les premieres qualitez, dautant que l'une & l'autre font temperées ,
& obfcurément chaudes ; mais par la feule matiere , laquelle dans la graffe eft plus deliée ; & vn
peu plus groffiere dans la douce, fans paffer toutefois au delà de la mediocrité. C'eft pourquoy ce
qui eft doux, relafche quelque peu, toutefois
moins que ce qui eft gras , mais adoucit davantage la rudeffe, outre que poffedant une mediocrité de matiere, & de temperament, il eft anodin, il
meurit, il cuit, & fait fuppurer. Voila les faveurs
qui confiftent dans la matiere deliée, parlons à
prefent de celles qui confiftent dans la groffiere.

La saveur amere directement opposée à la douce, desagreable & triste, semble racler & diviser le sens avec effort. Elle est remarquable dans l'aloës, dans l'absynthe, dans la petite centaurée, & dans la coloquinte : par l'exemple desquels les autres se peuvent connoistre. Sa matiere est grossiere & terrestre, qu'une chaleur surabondante a rôtie & dessechée, & tout ce qui est amer est chaud & sec. C'est d'où luy vient cette principale force de deterger, & nettoyer les conduits, & ce avec chaleur, mais non pas extréme. Car lors que la chaleur penetrant la matiere qui est un peu grossiere, l'emmene avec soy ; elle entraine aussi avec soy, & en raclant nettoye tout ce qu'elle rencontre : plus le medicament est amer, avec plus de force aussi fait-il cette operation. Pour l'absynthe, il agit moderément ; mais l'aloës, la sarrazine, la petite centaurée, & la coloquinte ne purgent & ne nettoyent pas seulement ; mais aussi si l'on en use excessivement, ils entament, raclent, & exulcerent les parties. De là vient que l'aloës ouvre l'orifice des veines, & verse le sang principalement des hemorrhoïdes, la sarrazine fait crever les abscez interieurs, la centaurée & la coloquinte exulcerent & emportent des raclures avec eux. Or comme ces medicamens estant pris par le dedans, ont une souveraine puissance de dégager les entassemens, aussi l'ont-ils estant appliquez, de nettoyer & purger les ulceres sales & vilains. Mesme ce qui est amer, empéche la pourriture, & conserve long-temps les corps en leur entier, parce qu'en dessechant, ou elle absorbe, ou elle deterge les humeurs superfluës, estant tout à fait contraire à la douceur, qui est la mere de la pourriture.

La saveur verte, qui approche fort de l'austere, est toutefois plus incommode & plus importune, resserre, & pique plus la langue, & tout le sens, & par consequent desseche & rafraischit davantage. Elle se fait clairement reconnoistre dans l'écorce de grenade, dans la galle, dans le rhoës, & dans les noix de cyprés, & beaucoup d'autres choses, lesquelles en verdeur approchent de celles-cy. Leur matiere est tout à fait terrestre & seche, qui ne participe manifestement ny de l'eau, ny de l'humeur, en laquelle non la chaleur, mais la froideur avec la siccité est absolument dominante. Puis donc que les choses froides repoussent les fluxions, comme astringentes elles arrestent l'impetuosité des humeurs, comme desiccatives, elles restrecissent, condensent, & couvrent la playe de cicatrice, & comme terrestres elles grossissent les humeurs.

La saveur insipide, qui est appellée des Grecs ἄποιος, & qui n'est pas proprement saveur, mais privation de saveur, ne frappe le goust d'aucune qualité manifeste. C'est celle que semble avoir toute sorte de blé, la courge, la citroüille, & autres qui leur sont semblables. Bien que leur matiere soit en quelque façon grossiere, elle n'est pas toutefois entierement terrestre, seche, & astringente, mais imbüe de quelque humeur, laquelle neantmoins n'est pas parfaitement mélée avec le sec, par la force de la chaleur, & la force du froid, n'estant pas mesme superieur, il arrive necessairement que par le goust, on ne découvre point de saveur, ny de qualité par les effets. Cela n'empesche pas, que cette matiere estant veritablement emplastique, remplit & bouche tous les conduits, dedans & dehors, adoucit ce qui a esté fait rude, & rejoint ce qui qui a esté divisé.

Encore que cette saveur soit fort approchante de la douce, elle en est pourtant éloignée, parce qu'elle consiste en une matiere un peu plus grossiere & cruë, & qu'estant hors de la temperie, elle panche vers l'extremité du froid ; au lieu que la saveur douce panche vers celle du chaud : car beaucoup de choses deviennent douces par la concoction d'une chaleur douce & moderée, comme font les fruits: & l'on peut juger qu'il y a quelque peu de chaleur dans la saveur douce ; en ce que beaucoup de choses douces, comme le miel, deviennent ameres par la vieillesse, ou par la cuisson.

Voila donc toutes les saveurs simples & sinceres, en la connoissance particuliere desquelles il se faut exercer. Or on connoist la temperature & la matiere du medicament par la saveur : & enfin par celles-là de quelles qualitez, tant premieres que secondes, & de quelles forces il est pourveu.

Si l'on découvre diverses saveurs dans un mesme medicament, comme dans l'absynthe, lequel outre l'amertume qui se presente la premiere, est encore pourveu d'astriction, il aura aussi diverses substances & facultez de nettoyer, & d'astreindre ou corroborer. Et aussi au rebours si un medicament possede diverses facultez, comme de nettoyer & rafraischir, il sera composé de diverses,& presque contraires substances & saveurs. Par la saveur donc, soit simple, soit meslée, on pourra iuger de la matiere & des facultez du medicament : ce qui le fera aisément & certainement,si la saveur est simple, & parfaite. Il est vray qu'elle ne se

trouve que fort rarement pure, sincere & seule.
Lors donc que la saveur ne peut pas certainement
exprimer la force & la faculté du medicament,
l'experience vient au secours, & supplée au defaut : & bien que vous croyez estre parvenu à la
connoissance de la faculté, vous devez neantmoins la confirmer souvent par l'experience : car
bien souvent la seule meditation, & la probabilité de la raison persuade, ce dont l'usage & l'experience nous desabuse. Mais de peur que l'experience mesme ne soit trompeuse, prenez garde
aussi de ne pas juger que l'effet qui n'est party du
medicament que par accident, le soit premierement, & par luy-mesme.

# CHAPITRE IV.

### *Par quelles observations il faut establir les ordres des facultez.*

IL faut établir quatre ordres de forces dans les
secondes facultez aussi-bien que dans les premieres. Dans le genre des astringentes & attenuantes, celles-là sont de la premiere classe qui
operent obscurément ; de la seconde, celles qui
operent manifestement ; de la troisiéme, celles
qui operent avec vehemence ; de la quatriéme,
celles qui operent au dernier poinct & dans l'extremité : de ces classes aussi chacune a certain commencement, milieu & fin. Les facultez de beaucoup de simples ont esté reduites en ordres par le
soin, & par la remarque des Anciens, à l'exemple desquelles celles qui manquent, y peuvent
estre reduites aussi : ce qu'il faut faire avec beau-

coup de prudence & de circonfpection , en ju-
geant & remarquant ce qui diminuë ou augmente
les forces des fimples. Comme la region, la terre,
la fituation, le temps, la culture, & la preparation.
Car tout ainfi que de femblables farmens de vigne eftant plantez en des regions & des lieux divers, produifent des vins differents ; ainfi femblables femences produifent des racines dont les facultez & les forces font differentes en des regions
& des terres diverfes.

La region chaude produit toutes chofes plus
acres & plus vehementes : & celle qui eft froide
& humide , les produit plus émouffées : nous
avons découvert que l'origan , l'hyfope , la fa-
riette qui avoient efté apportez de Cappadoce,
ou de Candie , eftoient deux fois plus acres que
ceux que noftre France a élevez. La terre fablo-
neufe & feche, produit auffi des chofes plus acres,
comme auffi les lieux incultes & deferts : pour
celle qui eft froide , marécageufe & limoneufe,
& qui n'eft labourée qu'avec beaucoup de foin &
de travail , elle produit des chofes qui font à la verité plus abondantes & mieux nourries : mais qui
n'operent pas fi vigoureufement. La colline qui
panche vers le Midy , produit des chofes plus excellentes , que celle qui panche vers le Septentrion. Au Printemps , & au milieu de l'Efté, toutes les plantes enflées de beaucoup de fuc meur,
& bien cuit, font beaucoup plus puiffantes que fur
la fin de l'Automne , lors que leurs fueilles eftant
tombées , & leur fuc épuifé , elles reftent fans vigueur. Or le premier germement eft toûjours
plus utile que celuy qui vient apres : outre cela,
la force des plantes froides & humides, s'émouffe
par le temps , lors qu'elles font entierement ari-

des : mais celle des chaudes & des seiches s'augmente. Certainement la guimauve ou la mauve
estant tout à fait aride, n'humecte & ne ramollit
pas bien, non plus que le plantin, ny la morelle,
ny la joubarbe, estans dépourveus de leur propre humeur, ne rafraischissent pas convenablement. Quant a l'origan, l'hyssope & le thim, s'ils
sont arides comme il faut, l'humeur aqueuse estãt
dissipée, ils échauffent beaucoup davantage : la
preparation aussi qui se fait par industrie, augmente ou diminue les forces des simples : car si l'on
use de ceux qui sont chauds, attenuants, & detergents, apres qu'ils sont sechez peu à peu, & reduits en poudre, ils ont des forces beaucoup plus
excellentes, & produisent des effets plus manifestes, que n'a pas le suc qui en est exprimé, lors
qu'ils sont verts, lequel est bien plus puissant
que l'eau dans laquelle on les aura fait cuire. Car
l'eau simple n'échauffe pas, comme a escrit un
certain personnage, avec les choses chaudes, & ne
rafraischit pas avec les froides, comme si elle estoit
la commune matiere de toutes celles avec quoy
elle se mesle : mais elle émousse perpetuellement
la force des chaudes & des attenuantes qui se
cuisent dans elle. De plus, toute cuisson diminuë
ou dissipe entierement la force des choses qui sont
d'une matiere deliée, & augmente la faculté astringente & desiccative de celles qui sont plus grossieres, comme des metaux : mais en lavant on
oste la vertu incisive & detersive, & l'on augmente celle qui est emplastique : Si donc on oublie l'observation de semblables choses, on ne
peut certainement establir combien grande est
la force d'un medicament. Or pour bien juger
des forces des medicamens simples, & pour les

ranger dans des classes, *il faut* à l'imitation des
Anciens tirer tout de la mediocrité, tant du lieu
que de la region & preparation.

En ce lieu, il se fait une question autant obscure qu'elle a esté debatuë;à sçavoir en quelle quantité les ordres des facultez, ont esté designez dans
les medicamens : car puis que celuy qui est du
second ordre des chauds, ou detergents, estant
pris en plus grande quantité, échauffe ou nettoye
aussi puissamment, & peut-estre davantage, que
celuy du troisiéme, estant pris en moindre quantité : Il est constant que les forces & les ordres
des simples doivent estre establis sur l'égalité
de leur quantité : mais quelle est cette quantité
& mesure ? est-ce une drachme, ou une once ?
& ce qui échauffe au second degré estant pris du
poids d'une drachme, s'il est pris du poids d'une
once, échauffera au troisiéme, & il le faudra necessairement mettre en diverses classes : d'où se
forme une dispute qui n'est pas moins difficile
sur la constitution de la dose du medicament alte-
ratif, lequel opere par la premiere, ou par la seconde faculté.Plusieurs se tourmentent beaucoup
à resoudre cette question, & mesme ont fait un
juste volume de l'interpretation d'une chose si
embarassée, laquelle toutefois je rangeray dans
ce peu de paroles.

Il faut que la quantité du medicament dont
nous voulons éprouver la force, soit de telle mediocrité, qu'elle ne vienne pas à s'affoiblir, & à se
dissiper incontinent : car il est impossible de connoistre combien est grande la force & la chaleur
d'une estincelle, encore qu'elle le soit au dernier
poinct, puis que c'est du feu, dautant qu'elle
s'esteint plustost qu'elle n'agit sur nous, de mes-

me en est-il d'une tres-petite portion de poivre.
Que si l'on en prend une moderée & notable quã-
tité pour faire l'épreuve, il faut en maschant, juger & examiner, non combien, ny jusques où
elle agit ; mais avec quelle vehemence & acrimonie ; car un grain de poivre masché échauffe la
bouche & la langue avec plus de vehemence &
d'acrimonie qu'une once de fenoüil : c'est pourquoy le poivre est estimé plus chaud de tout le
genre que le fenoüil, bien qu'une once de fenoüil échauffe plus de parties de la bouche,& s'e-
stende davantage. Ceux qui sont d'égale mesure,
doivent estre mis en mesme rang, s'ils agissent
avec une pareille acrimonie & vehemence : & en
different, si la force d'agir est differente. Ainsi
donc pour designer l'ordre & la puissance de la
facu'té, il faut prendre garde à la qualité, &
à la vehemence de l'action.

Or pour constituer la dose du medicament al-
teratif, il faut considerer la grandeur & la situation de la partie qui doit estre alterée ou changée:
L'affection de cette partie, soit intemperie ou obstruction, par sa grandeur prescrit l'ordre du medicament, car si la partie est froide au second ordre, on luy opposera un medicament, qui sera
aussi du second ordre : mais on détermine en
quelle quantité il doit estre donné par la grandeur & par la situation de la partie. Si la partie
malade est grande, ou fort éloignée de la rencontre du medicament, il la faut donner en plus
grande quantité : mais avec retenuë & en moindre dose, si elle est petite & exposée à la rencontre du medicament: six ou huict grains de poivre échauff'roient le ventricule crud & refroidy,
& ne profiteroient que peu ou point à la matrice

refroidie ; & demie once d'eau de rose soulage l'œil enflammé, qui neantmoins ne serviroient de rien à la teste échauffée. La doze donc des medicamens alteratifs doit estre prescrite par ces observations, & par le jugement du sage Medecin.

# CHAPITRE V.

## *Des troisiémes facultez des medicaments.*

LA troisiéme faculté des medicamens dont il me reste à parler, ne sort premierement, & par soy, ny du medicament, ny de la matiere: mais de toute la substance & forme de la chose, & c'est pour cela que l'on a coustume de l'appeller la proprieté occulte de la substance. De celle-cy partent deux differences des medicamens : car les uns sont evacuatifs, & les autres alteratifs seulement : ceux-là evacuent, qui par la familiarité & ressemblance de toute la substance, attirent quelque chose qui leur est particuliere ; entre lesquels les uns attirent de tout le corps, les autres d'une partie seulement : Ceux qui attirent de tout le corps, s'appellent *purgatifs* ? entre lesquels les uns rendent par le vomissement l'humeur qu'ils ont attirée, comme le cabaret, & l'ellebore blanc les autres par la dejection, comme la rhubarbe, & la scammonée. Ceux qui evacuent d'une certaine partie, attirent l'humeur superfluë, ou du cerveau, par la bouche, & par le palais, comme les apophlegmatismes ; ou par les narines, comme les nasipurges ; ou de la matrice par son propre col, comme la sarrazine : quant à ceux qui provoquent les urines, comme le perfil, ou les mois, comme l'armoife, ou le crachement, comme l'hyffope, dautant qu'ils ne chaffent pas les excremens par attraction, mais par deterfion ou extenuation & penetration, peuvent eftre appellez evacuatifs en quelque forte ; mais non pas purgatifs à proprement parler, parce qu'ils n'attirent pas par reffemblance.

Pour les alexiteres & alexipharmaques, c'eft à dire qui attirent ou chaffent par reffemblance le venin ou le medicament deletere, comme le *Schiftum*, le laict, l'agaric, les poulets ouverts appliquez tout chauds à la partie frappée, le fcorpion mefme qui eft l'alexitere de fon propre venin, font à bon droit comptez entre les evacuatifs, & toutefois ne peuvent eftre proprement appellez purgatifs. En cette claffe auffi doivent eftre mis ceux qui par le dehors eftans appliquez fur la playe en arrachent, & font fortir les javelots & autres armes, comme la racine de rofeau. Voila donc les differences de ceux qui evacuent par la proprieté de toute la fubftance. Or bien que ceux là foient proprement appellez alteratifs qui agiffent par les premieres ou fecondes facultez, il y en a toutefois beaucoup auffi qui alterent par les troifiémes ou par toute la fubftance. Ce font ceux qui par une proprieté cachée changent toute la fubftance de la chofe, & qui détruifent la chofe & la corrompent entierement. Entre lefquels les uns font deleteres, les autres antidotes & antipharmaques. Les deleteres font ceux que l'on appelle proprement *venins*. Car entre les venins, c'eft à dire ceux qui tuent par une foudaine force, les uns le font par une manifefte, violente, & excellente qualité, comme l'euphorbe en bruflant, &

l'opium en endormant par ſtupefaction : Les autres par une qualité occulte, & ce ſont ceux-cy &
non pas ceux-là que nous comprenons ſous le
nom de *venin*, leſquels nous ſont ennemis & nuiſibles par contrarieté de toute la ſubſtance, côme
le dryoptere, le pithiocampe, & le vif-argent,
comme les morſures des beſtes veneneuſes par exemple du ſcorpion, de l'araignée nommée *Pha-
lantium*, & du chien enragé. Car en mordant elles
jettent avec la ſalive leur venin, lequel entrant &
ſe gliſſant inſenſiblement au dedans, attaque enfin les parties nobles & diſſipe leurs forces & leur
ſubſtance. Quant aux autres, eſtant pris par dedans s'ils ne peuvent pas eſtre domptez & vain-
cus par noſtre chaleur, il la perverriſſent enfin &
auſſi la ſubſtance de toutes les facultez. Pour
les antidotes & antipharmaques, ils ſont tout à
fait contraires aux deleteres, leſquels ils changent
& emouſſent par contrarieté de toute la ſubſtance à un poinct, qu'apres ils ne nous peuvent offenſer en façon quelconque. Entre ceux-là les uns
ſurmontent, emouſſent, ou détruiſent abſolument par contrarieté, & combat de toute la ſubſtance, le venin pris ou jetté dans le corps, ou
meſme le medicament deletere, comme la ſemence de citron. De cet ordre ſont tous ceux qui gueriſſent ou détournent les maladies peſtilentes &
epidemiques comme le mithridat. Les autres remedient aux morſures des beſtes veneneuſes
comme *l'alyſſum*, la pimprenelle à celle du
chien enragé : dont il y a bien dequoy diſcourir,
& qui ont une force admirable. Il faut rapporter
à ce genre des troiſiémes facultez, tous ceux que
l'on croit eſtre deſtinez pour profiter ou nuire a
chaque petite partie du corps : pour leſquels quel-

ques-uns ont en vain introduit les quatriesmes facultez des medicamens.

En effet la sauge profite au cerveau , & le corrobore pour cette raison, qu'elle luy est familiere par ressemblance de toute sa substance, comme aussi la buglose est agreable & familiere au cœur, l'aigremoine au foye, & la scolopendre ou *asplenium*, à la rate. Mais c'est par contrarieté & combat de toute la substance que le lievre marin n'exulcere que les poulmons & la cantharide que la vessie. Cette troisiéme faculté ne tombant pas sous les sens humains, ne peut estre connuë ny découverte par la saveur, par l'odeur, par l'attouchement , ny par aucun autre sens : mais seulement par l'observation & par l'experience , pourveu qu'elles soient bien confirmées par un long usage , & pratique de l'art ; & il me semble qu'il ne sera point hors de propos de dire icy quelque chose de la maniere d'experimenter.

Experimenter , c'est éprouver quelque chose par effet : car il y a des choses dont l'épreuve se fait par quelque sens , & dont la connoissance est tres-assurée : d'autres, dont l'épreuve ne se fait que par probabilité de raison, laquelle est toutefois conduite & coulée des sens : & d'autres dont elle se fait par l'usage , & par l'observation des effets & des evenemens. Cette connoissance donc des choses qui s'acquiert par une frequente observation des evenemens , s'appelle proprement experience : tellement qu'il y a une connoissance par les sens , une autre par demonstration ou opinion , & une autre par experience: & celuy-là est experimenté , qui est devenu sçavant par experience. Or il faut connoistre par experience , les choses qui ne le peuvent estre par les sens ny par

la raifon : ce qui fe fait purement par hazard, &
les chofes que nous avons fouvent & longuement cherchées fe trouvent & fe prefentent quelquefois à nous fortuitement. C'est ainfi qu'a efté
reconnuë la force des medicamens purgatifs &
des alexipharmaques. L'experience ne s'engendre pas de ce qui arrive une fois feulement,
mais de ce qui arrive tres-fouvent avec une
mefme rencontre de toutes chofes. Et lors que
nous remarquerons qu'un effet partira fouvent
de quelque caufe, nous connoiftrons fa force &
fa faculté par experience, en prenant toutefois
garde de n'eftre pas trompez par la reffemblance
des caufes. Ce qui n'empefche pas qu'à caufe
de l'alliance qu'il y a entre les chofes, une experience ne nous conduife fouvent à la recherche d'une autre.

## CHAPITRE VI.

### *Des poids & mefures de la Medecine.*

L'Eftimation de toutes chofes fe fait ou par le
nombre, ou par le poids, ou par la mefure,
la façon du nombre eft la mefme, chez toutes les
Nations de la terre, mais non pas celle du poids
ny de la mefure. Au contraire, la diverfité en eft
tres-grande, & chaque Iurifdiction a fon poids &
fa mefure qui porte le nom du pays. Neanmoins
parce qu'il eft neceffaire qu'aux chofes principalement qui appartiennent à l'ufage de la Medecine, il y ait des loix certaines & communes, il faut
auffi que les poids foient certains & communs à
tout le monde, afin qu'il y ait une loy, & un con-

ſentement unanime de tous les peuples. Or pour
cet effet il faut premierement eſtablir le poids le
plus petit ou menu, duquel eſtant augmenté par
une continuelle addition, ſe puiſſe former le reſte
des poids, comme les nombres de l'unité. Le
grain eſt le plus petit de tous les poids, duquel
ſe font l'obole, le ſcrupule, la drachme, l'once,
la livre, & les autres qui en ſont compoſez, à
ſçavoir la demie once, l'once & demie, la
demie livre, la livre & demie.

Il faut donc que le grain ſur lequel comme ſur
une baſe s'appuyent les autres poids, ſoit conſtant
& reglé, & qu'il ne ſoit ny d'orge, ny de froment,
ny de pois, ny d'aucun fruit ou legume, parce
qu'il n'y a rien de tout cela dont le poids ſoit égal
par tout le monde. Mais la plus petite de toutes
les monnoyes que les Orphevres appellent grain,
& qui ſe peut dire en latin *momentum*, eſt con-
ſtamment la meſme chez toutes les Nations : ce
que la deteſtable faim de l'or, & l'envie furieuſe
des richeſſes gardent inviolablement & incor-
ruptiblement, comme il paroiſt par le rapport
ſouvent fait des ſignes & des exemplaires qu'on
a pris de tous coſtez. C'eſt par luy que nous
commencerons tous nos poids, duquel ceux qui
ont eſté receus de la Medecine, ſont eſtablis en
cette ſorte.

L'obole ℈ ß peſe dix grains. Le ſcrupule ℈ i.
xx. gr. la drachme ʒ i. ℈ iij. lx. gr. la demie once ʒ ß ʒ iiij. l'once ℥ j. ʒ viij. l'once & demie ℥ j
ß ʒ xij. le quart. ʒ iiij. la demie livre ℔ ß. ʒ vj.
la livre ℔ i. ʒ xij. ℔ j. ß ℥ xviij.

Et partant le poids de la monnoye dont ſe ſervent non ſeulement les Monnoyeurs, mais auſſi
les Marchands, ſurpaſſe l'ordinaire des Medecins

de cinq onces, ayant avec luy la proportion que les Geometriens appellent de cinq & demy. Car la drachme de la monnoye pefe lxxij. grains, & l'once qui fe fait de huit de ces drachmes, pefe neuf drachmes des Medecins, & xxxvj grains, ou une once des Medecins avec une drachme, & xxxvj. grains pour la livre de la monnoye, qui eft de xij. onces, car il y en a de xiv. de xvj. de xviij. & de xx. elle pefe xiv ʒ iij ꝫ, & xij grains des Medecins.

Et bien que tous ces poids ayent efté receus & approuvez par l'ufage des Apothicaires, & des Medecins modernes; fi nous voulons toutefois en avoir de plus affeurez, & moins fujets à la fraude & à l'injuftice, fur tout en une matiere où le moindre grain ofté, il s'en peut enfuivre non feulement erreur, mais encore du danger, il vaudra mieux fe fervir tant du grain des Monnoyeurs, que des autres poids qui en viendront, afin que les Medecins & les Apothicaires ayent par tout le monde une certaine & conftante regle de poids & de mefures, & la mefme que le refte des hommes. C'eft pourquoy l'obole pefera xij grains, le demy obole vj. le fcrupule xxiv. La drachme lxxij. & le refte à proportion. C'eft la maniere de pefer dont les anciens Medecins fe fervoient, qui mettoient xxiv. grains dans le fcrupule; ce que fait voir manifeftement le mot *G······*, que les Grecs employoient pour fcrupule. Car ils l'appelloient de la forte, parce que le fcrupule eft compofé d'autant de grains qu'ils ont de figures de lettres. Ce qui fe prouve auffi par raifon: dautant que le fcrupule pefant fix filiques ou gouffes, & quatre *fitaria* une filique, il faut de neceffité que le fcrupule pefe xxiv. grains.

Or il y a apparence que le vieux poids a esté diminué & falsifié par l'avarice des Marchands, lesquels achetent au plus grand poids qu'ils peuvent, & vendent au plus petit. Voila donc les poids avec lesquels toutes choses sont aujourd'huy reduites à la balance, de sorte que les autres ne sont point necessaires.

*Icy l'Autheur a mis les poids & les mesures des anciens Grecs & Latins, à quoy je n'ay point voulu toucher, dautant que leur connoissance ne peut servir de rien à ceux qui ne l'ont pas de ces deux langues, outre que les termes de chacune d'elles est ins propres, ils ne souffrent point de traduction en cette matiere.*

------

# CHAPITRE VII.

## *Des causes de la composition des medicamens.*

Tout ainsi qu'il y a deux sortes de maladies, de mesme aussi faut-il établir deux sortes de medicamens, l'une simple, & l'autre composée. On appelle *medicament simple* celuy qui est né tel de luy mesme, sans avoir rien acquis de nostre industrie. Or quelquefois il est doüé d'une substance ou faculté seulement, & quelquefois de plusieurs: d'une seulement, comme le poivre, le pyrethre, l'euphorbe, dont toute la substance est entierement deliée & chaude: de plusieurs, comme la rose & l'absynthe, lesquels nettoyent, par ce que leur substance est mediocre, & corroborent, par ce qu'elle est grossiere & terrestre : & la rhubarbe qui purge, parce que la sienne est deliée, & arreſte le flux de ventre & de ſang, parce qu’elle eſt terreſtre. Cette ſorte de ſimples pourroit eſtre appellée *compoſee* en quelque façon, à ſçavoir naturellement, & par leur premiere origine, puis qu’ils tiennent de leur naiſſance, cette diverſité de ſubſtances & de facultez. Icy nous n’appellons pas *compoſé* ce qui l’eſt de nature ; mais ſeulement ce qui eſt devenu tel par le moyen de noſtre induſtrie, comme la theriaque, le mithridat, & tout ce qui reſulte du mélange de beaucoup de choſes. Ce n’eſt pas que l’art leur ait communiqué des forces, mais il a ſeulement meſlé les ſimples convenablement, de l’action mutuelle deſquels il eſt ſorty une force nouvelle & inconnuë.

Or les medicamens ont eſté meſlez & compoſez par une grande neceſſité, tant pour les maladies ſimples que pour les compoſées. La maladie ſimple eſt ordinairement emportée par le medicament ſimple, qui eſt de pareille force. Et lors qu’il s’en rencontre de ſimple, qui chaſſe entierement la maladie, ſans offenſer le corps ny les forces en façon quelconque, il ne faut point chercher la compoſition dans le mélange, puis que celuy-là eſt le plus excellent de tous : & vous ne devez jamais faire avec le compoſé, ce que vous pouvez faire avec le ſimple. Car le ſimple eſt plus aſſeuré & plus connu que le compoſé : & jamais l’uſage du compoſé ne peut eſtre ſeur ny aſſeuré avant l’experience, dautant que nous eſtimons ſouvent convenables beaucoup de choſes, leſquelles eſtant meſlées ſe détruiſent par des forces cachées. Il eſt donc expedient ſur tout d’accommoder à chaque affection ſimple des medicamens ſimples, qui ſoient comme les fondemens des remedes, & d’en avoir touſiours en main qui

foient approuvez par une longue experience.
Mais parce que l'on ne peut pas toufiours oppo-
fer à chaque maladie fon remede particulier, le
mélange pour beaucoup de raifons a mefme efté
neceffaire aux maladies fimples.

La premiere c'eft lors, comme j'ay dit, qu'il y
a faute de medicament fimple, qui foit tout à fait
oppofé à la maladie que l'on veut guerir ; car celuy-là manquant, nous nous fervons du compofé,
dont les forces foient égales à la maladie. Par
exemple, lors que l'intemperie eft éloignée de
deux degrez de la mediocrité, fi l'on n'a point
en main de medicament froid au fecond ordre,
on en fera un compofé du fecond ordre propre
à chaffer la maladie, avec de pareilles portions
temperées du premier & du troifiéme ordre : on
garde la mefme methode dans le mélange des
deterfifs, attenuatifs & acres.

La feconde caufe de la compofition fe prend du
vice du medicament fimple, qui eft ou imbecille ou malin. L'imbecille, lafche ou pareffeux eft
excité par le mélange de celuy qui eft plus acre ;
comme la rhubarbe par la fpica, ou par la canelle, le fené, & gingenvre ; l'agaric & le turbith avec
le gingenvre auffi, & le fel gemme : l'aloës par
le cabaret, la fpica, le xylobalfamum, l'abfynthe
par la canelle ; & ceux dont la force eft inherente
dans une matiere un peu groffiere, doivent eftre
pouffez par l'addition des attenuatifs & acres.
Quelquefois auffi la promptitude d'agir fe donne par la preparation, principalement par la bri-
fure, & par la cuiffon : car le cabaret, ou le poivre, ou le calament, eftant bien concaffez & paf-
fez par un crible delié penetrant plus loin, ouvrent & digerent plus puiffamment. L'airain

auſſi, le vitriol, l'alun & autres metalliques eſtant brûlez, acquierent de la tenuité & de l'acrimonie; que s'il eſt neceſſaire d'uſer de quelque medicament malin & dangereux, il eſt emouſſé par le mélange d'un autre qui ſoit plus benin : comme l'acrimonie de la ſcammonée, & de l'aloës par le maſtic, dragacant, le coin, les roſes de tamarindus : la qualité veneneuſe par le dictame, le chamaras, la malignité de l'ellebore noir par l'anis, & par le cumin. L'acrimonie du verd de gris pour la deterſion des ulceres malins, eſt emouſſée par le mélange de l'huile & de la cire, ou par des eaux aſtringentes. La force narcotique de l'opium, de peur qu'elle ne faſſe mal, eſt corrigée par le caſtoreum & le ſafran : cette correction meſme ſe fait quelquefois par la preparation ; comme de peur que l'acrimonie de l'aloës mange les veines, on l'oſte en la lavant, & l'on lave auſſi l'airain brûlé, afin qu'il cauſe la cicatrice, ſans mordication.

La troiſiéme cauſe de la compoſition vient de la ſubſtance, ſituation, excellence & ſentiment de la partie affectée. Car lors que la partie eſt épaiſſe & fort éloignée des remedes, comme les reins & la matrice, nous mélons quelquefois avec la baſe des remedes attenuants qui penetrent juſques là, & quelquefois d'autres, qui par familiarité de ſubſtance y conduiſent la baſe: c'eſt à dire, le principal ſimple medicament, comme avec les medicamens cephaliques la betoine, aux pulmoniques l'hyſſope, aux cardiaques la bugloſe, aux hepatiques l'aigrimoine, aux ſpleniques la ſcolopendre, aux iſteriques l'armoiſe. La partie noble ou de ſentiment exquis, ſi la baſe eſt trop vehemente, veut que l'on y méle quelque chofe qui luy foit familiere de toute fa fubftançe, & qui puiffe conferver tant elle que fes forces : c'eft pourquoy les medicamens que l'on accommode aux vifceres, font appuyez par des corroboratifs, qui paffent pour aliments, comme les vins medecinaux qui valent mieux que les autres, par ce qu'ils ne font pas fi fafcheux. Voilà donc les raifons pour lefquelles l'affection fimple defire bien fouvent un medicament compofé.

La quatriéme & la plus neceffaire raifon de compofer les medicamens, c'eft la varieté des affections: car autant qu'il y en aura de fimples, autant y aura-t-il de facultez qui leur ferôt oppofées, & il ne fe trouve point de faculté fimple qui ait la force de chaffer l'affection compofée : dautant que le fimple eft contraire au fimple, & non au compofé : s'il fe rencontre quelque fimple qui ait apporté de fa naiffance, diverfes fubftances & facultez, tellement qu'il fuffife pour chaffer une affection compofée, ce fera tant mieux : autrement il faudra méler autant de fimples que l'on defire de facultez. Si la maladie eft fimple en effet, mais accompagnée, ou de fa caufe interieure, comme d'une humeur gluante, ou d'un grand fymptome, comme d'une douleur tres-fenfible ; la compofition du medicament eft neceffaire, afin qu'il fe rapporte à toutes les affections, mais beaucoup plus, fi une mefme partie eft affligée de plufieurs & differentes maladies, comme d'intemperie & d'obftruction : ou mefme fi ces diverfes maladies refident en differentes parties, comme l'intemperie chaude du foye, le calcul des reins, & l'obftruction de la matrice, avec fuppreffion des mois. Il faut donc que le medicament foit compofé des chofes qui

chaſſent en particulier chaque affection. Apres
avoir aſſemblé beaucoup de baſes de la compoſition, il leur faudra méler des choſes qui aydent
ou corrigent chacune d'elles, afin que de là il ſe
faſſe un aſſez bon nombre de ſimples : car c'eſt
ainſi que ſe font les medicamens, que les Anciens
ont appellé πολυχρηστα. Ces quatre cauſes donc,
à ſçavoir la diſette du ſimple medicament, ſa malignité, la condition de la partie affectée, & la
varieté des affections rendent neceſſaire la compoſition des medicamens.

Il y a auſſi d'autres cauſes, non pas neceſſaires
à la verité, mais utiles ou agreables. La forme du
medicament eſt utile, en ce que la ſolide attire
plus puiſſamment, & la liquide penetre & nettoye plus commodément : c'eſt pourquoy nous
accommodons la forme des medicamens en pilules ; lors que nous avons deſſein d'attirer plus
puiſſamment de la teſte, & des lieux les plus éloignez : & en potion, lors que nous voulons purger
le ventricule & les parties d'autour du cœur, &
penetrer par tout ; de meſme auſſi pour appaiſer
quelque douleur, ou ramollir quelque choſe,
nous uſons de l'onguent, & de l'emplaſtre, s'il
faut attirer ou digerer. Outre cela, nous adjoû-
tons ſouvent la forme du medicament à la coûtume, ou au naturel de celuy qui s'en ſert, en
quoy il y a quelque eſpece d'utilité, parce que
les uns ont averſion pour les pilules, les autres
pour les bolus, les autres pour les potions Pour
donner auſſi au medicament une forme utile, il y
faut ſouvent adjouſter certaines choſes, comme à
la potion l'hydromel, à l'onguent l'huile, à l'emplaſtre la cire, ou l'écume d'argent, leſquelles ne

contribuent rien aux forces ; mais seulement à la forme.

Il faut aussi rendre agreables les medicamens autant qu'il se peut, pourveu que cela n'oste rien de leur force & de leur faculté ; car ceux qui sont fascheux & à faire peur, ne sont ny pris ny gardez facilement: mais ils renversent le ventricule, troublent le corps, & ruinent bien souvent les forces par defaillance de cœur. Or les medicamens sont rendus agreables par la couleur, par l'odeur, & par la saveur : pour la couleur & la tenuité, le medicament purgatif est detrempé dans vne liqueur pure & deliée, on en couvre quelques-uns de fueilles d'or, & l'on adjouste la ceruse aux onguens, afin de les blanchir : pour l'agrément de l'odeur, on met de l'anis dans les medicamens, du daucus, de la canelle, du giroffle, de la noix muscade, & du musc mesme & de l'ambre. On met aussi à ceux que l'on applique par dehors de l'aspic d'outre-mer, de l'iris, du malabathrum, de la canelle, & du costus : car toutes ces choses ne plaisent pas seulement par l'agrément de l'odeur, mais elles fortifient, & remettent beaucoup les esprits du corps, & resiouïssent l'esprit ; pour le plaisir de la saveur, laquelle recrée bien plus le ventricule & les parties d'autour du cœur, que ne fait pas l'odeur, on adoucit avec du sucre ou du miel les medicamens, & l'on detrempe ceux qui sont trop doux dans du suc de limons, dans du vinaigre, ou dans des sucs austeres, selon le goust du malade, les cathartiques dans du vin & eau de rose, en y adjoustant des aromatiques, & des boüillons de chair. Voilà donc toutes les raisons qui obligent d'adjouster au medicament que l'on appelle la base, certaines choses du mélange, & de l'assemblage desquelles il se fait quelque composition.

---

# CHAPITRE VIII.

### *La loy & methode de composer les medicamens.*

AFin que la composition des medicamens se fasse avec une certaine methode, il faut en premier lieu establir une base, c'est à dire un medicament simple, qui soit le principal dans la composition, & comme le soustien de tous les autres, tres-propre à surmonter la maladie, & aussi il en faut designer la qualité & la quantité. On determinera la qualité par l'espece de l'affection outre nature qui sera dans le corps ; & la grandeur par celle de la mesme affection, & par la nature & condition de la partie, comme lors que l'affection sera froide, on establira & choisira pour base un medicament chaud : & si elle est froide au second ordre, le medicament s'éloignera aussi de la mediocrité au mesme ordre. Si la partie affectée est profonde ou fort éloignée, épaisse, de sentiment obtus & peu considerable, il faudra augmenter la faculté de la base, afin qu'elle employe d'égales forces contre la substance de l'affection. La dignité aussi de la partie doit estre estimée, afin de luy chercher un remede convenable qui luy profite par une singuliere familiarité. Ces choses estans remarquées, on designera la base contraire & égale en force à l'affection, & convenable à la partie affectée.

Il faut donc que celuy qui veut exercer la

medecine, soit pourveu de toute sorte de remedes choisis, propres à chaque affection, & à la
partie affectée, & connus par raison & par experience, afin que les tenant comme dans un reser-
voir, il s'en puisse servir dans les occasions; &
premierement s'il est question de guerir une maladie simple, & seule, sans cause interieure, sans
symptome, il faut prendre un medicament simple
qui ait assez de force pour la chasser, qui plaise à
la partie, ou du moins qui ne l'offense pas. S'il
ne se trouve point de simple égal à la maladie,
il en faut faire un qui le soit de beaucoup de choses, dont les forces soient semblables, ou mesme
contraires. Si la base, quoy que parfaitement
bien établie par les regles de l'art, est toutefois
ou trop lâche, ou maligne, ou impropre à la partie, elle doit estre aidée par le mélange d'autres
choses qui rendent heureuse & prompte son operation. Si la quantité de la base n'est pas la souveraine & la principale chose dans la composition,
c'en est au moins la force : car ny les pastilles de
theriaque, ny l'euphorbe, ny la scammonée, dans
les compositions qui en sont faites, n'excellent
par dessus les autres en quantité, mais seulement
en force. Pour le reste des choses qui font mieux
reüssir l'effet de la base, il ne faut pas qu'elles
soient en grande quantité, ny fort puissantes,
afin qu'elles n'agissent pas notablement ny contre la maladie, ny sur la partie, mais seulement
sur la base, dont toutefois il ne faut pas qu'elles
pervertissent les forces. Quant aux choses que
l'on met pour un meilleur usage, comme pour
donner une odeur ou une saveur agreable, leur
force doit beaucoup moins paroistre, ou resister à
la base.

Si la maladie est simple, mais entretenuë par quelque cause interieure, ou accompagnée de quelque grand symptome, il faut pour surmonter tous ces inconveniens établir une base, dont la quantité soit designée par la grandeur de l'affection, afin qu'elle reçoive une base à proportion de sa vehemence. Que s'il est besoin de remedier en mesme temps à toutes ces choses qui s'assemblent outre nature, il faut apres avoir meslé les bases les mettre dans une composition qui tienne leur place. Que s'il y a quelque chose de plus pressant que le reste, c'est à quoy aussi il faudra travailler avec un remede plus puissant. Si plusieurs maladies attaquent à la fois une mesme partie, puis qu'un remede leur peut également profiter, d'autant plus est-il necessaire qu'il soit composé, & formé de la façon que j'ay dit, de diverses bases, & des choses qui les confirment & perfectionnent entierement. Si les maladies sont tombées sur diverses parties & fort éloignées, la composition n'est pas si necessaire, dautant que l'on peut accommoder à part chaque remede simple à chaque maladie. C'est la methode de composer les medicamens, tirée mesme de la methode de guerir, laquelle ayant chassé la maladie, remet le corps dans son habitude naturelle.

On peut icy en passant former un doute, sçavoir si le mélange de beaucoup de simples d'une mesme faculté est utile. C'estoit l'ancienne coustume des Empyriques d'assembler de tous costez, beaucoup de simples pour un mesme usage, & pour un mesme effet, afin que pour le moins de la composition de plusieurs, il s'en fist un propre à guerir la maladie, & convenable à la nature affectée. Plusieurs aujourd'huy suivent cette methode, lesquels ne recherchent ny l'espece ny la grandeur de la maladie, ny la nature du malade, & n'ont aucune connoissance de la force des remedes ny par raison ny par experience. Surquoy il faut conclurre de la sorte.

Si l'on cherche par la composition quelque premiere ou seconde faculté des medicamens, comme d'échauffer, de rafraichir, de ramollir, d'inciser, de nettoyer, ou autre semblable, il est à propos d'en mesler ensemble beaucoup qui soient pourueus de telles facultez : & bien que les forces de plusieurs ne soient pas plus efficaces que celles d'un seul, elles conspirent toutefois à un mesme effet, & ne se détruisent point : comme le meslange du plantin, de la morelle, de la lentille marécageuse, de la ioubarbe ou la composition de mauve, de guimauve & de parietaire. Que si l'on desire une troisiéme faculté par la composition, le meslange de beaucoup de choses ne se pourra pas faire avec tant de certitude & de seureté. Car cette qualité estant en quelque façon obscure, & inconnue à nos sens, celle qui resultera du meslange de plusieurs choses, sera beaucoup incertaine, & douteuse, & ne se pourra approuver que par experience & observation. Car encore bien que l'on soit asseuré que beaucoup de choses estans separées, produisent de semblables effets, neantmoins elles ont souvent des forces secrettes qui ne s'accordent pas, tellement que si elles concourent en une mesme compositió, loin de s'entr'aider & fortifier, elles se destruisent & se renversent. On ne peut pas donc juger des forces secrettes de la composition par les forces des simples, si l'on n'est asseuré par experience

qu'elles s'accordent parfaitement. Car de mefme que toutes les chofes qui ont la faveur douce
ne produifent pas une faveur douce & agreable,
lors qu'elles font meflées enfemble ; que la malvoifie, le cidre, le laiĉt & le miel, lefquels chacun à
part font agreables au gouft, ne le font pas, fi l'on
les met enfemble, non plus que toutes les chofes
qui fentent bon, eftans feparées, eftant meflées ne
pouffent pas une odeur agreable : ainfi ne peut-
on pas juger avec raifon, que toutes les chofes
que l'on a remarquées puiffantes contre le venin,
lors qu'elles font feparées, le doivent auffi eftre
également dans la compofition & dans le meflange. Car rarement trouve-t-on dans les chofes
meflées ce qui eftoit dans chacune d'elles : & il
faut derechef approuver le meflange par l'obfervation.

Il y a une autre queftion qui approche de celle-
cy. A fçavoir fi dans le meflange des chofes qui
ont des forces differentes, chacune retient &
exerce fur nos corps celle qu'elle avoit auparà-
vant. Il eft bien affeuré que les Anciens dans l'accroiffement des phlegmons mefloient les ad-
ftringens avec les difcuffifs, afin qu'eftans enfemble, ils exerçaffent de pareilles forces : mais
comment fe peut-il faire que ces contraires eftans
meflez ne s'émouffent pas reciproquement ? Il
faut donc efclaircir cet doute. Lors que leur
meflange eft encore recent, ils confervent l'un &
l'autre leurs forces toutes entieres, & les dé-
ployent, comme auparavant, non feulement en
ce qui eft appliqué par le dehors : mais encore en
ce qui eft pris par le dedans, fous la forme de
potion ou d'antidote. Quelques-uns ont eftably
en nous certaine force de difcernement, qui fe-

pare en nous chacune de ces chofes, avant qu'elles foient parfaitement mélées, qui les approprie chacune à fa partie, & à fon affection, & qui les ajufte à l'ufage qui leur eft particulier : comme auffi les mefmes eftiment que cette force de difcernement diftribuë à chaque partie l'aliment qui luy eft convenable entre beaucoup qui ont efté mélez enfemble. Mais lors qu'il y a long-temps que dans la compofition, s'eft faite la confufion de beaucoup de chofes, & ce que les modernes appellent *fermentation*, qui eft l'affemblage, & le concours de toutes chofes par une action mutuelle, les premieres forces de chacune d'elles ne demeurent plus en leur entier, & nous n'avons point de force difcernante, qui les puiffe des-unir ; mais les forces de chacune eftant détruites, il s'en éleve d'autres toutes nouvelles, qui partent neantmoins du concours des premieres. Or l'on peut conjecturer par les premieres & fecondes qualitez, quelles font ces nouvelles forces, & par les fimples mefmes quelles elles deviennent. Pour les troifiémes, dautant que la fouveraine faculté qui en fort, qui accompagne la forme de toute de la compofition & toute la fubftance, procede des forces cachées des fimples, on ne la peut reconnoiftre que par l'experience.

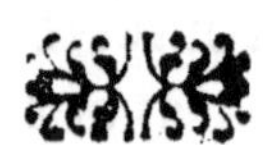

# CHAPITRE IX.

*Des formes des medicamens, & comment il en faut extraire les forces.*

LES formes des medicamens qui doivent estre pris ou appliquez, sont fort differentes de la composition : & il importe beaucoup en quelle forme vous administriez le medicament, ou simple ou composé : car outre qu'il y a des formes plus agreables aux uns qu'aux autres ; il y en a aussi qui sont plus convenables aux parties affectées, & aux maladies les unes que les autres, & les formes n'ont pas toutes une force égale, puis que la liquide est plus propre à extenuer & penetrer, & la solide à fortifier & adstraindre aux medicamens, qui se prennent tels que la nature les a produits, soit encore recens, comme les herbes potageres, & autres à faire salade ; soit arides comme les racines & plantes seches, on ne leur attribuë la condition d'aucune forme.

Les premieres differences des formes ont esté tirées de ce que l'on donne quelquefois la substance mesme, & la matiere du medicament tant simple que composé ; & quelquefois sa force & sa faculté principale extraite par le moyen de l'art. Il est aussi quelquefois expedient, que la force & la faculté du medicament se méle & soit contenuë dans la matiere, comme dans les medicamens astringents, corroboratifs & desiccatifs ; & quelquefois il est expedient qu'elle soit separée de la matiere, comme dans les medicamens attenuatifs, diaphoretiques, & purgatifs ;

R.

parce que les forces reçoivent de l'obstacle d'une matiere trop grossiere & pressée.

C'est pourquoy toute forme est ou solide ou liquide. La premiere & la plus simple des formes solides, c'est la poudre, laquelle s'accommode aussi apres en d'autres formes : comme sont les pastilles, les electuaires, tant solides que liquides, les pilules, les bolus, les eclegmes, l'antidote de beaucoup de sortes, que les modernes appellent *confection*. Car elle est partie aromatique & analeptique, partie opiate & anodyne, partie cathartique, partie antipharmatique, confiture simple, confiture composée : or il se fait des potions de quelques-uns de ces medicamens dissous en quelque liqueur que ce soit. Quant aux formes liquides qui retiennent la seule forme de medicament, ce sont à plus prés celles-cy.

La liqueur distilée, l'infusion ou dilution, toute sorte de vins artificiels, le jus ou decoction, l'emulsion, le vin cuit ou rob : desquels il s'en fait aussi d'autres, comme le julep, le syrop, l'apozeme. Et pareillement du mélange de ceux cy, l'on fait des potions medecinales, des clysteres, des suppositoires, des pessaires, des nodules : les formes des medicamens externes peuvent aussi estre faites avec la mesme methode : la poudre à jetter dessus, la fomentation seche, le sachet, la fomentation humide, le demy bain, le bain, l'epitheme, le collyre, le mucilage, l'imbrocation, l'huyle, le cerat simple, ou liniment, l'onguent, la boulie, le cataplasme, l'emplastre pour le cautere, le nasipurge, le gargarisme, l'apophlegmatisine, ce sont plûtost des noms de facultez que des formes. Il faut donc traiter en particulier de chacune de ces formes, & expliquer en quelle façon & proportion des simples, elles doivent estre prescrites & temperées.

Or il appartient proprement aux Apothicaires de connoistre, d'amasser, de choisir, d'éplucher, de conserver, de preparer, de corriger, & de mêler industrieusement les simples ; dont neantmoins il faut aussi que le Medecin ait une parfaite intelligence, s'il est curieux de conserver sa reputation chez les ministres de l'art, ausquels il doit mesme enseigner les choses susdites, comme je monstreray dans le formulaire de composer les medicamens addressé aux Apothicaires. Puis que donc nous devons expliquer les sortes & les puissances des formes, commençons par les liquides.

Toutes les facultez des medicamens dont les Anciens ont autrefois parlé, ils les ont premierement éprouvées en ces mesmes medicamens, quand ils estoient en leur entier ; d'autres ensuite pour se rendre complaisans au goust des malades, les ont diversement separées de la matiere grossiere & terrestre: comme par distilation, infusion, decoction, & expression du suc. Or puis que nous avons monstré dans la Physiologie, que la matiere de chaque plante contient une humeur alimentaire, & une autre radicale dont la force est plus importante, l'eau qui se distile, est la portion la plus deliée de l'humeur alimentaire : & si elle est sans odeur & sans saveur, elle ne retient quoy que ce soit des forces de la plante ; mais si elle en retient l'odeur & la saveur, elle retient aussi quelque peu de ses forces. Quant à l'huile, c'est la portion aërienne de l'humide radical, & comme elle tient beaucoup de son odeur & saveur, aussi fait-elle des forces, desquelles neantmoins il se dissipe & s'evanouït une grande partie par la force du feu. Par l'elixation la faculté, principalement celle qui est inherente dans une matiere grossiere, est plus manifestement attirée & transportée dans le boüillon mesme ; pour celle qui consiste dans une matiere deliée, elle se perd & dissipe toute ordinairement. L'infusion communique beaucoup plus de force à quelque humeur qui soit convenable, & ne dissipe que peu ou point de la substance plus deliée, parce qu'elle se fait insensiblement & doucement, sans aucun effort de chaleur immoderée. Le suc qui est tiré par expression, comme si c'estoit le sang de la plante, sans mélange d'aucune liqueur estrangere, ne doit estre depourveu d'aucune de ses facultez. Mais ie distingueray mieux tout cela par la difference des facultez.

La faculté de rafraischir, d'humecter, de ramollir & de relascher, ne se peut rencontrer que dans les choses vertes, doüées de beaucoup d'humeurs, dans les fruits & dans les semences. Car ny le plantin, ny la morelle, ny la joubarbe estans arides ne rafraischissent point manifestement, ny la guimauve, ou mauve, ou la parietaire, estans arides n'humectent & ne ramollissent point manifestement, ny aussi la distillation ne fait point sortir cette qualité pure & sincere, dautant que l'empyrisme & la siccité s'acquierent par chaleur. Mais elle demeure plus efficace par l'elixation, & infusion, & beaucoup plus par l'expression, comme dans le boüillon, dans le mucilage, dans le suc ou dans l'huile. Pour la faculté d'échauffer, de dessecher, d'attenuer, de nettoyer, de penetrer, & d'astreindre, elle consiste toute entiere dans les choses arides, & un peu plus

puiſſante que dans les vertes , dautant qu’en celles-cy cette faculté eſt emouſſée par l’humeur alimentaire, aqueuſe & cruë qui ſe répand par tout.
On peut oſter cette faculté des choſes vertes par
la diſtilation , mais ſur tout par l’expreſſion : par
l’infuſion , & decoction, on la tire mediocrement,
ſoit des vertes , ſoit des arides , principalement ſi
elle ſe fait avec une liqueur propre , comme avec
l’hydromel. Car l’eau dans laquelle ſe cuiſent des
ſimples chauds & attenuatifs , en emouſſe & relaſche les forces , & ne les peut acquerir toutes
entieres ; mais il faut de neceſſité que le jus de la
decoction tienne également du mélange de l’eau ,
& des choſes qui s’y cuiſent. Diſons donc briévement comment tont cela ſe pratique.

---

## CHAPITRE X.

*La maniere d’extraire la liqueur par*
*diſtilation.*

ON fait de deux ſortes de liqueur par diſtilation, à ſçavoir de l’eau,& de l’huile. L’eau
ſe tire des fleurs,des herbes & des racines vertes,
leſquelles eſtant choiſies & épluchées en temps
convenable,ſont jettées entieres dans un alambic,
ſi l’on deſire que la ſubſtance ſoit deliée , en quoy
principalement conſiſte la force de l’odeur ; puis
il faut leur faire au deſſous un feu qui ſoit lent &
doux. Que ſi l’on deſire une faculté medecinale,
les herbes & les racines toutes fraîches eſtans hachées menu , & meſme pilées & trempées dans
leur ſuc, doivent eſtre miſes & couvertes dans un
vaiſſeau de terre, qui ne ſoit imbu d’aucune quali-

té étrangere, dans un lieu tiede, jusques à ce qu'en un ou deux jours leur faculté naturelle, qui estoit auparavant secrete & cachée, vienne à se découvrir. Que s'il faut extraire une souveraine faculté de beaucoup de plantes, dont les facultez soient diverses, apres les avoir mélées & pilées ensemble, il les faut laisser tremper, & s'imbiber dans leur propre liqueur, tant que par fermentation toutes choses se rassemblent en une. Ensuite il faut mettre tout cela dans une bocie de verre, ou de plomb, avec un alambic par dessus, fermé de ciment, ou de bouë, afin que rien ne s'exhale; & faut aussi que le receptacle de la liqueur pende à un canal assez long, qui est comme le col de l'alambic, & qu'il soit tres-exactement fermé. Or il faut accommoder sur un fourneau un chauderon d'airain plein de sable, de cendre, ou d'eau, dans lequel il faut enfoncer la bocie, en telle sorte qu'il ne touche pas le fond, & allumer au dessous un feu de charbon, ou de chaume, qui ne salisse point l'ouvrage par une vilaine & puante fumée : au commencement il doit estre fort âpre, puis languissant & lâche, pour conserver seulement une chaleur moderée. L'eau qui se tire à travers les cendres, est plus acre, & ressent davantage l'em pyrisme, & retient moins de sa faculté naturelle, que celle qui se fait par l'eau. Elle se garde toutefois plus long-temps, & ne se corrompt pas si tost. Par l'une & l'autre façon, la partie deliée des plantes, dans laquelle est contenuë la force, tant de l'odeur que de la saveur, se dissipe, & ensemble la plus grande partie des facultez ; tellement qu'il ne s'y faut fier qu'avec precaution.

C'est pourquoy on a inventé la troisiéme façon de distiler par la force de la seule vapeur, laquel-

le retient mieux l'odeur, la faveur , & les facultez
de toutes chofes , & particulierement des plantes
fans aucun defagrément : afin toutefois qu'elle fe
puiffe garder plus long-temps, on la fait fecher au
foleil huit jours ou environ. Pour la faire,on met
fur le fourneau un chaudron d'airain plein d'eau ,
avec les bords duquel on ajufte ceux d'un grand
pot ou cruche, que l'on ferme & lutte avec de la
bouë. Le pot eft percé tout à l'entour de troux affez larges,dans lefquels on met les bocies remplies
d'herbes ; puis on les lutte auffi, afin que le feu
eftant allumé,la feule exhalaifon de l'eau montant
dans le pot, touche les bocies , & tire doucement
l'eau des plantes. De crainte neantmoins que la
chaleur ne foit étouffée par l'abondance de l'exhalaifon renfermée,il faut que le pot, ou cruche, ait
un petit trou par le haut, par où une partie de
l'exhalaifon s'évapore , & afin que vous puiffiez
gouverner la chaleur à voftre volonté. Si la force
de cette liqueur, ainfi diftilée, eft un peu plus lâche que celle des autres, elle eft neantmoins plus
agreable & plus propre à beaucoup de chofes.
Or il ne faut point paffer fous filence, que les
forces de ces plantes, dont la matiere eft rare &
deliée, comme du bafilic, des violettes, du romarin, s'en vont avec l'odeur & la faveur par
quelque diftillation que ce foit, & que celles-là
les retiennent & confervent mieux, dont la matiere eft plus épaiffe.

Quant à la façon de tirer les huiles des plantes,
elle eft differente ; car on ne les prend pas vertes,
mais fechées convenablement, tant afin que la
portion de l'humeur alimentaire & aqueufe foit
diminuée, & que l'oleagineufe, qui eft la partie
de l'humide radical, foit extraite plus pure &

plus sincere , qu'afin que les herbes puissent souffrir la trituration : dautant qu'il est necessaire en
premier lieu de les piler , & de les reduire en une
poudre tres-menüe : laquelle estant mise dans une
courge de verre qui ait le col long & semblable
à la trompe d'un Elephant , & qui soit fermée du
cachet hermetique , on la laisse huict jours dans le
bain-marie , jusques à ce qu'au travers du verre elle acquiere une certaine maceration de substance. En suite , apres avoir coupé le nez de cette
trompe , il faut mettre de travers la courge dans
un grand vaisseau de terre percé, que l'on aura accommodé pour ce dessein , & la couvrir de cendre menüe , ramassée de tous costez , à deux ou
trois doigts de hauteur , puis luy mettant par dessus des charbons ardans , l'échauffer peu à peu ,
jusques à ce que l'huile coule dans un autre vaisseau aggluciné premierement pâle , & apres jau-
nissant. C'est en cette sorte que les Alchymistes
tirent par humectation des resines , des larmes , &
des metaux mesme une huile plus pure , & plus
odoriferante avec un phlegme particulier , qui
ne cede point à l'huile ny en odeur ny en force :
mais à cela il faut beaucoup de temps , une grande
diligence , & une dexterité nompareille à moderer
le feu : & apres tout , pour recompense du travail,
à peine peut-on tirer une once d'huile pure & sincere, d'une demie livre de poudre.

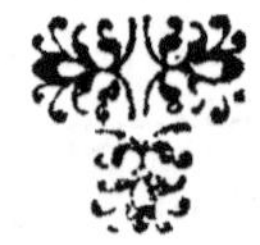

# CHAPITRE XI.

## *De l'infusion, elixation, & extraction des sucs.*

D'Autant que l'infusion ne dissipe rien par la force de la chaleur, elle transmet les forces des simples purs & synceres dans la liqueur, non pas toutes à la verité, mais celles qui consistent en une matiere deliée; & pour celles qui sont dans une matiere grossiere & terrestre, elles perdent un peu de leur puissance. Elle attire aussi la vertu souveraine de purger, sur tout lors que la liqueur est deliée & penetrante, ou convenable à la nature des simples. Or il y a beaucoup de liqueurs convenables à la chose qui doit estre infusée, dont la plus excellente est l'eau de vie, laquelle estant tres-deliée, s'insinüe dans toutes les parties de la matiere qu'on luy offre, subtilise le suc concret & assemblé, l'incise, le liquefie & l'entraine avec soy : Apres elle, vient le vin blanc & delié, l'eau tant simple que distilée, & celle dans laquelle ont boüilly des simples attenuatifs, l'hydromel, le miel & l'huile. La matiere qui est détrempée dans ces liqueurs, doit estre sechée & dépourveuë d'humeur aqueuse, bien purgée, hachée menu ou pilée, afin qu'elle s'imbibe entierement ; or elle doit estre macerée si long-temps, qu'elle en soit toute mortifiée, & qu'en la goustant on connoisse qu'elle a perdu toute sa force, ou si vous avez meslé beaucoup & diverses choses, que par la fermentation elles acquierent toutes une nature commune, ce qui se fait ordinairement en trois jours. La liqueur dans laquelle leur matiere eſt jettée, doit eſtre ou tiede, ou gardée dans un lieu tiede, afin qu'elle ſe ſeche au ſoleil, & qu'eſtant aidée d'une chaleur douce & benigne, elle boive leur force plus promptement. Voilà comme ſe font les potions cathartiques, & beaucoup de ſortes de vin artificiel, de vinaigre, de miel & d'huile.

Pour faire le vin bien à propos, la matiere des ſimples ſe cueille, lors qu'elle eſt en ſa vigueur, puis on la ſeiche à l'ombre, & on la jette dans du mouſt pour y demeurer juſques à ce qu'il ne boüille plus ; ce qui arrive deux ou trois mois apres que le vin ne bouillant plus & s'eſtant purifié, on le coule, & on le met dans les vaiſſeaux où l'on le veut garder. Quand meſme la matiere des plantes demeureroit long-temps dans la maceration, elle ne ſe corromproit pas pour cela, ſi ce n'eſt que le vin ſe pouſſaſt, le tonneau eſtant trop vuide, ou n'eſtant pas bien bouché. La matiere des plantes detrempée dans du vin vieux, luy communique beaucoup de force. Or le vin eſtant agreable & familier à la nature, quelques forces qu'il ait receuës, il les répand, & les diſtribuë promptement dans toutes les parties du corps, meſme les plus cachées, dans leſquelles il s'inſinuë, comme un excellent vehicule de la Medecine : il a ſa principale force l'hyver, contre les humeurs groſſieres & gluantes, contre les obſtructions, contre les maladies froides & inveterées, qui travaillent ſans fievre, à quoy il eſt meilleur qu'aucun ſyrop, ny autre liqueur medecinale. La façon de faire le vinaigre, le miel, & l'huile, n'eſt pas fort differente, dequoy nous traiterons en particulier. La liqueur dans laquel-

le les simples ont déja esté cuits, qui s'appelle
mesme leur jus, n'attire pas peu de leurs forces, &
cette cuisson qui est proprement nommée *elixa-*
*tion*, separe la faculté & l'espece des choses de
la matiere. Or l'elixation se fait des choses dont
la force & la faculté est portée dans la liqueur
avec une certaine portion deliée de leur substance,
comme les bois, les poudres, les racines, les herbes, les germes, les fruits, les semences, les fleurs :
les pierres & les metaux, ne peuvent pas bouillir.
La liqueur est ou d'eau simple, ou d'hydromel, ou
de serosité de laict, ou de suc, ou d'autre chose
semblable ; rarement de vin, parce qu'il devient
aigre, ou poussé en peu de temps, & plus rarement d'eau distilée, parce que la force se
dissipe.

L'eau simple donc n'est pas la matiere commune pour extraire toutes les forces, comme a escrit un certain Autheur ; & si elle est froide avec
ce qui est froid, elle n'est pas pour cela chaude
avec ce qui est chaud, & si on la fait long-temps
cuire separément elle ne devient pas chaude comme il s'imagine : mais elle demeure tousiours froide ; encore qu'elle le soit un peu moins. C'est
pourquoy les medicamens chauds & deliez, de
qui l'on desire les forces entieres, pour attenuer
les humeurs froides & grossieres, ou deterger les
visqueuses, ou pour dégager de vieux entassemens, se doivent cuire dans de l'hydromel delié ;
dautant que l'eau simple emousse trop leur force : les froids, afin qu'ils estanchent puissamment
les humeurs bilieuses, & les ardeurs de la fievre,
il les faut cuire avec de l'eau, en y adjoustant aussi
quelquefois sur la fin la huictiéme partie de vinaigre, si l'on desire adjouster l'extenuation & la

penetration au rafraifchiffement. Car la faculté qui confifte en une fubftance deliée & facile à fe diffiper, comme la penetration, l'extenuation, la dilatation, la refolution s'attire par une cuiffon modique, & fe perd par une exceffive : mais celle qui confifte dans une matiere plus groffiere, comme l'abfterfion, l'aftriction, la repreffion, l'incraffation ou groffiffement, ne peut eftre attirée que par une plus forte cuiffon, dautant qu'elle eft enfoncée plus avant. Outre cela il faut juger de la matiere des chofes que l'on fait bouillir, à fçavoir fi elle eft groffiere, dure, feche, & preffée, comme celle du bois, des racines feches, & des femences, ou au contraire.

Apres donc que chaque chofe aura efté choifie & nettoyée, il la faut mettre à part, & fecher moderement à l'ombre, comme j'ay dit cy-devant de l'infufion, tant que l'humeur aqueufe foit confommée. Car par ce moyen elles deviendront toutes plus efficaces en forces, comme en odeur & en faveur : puis quand il fera temps de les faire cuire, il faudra jetter dans de l'eau tiede, premierement celles dont la matiere eft plus preffée, & qui defirent une plus longue cuiffon, apres celles qui la defirent mediocre, & finalement celles qui ne la veulent que fort legere : comme premierement le bois, puis les racines, les femences, les écorces du bois, & les fruicts : & finalement les fleurs qui n'ont befoin que d'eftre macerées, ou détrempées : ces chofes fe doivent cuire à un feu lent, fans aucune fumée puante, petit à petit, & en tel ordre que les arides & dures fe ramoliffent : & que les autres foient entierement mortifiées, & que chacune d'elles laiffe à la liqueur fes forces, que l'on reconnoiftra par l'odeur & par la faveur ; ce qui , au fentiment de quelques-uns , ne fe peut determiner par une heure, ny par aucun efpace de temps limité, mais par le feul jugement de celuy qui fera bien verfé dans le métier. Tout eftant cuit, il le faudra detremper cinq ou fix heures dans une liqueur tiede , & devant qu'il fe froidiffe entierement, en couler le jus , & le referver pour l'ufage.

Or afin qu'il forte une certaine égalité de puiffance , & qu'il n'y ait rien qui furmonte ou qui emouffe exceffivement le refte en force , ou en faveur , il faut avant le mélange juger & obferver à part la force & la faveur de chaque chofe. On donnera toutefois une mefure moderée & convenable de forces & de faveur à la decoction , fi les herbes fraifches, les racines , les écorces ou les femences, dans lefquelles principalement confifte la force & la faveur, fe cuifent dans fix fois autant d'eau , jufques à diminution de la moitié, comme quatre onces de plantes fraifches , ou cinq poignées, dans deux livres d'eau, tant qu'il n'en refte qu'une : & les arides dans huit fois autant de liqueur jufques au tiers, comme quatre onces de plantes arides dans trente-deux onces d'eau, tant qu'il n'en refte que onze ou douze ; car dautant qu'elles font feches, & qu'elles boivent beaucoup d'humeur, il faut qu'elles boüillent dans une liqueur plus abondante , & plus long-temps , parce que leur vertu eft plus fortement attachée dans leur matiere feche. Voila ce qu'il eft befoin de faire pour l'ufage du julep. Car pour les fyrops il faut en rendre la decoction plus efficace, & laiffer prefque autant de jus que d'herbes , parce qu'ils fe confifent avec plus de miel & de fucre. La matiere recente des herbes & des racines fe

cuit avec quatre fois autant de liqueur jusques au
tiers, & la seche avec six fois autant de liqueur,
jusqu'à ce qu'elle revienne au quart : comme une
livre de matiere aride avec six livres d'eau, tant
qu'il n'en reste qu'une livre & demie. La mesure
des poignées doit estre telle que chacune ne pe-
se gueres moins d'une once, car dans cette mediocrité le jus ne sera ny trop grossier, ny trop desagreable, & il acquerra des forces entieres dans
une dose moderée.

Bien que ce soient-là les loix communes de la
decoction, il est toutefois necessaire de sçavoir
particulierement, quelle decoction chaque simple est capable de supporter, afin que la vertu en
puisse estre tirée toute entiere, dautant que quelques-uns la perdent en cuisant, encore qu'ils
soient durs, comme le cabaret, l'iris, le pyrethre,
& le cyclamen: & quelques-uns la retiennent, encore qu'ils soient verts & mols, comme le sené, la
mauve, la chicorée, la buglose : c'est pourquoy
il faut connoistre la nature de chaque simple. Voila ce qu'il faut faire pour toute sorte de potions.

Quant aux fomentations, on cuit les plantes
avec beaucoup d'autres liqueurs, comme avec
du laict, s'il faut adoucir quelque douleur, avec
de l'huile, s'il y a quelque chose à ramolir, avec de
l'eau d'alun, s'il est besoin de restreindre, & avec
de la lexive, s'il faut digerer & dessecher puissamment. Le suc exprimé d'une plante ou d'un fruit
vert, comme il possede presque toute leur substance & saveur, aussi fait-il leurs forces les plus grandes. Or l'expression s'en fait des racines, herbes,
fleurs & semences coupées bien menu & pilées,
lesquelles il est expedient de laisser ainsi tremper
deux ou trois jours; puis les ayant mises dans un

linge rare, on les eſtreint ou avec les mains, ou
ſous le preſſoir pour en avoir le ſuc. Les unes le
rendent facilement, comme celles qui ſont humides & ſucculentes, comme beaucoup de fruits ;
d'autres difficilement, comme celles qui n'ont
point de ſuc, ou qui en ont peu, comme le thym,
le polium, le laurier, la ſauge, la marjolaine, &
celles dont la matiere eſt viſqueuſe & gluante,
comme la bugloſe, la bourrache, le pourpier: car
de toutes celles-là on n'en peut attirer le ſuc que
mal-aiſément,& à moins que d'étre liquefié par la
tiedeur du feu. Le plus efficace de tous,c'eſt celuy
qui eſt recent & trouble:car celuy qui eſt déja devenu clair & purifié, encore qu'il ſoit plus agreable, comme il a laiſſé ſa matiere feculente,de même auſſi a-t-il laiſſé une portion de ſa faculté, &
l'on ne trouve point de medicament purgatif, lequel apres avoir eſté purifié, conſerve une vertu
fort puiſſante. Celuy neantmoins qui ſera preparé pour les ſyrops & potions, apres avoir eſté
exprimé & renfermé dans une phiole, doit eſtre
doucement ſeché au ſoleil, ou mis en quelque
lieu tiede, juſqu'à ce qu'à la façon des vins il ait
ceſſé de boüillir, & laiſſé ſa lie, & que tout ce
qu'il a de groſſier, ſoit allé au fond. C'eſt ainſi
que par apres ce qui nage au deſſus de plus pur &
de plus clair, eſt mis à part pour les potions : on
prepare de la meſme ſorte le ſuc des limons,
des grenades, des coins, des pommes, des poires, des ceriſes, de l'oxyacantha, & des ribet-
tes ; car il dure davantage lors qu'il n'eſt pas cuit.
Les ſucs auſſi des herbes recentes ſe peuvent tirer
de la meſme façon; mais d'ordinaire auſſi-toſt
qu'ils ont eſté tirez, ils ſe clarifient, ou eſtans ſouvent paſſez par un couloir épais, ou par un drap,

ou estans doucement battus avec un blanc-d'œuf, ou un peu chauffez jusqu'à ce que l'impureté la plus grossiere s'attache au blanc-d'œuf, comme à de la glu.

On garde pour divers usages beaucoup de sucs caillez & endurcis, lesquels dés l'instant qu'ils ont esté exprimez & coulez, on fait cuire à feu lent, jusques à ce qu'ils deviennent épais, comme le vin cuit, le rob de coings, le robub de ribés : ou estant dessechez au Soleil, ils se caillent, & prennent la forme solide, comme l'aloës, la scammonée, l'elaterium, le lycium, l'acacia, le suc de meures.

Ce que les modernes appellent *emulsion*, se fait de mesme sorte. Car on la tire de fruits & semences pilez ensemble, lesquels dautant qu'ils ne rendent gueres de suc, & de peur aussi qu'ils ne deviennent gras, on les arrouse en les pilant de quelque liqueur; laquelle estant imbuë des forces des simples, est ensuite coulée & exprimée à plus prés en la maniere suivante. Prenez deux onces d'amandes douces bien nettoyées, deux drachmes des quatre semences froides, grandes, recentes & nettoyées, une drachme de semence de laictuë, & de pavot blanc, que tout cela soit concassé dans un mortier de marbre, en y versant peu à peu une livre d'eau cuite qui soit refroidie, ou de l'eau de decoction d'orge ou de reglisse, celle-cy n'a pas une petite force pour rafraischir, pour esteindre les inflammations des reins, & pour adoucir l'acrimonie d'urine. On concasse aussi des pignons, des pistaches, ou pommes de pin ; souvent aussi on y mesle quelque syrep adoucissant & refrigeratif, pour les incommoditez de la poitrine & des poulmons.

CHAPI-

# CHAPITRE IX.

### *Du Iulep, de l'Apozeme, & du Syrop.*

POur l'intemperie ſimple, pour la preparation du corps & des humeurs, & pour beaucoup d'autres occaſions, on ſe ſert aujourd'huy de
trois principales formes, qui ſont le julep, l'apozeme & le ſyrop. Les modernes Grecs appellent le
julep *julapium*, & le font de toute ſorte de liqueur
diſtilée, ou ſuc purifié, en y adjouſtant le triple
de miel ou de ſucre, & le font cuire peu à peu en
l'écumant, juſqu'à ce que toute la liqueur eſtant
preſque conſumée, il ſe faſſe vne conſiſtance de
miel, à preſent il ſe fait plus liquide & plus ſimple, & il eſt different de l'apozeme, en ce qu'il eſt
ſimple, & du ſyrop, en ce qu'il eſt liquide.

On s'en ſert principalement pour corriger l'intemperie, pour appaiſer la ſoif & l'ardeur des humeurs, & pour rompre la malignité. C'eſt pourquoy il ſe fait ou d'une liqueur cardiaque diſtilée, ou d'un ſuc pur & ſans lie, comme de celuy
de limons, ou de grenades, ou du jus d'vn ou de
fort peu de ſimples, auquel on meſle le quart de
miel ou de ſucre : on le fait cuire doucement, puis
eſtant clarifié, on l'aromatize, afin que ſans mélange d'eau ou d'autre liqueur, il ſe faſſe vne potion
tout à fait agreable. Quelquefois auſſi on le fait
ſans employer la force du feu, des choſes qui ne
peuuent pas eſtre cuites, comme des eaux diſtilées, & du ſuc des limons; & ayant jetté ſur tout
cela du ſucre raffiné, on le paſſe par un couloir
épais. On y met ordinairement le quart, ou la

fixiéme partie du fucre, & la moitié d'vn fcrupule de canelle à chaque dofe.

Il y a une autre façon de julep qui fe fait l'hyver, ou quand on a faute d'herbes fraifches : car
lors quelque fyrop que ce foit, eft delayé dans
deux ou quatre fois autant de liqueur diftilée, ou
autre pure & fans mélange, fans aucune entremife
du feu.

L'apozeme eft liquide auffi bien que le julep,
mais compofé de la decoction de plufieurs fimples, qui s'accommodera à divers ufages: & d'ordinaire on le fait de trois ou quatre dozes.   Or
dautant qu'il n'eft pas fi agreable que le julep,
rarement eft-il deftiné pour le mefme ufage; mais
il l'eft principalement pour l'attenuation, & pour
la deterfion des humeurs, pour la preparation du
corps, & pour l'expulfion des reftes. Autrefois
les Anciens cuifoient dans l'emulfion, tantoft des
herbes vertes, & tantoft des feches, & en faifoient
prendre le jus apres l'avoir coulé : & l'hyver ils
mettoient dans l'emulfion la fleur de la farine defdites herbes, & cela fervoit d'apozeme. Maintenant on prend le jus des plantes cuites, de la façon que i'ay dit cy-deffus, dans lequel on diffout
le quart de fucre, de miel, ou de quelque fyrop
que ce foit, s'il n'eft pas fort defagreable, ou le
tiers, s'il l'eft beaucoup : & l'on le fait cuire derechef doucement, & peu, ou chauffer feulement,
afin qu'il foit clarifié & aromatizé en la dofe que
j'ay dite pour le julep. On a couftume de fe fervir
de telles potions fur le champ, & dans le befoin.
On a couftume auffi de faire fur le champ vne potion purgative d'un fimple apozeme, dans lequel
on fait cuire, ou l'on delaye des medicamens purgatifs.

Le ſyrop ſe fait d'une conſiſtance plus épaiſſe, dautant qu'à faute d'herbes on le conſerve plus long-temps, principalement pour les meſmes uſages que l'apozeme; quoy que bien ſouvent il eſt employé à ceux du julep. On le fait de choſes qui ſe trouvent difficilement l'hyver, & que l'eſté il n'eſt pas facile d'aſſembler en quantité de divers endroits, lors que la neceſſité le demande. Il ſe fait ainſi que l'apozeme du ſuc des plantes, ou de leur jus eſtant boüillies, dans lequel encore tiede vous mettrez autant de blancs d'œuf, qu'il y aura de fois trois livres, & vous le battrez ſi long-temps que toute l'écume s'y attache. Puis vous y diſſoudrez pareille meſure de miel ou de ſucre, & le ferez cuire derechef, juſqu'à ce qu'en boüillant, la portion de l'écume eſtant ſeparée, l'humeur qui eſtoit diſſous, paroiſſe toute claire. Alors il le faudra couler derechef, l'exprimer doucement, & le mettre ſur un feu lent, juſqu'à ce qu'il ſe cuiſe à la conſiſtance du ſyrop, & que pour deux livres il ne reſte qu'une once de liqueur. Or quand le mélange des fruits, comme des prunes, des figues, des jujubes, & d'autres ſemences muſqueuſes, comme de la guimauve, des coings, de l'herbe aux puces, ou du dragacant, ou gomme arabique, il ſera devenu groſſier & gluant, il n'y faut pas mettre tant de miel ou de ſucre, afin qu'il ſe puiſſe bien couler. On prend ſoin de le clarifier, afin qu'il ſe garde plus long-temps, & qu'il ne ſe corrompe pas aiſément, & on le fait cuire juſqu'à la conſiſtance de miel; de ſorte qu'apres en avoir tiré une goutte, & l'ayant laiſſée froidir, elle ne coule plus, eſtant devenuë dure à l'épaiſ-ſeur du miel delayé. Or dautant qu'il a plus de ſucre que l'apozeme, & qu'il ne retient preſque

pas la sixiéme partie de la liqueur, afin que sa vertu passe dans le sucre puissante & toute entiere, il
faut, comme i'ay dit , prendre le jus plus pur &
plus efficace.

Or les plus puissans de tous les syrops , sont
ceux qui se font des sucs des fruits netoyez & purifiez , ausquels on adjouste autant pesant de sucre , on les netoye & fait boüillir , comme ceux
dont nous avons parlé cy-devant. Ou si d'avanture la force du suc se perd par une trop grande
cuisson , il faut peu à peu dissoudre & cuire dans
une livre de sucre déja netoyé, & parfaitement
bien cuit , demie livre de suc crud purifié & sans
lie. Si l'on craint que tel syrop ne se moisisse , à
cause de la crudité du suc, il le faut tenir au soleil
durant quelques jours. Que si vous le faites cuire
doucement , & peu à peu, ou au bain-marie , la
force du suc passera toute entiere dans le sucre. Le
syrop fait de miel , dautant qu'il se garde plus
long-temps, ne doit pas estre cuit jusqu'à consistance, & aussi il est plus propre à l'incision & à
la detersion. Celuy qui se fait de sucre, est plus
agreable, mais non pas si efficace : il le faut cuire
parfaitement ; mais enfin d'ordinaire, il se candefie ; ce que toutefois on evite en meslant le
quart de miel auec le sucre. Ie n'ay décrit icy
aucunes methodes de ces compositions , parce
qu'en suite vous en rencontrerez beaucoup de
toutes sortes.

# CHAPITRE XIII.

## *Du lavement, & du suppositoire.*

CE que les Grecs appellent *clyster* ou *clysmus*, est un lavement du ventre & des intestins, en mettant la syringue dans le fondement.  On s'en sert à divers usages , pour ramollir les matieres fecales endurcies, & humecter les intestins, dissiper les vents, exciter la force expultrice, pour deterger les humeurs grossieres & pituiteuses , qui s'attachent aux intestins, pour attirer les humeurs des parties les plus éloignées , pour appaiser les douleurs , pour arrester le ventre , & fortifier les intestins, pour reparer les forces naturelles.  Tous les lavemens font presque faits d'une livre de boüillon, ou d'autre liqueur, dans laquelle on delaye deux, ou pour le plus quatre onces des medicamens, auec quatre onces d'huile.  Pour les jeunes garçons, ou pour les petits enfans, on ne va pas si avant, mais pour les personnes plus âgées on va plus avant , iusqu'à la livre & demie , en gardant la proportion pour le reste.

Le premier & le plus simple de tous estoit composé d'une livre d'hydromel, de quatre onces d'huile , & deux drachmes de sel : apres on les composa de plus d'ingrediens.  Celuy qu'on appelle ramollissant , se fait de boüillon d'herbes ramollissantes, comme de racine de guimauve & de lis, de mauve, de parietaire, de violette, de mercuriale, de branque ursine, de semence de lin , de guimauve , & senegré , de figues , dans lequel la moëlle de casse , le miel violart , le beurre frais l'huile fimple ou violat ayent efté diffouts. Quelquefois il fe fait d'huile fimple, tiede, ou d'huile & de beurre, en y adjouftant des mucilages, afin qu'il humecte entierement les inteftins. Pour diffiper les flatuofitez, le jus d'origan, de calament, de ruë, de camomille, d'aneth, avec femence d'anis, de carui, de cumin, de fenoüil, & avec des bayes de laurier, avec quoy on diffoude le miel anthofat, la confection des bayes de laurier, avec huile de ruë, de laurier, ou de camomille. Pour le mefme ufage on le fait d'huile de noix pure, ou en y adjouftant de la malvoifie. La faculté expultrice fera excitée, fi on fait liquefier deux drachmes de fel commun, ou demie drachme de fel gemmé, ou la hiere fimple, ou la compofée, ou le diaphenicum, ou la confection hamech, ou quelqu'une des chofes qui aiguillonnent puiffamment.

Celuy qui eft detergent, fe fait d'orge, de fon, de rofes, de plantin, d'abfynthe, de bettes, d'aigremoine, du petit centaurée, & de lupins pilez, en y meflant de la hiere & du miel rofat. Les humeurs auffi feront attirées des parties fuperieures, fi on fait boüillir avec tout cela de la moüelle de coloquinthe, jufqu'à deux ou trois drachmes, ou que l'on y diffoude autant de pilules cocchées, ou quelque autre medicament plus acre, parce qu'adherant plus long-temps aux inteftins, il peut par fa violence ébranler & netoyer les vifceres, & le refte du corps.

Lors qu'il faut adoucir les douleurs, le melilot, la camomile, la femence de lin & de guimauve, & autres anodins font faits cuire dans du laict, avec deux jaunes d'œuf, ou fi la caufe de la douleur eft connuë, on y met ce qui eft capable de la chaffer, afin que par ce moyen la douleur foit adoucie. S'il est besoin d'arrester & de serrer le ventre qui est trop émeu , & de fortifier quelque intestin, les roses rouges y sont propres , le plantin, le pourpier, la corrigiole , le tapsus , la queue de cheval , en y adjoustant de la graine de myrte, & des noix de cyprés , dans le boüillon desquels ou mesle quelquefois du mastich, du bol d'armenie, du sang de dragon , de l'amidon , de la farine de feves,& autres choses semblables,lesquelles, quoy qu'elles ressemblent à de la boüillie, se meslent sans huile : les intestins sont remis, s'ils sont lavez de boüillon de chapon , ou autre chair bien succulente, ou de vin rouge genereux , & vn peu austere : car d'ordinaire estans vuides , ils retiennent cela avidement , & le convertissent à l'utilité du corps.

L'vsage des suppositoires est pour exciter la force excretrice des intestins : car puis qu'à peine monte-t-il au dessus du muscle sphyncter , il le pique seulement par son acrimonie , & donne envie d'aller à la selle. Or on le fait rond & long de quatre ou six doigts : La tige de bette ou de mercuriale estant frottée de miel , ou de beurre salé , sert de suppositoire aux petits enfans, comme fait aussi le savon blanc accommodé en cette forme; pour les autres, le miel devenant épais par la cuisson, & mis en la forme que j'ay dit ; surquoy si on le veut plus acre, on jette demie drachme de sel commun, ou demy scrupule du gemmé , ou deux scrupules de la poudre d'hiere , ou un scrupule de la mouëlle de coloquinthe pulverisée.

Le frequent usage des suppositoires , provoque souvent les hemorrhoïdes , quelquefois des ulceres , & le mal de Saint Fiacre : c'est pourquoy on ne les fait pas seulement de matiere propre à lâcher le ventre : mais encore à ouvrir ou arrester les hemorrhoïdes, & le tenasme.

## CHAPITRE XIV.

### De la potion purgative.

LA potion purgative, dautant qu'elle s'étend beaucoup, & entre dans les petites veines, est plutost pour evacüer quelles humeurs que ce soient, que le bolus, les pilules, & toute autre forme solide : & une drachme de pilules dissoute avec de la liqueur, ne purgera pas moins que deux de celles qui sont dures. Le medicament qui est pourveu d'acrimonie ou de malignité, frappe & pique plus vivement les parties nobles, estant liquide, que solide : la dose de la potion purgative excede rarement trois onces, de peur que l'abondance ne renverse l'estomac. Or elle se fait quelquefois de l'infusion des simples purgatifs, comme quand une drachme & demie de rhubarbe, une drachme d'agaric trochisqué, & demie drachme de cinamome choisi, trempent dans l'hydromel ou eaux distilées, de la betoine, & de la scariole, & qu'on delaye six drachmes de syrop de capilaires dans ce qui en est exprimé : quelquefois il se fait de boüillon de purgatifs, comme quand on fait cuire pour vne dose, de polipode, de chesne, de semence de safran bâtard, de racine de persil, de raisins cuits mondez, de chacun deux drachmes, de feüilles de sené mondées trois drachmes, de teigne de thym une drachme, y adjoûtant sur la fin de la cuisson, demie once de cinnamome, & dans ce qui en est exprimé, on delaye fix drachmes de fyrop de fcolopendre, & la potion eft faite ; quelquefois on mefle enfemble la decoction & l'infufion, comme fi vous ordonnez pour purger diverfes humeurs, prenez fcariole, houblon, betoine, buglofe, demie poignée de chacun, de feüilles de fené mondées, trois drachmes ; qu'il fe faffe vne decoction jufqu'à trois onces, dans laquelle apres l'avoir coulée, vous infuferez de rhubarde choifie, une drachme & demie, d'agaric trochifqué une drachme, de cinnamome une drachme & demie, dans ce qui en fera exprimé, diffoudez de fyrop violart ou capilaire fix drachmes, & faites-en la potion.

Par cette methode il fe fait des apofemes à plus de dofes, & des fyrops que l'on garde pour divers ufages. Quelquefois la matiere mefine des purgatifs, ou reduite en fleur de farine tres-menuë, ou prife des antidotes, fe delaye dans des eaux diftilées, ou autre liqueur : comme lors que l'on donne deux drachmes de rhubarbe pulverifée, delayée dans l'eau de rofe & fyrop rofat pour la diffenterie : ou demie once de poudre d'hiere fimple dans l'hydromel, ou dix drachmes de catholicum dans la decoction d'orge, ou demie once de diaphenit, dans le boüillon de racines de chicorée, de vinette, de perfil, & de polypode.

Or il y a quelques autres formes folides de remedes purgatifs de bolus, comme celuy qui fe fait de dix drachmes de moelle de caffe avec fucre, ou avec la poudre de duc, & celuy qui fe fait du catholicum ou diaprunum. L'electuaire auffi de forme folide, comme celuy qui fe fait de fuc de rofes & de diacarthame, & tous ceux qu'on a couſtume d'ordonner dans l'occaſion, à l'imitation des autres. Les pilules ſont plus ſolides, dont nous expliquerons cy-apres les diverſes ſortes, & les façons de les compoſer.

---

# CHAPITRE XV.

*Des formes ſolides, & premierement de la poudre.*

LES formes ſolides tirent leur principale matiere de la poudre des medicamens, laquelle s'acommode aux formes diverſement, & ſelon que la neceſſité de l'occaſion le demande. Il en faut donc parler en premier lieu, comme de la baſe ; on concaſſe & reduit en poudre ce qui eſt dur de ſa nature, ou qui eſt devenu entierement aride, comme certaines racines, beaucoup de ſemences, les füeilles des herbes, les jettons, les fleurs & beaucoup de ſortes d'aromatiques. Ces choſes donc ſe peuvent triturer dans un mortier, les unes tres-menu, & juſqu'à une tres-exacte poliſſure, à ſçavoir celles dont la force & la faculté conſiſte dans une ſubſtance qui n'eſt pas fort deliée, & que nous deſirons penetrer bien avant, les autres plus groſſierement & avec moins de ſoin, comme les fleurs, & les choſes aromatiques, dont la force ſe diſſipe aiſément, lors qu'elles ſont trop amenuiſées; & partant il faut couvrir le mortier de peau, de peur qu'en pilant, les parties les plus menuës ne s'envolent, & ne s'évanoüiſſent en l'air, ou de crainte que l'acrimonie ne frappe & ne choque les aſſiſtans, comme ſont d'ordinaire la thapſia & l'heuphorbe ; ſi l'on defire une poudre tres-menuë, il la faut paſſer par un crible épais, & la remettre auſſi-toſt dans le mortier, juſqu'à ce qu'elle ſoit toute paſſée, puis enfin la ſerrer tres-ſoigneuſement. Les choſes qui ſont beaucoup plus dures, comme le coral, les perles & beaucoup d'autres eſpeces, tant de pierres que de metaux, celles-là principalement qui ſervent à faire des collyres, eſtant premierement triturées groſſieremét dans le mortier, ſe mettent enſuite dans du marbre ou du porphyre tresſolide, & ſe poliſſent avec grand travail, juſqu'à tant qu'il ne reſte rien d'aſpre ny de rude. Quant à celles qui ne ſont pas ſi rudes ny ſi arides, dautant qu'elles ne peuvent pas eſtre pulveriſées, on les pile à part avec un pilon net, puis on les crible, & les ayant meſlées avec d'autres plus ſeches, on les briſe & reduit en poudre confuſément, comme quelques racines, ſemences & fruits. Les amendes, les pignons, les ſemences de courge, de melon & autres, dautant qu'apres avoir eſté pilées, elles deviennent graſſes & rances avec le temps, ſe coupent extrémement menu ; celles qui ſont gluantes comme la gomme ammoniaque, le bdellium & la myrrhe, dautant qu'elles ne ſe pilent point, on les diſſout & nettoye dans du vin, vinaigre, ou autre liqueur que ce ſoit. Voilà donc les choſes qui ſe pulveriſent, ou chacune à part, ou dans le mélange ; mais avec certain ordre, premierement les plus dures, puis les plus tendres. Les poudres tant cardiaques que fortifiantes, ſe ſerrent dans une phiole de verre pour les occaſions, & jamais l'on n'y doit meſler de ſemences graſſes, parce qu'en vieilliſſant elles deviennent rances ; mais lors que l'on preparera un electuaire où ſemblables choſes ſeront necessaires, on les y mettra bien à propos, pourveu qu'elles soient encore recentes. On se sert des poudres à diverses maladies, non seulement aux venins & aux playes, ou pour la corroboration des forces, ou pour aider la digestion ; mais outre cela, pour arrester les fluxions, pour arrester ou lascher le ventre : Si la poudre n'est pas fort des-agreable on la donne toute pure : si elle est des-agreable, on y adjouste trois ou quatre fois autant de sucre. On a de coustume aussi de semer par le dehors des poudres tant sur la teste, que sur les autres parties.

Les pastilles que les Grecs ont appellez τρο-χίσκους & κυκλίσκους, comme qui diroit des petits ronds applanis, se font d'ordinaire de poudres, & sur tout des metalliques : car les medicamens arides estans soigneusement concassez, se joignent & se prennent avec une humeur qui ne soit pas grasse, comme avec eau distillée, vin, vinaigre, suc d'herbes, ou quelque mucilage, jusques à ce qu'il s'en fait une masse: l'humeur estant consumée, on agence des formes rondes, qui ressemblent à des lupins ; c'est pourquoy les Grecs les ont appellées ἀρτικὸν, & nous pastilles ou petits pains, lesquels sont sechez doucement au feu, ou à l'ombre, puis mis en reserve : lors qu'il en est besoin, on les delaye avec une humeur convenable, ou quelque cerat mol, ou bien on les accommode en d'autres formes : elles ne sont differentes de la poudre qu'en ce que l'on estime que les forces de celle-cy se dissipent & s'evanoüissent plus promptement, & que celles des pastilles, comme estans plus solides, & plus pressées, se gardent, & se conservent mieux.

L'on ne donne pas seulement les antidotes contre les venins, qui fe communiquent ou par les morfures, ou par les viandes, ou par les breuvages, ou par la refpiration, ou par l'attouchement: mais encore contre toutes les affections des vifceres, & les parties interieures ; pour corroborer auffi les forces & purger les humeurs, on les donne de mefme que les poudres, dequoy on les fait, apres les avoir jointes avec du miel ou du vin cuit. On jette d'excellent miel dans une poëlle de terre où il eft delayé dans le quart d'eau, ou d'autre liqueur, puis on le cuit doucement à feu moderé, on l'efcume, & lors qu'il eft bien nettoyé, on l'ofte du feu, & apres qu'il a ceffé de bouillir, eftant reduit à une tiedeur que le doigt puiffe endurer, autrement s'il eftoit trop chaud, il diffiperoit la force des poudres, on jette peu à peu pour chaque livre, trois onces de poudres meflées, lefquelles on mefle peu à peu dans le miel, avec un pilon de bois, tant que par tout il fe trouve égalité de fubftances. Quand la compofition s'eft entierement refroidie, on l'ofte pour la ferrer dans une boëte, fans eftre ny trop folide, ny trop liquide, afin qu'en fuite par une mutuelle action des fimples, il s'en faffe une meilleure fermentation : s'il y faut mettre des amandes, des dattes ou autres fruits, ou mefme du fucre, ou la poudre de caffe, ou de tamarins, ou de la manne, il n'eft pas befoin pour cela d'augmenter le poids du miel : c'eft la meilleure façon de faire l'antidote, dans laquelle les forces des fimples perfiftent entieres & font efficaces, & s'en faifant une parfaite fermentation, elles fe peuvent conferver tres-long-temps ; dequoy on verra cy-apres une infinité d'exemples.

Les Modernes en faveur des malades, ont mis

en la place de l'antidote, l'electuaire de forme solide accommodé avec du sucre ; mais avec moins
de profit & d'effet : car les forces des simples ne
demeurent pas si puissantes, & ny la fermentation , ny la conservation n'en sont pas égales. Les
poudres, apres avoir esté triturées & criblées, se
meslent de la mesme façon que dans l'antidote: le
sucre est delayé par le feu, avec de l'eau distilée,
ou autre liqueur que ce soit, pourveu qu'elle ne
soit pas aigre, dautant qu'apres avoir esté dissout dans le suc de limons ou de grenades, ou dans
le vinaigre, il ne se durcit plus derechef ; il est escumé & nettoyé, se cuisant peu à peu au dessus
de l'espaisseur de syrop, & jusques à tant qu'une
petite goutte en estant tirée, il semble qu'elle soit
parvenuë à une entiere solidité:enfin apres l'avoir
laissé un peu froidir, on jette doucement la poudre pardessus, puis on le remuë fort avec le pilon, & l'on le mesle jusqu'à ce que de tout il se
fasse un corps dans l'egalité ; sur chaque once de
sucre nettoyé, on jette une drachme de poudre
qui n'est pas fort des-agreable ; & moins de celle qui est des-agreable. La masse estant ostée, on
la met sur une table, avant qu'elle se refroidisse,
on l'estend & applanit avec le pilon, puis estant
refroidie, on la coupe en pieces, ou quarrées, ou
quadrangulaires, ou en forme de l'ozange, du
poids de deux ou trois drachmes, qui se durcis-
sent à la façon du sucre. Quelques-uns font
cheoir des gouttes de la composition encore toute chaude, lesquelles soudain se caillent en petits
globes, comme dans d'electuaire, à qui l'on a
donné le nom de *Manus Christi*.

Les pilules se font aussi de medicamens arides,
mais concassez avec moins de soin, ausquels d'or-

dinaire on adjoufte des fucs deffechez , des larmes
& des gommes ; le meflange eftant fait convenablement , on reçoit le tout dans une humeur qui
ne doit pas eftre graffe à la verité , mais ny deliée
auffi comme celles des paftilles : elle doit toutefois eftre vifqueufe & gluante , afin que tout s'u-
niffe plus promptement en une maffe , qu'elle ne
vienne pas à s'entr'-ouvrir eftant deffechée par
fucceffion de temps , & que la faculté des fimples
ne s'exhale pas. L'humeur donc fera ou du miel
cuit & nettoyé , ou du fyrop un peu efpais , ou
quelque mucilage gluant , fait d'un fuc , ou liqueur convenable. Que fi toutefois la compofition contient des larmes , ou des gommes , ou des
fucs, commes aloës, fcammonée , *fagapenum*, am-
monia dragacanta,on la pourra affez bien affembler avec une liqueur deliée , & premierement les
gommes ou larmes eftans nettoyées , font peftries
avec un pilon chaud, tãt qu'elles deviennent molles: on y met les poudres peu à peu, & finalement
on y verfe autant de liqueur qu'il en faut pour faire le mélange. On la fait un peu molle au commencement, afin que par le concours des fimples,
il fe faffe une bonne fermentation. Deux ou trois
jours apres avant que de ferrer la maffe , il la faudra oindre d'huile d'amandes , & l'ayant envelo-
pée de peau , ou de parchemin delié , la mettre
dans la boëte.

# CHAPITRE XVI.

## *Des moyennes formes des medicamens, & premierement du Looch.*

LE looch que les Grecs appellent *eclegma*, destiné pour les affections du thorax, possede une substance moyenne, laquelle est gluante, afin qu'elle ne descende pas trop tost dans le ventre, & que s'arrestant au milieu du chemin, il puisse estre distribué au thorax, & aux poulmons.

On le fait donc principalement de fruits, comme sont raisins cuits, dattes, figues, myxaires, jujubes, & des sucs de reglisse, de squille, de choux, de prasium, d'hyssope, de dragacanta, de gomme arabique, de semences de coings, de mauve, de molons, de concombre, de citroüille, il se fait aussi d'amandes, de noisettes, de pommes de pin. On met donc la matiere de ces ingrediens pilée & criblée en secoüiant, ou dans du miel cuit, ou dans du syrop, jusques à ce qu'ayant acquis une moyenne grosseur, elle se puisse avaler en léchant, comme le miel ou la boulie. Si outre cela on y met des poudres, comme de cinamome, de gingenvre, d'iris, d'aron, de serpentaire, ou diaireos, ou autres electuaires, il faut à proportion augmenter la liqueur qui puisse suffire à tout. On fait aussi le Looch des electuaires mesmes, & de sucre candy, ou de penides, lesquels à ce dessein on dissout avec quelque syrop thoracique. C'est pourquoy l'on ne peut prescrire aucune quantité de liqueur, mais il la faut laisser à la volonté de l'ouvrier.

CHAPI-

# CHAPITRE XVII.

## *Des sucs assaisonnez & confits.*

CE que les Latins appellent *succago*, & les Grecs ἀπ χύλισμα, & les Arabes *robub*, c'est un suc de fruits, ou d'herbes purifié & déchargé de lie, cuit au feu, ou au soleil, en consistance & dureté de vin cuit : on le peut garder long-temps sans qu'il se corrompe, & il est nommé simple, mais celuy où il est entré un peu de sucre pour l'agrément du goust, s'appelle composé.

On tire trois sortes de substance du raisin : l'une s'exprime en cuisant dans le chaudron, & se recuit encore une fois en consistance un peu dure. Celle-là a esté inconnuë aux Anciens. La seconde que les Latins appellent proprement *sapa*, les Grecs σιςᾶιον & ἔψημα, & les Arabes *rob*, se fait du moust le plus recent cuit, jusques à diminution du tiers, qui surpasse l'épaisseur du miel, & se candefie comme le sucre par succession de temps. Que si on retarde tant soit peu, & que l'on donne loisir au moust de perdre un peu de sa douceur, & acquerir de l'acrimonie, iamais par apres il ne prendra la consistance du vin cuit. Mais si l'on le fait cuire jusques à la moitié, & mesme jusques au tiers en l'écumant, il s'en fera ce que les Anciens ont appellé *de frutum*, lequel se fait aussi de vin pur.

C'est ainsi que le suc recent de coins, de ribés, de bayes d'oxyacantha, ou aubespin, de cerises, de poires, de pommes, & de prunes, estant fait boüillir, s'épaissira en consistance de vin cuit,

T

qui fera fimple ou compofée, fi l'on y adjoufte du fucre. Les fucs des herbes & des fruits eftans exprimez, font fechez & ferrez pour d'autres ufages, comme j'ay dit.

Les fruits fe confifent ou avec du fucre, ou avec du miel, ou avec tous les deux: les petits, comme cerifes, prunes, les bayes de ribés & d'aubefpin, entiers : les grands, comme les pommes, les poires, les coins, les pefches, les citrons, les noix vertes, coupez & nettoyez par dedans, & par dehors. Le fucre diffous dans de l'eau eft clarifié, & cuit parfaitement,& lors les fruits les plus humides, comme les cerifes, les cormes, les prunes, les bayes de ribés & d'aubefpin,font plongés & cuits doucement, jufques à ce que l'humeur des fruits eftant confumée, le fucre retourne à fa premiere confiftance. Mais les fruits qui font plus durs, comme les coins, & les noix vertes, les citrons, les poires & les pommes eftans bien nettoyez dedans & dehors, & coupez, on les met boüillir jufques à ce qu'ils deviennent tendres ; puis ou les ofte, & on les laiffe effuyer: le fucre fe diffout, fe clarifie & fe cuit dans leur eau, dans laquelle on remet, & fait encore boüillir les fruits, tant que le refte de l'humeur eftant confumée, il fe faffe confiftance de fyrop. Les fruits amers,comme les noix, les écorces de citron, & d'orange, font mis tremper environ neuf jours dans une lexive deliée que l'on change tous les jours, puis on les fait boüillir tant qu'ils fe ramolliffent, & l'on les confit en la maniere fufdite. Les racines auffi, comme du chardon à cent teftes,du fatyrion,de la flambe baftarde, & les herbes, comme la mente, la laictuë,& leurs tiges les plus tendres fe côfifent en la mefme forte. Enfin, toutes ces chofes eftant bien imbuës & remplies de fucre font oftées & mifes fecher, ou au foleil, ou à un feu lent, afin que ce foient des confitures feches, qui font plus agrea-bles au gouft que les liquides.

On confit les fleurs d'une façon differente, car on ne fait que les mettre dedans du fucre pulveri-fé, afin qu'elles fe puiffent conferver, & c'eft pour cela que les modernes appellent cette forte de confiture, *conferve*; & dautant que la vertu des fleurs fe diffipe aifément, on ne les doit pas faire cuire au feu, mais feulement fecher au foleil. On cueille donc les fleurs en leur parfaite vigueur, comme de rofes, de violettes, de l'une & de l'autre buglofe, de lis d'eftang, de geneft, de chicorée, d'oranges, de pefches, de betoine, de fauge, d'hyfope, de pacefne, de rofmarin, de foucy, & l'on leur ofte ce qui eft de fuperflu. Quelques-uns les mettent apres toutes entieres dans un vafe de vetre avec le double pefant de fucre pulverifé, faifant un lit de l'un, & un lit de l'autre, & l'expo-fent au foleil, un, deux, ou trois mois, felon la te-nuité & nature des fleurs. D'autres pilent foigneu-fement les fleurs toutes fraifches, & y adjouftent deux ou trois fois autant pefant de fucre, ils mé-lent tout cela exactement, le ferrent, & l'expo-fent au foleil, afin qu'infenfiblement la fermenta-tion fe faffe fans aucune perte de force, ny d'o-deur. D'autres concaffent le fucre bien menu, & jettent deffus le fuc de rofes, & autres fleurs, & cela eftant mélé enfemble, ils en font des paftil-les, & des pains de toutes formes, lefquels ils en-veloppent dans un linge, les tiennent au foleil juf-qu'à ce qu'ils foient entierement deffechez, puis les ayant bien ferrez, ils les gardent durant l'an-née, & les trouvent beaucoup plus excellens que

les autres pour toutes occaſions. Quelques-uns
plongent les fleurs entieres dans deux ou trois
fois autant de bon ſucre fondu , & encore tout
chaud; & les mélent parfaitement, puis la compoſition eſtant froide , ils la ſerrent dans des boetes ,
& l'expoſent au ſoleil.

La confiture compoſée, telle que les modernes
ont crû qu'il falloit ordonner ſur le champ,eſt une
compoſition faite de confiture ſimple , ou conſerve, & quelque electuaire ou poudre fortifiante, à
quoy on adjouſte enfin une quantité convenable
de ſucre. Il n'y a point de regle pour les aſſaiſon-
ner ; mais il faut joindre la commodité au profit.
Raremēt toutefois la conſerve ſouffre-t-elle plus
d'une drachme de poudres pour once. Comme
dans le cardiaque , où entre confiture de bugloſe ,
de nymphée , & de roſes , d'écorce de citron de
chacun demye once , poudre d'electuaire *diambra* , de *gemmis* & *diamargariton* froid , de chacun
demy ſcrupule , os de cœur de cerf , ſemence de
citron , & de chardon benit, racine de parelle, &
de tormentille, de chacun un ſcrupule,de corne de
licorne huit grains , ſix feüilles de laurier hachées
menu , de ſucre candy, autant qu'il en faudra pour
la forme de la confiture.

Il ſemble que par certain rapport & conformité
de choſes , il faille en ce lieu parler de cette compoſition que les modernes appellent *paſte Royal-
le*,& Meſué electuaire Royal.Elle ſe fait principalement des choſes qui remedient aux incommoditez de la poitrine , & des poulmons , & qui ſoulagent les perſonnes-extenuées : comme celle qui
contient amandes douces pelées , une once, pommes de pin,piſtaches recentes& nettoyées,de chacun demie once , poulpe de dattes , myxaires &

raiſins cuits, de chacun ſix drachmes, gomme dra-
gacāt & arabique, de chacune une drachme, amydon deux onces, poulpe de chapon boüilly quatre
onces : faites tremper quelque temps les fruits
dans eau de roſe, puis les pilez avec le reſte, &
apres y avoir jetté peu à peu une quantité convenable de ſucre, faites en une maſſe, dont ſe feront des bolus ou gaſteaux de telle figure qu'on
voudra, qui ſe ſechent enſuite inſenſiblement,
& que l'on couvre de feüilles d'or. On y adjouſte
quelquefois les quatre grandes ſemences froides
pelées, ſemence de pavot blanc, de ſiſame, de
chacune deux drachmes : quelquefois trois drachmes ou demye once de cinamome : quelquefois
d'ambre ou de muſc ſix ou huit grains. Apres
avoir ſoigneuſement peſtry la maſſe qui ſe fait de
quelques-uns de ces ingrediens, plus ſimple que
la precedente, ou en forme de pains, ou petits
gaſteaux, & que l'on les faſſe doucement cuire
dans un four, il s'en fera ce que les modernes ont
appellé pains de maſſe, ou de marc, c'eſt à dire
*marce pains.* Voila les principales formes des
compoſitions qui ſe prennent, leſquelles ſont
maintenant en uſage, il faut d'oreſnavant traiter
de celles qui s'appliquent par le dehors.

---

# CHAPITRE XVIII.

*Des formes des medicamens externes ; & pre-*
*mierement des humides.*

Ntre les medicamens externes, les premiers
ſont les fomentations humides, leſquelles
eſtans compoſées de diverſes parties, & pour di-

vers ufages , le font auffi de diverfe matiere. Les unes adouciffent les douleurs , les autres lafchent & ramolliffent , les autres reftreignent, les autres deffechent & diffipent , les autres fortifient les parties. Or chaque affection & a fa partie chaque matiere propre & particuliere. Cette matiere fe cuit de la façon que i'ay dit cy-deffus, avec une liqueur convenable , tantoft avec de l'eau fimple, à laquelle fur la fin on adjoufte du vin , ou du vinaigre; tantoft avec du laict , quelquefois avec de la lexive , quelquefois avec de l'eau des forgerons. La mefure & quantité, tant des fimples que de la liqueur , fe doit proportionner à la grandeur & à la fituation de la partie que l'on veut fomenter. Pour deffecher donc & fortifier la tefte,& pour en arrefter les fluxions, la lotion& fomentation fe fera de plantes cephaliques cuites dans une lexive deliée , en y adjouftant quelquefois du vin , quelquefois du fel, ou de l'alun. Pour terminer les douleurs de cofté : de celles qui feront ramolliffantes, anodynes & difcuffives avec douceur, cuites dans de l'eau, en y verfant quelquefois quatre onces de vin blanc. Pour remedier aux douleurs d'eftomac, & pour aider la digeftion: de celles qui font ftomachales , cuites avec du vin rouge aftringent, & avec de l'eau Pour les tumeurs du foye & de la ratte , & les entaffemens inveterez , de celles qui font ramolliffantes & attenuantes , & qui ayent une douce vertu de reftreindre pour fortifier les parties, tantoft avec du vin blanc, & tantoft fur la fin avec du vinaigre. Pour la nephritide il faut fomenter avec des laxatifs & anodyns boüillis dans eau fimple, ou hydromel. On foulage la matrice tantoft avec fomentation, tantoft avec parfum par des chofes qui font convenables à la partie , & à l'affection. La fomentation se met sur la partie par l'entremise d'un couloir, ou d'une éponge, laquelle ayant esté imbuë de boüillon tout chaud, soit par apres exprimée, ou avec une vessie, ou par le moyē d'une bouteille pleine de ce mesme boüillon. Lors que la partie est trop grande pour estre toute couverte de la fomentation, il faut preparer un demy bain fait d'une plus abondante decoction, dans lequel toute la partie malade puisse estré plongée; il ne se fait pas autrement que comme la fomentation: mais sur tout il est merveilleusement profitable aux douleurs des cuisses & des jambes, aux affections de la matrice, & pour provoquer les mois, aux douleurs, coliques, iliaques, & particulierement aux nephritiques. Car les parties malades estans toutes plongées reçoivent un grand soulagement, sans que le reste du corps en soit nullement troublé.

Quant au bain, comme il l'est de tout le corps, aussi est-il profitable tant à ses affections interieures, qu'à ses exterieures. Celuy qui est moderément froid, ou qui l'est extrémement, ou qui n'est pas encore tiede, corrige les intemperies chaudes des visceres, par lesquelles ordinairement tout le corps est consumé & flestry, rafraischit les extremitez du corps, & mesme les condense, empesche les sueurs, & ne permet pas que la substance deliée se dissipe : celuy qui est tiede, dans lequel le corps humecte assez long-temps sans chaleur manifeste, excite & augmente la chaleur naturelle, l'attire aux extremitez du corps, avec le meilleur suc, & la meilleure nourriture, humecte par tout, & rafraischit moderément, remplit ce qui est extenué, procure une meilleure constitution, & ne dissipe riē par sueur ny transpiration. Celuy qui eſt chaud, échauffe le corps, profite aux nerfs, & aux muſcles roides & refroidis, ſubtiliſe les humeurs groſſieres , diſſout celles qui ſont concretes ou aſſemblées, les liquefie, & les rend coulantes , il laſche auſſi les parties interieures,& notamment les pores de la peau , provoque les ſueurs, diſſipe beaucoup du corps, & ainſi deſſeche par accident: outre cela il eſt encore faſcheux par ces incommoditez ; que s'il ſe fait des fluxions ſur les parties imbecilles , il les augmente , échauffe les eſprits , emeut extrémement le corps , de ſorte que s'il eſt plethorique ou impur , il eſt promptement attaqué de la mort, Voila pour le bain ſimple.

Le compoſé de meſme que la fomentation,contient diverſes matieres de ſmples , ſelon la nature de la maladie, ou du ſymptome.

Beaucoup ſe ſervent de l'epitheme d'autre façon que l'on ne faiſoit pas anciennement , & il eſt different de la fomentation, tant en ſa vertu qu'en ſa forme: on l'applique pareillement ſur la partie, & d'ordinaire ſur quelqu'une des plus nobles,quand on a deſſein ou de la ſauver del'intemperie, ou des attaques de la malignité,ou bien de la fortifier.Ce qui eſt propre au cœur, & au foye. On le compoſe d'eaux diſtilées , ou autres liqueurs , dans leſquelles on diſſout & meſle pour deux onces une drachme de poudres convenables, puis la compoſition eſtant renduë tiede, eſt miſe ſur la partie,par l'expreſſion d'une éponge deliée,ou d'un drap bié net , qui en avoient eſté imbus. Quelquefois on renferme des poudres & autres ſimples dans un ſac que l'on applique apres l'avoir moüillé d'eau tiede : comme à la chaleur & imbecillité de foye eſt profitable, celuy dans lequel entrent eaux diſtilées de ſcariole , de chicorée , de pourpier , de

roſes, de plantin, de chacune deux onces, vinaigre une once & demie, pointes d'abſynthe,
triple ſantal, ſchœnantus, trochiſques de camphre, de chacun mis en poudre une drachme, &
faites-en l'epitheme. Pour fortifier & munir le
cœur appliquez-y celuy qui contient eaux de bugloſe, bourache, roſes, chardon benit, & ſcabieuſe, vin blanc aromatiſé, de chacun deux onces,
dans quoy faut diſſoudre feüilles de meliſſe, de
pimpernelle, graine d'écarlatte, xyloaloez, écorce de citron ſeche, racines de dictam & de tormentille, de chacun une drachme, cloux de giroffle ꝰmie drachme, ſaffran un obole, faites-en
epithꝰ ꝰe. Si vous voulez mettre les poudres dans
un ſac ꝰ, il les faut piler groſſierement, & preſque le double peſant.

On applique quelquefois ſur la partie les meſmes ſachets, ſans les arrouſer d'aucune liqueur,
mais avec moins d'utilité.

Le mucilage eſt particulierement efficace pour
humecter, ramollir, & appaiſer la douleur, tant
ſeul que joint au liniment. On le tire ordinairement de beaucoup de ſemences, comme de coins,
de guimauve, de mauve, d'herbe aux puces, de
lin, de ſenegré, leſquelles eſtant un peu pilées ou
coupées, on met tremper dans quelque liqueur
diſtilée, ou autre convenable à l'occaſion : on la
fait chauffer ou boüillir juſques à ce qu'elle devienne ſemblable à une mucoſité gluante; puis on
la coule & on l'exprime avec un linge. Or pour
chaque once d'eau ſuffit une drachme de ſemences. Ainſi les ſemences de coins, & d'herbe aux puces pilées, ſont miſes tremper dans les eaux de
morelle, & de plantin pour les eryſipeles, & toute ſorte d'inflammations. Ainſi pour ramollir on

tire le mucilage de guimauve & de lin, avec jus do figues, & la mucofité du fenegré avec eau de camomile ou de fauge, ou avec hydromel, lors qu'il eft befoin de refoudre quelque chofe doucement,

---

# CHAPITRE XIX.

## *De l'huile, du cerat & de l'onguent.*

IL faut eftablir deux fortes d'huile, l'une fimple & l'autre meflée : la fimple fe fait par le preffoir, ou par la diftilation ; par le preffoir, de fruits de bayes ou femences oleagineufes, lefquelles eftant pilées dans un mortier, & renduës tiedes par une vapeur d'eau chaude, & renfermées dans un fachet, foient mifes fous le preffoir tant que l'huile en coule toute pure. C'eft ainfi que l'huile fimple eft tirée des amendes douces & ameres, noifettes, noix, & mefmes des bayes de laurier, de genevre; & de myrte, des femences de lin, chanvre, *palma Chrifti*, courge, comcombre, pavot & jufquiame, bref on tire l'huile fimple des pepins de raifins pilez, chaud, & mis fous le preffoir.

Par la diftillation, que l'on appelle *Per defcenfum*, c'eft à dire par defcente, on la tire du bois, des herbes qui ont les fueilles feiches, eftans mifes dans un pot, lequel on couvre de feu, par la force duquel fe coule dans un vaiffeau qui eft au deffous du pot, & qui luy eft colé, une huile qui reffent ordinairement l'empyrifme : c'eft ainfi que l'on tire l'huile du genevre, du tartre, & des briques, que l'on appelle huile des Philofophes :

elle fe tire auffi par la diftillation que l'on appelle *Per afcenfum*, c'eft à dire, en montant,
de la façon que i'ay dit cy-deffus, que la quintef-
fence inventée par les modernes, fe fepare de
la matiere des plantes, & retient leur principale
vertu, avec une odeur & faveur toutes particulieres.

L'huile meflée fe fait de la fimple, dans quoy
on plonge la matiere des plantes, fruits & fleurs,
& de quelques fimples que ce foient : on l'expofe enfuite au foleil, où l'on la fait cuire, tant
qu'elle prenne entierement les forces de la matiere qui eft dedans, puis en fin on l'exprime, & on
le met en referve ; ainfi fe fait l'huile rofat, violat, de coins, de ruë, de renard, de fcorpion, de
vers, & plufieurs autres femblables. On prend
de l'huile fimple exprimée d'olives, ou d'amendes, fans mélange d'aucune qualité éftrangere,
tres-pure & tres-excellente, laquelle en qualité
de matiere commune, recevra entierement & purement les forces de tout ce qui fera mis dedans.

Or afin qu'elle devienne plus belle & plus fincere, & que le temps ne la rende pas graffe, rance,
fale & puante, il la faut fur tout laver, ou avec de
l'eau fimple, ou avec de l'eau de rofe, & la remuer doucement, en changeant fouvent l'eau,
jufqu'à tant qu'elle devienne tout à fait blanche : on met tremper dans cette huile des medicamens du poids de quatre ou de fix onces, felon les forces. S'il la faut faire au feu, & non au
foleil, on adjouftera à la matiere des medicamens quelque liqueur comme vin, eau fimple ou
diftilée, ou fuc extrait d'une plante recente : &
l'on fera cuire le tout jufques à ce que toute l'humeur foit confumée, & que jettant une goutte

d'huile au feu, elle ne petille plus, de peur que la voulant garder, elle ne se pourrisse, ou ne se moisisse. Pour la quantité de l'humeur, il en faut mettre le quart ou le tiers, à proportion de l'huile : ou bien faire cuire l'huile dans humeur au bain-marie peu à peu, de peur qu'en bouillant elle ne contracte quelque des-agrément de brûlure, ou de mauvaise odeur.

Ces huiles composées & autres semblables, sont appellées par les Anciens Grecs *mira*, & les Latins *unguenta*, ou *unguinosa odoramenta* : d'où vient que ceux qui aromatisent les huiles, & qui les épaississent pour l'agrément de l'odorat, ont esté appellez *Myropolæ & Vnguentarij*, ou vendeurs d'onguents. Les Anciens ne demandoient pas seulement ces bonnes odeurs pour les fomentations & cataplasmes, ou pour les ulceres, ou pour embaumer les corps qui en estoient frotez à divers usages ; mais aussi pour la douceur & pour le plaisir de la senteur, laquelle nous devons aussi donner à nos huiles & onguents, le plus soigneusement qu'il est possible : ils donnoient mesme par abus le titre d'onguent à quelque huile que ce fût, pourveu qu'elle fut odoriferante : d'où vient que Galien a parlé d'onguent de laurier, & Dioscoride a escrit que le stacté, ou storax liquide faisoit de soy un onguent tres-odoriferant & precieux.

L'imbrocation n'est pas une composition de medicament, mais une certaine façon d'en user : à sçavoir un arrousement de quelque partie que ce soit, ou humectation faite avec de l'huile, laquelle penetre au dedans, ou tombant de haut, ou par une douce friction.

Nous appellons liniment, ce que les Anciens

ont appellé *cerat mol*, fait d'huile & de cire, afin
que la vertu & la faculté de l'huile demeuraſt
plus long-temps ſur la peau, dautant que l'huile
s'épaiſſit, quand on y meſle le tiers ou le quart
de cire: mais il en faut mettre plus ou moins, ſuivant la conſtitution du temps & de la ſaiſon, comme plus quand il fait chaud, & moins quand il fait
froid. On jette dans l'huile la cire coupée fort
menu, & l'une & l'autre ſe fondent enſemble, ou
à feu lent, ou de peur qu'elles ne ſentent le brûlé
au bain-marie: à peine ſont-elles fonduës, qu'on
les oſte hors du feu, & on les meſle continuellement avec la ſpatule, juſqu'à ce qu'elles s'uniſ-
ſent: on leur adjouſte quelquefois de la graiſſe,
du ſein de pourceau, & des mucilages, que l'on
meſle auſſi peu à peu, pendant qu'ils ſe refroidiſſent; ſi neantmoins on craint la brûlure, il faut
remuer la cire avec un pilon chaud, en y adjou-
tant graiſſe ou mucilage, ſelon qu'il eſt à propos,
& y verſant peu à peu de l'huile, juſques à tant
que le tout s'aſſemble en la forme & molleſſe du
liniment ; en ce genre ſont mis ceux que les
Grecs appellent *acopa*, dautant qu'ils profitent
aux nerfs foulez, & aux muſcles affectez de laſ-
ſitude, tel qu'eſt celuy qui contient, huile, cire,
de chacune deux onces, terebentine, deux drachmes, miel, demie once.

A preſent on appelle onguent ce que les Grecs
appellent *enchriſton*, qui eſt un medicament, lequel a une matiere un peu groſſiere meſlée avec
le cerat mol; tellement que pour cette raiſon, on
le peut à bon droit appeller cerat épais : or cette
matiere eſt d'herbes ſechées, ou de metaux, ou
une poudre tres-menuë de terres que l'on jette
ſur le cerat, pendant qu'il ſe refroidit, & de peur

qu'il ne se fasse des grumeaux, on la mesle soigneusement avec la spatule : cela devient un peu plus épais que le cerat ou liniment. La mesure de la composition doit estre telle que l'huile contienne le quart de la poudre, & la sixiéme partie de la cire. Quant aux sucs, lors qu'ils seront necessaires aussi bien que les gommes, & resines, on pile les plus secs comme la poix & le mastic : & les plus humides, comme la terebentine, y sont mises goutte à goutte : les moyennes comme l'ammoniac & le *bdellium* estant dissoutes avec du vinaigre, vin, ou autre liqueur, & on les fait secher jusques à ce que l'humeur estant consommée, l'onguent soit d'une consistance moderée : rarement la quantité de l'onguent, ou du liniment, que l'on ordonne, passe-t-elle deux onces, si ce n'est que l'estenduë de la partie malade en demande une plus grande.

# CHAPITRE XX.

## *De la boulie, cataplasme & emplastre.*

POur adoucir la douleur, pour ramollir, resoudre & cuire, on fait de la boulie de farines dissoutes dans quelque liqueur, & durcies par une cuisson moderée : quelquefois la mie de pain tient la place de la farine, comme lors que pour la douleur des gouttes, on delaye de la mie de pain dans du laict de vache, & que l'on la fait cuire, en y adjoustant sur la fin des jaunes d'œufs, & du saffran. Quelquefois les mucilages servent

de liqueur, comme si dans une livre de mucilage, de semences de guimauve, de lin, & de
fenegré, on jette peu à peu de la farine d'orge,
& que l'on la fasse cuire à feu lent, avec jaune
d'œuf & saffran, jusques à ce qu'il s'en fasse une
espece de boulie : pendant que tout cela se cuit,
on y peut mesler continuellement du beurre, de
la graisse, & de l'huile à divers usage, & afin
que la boulie ne devienne pas seiche trop tost,
tandis qu'elle sera sur la partie malade.

Le cataplasme sert presque aux mesmes usages
que la boulie, ayant une moyenne consistance entre l'onguent & l'emplastre, comme estant meslé de la matiere de tous les deux ; il se fait de racines, d'herbes, de fleurs, de jettons cuits & pilez jusques à tant qu'ils se ramollissent suffisamment, y adjoustant par apres des farines & des
huiles. C'est pourquoy l'on ne doit pas croire
que le cataplasme soit autre chose, que ce que les
Anciens ont appellé *malaoma* ; puis que Celsus
asseure que le *malaoma* se fait des mesmes choses
que je viens de dire : on fait donc cuire les racines
recentes, les herbes, les fleurs, les jettons, les
fruicts, principalement les figues seiches, jusques
à la mortification : on les crible, puis on y adjouste des mucilages, de la farine, de la graisse, &
de l'huile ; on les cuit derechef jusques à ce qu'ils
s'assemblent en consistance de boulie ou de miel.
Ce cataplasme est ensuite mis sur du linge, ou
sur de l'estoupe de chanvre, & appliqué sur la
peau entiere. Or la mesure de tous les cataplasmes
generalement, doit estre telle qu'il y ait à proportion des plantes de la moitié de farine, & le quart
de graisse ou d'huile : S'il est besoin d'y adjouster
quelques semences ou racines, ou plantes seiches,

on les mettra , eſtans pulveriſées , en la place des farines en cette maniere. Prenez racines de guimauve, de lis, & d'iris, de chacun deux onces, ſix figues ſeiches, mauve, violier, parietaire, ruë, abſynthe , de chacun une poignée , faites les cuire , & les criblez, puis adjouſtant fleurs de camomile & melilot , ſemence d'anis & de fenoüil pulveriſez, de chacun demie once : farine d'orge, de lin, de ſenegré , de chacun une demie once , d'axunge d'oye , d'huile d'iris , de chacun trois onces , faites cuire le tout pour cataplaſme.

Le ſinapiſme tant celuy qui ſe fait avec , que ſans axunge , eſt dans le rang des cataplaſmes ; il ſe fait de poulpe de figues , & d'autant peſant de levain , à quoy on incorpore le quart de ſemence de moutarde pilée : quelquefois on y adjouſte de la farine & de la graiſſe ; mais touſiours en telle ſorte que la moutarde faſſe la quatriéme partie de la compoſition, quoy que ſa force ſe pût augmenter ou diminuer avec raiſon.

L'emplaſtre a la forme plus ſolide , dautant qu'il ne ſe met pas dans les ulceres ; mais ſur la partie, ſur tout afin de la fortifier & deſſecher: ou pour reſoudre les humeurs qui luy ſont attachées, quelquefois pour cuire , & rarement pour amollir : car la forme de l'emplaſtre ne s'inſinuë pas au dedans , mais eſtant appliqué par dehors, il attire pluſtoſt à ſoy ce qui eſt au deſſous : la principale matiere , c'eſt l'eſcume d'argent ou la cire, ou quelque gomme', ou toutes ces choſes meſlées enſemble , auſquelles pourtant on adjouſte de l'huile , ou de la graiſſe , afin qu'elles ſoient bien unies , & qu'elles ne ſoüillent pas la partie ſur quoy on les applique , & que l'emplaſtre qui ſe fait de ces meſmes choſes , eſtant collées enſemble, femble, ne s'attache pas fi fortement à la partie, qu'il n'en puiffe eftre ofté que mal-aifément. Ainfi ce qu'on appelle *Tetrapharmacum*, eft compofé d'huile, de cire, de poix & de refine : parmy ces chofes qui font lentes, vifqueufes, & veritablement emplaftiques, on met d'ordinaire des poudres criblées de plantes feiches, ou de metaux, & l'on incorpore le tout regulierement.

En premier lieu, fi l'on y met de la cire, on la fait fondre dans l'huile ; fi de l'écume d'argent, on l'a fait auffi boüillir dans de l'huile : que s'il y a des fucs d'herbes, des liqueurs, ou des mucilages, on les fait cuire pareillement avec le refte, tant qu'ils foient confommez : Enfuite on y mefle des graiffes, des refines, des gommes, comme l'ammoniac, le *bdellium*, le *fagapenum*, ou purs, ou delayez dans quelque liqueur, comme vin ou vinaigre : enfin on y infufe de la terebentine ; tout cela eftant meflé & confondu enfemble, & cuit jufques à une legitime temperature, on leur ofte le feu, & on leur jette peu à peu des poudres, que l'on remuë avec la fpatule, jufques à ce que tout s'affemble en une maffe, laquelle on peftrit, ayant les mains ointes d'huile, & l'on en forme de longs emplaftres, que l'on nomme *Magdalies*, & pour lors on y adjoufte les chofes les plus deliées, comme faffran diffous, mufc, ambre, & autres chofes qui ne fupportent aucune force du feu.

Les Magdalies doivent eftre de telle confiftance, qu'elles ne foüillent point du tout les mains, & qu'elles acquierent neantmoins une forme tenace & folide d'emplaftre, qui ne foit ny molle, ny entierement dure. C'eft pourquoy il faut plûtoft limiter par jugement que par regle, la

V

quantité que l'on doit obferver dans l'affaifonnement de chaque chofe , & fi quelqu'un ne l'a pas
rencontrée , en adjouftant & malaxant encore
des chofes liquides ou feches , il reüffira dans la
forme de la compofition.

Or il y a une autre efpece d'emplaftre plus fimple , lors que fans employer toutes chofes vifqueufes & gluantes , on fond dans l'huile un peu
plus de cire pour recevoir les poudres que l'on y
veut jetter. Les modernes l'appellent *cerat dur*, &
non pas emplaftre. Dans celuy-cy l'huile & la cire y font en poids égal : fi c'eft toutefois en efté ,
ou que la cire foit recente & graffe , il y faut un
peu moins d'huile ; mais davantage , fi la cire eft
vieille ou feche , ou fi c'eft en hyver. Si les poudres y font convenables, il les faudra mettre en la
place de la cire, dont l'on oftera une portion. Voilà ce que c'eft que le cerat dur. Mais afin de donner la forme d'emplaftre , s'il eft befoin de quelque gomme, ou terebentine, ou graiffe, ou mouëlle , il faut diminuer de l'huile. Que s'il y a refine ,
poix metallique , racines arides , ou autres chofes que ce foient, fechées & pulverifées, il faudra
qu'il y ait moins de cire. Or devant que d'y mettre telles poudres , il faut faire cuire le refte de
tout ce qui eftoit entré dans la compofition du
cerat, jufqu'à ce qu'il s'en faffe un corps, & qu'u-
ne portion en eftant oftée & refroidie, elle paroif-
fe avoir legitime confiftance d'emplaftre , qu'elle
foit mediocrement épaiffe , tenace , & gluante en
quelque façon , comme de la cire ramollie au
feu.

Le foin & la curiofité de quelques modernes
qui fe font attachez à la varieté des formes , a inventé les toiles à faire emplaftre, defquelles eftans

faites & appliquées selon la grandeur de la partie
affectée , les unes resoudent, les autres nettoyent
les ordures des ulceres , les autres les ferment &
couvrent de cicatrice , & ne sont propres à auttes
usages que l'emplastre.  On plonge dans l'emplastre qui a déja pris en cuisant une consistance legitime, une toile déja vieille & usée, apres qu'elle
a esté de trois costez imbuë de l'emplastre , on la
tire & on l'estend , afin qu'en se refroidissant elle
devienne dure ; en suite on la serre apres l'a-
voir roulée , comme celle qui contient huile, sein
de pourceau, escume d'argent de chacun une livre,
cire neuve, axunge de belier, poix noire pilée, de
chacun demie livre , que tout cela soit cuit doucement, y adjoustant sur la fin neuf onces de co-
lophone pulverisée & trois onces de ceruse. La
composition ayant pris une substance convenable , il faut tremper le linge , tant que de tous costez il soit suffisamment imbu, puis il le faut serrer
apres qu'il sera refroidy.

# CHAPITRE XXI.

*Des formes seches des medicamens.*

POur les affections externes on fait la poudre, tant des plantes que des metalliques, &
des terrestres , on ne la prepare que dans le besoin : bien que quelquefois certaines formes la
desirent un peu grossiere. On l'accommode en diverses formes , en sachet, en bouclier, en frontal,
en coiffe, & en parfum. Le sachet sert de fomentation seche pour dissiper les vents , & appaiser
les douleurs qui en proviennent , pour rafraischir

les membres, pour attirer & confumer les humeurs : bref pour arrefter les fluxions. Telle eft celle , qui contient millet, demie livre, fel commun , quatre onces , bayes de laurier mediocrement pilées deux onces & demie ; anis , fenoüil, cheruy, cumin , fleurs de camomille, feüilles d'aneth, de chacun une once. Faites frire le tout entier, & fans eftre pilé dans une poële, & le mettez incontinent dans le fachet : appliquez-le tout chaud fur la tefte, fur le ventre, ou quelque autre partie incommodée que ce foit, en le changeant d'heure à autre, jufques à ce qu'il ait produit l'effet que l'on en defiroit.

La forme d'écuffon eft particuliere à l'eftomac , à deffein principalement de réveiller fa chaleur naturelle, d'aider à la digeftion, & de luy adjoufter de la force. On pile la matiere aride groffierement, jufques à une once, ou une once & demie , & l'ayant mife dans du cotton charpy, on la couft dans deux linges en forme d'écuffon. Comme en celle qui contient rofes rouges , mente, abfynthe , fauge , marjolaine , aneth , de chacun deux drachmes , cloux de girofle , noix mufcade , *galanga* , *fœnanthus* , de chacun une drachme. Que tout cela foit reduit en poudre, de laquelle avec le coton, l'écuffon fera fait.

De la mefme forte pour la froide intemperie de la tefte, & pour les douleurs qui en proviennent , pour arrefter la fluxion , eft coufuë bien menu la coiffe , pourveu que fa forme foit propre & convenable à la tefte. La mefure de la poudre eft de deux onces : comme celle qui reçoit fauge, marjolaine, rofmarin, *ftæchas*, betoine, de chacun deux drachmes, écorce de citron feche, grains d'alkermes, de chacun une drachme & demie, poivre, cardamome, cloux de girofle, noix muſcade, de chacun une drachme, que tout ſoit mis dans la coiffe. Quelquefois auſſi l'on jette cette poudre ſur les cheveux pour les meſmes uſages. Des cardiaques, comme de meliſſe, fleurs de bugloſe, & de romarin, ſemence de baſilic, chardon benit, xyloaloez, *macer*, de chacun le poids d'une drachme, àvec un ſcrupule de ſaffran : on fait un ſachet propre à eſtre mis ſur le cœur.

Outre cela, on agence le frontal des ſimples qui appaiſent l'ardeur de teſte, & qui font dormir, comme de roſes, de fleurs de nymphée, de violettes, de betoine, de ſerpolet, de chacun une drachme, à quoy, s'il eſt beſoin de faire dormir, il faudra adjouſter les feüilles ou les ſemences de laiƈtuë, de pavot blanc, & de juſquiame.

Les parfums & les bonnes ſenteurs ſe font d'une matiere convenable pour refaire les eſprits, réjouïr le cœur, & le garantir d'une malignité externe : pour reſoudre la pituite groſſiere, & les entaſſemens des poulmons : pour deſſecher & fortifier le cerveau, & en arreſter les fluxions. Cette matiere eſtant briſée ſe met ſur les charbons ardens, afin d'exhaler une vapeur agreable : ou bien on la delaye avec de l'eau de roſe diſtilée, laquelle s'échauffant par le moyen du feu, pouſſe une exhalaiſon odoriferante : ou bien eſtant arrondie en forme de bale ou de pomme, on la porte pour le delice de la ſenteur. Le parfum ſec eſt plus efficace pour deſſecher & fortifier le cerveau, tel que celuy qui ſe fait de ſtyrax, de ſuc cyrenien, xyloaloez, cloux de girofle. La fluxion eſt arreſtée par le parfum de roſes, maſtic & vernis. Celuy qui eſt de pas d'aſne, d'iris, d'encens, ou de foulphre. Au cœur profite l'exhalaifon de xyloaloez cloux de giroffle, noix mufcade, *calamus aromaticus*, ftyrax, benjoin, ambre, mufc, lefquels eftans pilez, comme ce que les Anciens appelloient *thymiamata*, ou font mis en paftilles, ou délayés avec eau de rofe, de lavande, ou de fleur d'orange, font mis fur le feu. De quelques-unes de ces chofes fe font des poudres de fenteur, defquelles en fuite mifes dans le *ladanum* fe font des pommes de fenteur. Comme ce qui contient marjolaine aride, racine d'iris de Florence, de chacune trois drachmes : *macis* cloux de girofle, de chacun deux drachmes, ambre, mufc, de chacun obole & demy, de *ladanum* tres-pur, autant qu'il en faut pour incorporer le tout. On les malaxe avec un pilon chaud, y verfant peu à peu de l'eau de rofe, ou de naffe, ou un grain de terebentine, afin que la maffe en foit plus tenace. On fera auffi favonette de fenteur, du mélange de ces chofes en cette forte. Prenez favon blanc qui eft compofé de graiffe de mouton, de chaux & de fel, une livre, racine d'iris de Florence, une once, mente, marjolaine, noix mufcade, cloux de girofle, de chacun deux drachmes, eau de lavande, ce qu'il en faut pour l'incorporation.

Les oyfeaux, qu'on appelle de Chypre, contiennent ces mefmes poudres, avec le double ou le triple de charbon de faule : de quoy par apres eftant affemblé & joint avec le *ladanum*, ou terebentine, on agence les formes de ces petits oyfeaux, lefquels reçoivent aifement le feu fans flamme ; d'ou il s'exhale une fumée. Si l'on peftrit les poudres avec de la cire, les petits cierges que l'on en composera , estans allumés , pousseront aussi une exhalaison agreable. Prenez charbon de saule trois onces, styrax, calaminthe, deux onces, benjoin, une once, cloux de girofle pulverisez, demie once, incorporez le tout avec gomme d'adragant, & en formez des oyseaux, ou des cierges.

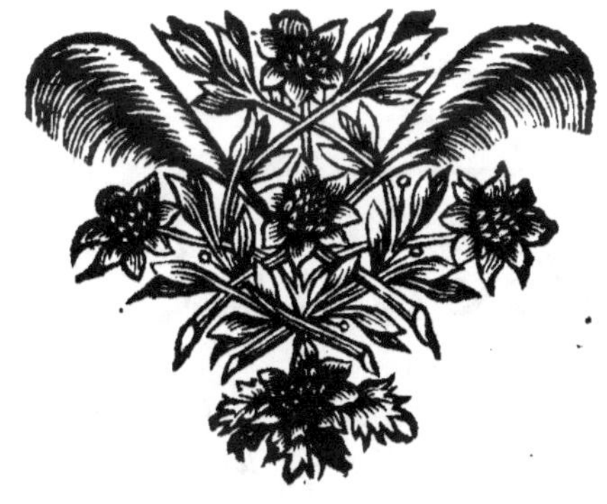

# LIVRE V.
# DE LA MANIERE
## DE GVERIR.

*De la matiere ordinaire des medicamens interieurs.*

---

# PREFACE.

**I**'Ay parlé en general des forces des medicamens simples, & de quelle sorte il en faut faire le mélange & la composition. Maintenant mon dessein est de traiter en particulier de toute leur matiere, & de la distribuer en certaines classes de facultez, qui répondent directement aux souverains genres des affections, afin que tous ceux qui voudront exercer la Medecine, ayent incontinent en main, & connoissent pour tout asseuré quel remede est profitable à la guerison, tant de l'indisposition interieure que de l'exterieure. Et pour cet effet ie ne deduiray pas seulement les forces des medicamens simples qui sont de même genre, mais encore celles qui sont propres, & particulieres à chacun d'eux, & qui ont esté reconnuës tant par l'observation des Anciens, que *par la noftre mefme ; afin que de chaque genre on puiffe choifir ce qui eft plus convenable à chaque maladie : car tous les medicamens de mefme genre, comme par exemple les attenuatifs, ne font pas entierement femblables entr'eux ; mais outre cela chacun d'eux poffede des forces particulieres, par le moyen defquelles ils font plus profitables à une maladie qu'à l'autre, ou font plus de bien à cette partie qu'à celle-là. Or la cure univerfelle des maladies interieures s'accomplit par l'entremife des chofes qui corregent l'intemperie de chaque partie, ramolliffent, attenuent, & nettoyent les humeurs, adouciffent & ouvrent les voyes du corps, aufquelles confifte toute la preparation qui fe fait pour l'evacuation, puis par celles qui oftent & vuident les humeurs déja preparées, qui chaffent de chaque partie les reftes de l'evacuation, qui garantiffent de toute malignité ou intemperie, & finalement qui fortifient les parties entierement purgées.*

*Apres cela je diftingueray prefque avec pareil ordre la matiere des facultez externes, & j'enfeigneray quels medicamens par une proprieté toute particuliere, profitent à chaque maladie, & à chaque fymptome dans la cure particuliere de chacun d'eux. Dans le denombrement que j'ay fait des remedes, tant univerfels que particuliers, de cette grande multitude de medicamens, j'ay feulement produit ceux qui doivent eftre employez dans l'exercice de la Medecine, comme ayans efté trouvez par un long ufage, tres excellens pour la fanté des hommes. Ceux que l'on aura connu apporter du fecours aux malades, fans offenfer aucunement la nature, ny les forces, doivent eftre gardez avec une particuliere veneration, & il ne faut pas fe jetter inconfiderement dans l'ufage de ceux qui font nouveaux, & qui n'ont pas efté experimentez. Il s'en trouve plufieurs que la faveur fait juger profitables, ou du moins* innocens, lesquels toutefois estant ou pris ou appliquez, j'ay veu precipiter des miserables dans un extreme mal-heur par des forces cachées, & qui ne peuvent estre connuës que par des observations. Pleust à Dieu que ceux qui passent inutilement toute leur vie à rechercher les noms des plantes, employassent serieusement leur travail à l'experimenter. De mesme que dans le reste des choses, celles qui ont esté jugées les meilleures, se conservent par le frequent usage des hommes, & les autres perissent par succession de temps; ainsi doit-on croire que parmy les plantes, celles-là sont les plus parfaites, dont les noms anciens restent encore à present. C'est pourquoy je n'ay pas crû qu'il fust à propos d'étaler icy pour l'usage de la Medecine les plantes & les metaux en particulier, ny le reste des choses que la terre & la mer nous fournissent, à l'imitation de ceux qui font également le panegyrique de toutes choses par des loüanges indignes, & qui font plustost une vaine parade des merveilles de la Nature, que du fruit dans la Medecine.

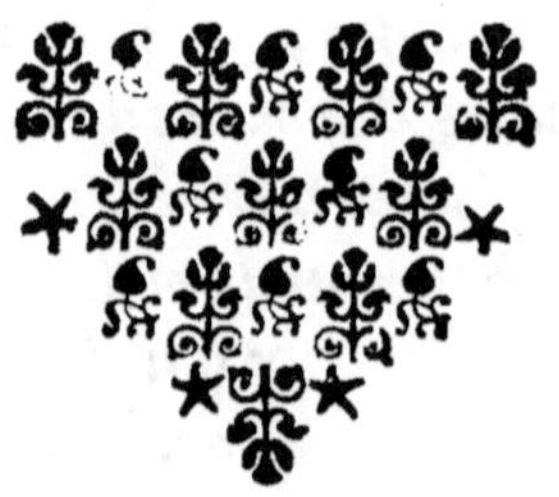

# CHAPITRE PREMIER.

*Quels remedes corrigent l'intemperie simple.*

LA simple intemperie des parties interieures & de tout le corps, se corrige par l'usage des contraires, lesquels estans pris nous alterent, ou par la seule qualité, ou mesme aussi par leur matiere. Par la seule qualité, ceux qui ne se changent pas en nostre substance; mais ne faisant que passer nous communiquent leur qualité, & moderent l'intemperie demesurée. Entre ceux-là les uns sont froids, les autres chauds, les autres humides, & les autres secs. Dans le genre des froids la premiere place est deuë à l'eau simple froide, laquelle emousse la chaleur surabondante, sans aucune augmentation de nostre substance: l'oxycrat vient en suite, & beaucoup de potions faites avec de l'eau, les sucs de grenades, de citrons, & autres sēblables simples, lesquels ont toutefois une autre faculté que de rafraischir. On met dans le genre des chauds, le poivre, le gingembre, le pyretre, la moutarde, & tous ceux qui n'estans point de la nature des alimens, échauffent les parties refroidies du corps, & réveillent la chaleur apres en avoir chassé la froideur. C'est quasi de la mesme sorte que je conclus des humides, & des secs, que dans la boisson ou dans le bain, encore que l'eau entre au dedans, & qu'elle remplisse les capacitez qui se trouvent vuides dans le corps, parce qu'elle ne se change point en sa nature : elle humecte simplement, comme font aussi la violette, la mauve, la guimauve, & la decoction d'orge, mais que la sobrieté au boire, & toutes les choses arides dessechent, parce qu'elles consument cette humeur superfluë.

Ceux-là corrigent l'intemperie, autant par la matiere que par la qualité, lesquels par la concoction se convertissent en sang & en suc, propre à nourrir le corps; ce suc participant tousiours de sa premiere qualité, engendre en nous une certaine substance de sa condition, & par ce moyen en substituant une froide à la place de la chaude qui a esté dissipée, elle change aussi l'intemperie avec la substance, & en fournit une nouvelle : ce sont ceux que l'on appelle alimens medecinaux. Dans le nombre des froids sont mis la laictuë, le concombre, le melon, la cerise, & plusieurs autres fruits, lesquels rafraischissent en nourrissant, & emoussent la chaleur surabondante des parties, & des humeurs. Entre les chauds on compte le vin, doux, le raisin cuit, les pommes de pin, les pistaches, les jaunes des œufs mollets, & les chairs des jeunes bestes à quatre pieds, & des oyseaux. Car par l'usage de ces choses, la sustance du corps est nourrie & une plus chaude remise en la place d'une froide, la chaleur mesme naturelle entretenuë & réveillée. Parmy les humectatifs on range ceux lesquels sans aucun accroissement de chaleur, ou de froideur outre nature, remplissent, nourrissent & augmentent la substance des parties solides, non pas d'une humeur superfluë, mais d'une humeur utile & nourrissante. Comme orge mondé, boüillon de poulets, ou de pigeonneaux, de chevreau, de veau, dans quoy on a fait cuire aussi des herbes humides. Or l'abstinence de manger desseche & consume extrémement le corps ; mais par accident : ce que fait

par foy-mefme le bifcuit & feché de féves, de
pois, d'orge & de millet roftis, faupoudrez de fel,
& la pure decoction du gayac. C'eft une chofe
bien abondante que la matiere, tant des alimens,
que des medicamens, & du refte des remedes,
dont l'intemperie a couftume d'eftre corrigée &
chaffée, & l'on ne fçauroit les comprendre entierement, fans l'exercice de la Medecine.

# CHAPITRE II.

### *Des chofes qui preparent.*

A Peine la fimple intemperie dure-t-elle long.
temps toute feule, qu'elle ne faffe amas de
l'humeur fuperfluë qui luy eft convenable,& que
de fimple elle ne devienne compofée : or on ne
fçauroit l'ofter bien à propos, avant que d'avoir
purgé l'humeur peccante qui l'entretient. L'humeur peccante ne peut eftre purgée, qu'apres une
preparation fuffifante, de forte que fi celle-cy
manque, il faut toufiours qu'elle precede l'evacuation, & d'ordinaire c'eft par elle que l'on
commence la cure. Il y a deux fortes de preparation, l'une du corps, l'autre des humeurs, &
toutes deux fe font par le moyen de la nature,
ou de l'art. De la nature, dans la concoction
où par la force de la chaleur naturelle, les humeurs fuperfluës & inutiles font adoucies &
domptées, les acres font tenuës en bride, les groffieres fubtilifées, les dures ramollies, les vifqueufes nettoyées, de forte qu'elles n'adherent
plus aux parties ny aux conduits;enfin,quand elles
font preparées en cette forte par la concoction,

la nature les evacuë souvent d'elle-mesme, &
pour cet effet elle ouvre & dilate les voyes, par
lesquelles elle s'en doit décharger.

Au reste, la Nature n'estant pas tousiours assez
forte pour dompter toute seule les vices des humeurs, tellement que ny dans les longues malades, ny dans les aiguës, il n'y a point de seureté
de s'en fier entierement à elle, nous sommes bien
souvent contraints de luy prester l'assistance de
l'art, principalement par l'evacuation, & plustost par la preparation du corps & des humeurs :
il est vray que par celle-cy les humeurs superfluës
ne se cuisent pas effectivement ; mais celles qui
sont acres & boüillantes se temperent, les grossieres se subtilisent, les dures se ramollissent, les
visqueuses se nettoyent, & les voyes du corps rudes s'adoucissent, celles qui sont fermées s'ouvrent & se dilatent, & c'est en quoy consiste toute
la preparation du corps, & des humeurs qu'il faut
evacuer. Il est donc besoin de traiter de chaque
medicament en particulier.

Vous pourrez dire que ce medicament bride &
surmonte, lequel retient & arreste les humeurs
violentes, enflées & poussées çà & là, afin que leur
desordre estant appaisé elles coulent plus facilement au ventre. Or tel medicament doit estre
froid : non de substance deliée, de peur qu'elle
n'émeuve davantage ; ny de grossiere non plus,
parce qu'elle empesche l'evacuation, mais
d'une qui soit en quelque façon moyenne, &
qui ait aussi un peu d'austerité : dautant qu'elle
a une proprieté particuliere d'emousser l'acrimonie de l'humeur violente, c'est pourquoy le
medicament de cette nature est en saveur austere,
vert & crud en quelque façon, comme le verjus,

le ſuc de vinette, de grenade aigre, de citron, & de limon, le ſuc auſſi d'aubeſpin, & de ribez ; car c'eſt par telles choſes qu'eſt principalement emouſſée l'acrimonie de la bile. A ce medicament eſt contraire celuy qui eſt acre, lequel par ſa chaleur extréme, & par ſa tenuité augmente la bile, l'émeut & la jette dans la fureur : de tel genre ſont la moutarde, le naſitore, le poivre, le cardamome, & tous les aromatiques qui ſont un peu chauds.

Le medicament deterſif appellé des Grecs *ryptycon*, eſt propre & convenable à preparer les humeurs, tant froides que chaudes, parce qu'ordinairement les unes & les autres ont de la viſcoſité: il nettoye les humeurs viſqueuſes & gluantes, leſquelles s'attachent outre nature, ou aux boyaux, ou aux conduits interieurs, ou meſme aux ulceres, ou aux pores de la peau, & en paſſant les entraîne auec ſoy. Celuy qui nettoye les pores de la peau, dautant qu'il penetre dans ces meſmes pores, eſt d'une ſubſtance deliée & nitreuſe: mais celuy qui delivre des entaſſemens interieurs eſt ſec, & de moyenne ſubſtance, car celuy qui eſt trop delié, penetre ſans nul effet avec une trop grande promptitude ; mais celuy qui eſt d'une groſſiereté moderée n'agiſſant pas ſi viſte, emporte fort bien les humeurs gluantes. Il eſt ordinairement de ſaveur amere, qui s'eſt logée dans une mediocrité de ſubſtance preſque égale : cette faculté de nettoyer ſe rencontre quelquefois avec l'intemperie froide, comme dans la chicorée, & dans toute ſorte d'endives: mais elle eſt plus efficace avec la chaude ; pourveu toutefois qu'elle ſoit au deça du troiſiéme ordre, comme dans l'abſynthe, dans la ſarrazine, dans le centaurée, à ce medicament est directement opposé celuy qui est glutineux , les Grecs l'appellent *emplasti-con* , dont les parties estans liées les unes aux autres se tiennent avec viscosité. En quelque part du corps qu'il soit appliqué , il y adhere fortement , il l'oint , & si elle est cavée , il la bouche. Tel medicament , à proprement parler , soüille , remplit , & s'appelle emplastique. Si on l'introduit dans les conduits interieurs du corps , il les bouche & remplit par entassement ; si l'on en frotte les pores de la peau , il s'y attache fortement , & les estouppe aussi. Sa matiere est en quelque façon moyenne , imbuë de beaucoup d'humeur aqueuse , ou aërienne ; mais neantmoins visqueuse & tenace : elle n'a point de chaleur manifeste , & consiste en certaine mediocrité de chaud, & de froid. Tel est celuy que l'on appelle *gras*, de saveur douce ou fade, n'estant ny acre, ny mordicant , ny aigre , ny salé , ny amer.

Le medicament attenuatif appellé des Grecs *leptynticon* , incise les humeurs grossieres & pressées, les subtilise & les separe diversement: il doit penetrer avec facilité, & par consequent estre d'une matiere deliée : soit qu'outre cela il soit froid comme le vinaigre , ou chaud comme le poivre. Au reste, celuy qui dans une matiere deliée possede une chaleur ou second ou troisiéme degré , & qui a presque la saveur acre, doit estre compté entre les plus puissants des attenuatifs.

Celuy qui grossit , appellé des Grecs *pachiticon*, rend plus consistentes , & plus serrées les humeurs deliées & coulantes: ce qu'il fait en mélant sa matiere grossiere avec les humeurs deliées , de mesme que si l'on verse de l'eau sur la terre , & qu'il s'en fasse de la boüe. Cette vertu & faculté

consiste

eſt ou froide ou temperée , ſans nulle acrimonie.

Celuy qui delivre d'obſtruction & d'entaſſement , appellé des Grecs *ecphraticor* , n'eſt pas
ſimple & uniforme , comme la maniere des obſtructions n'eſt pas une & ſimple : mais tout ainſi
qu'elles ſe font ou par l'humeur viſqueuſe, ou
par la groſſiere , ainſi ce qui delivre d'obſtruction eſt ou deterſif , ou attenuatif , ou meſme
quelquefois ramolliſſant. Sur tout on peut dire
que celuy-là delivre d'obſtruction , lequel ſeul
peut faire toutes ces choſes. Voila donc en quoy
conſiſte la preparation des humeurs que l'on
veut evacuer. Mais pour celle du corps , elle ſe
fait par le moyen de ces medicamens.

Celuy qui adoucit ou polit, appellé des Grecs
*leiainon*, remplit également, applanit , & polit les
parties qui ſont rudes & inégales par les extremitez.  Il eſt parfaitement humide , abondant en
beaucoup d'humeur aqueuſe , & aërienne, dans
une matiere neantmoins mediocre,& moins groſſiere que gluante, laquelle retient l'humeur meſme, & ne la laiſſe pas couler çà & là, afin qu'elle
s'attache mieux aux parties qu'elle doit remplir
& unir. Il conſiſte de meſme que le gluant dans
une certaine mediocrité de chaleur , & de froideur, eſtant depourveu de toute acrimonie , &
vehemente qualité.

Celuy qui rend aſpre & rude appellé des Grecs
*trachinon*, eſt beaucoup plus puiſſant que le deterſif, de ſorte qu'il ne nettoye pas ſeulement les
ordures eſtrangeres , mais il emporte en raclant ,
& arrache avec quelque inegalité la ſubſtance des
parties où elles ſont attachées. Il eſt extrémement ſec , & pourveu de quelque chaleur dans
une matiere neantmoins mediocre : en ce genre

X

font mis le fiel de terre , la farrazine , l'aloës, &
tout ce qui eft extrémement amer, falé, & mordicant.

Le medicament aperitif, que l'on appelle *ana-*
*ftomoticon* , ouvre les orifices des vaiffeaux : dilate
& amplifie tous les conduits des parties interieures, comme veines, arteres, vreteres,& inteftins:
fepare & éloigne les chofes qui font jointes & affemblées : il confifte dans une fubftance mediocre , mais chaude , afin qu'il penetre bien avant,
& non exceffivement feche , afin qu'il relafche
plus commodément , & qu'il n'eftrecifle pas les
voyes.

Celuy qui ferme & qui reftrecit l'orifice des
veines & des arteres , & le refte des conduits du
corps , eft appellé des Grecs *fynacti on*. Il eft de
fubftance groffiere , également froid & fec , depourveu de toute acrimonie & amertume, comme celuy qui tient le premier lieu dans le genre
des aufteres & adftringents.

Celuy qui diffout , eft appellé *diaphoreticon* , lequel eftant pris au dedans , non feulement ouvre par deterfion & attenuation les voyes eftou-
pées; mais encore il pouffe vers les extremitez du
corps les humeurs qui eftoupent , & les diffout
enfin par fueur ou par tranfpiration. Or il eft de
fubftance deliée & chaude, afin que nettoyant
& attenuant il penetre & s'infinuë par tout avec
une tres-grande promptitude. A celuy-là eft directement oppofé, celuy qui retient & empefche
la diffolution de l'humeur deliée : lequel eft fans
doute ou tout à fait groffier , ou bien onctueux.
Or en fuite il faut enfeigner quelle eft la matiere des facultez que nous avons deduites.

## CHAPITRE III.

*Des medicamens froids qui arreſtent le de-*
*bordement & la fureur de la bile , &*
*empeſchent la pourriture.*

**P**Army les medicamens froids, les uns rafraiſchiſſent ſimplement, comme fait la laictuë ;
les autres en rafraiſchiſſant appaiſent l'impetuoſité des humeurs acres , comme le ſuc de grenade ;
les autres ſubtiliſent, nettoyent, & delivrent des
entaſſemens , comme la chicorée : deſquels il
faut parler en particulier.

La laictuë eſt froide au commencement du troiſiéme degré , humide au ſecond : le tout ſimplement ſans adſtriction ou excez d'autre qualité :
celle qui eſt mangée cruë, rafraiſchit, appaiſe l'ardeur de l'eſtomach , & des parties qui environnent le cœur , tient en bride la bile & le ſang é-
chauffé, tout ainſi que l'eau froide , toutesfois elle ne ramollit ny ne diſſipe la force de l'eſtomac ,
& des parties proches du cœur, côme l'eau; mais
ſans offenſer quoi que ce ſoit, pour un ſuc échauffé elle en met un temperé , doux & convenable.
Par ce temperament elle cauſe le ſommeil , empeſche les ſonges veneriens: à quoy on a couſtume auſſi d'uſer de ſa ſemence.

Le pourpier eſt froid au troiſiéme ordre , humide au ſecond , de ſaveur auſtere , il appaiſe ſur
tout dans les fievres ardentes & malignes la ferveur de la bile, 'arreſte ſa furie & ſon impetuoſité , & empeſche que la pourriture ne gagne plus

avant. Il fortifie l'eſtomac, en arreſte les vomiſſemens, principalement lors qu'il eſt tout brulant de ſoif, à cauſe des ardeurs de la bile. Il arreſte auſſi les écoulemens bilieux du ventre, &
la dyſſenterie : on le met crud dans les ſalades, le
boüillon & quelquefois le ſuc ſe met dans les medicamens, à faute dequoy on uſe de la ſemence.

L'un & l'autre plantin eſt froid & ſec au ſecond
ordre, mediocrement adſtringent, en ſa feuille &
en ſa ſemence ; ſa racine meſme eſt particulierement efficace pour chaſſer les fievres. Il appaiſe
auſſi la ferveur de la bile, étanche la ſoif, pourveu
que l'on tienne dans la bouche ſa decoction, ou ſa
liqueur diſtillée. Il arreſte les rejections de ſang,
les écoulemens bilieux du ventre, & la dyſſenterie : & neantmoins il delivre d'obſtruction le foye
& les reins.

La roſe eſt froide au premier ordre, ſeche au ſecond, doucement adſtringente, principalement
la blanche ; pour la rouge elle eſt un peu moins
froide, mais plus ſeche, & plus adſtringente. C'eſt
pourquoy elle rabat l'ardeur de la bile, eſt bonne
aux fievres chaudes, & à toutes celles qui ſont engendrées par la pourriture de l'humeur bilieuſe.
Elle fortifie l'eſtomac & le foye, reprime les
écoulemens, addoucit les douleurs de teſte, qui
arrivent dans la fievre ou autrement, & cauſe le
ſommeil. Parce qu'elle n'a pas une ſaveur fort a-
greable, on ſe ſert de ſon eau diſtillée aux mêmes
employs, & avec autant d'utilité. La roſe paſſe eſt
pourveuë de chaleur & de ſiccité dans une ſubſtance deliée, & beaucoup plus celle qu'on appelle muſquée. L'une & l'autre eſtant amere &
aſtringente diſſipe les obſtructions des veines, des
arteres, & principalemeut du foye, & ouvrant

par un frequent ufage, l'orifice des veines, attire
le fang ne plus ne moins que l'aloës evacuë la
bile jaune & les ferofitez , & par confequent elle eft fort profitable à la jauniffe , & à l'hydropifie , qui ne fait que commencer.

Le verjus, c'eft à dire le fuc des raifins verds, &
non encore meurs, eft froid au fecond ordre, fec
au premier, il eft auftere comme le fuc de tous les
fruits qui font encore cruds. Il appaife puiffamment tous échauffemens & ardeurs de fiévre , il
arrefte les phlegmons dans leur commencement,
empéche la pourriture, fait paffer la foif, & neanmoins remedie aux obftructions du foye , de
forte qu'à caufe de cela il guerit la jauniffe, & les
pafles couleurs, & en mefme temps par une douce abftriction il fortifie l'eftomac , fans le piquer
avec acrimonie , comme fait le vinaigre.

La cerife rouge & un peu aigre eft froide au fecond ordre, & feche au premier, elle profite à l'e-
ftomac languiffant, excite l'appetit, & eftanche
la foif , fon fuc ayant efté exprimé à la façon du
vin, ayant ceffé de bouillir, & pofé fa lie, fe garde
toute l'année , tempere les ardeurs de la fievre,
foulage l'eftomac échauffé, refiouït le cœur par
une odeur agreable, & empefche les progrez de
la pourriture ; ce qui luy eft commun avec le
refte des chofes aigres & aufteres. Mais le fuc qui
fe tire de la cerife douce nuit à l'eftomac , eftant
extrémement contraire aux febricitans.

Le fruit que les Arabes appellent *ribez*, pend à
fon arbriffeau, à la façon des raifins : il eft de faveur entre aigre & douce, il eft plus agreable que
la cerife , & ne luy cede point en faculté. Son fuc
eftant froid & fec au fecond ordre , aigre, verd
& doucement aftringent, fe garde auffi toute

l'année: il profite aux fievres aiguës, refiste à leur pourriture, eft bon aux cardiaques, arrefte le vomiffement & le flux bilieux du ventre, provoque l'appetit, appaife la foif, adoucit la ferveur du fang, dompte l'acrimonie de la bile, & ofte fes corrofions & mordications.

Le fuc de la grenade aigre eft beaucoup plus verd & plus aftringent, que celuy de la cerife ou du ribez, mais plus defagreable auffi. C'eft pourquoy il tempere plus efficacement l'ardeur de la bile, & le flux de ventre: il n'empefche pas feulement la pourriture des fievres aiguës; mais encore la malignité, & en emouffe vigoureufement l'acrimonie, garantit des fyncopes & defaillances d'eftomac, conferve la fubftance & la force des vifceres.

Le fuc de citron, limon & orange eft plus aigre & plus verd que celuy de grenade, & toutefois moins adftringent. Il arrefte moins auffi les vomiffemens & le ventre, ofte moins les fyncopes, & conferve moins la force des vifceres: mais il n'arrefte & n'adoucit pas moins l'acrimonie, la malignité, & la matiere trop emeüe des fievres. Outre cela, par le moyen d'une certaine tenuité, il purge les voyes & les conduits, & foulage les reins affligez de la gravelle.

Le fuc d'aubefpin eft eftimé plus froid, plus verd, & plus aftringent que celuy de grenade, & bien qu'il foit moins agreable, & moins cardiaque, il tempere neantmons également l'humeur violente des fiévres; mais il arrefte plus puiffamment l'impetuofité de la bile, la diarrée, la dyffenterie, & les autres écoulemens.

Le vinaigre froid & fec au fecond ordre, encore qu'il foit delié, qu'il penetre bien avant,

qu'il extenuë les humeurs groſſieres , & que l'on
croye qu'il delivre d'obſtruction , neantmoins il
arreſte auſſi les humeurs plus que mediocremét.
D'où vient qu'eſtant pris ou appliqué , il arreſte
le flux de ventre , le ſang coulant de tous coſtez ,
& les inflammations dans leur commencement :
il appaiſe auſſi l'impetuoſité de la bile , & tempere les échauffemens de la fievre , eſtanche la ſoif,
réveille l'appetit, emporte la nauſée, rend les medicamens aperitifs plus aſſurez pour les femmes
enceintes. Mais parmy tous ces effets qu'il produit dans les humeurs , il pique & frappe la ſubſtance meſme des viſceres & des parties , & ne
leur conſerve pas ſi bien leur forme , que les ſucs
precedens.

## CHAPITRE IV.

*Des medicamens froids qui ont la vertu d'ex-*
*tenuer & de nettoyer.*

LEs quatre ſortes d'endives que l'on appelle
ſcariole, endive qui ſe ſeme, endive ſauvage,& laiteron,ſont toutes froides & ſeches au ſecond degré , & les ſauvages un peu plus puiſſantes que celles qui ſe ſement. Elles temperent
toutes l'échauffement du ſang, & des humeurs ,
& éteignent les deſirs de Venus. De plus, eſtans
ameres , & deterſives , elles delivrent d'entaſſement les viſceres, & principalement le foye, conſument ou diſſipent l'amas des ordures bilieuſes
qui s'y fait , & rendent vive la couleur du viſage.
Outre cela elles fortifient l'eſtomac par certaine aſtriction , mais proprement le foye & les
reins , tellement que perſonne n'a jamais receu

d'incommodité, pour en avoir mefme beu ou mangé continuellement, principalement de la chicorée, qui eft l'endive fauvage.

La vinette que les Latins appellent *rumex*, eft froide & feche au fecond ordre, fa force principale eft dans la racine, puis dans la fueille. Bien qu'elle ne foit pourveuë d'aucune amertume, elle ofte pourtant les entaffemens & obftructions, en premier lieu du foye, puis de la rate & des reins. D'où vient qu'elle corrige la jauniffe, difcute la rate, évacuë la gravelle, & provoque les mois, le tout avec moderation. Pour fa femence, elle adftreint & fortifie doucement : partant lors qu'elle eft beüe, elle guerit le flux de ventre, & les vices de l'eftomac.

Le poulpe de courge, concombre, melon, & citroüille eft froid & humide au fecond ordre ; mais dautant qu'il engendre un mauvais fuc, & fe corrompt fort aifement, on n'en ufe que fort rarement pour les remedes de la Medecine. La principale vertu eft dans la femence, laquelle eftant cuite toute entiere, apres que le boüillon s'eft refroidi, deffeche mediocrement, incife, nettoye, de forte qu'elle ofte auffi les lentilles du vifage, & par confequent purge le foye & les reins, & provoque les urines. Que fi vous la nettoyez, & l'ayant pilée la mettez dans de l'eau d'orge, elle adoucit les ardeurs de fang & d'urine, & ne deffeche pas tant.

L'hepatique rafraifchit & deffeche au premier ordre, tellement qu'elle appaife les inflammations, nettoye moderément, & guerit la jauniffe, quoy qu'elle ne faffe pas tout cela avec tant de vigueur que les conduits ; mais pour le refte, elle eft familiere, & amie du foye.

Le *thricomanes, polytirchum, collitrichum,* & toutes fortes de capillaires, font en quelque façon
temperez en chaleur ; mais ils deſſechent, extenuent, & digerent mediocrement:c'eſt pourquoy
ils chaſſent la pituite des poulmons groſſiere &
gluante, font profitables aux aſthmatiques, purgent la bile gluante,& qui s'attache aux viſceres,
& par conſequent apportent du foulagement aux
iĉteriques, hydropiques, rateleux, nephritiques,
briſent le calcul, & provoquent les mois. Et
neantmoins ſi l'on s'en rapporte à Dioſcoride,ils
arreſtent le flux de ventre.

La dent de chien & l'aſperge rafraiſchiſſent,
deſſechent & nettoyent moderément.D'où vient
qu'ils ouvrent les obſtruĉtions du foye & des
reins, & profitent à ceux qui font travaillés de
jauniſſe, & de douleur nephritique. La principale force de la dent de chien conſiſte en ſa racine: dans la racine & dans la femence, celle de
l'aſperge, dont nous mangeons quelquefois la
tige toute cruë.

L'agrimoine eſt recommandable par ſa fueille
& par ſa femence. Il inciſe, nettoye, & reſſerre
fans aucune chaleur manifeſte. Il delivre d'ob-
ſtruĉtion premierement le foye, puis tous les viſceres, fans endommager leurs forces, apporte
un merveilleux foulagement aux longues fievres, & aux maladies qui proviennent d'obſtru-
ĉtion.

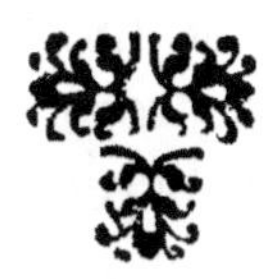

# CHAPITRE V.

*Des formes des potions faites des simples mentionnez cy-dessus, que l'on a coustume d'ordonner sur le champ.*

LA soif qui nous tourmente excessivement dans les grandes chaleurs, ou dans les ardeurs de la fievre, s'appaise principalement avec de l'eau pure, legere, & depourveüe de toute odeur & saveur estrangere : comme celle qui coule impetueusement d'une tres-pure source, parmy des lieux remplis de cailloux & de sable. On peut toutefois rendre cette eau plus deliée & plus legere, ou par agitation ou par coulement reïteré, & quelquefois aussi en y jettant de la mie de pain, laquelle en conservant son goust, la corrige par l'acrimonie du levain. L'eau apres avoir long-temps boüilly dans un vaisseau de terre bien net, quoy qu'elle ait exhalé beaucoup de vapeur deliée, est neantmoins renduë plus deliée & plus legere ; mais non pas si froide qu'auparavant, parce qu'elle a conceu quelque force ignée : & ne retient pas la premiere douceur, parce que la puissance du feu contraire l'a changée, & luy a fait perdre sa nature. Or afin qu'elle se puisse boire plus seurement, & sans offenser les visceres, de mesme que le vin, on y fait boüillir de l'orge tout entier, jusqu'à tant qu'il se creve, ou de la reglisse, ou du raisin de damas, ou de Corinthe, ou du sucre, sur tout lors qu'il y a quelque indisposition de poitrine, y adjouſtant ſur la fin un grain de canelle, s'il eſt beſoin de conſerver les forces de l'eſtomac. Que ſi les choſes aigres plaiſent davantage, ou que les douces excitent la nauſée & defaillance de cœur, ou s'il faut tenir en bride la violence de l'humeur, ou conſerver la force des viſceres, on fait boüillir dedans ou des graines mondées de grenade, ou du poulpe de citron ou limon, ou des ceriſes, ou des raiſins verts, ou des bayes d'aubeſpin : ou bien le ſuc de telles choſes exprimé & purifié ſe delaye dans de l'eau cuite, & refroidie en la ſorte qui agrée le plus au gouſt du malade. Car ainſi l'eau cōſerve ſa faculté rafraiſchiſſante, & l'on corrige cette molleſſe, dont elle relaſche enfin & debilite l'eſtomac & les viſceres. C'eſt pourquoy dans les fievres chaudes & peſtilentes, telles potions profiteront à ceux qui ſont imbecilles de l'eſtomac & des viſceres, & qui ſont travaillez ou de nauſée, ou de defaillance de cœur, ou de flux de ventre, ou de pourriture maligne, ou d'exceſſive diſſipation de forces & d'eſprits.

Quant aux fievres longues, & autres maladies qui proviennent d'intemperie chaude, du foye ou de la rate, ou d'obſtruction inveterée, meſme avec tumeur, comme dans l'ictere, cachexie, leucophlegmatie, dans un long flux de ventre, s'il ſe faut abſtenir de vin, comme il arrive bien ſouvent, on boira le boüillon de racine de dent de chien, ou de vinette, s'il doit eſtre meilleur, ou de chicorée, s'il doit eſtre excellent. Car telles choſes oſtent les maux que je viens de dire, ſans aucune incommodité, & ſans diminuer la force du foye : de meſme que ceux de la rate ſont gueris par le boüillon de racine de bugloſe, ou de l'herbe de ſcolopendre, ou d'écorce de tamariſſe.

Les potions medecinales pour la soif, échauffement de bile, & ardeur de fievre, & pour en chasser la pourriture, se font sur le chãp des mesmes sucs que l'on a gardez, & des eaux distillées en forme de julep, comme s'ensuit. Prenez eau de rose distilée une livre, sucre clarifié quatre onces, faites les bouillir à feu lent, jusqu'à ce qu'il s'en fasse un mélange parfait. Il s'en faut servir à l'égal ou au double de l'eau cuite refroidie. Autre. Prenez eaux distillées de roses & d'endives de chacune demie livre, sucre blanc quatre onces, qu'ils boüillent moderément en consistance de julep. On en fait aussi de semblables d'eau de pourpier, ou de plantin, principalement quand il y a flux de ventre. Que s'il est besoin d'user de julep aigre, soit à cause de la nausée & defaillance de cœur, soit pour arrester l'échauffement de la bile, ou la pourriture, on mettra dans le julep quelque suc aigre purifié, qui se trouvera le plus propre à l'occasion. Sur la fin, de crainte que l'aigreur ne soit dissipée par l'échauffement. Prenez eau de rose, suc de limons, suc de grenade, sucre blanc, de chacun quatre onces, faites les cuire lentement, jusqu'à ce qu'ils ayent jetté leur écume. Ou bien, julep rosat, suc de limons, de chacun demie livre, les meslez pour le mesme usage. Celuy-là sera plus clair, où il y aura, eau de fontaine une livre, eau de rose, suc de limon, suc de grenade, sucre blanc, de chacun quatre onces, que l'on fait cuire jusqu'à ce qu'ils ayẽt jetté leur écume. On en fera aussi de vinaigre, ou de verjus en cette façon. Prenez eau tres-pure, une livre, eau de rose, sucre blanc, de chacun quatre onces, vinaigre infusé sur la fin, deux onces, ou de verjus trois onces, que tout cela se cuise pour en faire un julep.

Durant l'hyver, ou dans la difette des fucs, les fyrops qui ont efté gardez dans la boutique, fe delayent en quatre fois autant d'eau cuite. Tels font le fyrop de limons, de fuc de citron, de grenades aigres, de verjus, de ribez, & de fuc de vinette, le fyrop aceteux & *l'oxyfaccharum* fimple. Voila les potions qui ont accouftumé de fervir aux fievres, tant intermittentes que continuës, foit chaudes ou peftilentes. Quant à la preparation des humeurs nuifibles & échauffées qui s'y trouvét, elle fe fait par d'autres medicamens, lefquels nettoyent & extenuent également en rafraichiffant: car bien que la bile foit échauffée, elle eft neantmoins ordinairement tenace & groffiere, comme dans le receptacle du fiel : quelquefois auffi durant ces fievres il y a obftruction des vifceres, & des veines deliées, à caufe des humeurs pituiteufes & endurcies : il faut donc en cette rencontre ofter l'entaffement avec apozeme, compofé des chofes fuivantes, ou de quelques-unes d'icelles.

Prenez racine de chicorée, vinette, dent de chien, & afperge, de chacun demie once, endive, fcariole, agrimoine, hepatique, *tolitrichum*, capillaire blanc, de chacun une poignée, femence de courge, de concombre, de melon & de citroüille, de chacun deux drachmes, que tout cela foit cuit dans deux livres d'eau, jufques à diminution de moitié.

Le boüillon eftant coulé & exprimé, adjouftez y trois onces de fucre blanc, & faites l'apozeme, qu'il foit clarifié & aromatizé avec deux drachmes de fantal citrin, ou avec une drachme de fantal citrin, & une de canelle. Que fi d'avanture il y a quelque foupçon de malignité,

on la pourra chaſſer, en y adjouſtant des racines
de tunix, & de tormentille, ſemences de citron
& chardon benit, & ſuc de limons: dequoy nous
parlerons cy-apres plus amplement.

Durant l'automne que les herbes commencent
à ſe fleſtrir, ou durant l'hyver qu'eſtans froides
& ſeches elles n'ont point de vertu, il faut employer pour l'apozeme les racines & les ſemences en cette ſorte. Prenez les quatre racines froides de chacune demie once, quatre ſemences froides majeures, ſemence d'endive, laiƈtuë & aſperge, de chacune une drachme; que le tout ſoit cuit
methodiquement, juſques à trois quarts de ſeſtier : apres l'avoir coulé, adjouſtez-y ſucre blanc
deux onces & demie, & ſoit fait apozeme clarifié
& aromatizé. S'il eſt beſoin qu'il ſoit aigre, faites
tremper quatre heures les racines dans du vinaigre, ou ſur la fin de la cuiſſon verſez y la huiƈtié-
me partie de vinaigre. Quelquefois au lieu de ſucre on delaye un ſyrop dans l'apozeme, comme
ſyrop de chicorée, d'endive, & de limons : quelquefois ſi le boüillon n'eſt pas de mauvais gouſt,
on le donne ſans aucun mélange de ſucre ny de
ſyrop, comme celuy qui eſt fait de racines de
dent de chien, d'aſperge & d'ozeille, de chacun
une once, ſemence d'endive, & de melons de chacune deux drachmes, que le tout ſoit cuit juſques à une livre, & le boüillon coulé pour eſtre
donné ſur le champ. Lors qu'il ſera mal-aiſé de
trouver de la matiere pour faire apezemes, on
delayera dans deux ou trois fois autant d'eau
cuite, ou d'autre liqueur convenable des ſyrops
qu'on aura gardez pour l'uſage. Tels que ſont
le ſyrop ſimple de chicorée, le ſyrop d'endive,
& le ſyrop de byſance : leſquels corrigent tous,

& emportent l'intemperie mesme que la purgation a laissé.

---

# CHAPITRE VI.

## *Des medicamens qui domptent & preparent la melancolie.*

QVant aux medicamens qui font utiles à la
bile noire, ou mesme à celles qui en approchent beaucoup, à sçavoir la bluâtre ou couleur
de roüille, lesquelles se font de la citrine, ou de la
verte tirant sur le jaune, s'il est besoin de les
dompter, il faut user de ces mesmes choses aigres
que j'ay dit cy-dessus, assoupir & tenir en bride
l'acrimonie de la bile jaune : dautant que par un
frequent usage elles adouciront les symptomes
de la bile noire, aussi bien que de la jaune. Que si
l'échauffement est tel qu'il n'ait besoin que d'a-
doucissement, voicy ce qui luy sera particulierement convenable. La violette pourprée froide au
premier ordre, humide au second, aqueuse & ra-
mollissante, tempere les humeurs échauffées &
mordicantes, adoucit & oste la bile seche & aduste, appaise les douleurs de teste qui en proviennent, fait dormir, & chasse les maux de cœur.
L'une & l'autre buglose, tant celle des jardins,
que l'on appelle bourache, que la sauvage, est
chaude & humide au premier ordre : elle produit
les mêmes effets que la violette, & outre cela ré-
plit nostre esprit de joye & d'allegresse, & dissipe
les imaginations fantasques des melancholiques.

De mesme que le suc des pommes odoriferantes refait le cœur par l'agrément de la senteur.

ainsi dompte-t-il tout ce qui luy est ennemy, &
principalement les vapeurs de la melancholie ;
par sa substance il en delaye & adoucit la matiere, & chasse la palpitation du cœur. La melisse est chaude & seche au premier éloignemēt.
Elle adoucit la melancholie, est bonne pour les
craintes, & pour les tristesses qui sont engendrées de la melancolie sans aucun sujet, cause
des songes agreables, & nettoye aussi quelque
peu.

Mais lors qu'il faudra preparer la melancolie
à la purgation, si elle est échauffée & mordican-
te, les medicamens propres à la preparer, doivent estre composez des choses que je diray
bien-tost apres, & qui neantmoins soient temperées par le mélange de celles qui brident &
retiennent : que si elle est gluante, grossiere, &
terrestre, comme la lie & le limon du sang,
estant entierement depourveüe de chaleur,
comme dans la tumeur de la rate, & longues
maladies qui en proviennent, on la preparera
à la purgation seulement avec les choses suivantes. La fumeterre chaude au premier ordre,
seche au second, mediocrement acre & amere,
oste l'obstruction de tous les visceres, & les fortifie, purge doucement & peu à peu les humeurs adustes, & purifie le sang : estant mangée
ou beuë provoque beaucoup l'urine bilieuse,
guerit les longues fievres qui procedent de l'obstruction des visceres, & à toutes les maladies
qui procedent de l'impureté du sang : car elle
preserve le corps & les humeurs de pourriture.
Le houblon chaud au premier ordre, sec au second, remarquable en sa tige & en sa fleur,
delivre d'obstruction premierement la rate, puis

le reste

le reste des uisceres & provoque les urines : il
va du pair avec la fumeterre en toutes ses facultez , mais la saveur n'en est pas si desagreable.

La cassuthe , que l'on appelle communement
*cuscut.* , chaude au premier ordre , seche au second, pourveuë d'amertume & d'adstriction,de-
terge & incise proprement la melancolie , tant
en herbe qu'en semence , guerit l'obstruction de
la rate & du foye , chasse la jaunisse noire & les
fievres lentes & longues , dautant qu'elle purge
les humeurs pourries des veines & de tous les
vaisseaux , sans endommager les forces de l'estomac & des autres visceres. La scolopendre ou
*asplenium* , qu'on appelle *ceterach* , guerit en quarante jours la rate par la feuille seulement , sans
aucun mauvais goust , emporte la mauvaise couleur qui vient d'obstruction , & brise mesme le
calcul dans la vessie. Le polypode échauffe moderement,desseiche avec vehemence,estant pourveu de saveur douce & austere toute ensëble, deterge & dissipe les humeurs gluantes & grossieres, purge insensiblement la bile noire & grossiere ; mais il faut adoucir sa trop grande austerité
avec quelque lenitif & humectatif , comme avec
boüillon de volaille. La cappre , dont on met en
usage la fleur & l'écorce de la racine , est chaude
& seche au troisiéme ordre , elle extenuë & nettoye par une douce adstriction , estant cuite elle
excite l'appetit , & recrée l'estomac,dissipe la tumeur endurcie de la rate , principalement son
escorce seiche tant prise qu'appliquée , ce qu'on
dit , qu'elle fait en quarante jours , aussi n'est
elle pas peu secourable à l'obstruction du foye.
Le tamarisc est chaud & sec au commencement

du second degré , il incise & nettoye , à quoy
sert principalement son suc , lors qu'il est encore
vert , puis l'escorce , ensuite la fleur & les feuilles , & finalement le bois , sa decoction par une
vertu singuliere diminuë puissamment la rate, &
profite à ceux qui sont affligez des pâles couleurs.
L'Epithyme chaud & sec au second ordre incise
& nettoye doucement, extenuë la melancholie,
purge puissamment la rate , & sert merveilleusement à toutes les maladies qui proviennent
de ses indispositions , il altere neantmoins &
échauffe , & par consequent , il doit estre meslé avec des raisins cuits , des violettes & autres lenitifs ; dont on fera sur le champ des compositions qui seront bonnes à la melancolie hy-
pocondriaque , à la manie , à la palpitation
de cœur , & autres affections de la bile noire,
comme les juleps d'eaux distilées de violettes,
de l'une & de l'autre buglose , de la melisse &
de la fumeterre. Prenez eaux distilées de violettes , de buglose , de bourache , de chacune
trois onces , suc de pommes odoriferantes , sucre
blanc , de chacun quatre onces ; soit fait julep
à prendre avec égale ou double portion d'eau
d'orge. Prenez fleurs de violettes , buglose ,
bourache recente , fleurs de pommes odoriferantes , & melisse , de chacun uue poigneé , faites les tremper l'espace de douze heures dans
deux livres d'eau tiede. Dans l'expression que
vous en aurez faite , delayez demie livre de sucre blanc , & soit fait julep cuit tres-doucement.
L'Apozeme de la decoction de telles herbes est
propre à la melancolie grossiere & feculente,aux
obstructions & aux tumeurs de la rate, à la fievre
quarte & à toutes les affections melancoliques.

Prenez racines de buglofe, polypode de chefne, de chacun demie once, efcorces de cappres
& tamarifc, de chacun trois dragmes, pointes
de houblon, fumeterre, meliffe, cufcute, fcolopendre, de chacun vne poignée : qu'il s'en
faffe decoction jufques à une livre, dans quoy
vous delayerez trois onces de fucre, & les ferez
cuire en apozeme clarifié.

## CHAPITRE VII.

*Des medicamens fimples chauds , & propres
à preparer les humeurs froides.*

LEs medicamens chauds feront neceffaires,
lors principalement que le corps eft ou trop
retroidy ou trop remply d'humeurs froides. Or
parmy ceux-là les uns engendrent un bon, & profitable fuc, les autres aydent à cuire les cruditez,
les autres fubtilifent les humeurs fuperfluës & pituiteufes, les detergent, les preparent à la purgation. Les medicamens font chauds du premier
genre, lefquels eftans de bon fuc, augmentent
la chaleur naturelle, & engendrent à la fois un
fuc chaud & utile. Entre ceux-là tient le premier rang le vin excellent, puis les chairs des
oyfeaux & beftes à quatre pieds les plus faines,
les jaunes d'œufs mollets, les raifins cuits, les pi-
gnõs, les piftaches. Pour les aromatiques chauds,
& tous ceux que nous dirons cy-apres, augmenter par leur chaleur les forces des parties, entretenir & réveiller leur chaleur naturelle, ils achevent la decoction des cruditez : mais pour ceux
lefquels par une chaude tenuité de fubftance in

cifent la pituite groffiere ou detergent la gluante, afin qu'elle en coule mieux, ils preparent à la purgation. Dans la lifte defquels on compte principalemét ceux-cy. Le perfil a fa principale force dans fa racine, puis dans la femence: on l'eftime du fecond ordre des chauds & du troifiéme des deficcatifs: il diffout les obftructions des veines, des arteres, des reins, & diffipe les flatuofitez en nettoyant & extenuant; mais il eft contraire aux epileptiques dont il aigrit les fymptomes, au fruit qui eft dans le ventre de la mere, & aux nourrices. Celuy qui croit parmy les rochers, eft du troifiéme ordre des chauds & des fecs, dont la vertu eft auffi dans la femence & dans la racine, il extenuë, ouvre, provoque les mois & les urines, ofte les obftructions, & appaife les flatuofitez, eftant beu recent, ou mis fous la matrice, il attire l'arrierefaix & le fruit mort.

Le fenoüil a fa vertu dans la femence & dans la racine, il eft au troifiefme degré des chauds, & au fecond des fecs, il purge les entaffemens & obftructions des reins & des vifceres, & appaife les tranchées du ventre plus feurement & plus puiffamment que les chofes fufdites. La Betoine chaude & feiche au fecond éloignement, pourveuë de vertu incifive & deterfive, profite à l'eftomac indifpofé, aide à fa digeftion, purge les vices du foye & de la ratte, provoque les mois, brife le calcul des reins, guerit la jauniffe, eft enfin tres-propre à diffiper toute forte d'obftruction avec ou fans fiévre.

L'hyfope n'a de vertu qu'en fa fueille, il eft chaud & fec au troifiéme ordre, fes parties font fort deliées, il eft propre particulierement à fubtilifer & deterger l'humeur groffiere, laquelle il

chaffe auffi par le ventre, ainfi il diffout les obftructions de tous les vifceres, principalement
des poulmons,& leur pituite la plus groffiere. Le
praffium ou marrube blanc, duquel feul on fe
fert,parce que le noir ne fçauroit eftre pris par dedans, à caufe de fa puanteur,eft en fa fueille & femence au fecond ordre des chauds, & au troifiéme des fecs, eftant delié & amer : il purge puiffamment le foye, la ratte, le thorax,la matrice,&
diffipe leurs obftructions. Diofcoride a toutefois crû qu'il nuifoit aux reins & à la veffie.

Le ftœchas eft chaud & fec au premier ordre,
un peu adftringent & mediocrement amer, il extenuë, deterge & delivre d'obftruction tous les
vifceres, les fortifie auffi & les garantit de pourriture.

L'origan qui eft en fa fueille au mefme ordre
que le marrube, ouvre toute forte d'obftruction.
D'où vient qu'il eft bon à ceux qui ont la toux,
aux peripneumoniques, & icteriques, ofte l'humeur noire des rateleux, provoque les mois,
eftant bon mefme pour les cruditez & naufées de
l'eftomac.

La Calaminthe,principalement celle de montagne,qui eft auffi dans le mefme rang,incife & nettoye, delivre de toutes obftructions, pouffe hors
les mois & les urines, purge la jauniffe & la courte haleine, décharge le corps par fueur, guerit les
elephantiaques, dautant qu'elle extenuë les humeurs groffieres, échauffe la peau, pique, fucce,
& finalement exulcere. Elle eft tres-dangereufe
aux femmes enceintes, puifque prife ou appliquée, elle tuë & met dehors ce qui a efté conceu.

Le Pouliot eft au mefme degré de chaleur & de

ſiccité, il ſubtiliſe les humeurs groſſieres, &
gluantes, parce qu'eſtant un peu amer, il nettoye,
chaſſe la pituite groſſiere des poulmons, la melancolie de la rate, pouſſe les mois, & l'arriere-faix, fait ceſſer les cruditez & la nauſée de l'e-
ſtomac. La ſarriette ou *Thymira* imite les vertus
du Pouliot.

Le Thym chaud & ſec au troiſiéme ordre inciſe puiſſamment, eſtant pris en breuvage il purge
tous les viſceres, principalement les poulmons &
le thorax, provoque les mois, mais il met le fruit
dehors. Le Chamedrys comme qui diroit petit
cheſne, chaud & ſec au troiſiéme ordre, inciſe &
nettoye les humeurs groſſieres & gluantes, ouvre les obſtructions, provoque les mois & les
urines. Le Chamapitys chaud au ſecond ordre, &
ſec au troiſiéme, fait le meſme que le chamedrys,
& profite particulierement aux icteriques & aux
goutteux, eſtant à cauſe de l'ordre & reſſemblance du pin, appellé comme petit pin.

La Gerance a ſa vertu dans la racine & dans la
ſemence, chaude au ſecond ordre, ſeiche au troiſiéme : elle ſe fait remarquer par celle de nettoyer, dont elle purge parfaitement le foye, la
rate, les reins & la matrice. Car elle guerit l'i-
ctere, décharge la rate, chaſſe l'urine groſſiere
& abondante, & quelquefois auſſi celle qui eſt
cruë, elle provoque les mois, eſtant appliquée
attire le fruit & l'arriere-faix, de ſorte qu'elle eſt
dangereuſe aux femmes enceintes. La petite
centaurée chaude & ſeiche au ſecond ordre, eſt
bonne en ſa fueille & en ſa fleur : elle diſſipe ſi
puiſſamment les obſtructions du foye, de la rate,
des reins & de la matrice, que ſi l'on s'en ſert
immoderément elle met hors du ventre de la

femme enceinte le sang & le fruit tout enfemble.

La racine de la Gentiane chaude & feiche au fecond ordre extrémement amere, nettoye, fubtilife, purge, ofte les obftructions, fait le mefme que la centaurée ; mais avec plus d'efficace.

L'Ariftoloche ou farrazine, principalement la ronde, chaude & feiche au commencement du troifiéme degré, eft en fa racine encore plus puiffante à tout ce que nous avons dit, que les autres chofe cy-deffus mentionnées, & purge avec tant de force la pituite gluante & pourrie du cerveau & des poulmons, qu'elle eft merveilleufement bonne à l'epilepfie, outre ce, qu'elle l'eft à la toux & à l'aftme, diffipe les abfcez interieurs, mais elle fait auffi avorter.

L'Aloës chaud & fec au fecond ordre adftringent & tres-amer, fortifie extrémement l'eftomach, fur tout s'il a efté lavé : nettoye la pituite groffiere & gluante, & ouvre fi puiffamment toutes les obftructions des vifceres, qu'il racle les veines, & un trop frequent ufage en ouvre l'orifice, tellement que le fang en découle, particulierement, s'il eft excité par le meflange des medicamens attenuatifs : ce qu'il fait non feulement par fon amertume, mais encore par la force purgative, dequoy il chaffe promptement dans le ventre ce qu'il a nettoyé, il confume les humeurs cruës & fuperfluës, & preferve les autres de pourriture. Maintenant ie m'en vay mettre icy quelques compofitions de ces medicamens que l'on a couftume de faire fur le champ, pour preparer la pituite groffiere & gluante, & ouvrir les obftructions.

Prenez eaux d'hyffope, fenoüil, betoine, de chacun trois onces, fucre blanc deux onces, foir

fait julep clarifié & aromatizé avec quatre scrupules de canelle.

Pour Apozeme prenez racines de perfil tant
de jardin que de montagne, & de fenoüil, de chacune demye once , hyfope, betoine, origan, farriete, de chacun une poignée ; que tout cela cuife
dans de l'hydromel jufques à une livre, coulez en
la decoction & donnez en trois onces. Car la
force des herbes chaudes paffe plus pure & plus
vigoureufe dans l'hydromel que dans l'eau , ou
elle s'emouffe. S'il eft befoin que l'apozeme foit
plus aigu & penetrant , faites en tremper les racines dans du vinaigre fort l'efpace de fix heures.
Vous le rendrez encore plus puiffant fi vous y adjouftez la racine de gerance , le marrube , la calaminthe, le thym ou le pouliot ; mais il fera moins
agreable au gouft , & dangereux aux femmes enceintes. On le peut faire auffi commodément
l'hyver que l'efté , dautant que les racines chaudes eftant feichées, ne perdent en aucune façon la
faculté d'échauffer, d'incifer & de nettoyer. C'eft
pourquoy les Anciens au lieu d'apozeme ou de
julep, dónoient dans de l'hydromel les herbes arides pilées jufques à une parfaite poliffure ; on
met auffi l'hyver dans les apozemes les femences
d'anis, de perfil, tant de jardin que de montagne,
de fenoüil. S'il eft befoin d'une grande force d'attenuer & penetrer dans les endroits les plus efloi-
gnez, qu'on les faffe prendre dans du bouillon de
gayac, ou cuites ou pulverifées, particulierement
dans les maladies froides des membres & des
jointures, en provoquant les fueurs , fi le mal eft
dans les extremitez du corps, ou fans les provoquer , fi le mal eft caché dans quelque vifcere.
S'il y a obftruction inveterée & opiniaftre des

vifceres internes, il ne faudra point provoquer les fueurs : que fi le mal eft aux extremitez du corps, on les pourra utilement provoquer apres la purgation. Des autres fimples que j'ay mis au nombre des plus puiffans on a couftume d'ordonner des compofitions pour provoquer les mois & brifer le calcul.

## CHAPITRE VIII.

### De *la matiere des medicamens purgatifs.*

IL faut à prefent enfeigner, fuivant l'ordre propofé, quels font les medicamens qui chaffent du corps les humeurs defia preparées, & qui en oftent toute forte d'impureté. Or entre ceux qui evacuent le corps, en quelque façon que ce foit ou par haut ou par bas, les uns font cela par certaine condition de matiere, les autres par une proprieté de forme, & de toute la fubftance, & les autres par toutes les deux ; l'huile, le beurre, la mauve, la guimauve, la violette, la mercuriale, les prunes, l'herbe aux puces, & beaucoup de femblables, font aller à la felle en ramolliffant, & adouciffant par la force de la feule matiere, & dautant que telles chofes font depourveües de la proprieté de la forme, on n'a pas accouftumé de les compter entre les purgatifs, non plus que l'hydrelée, lequel neantmoins provoque le vomiffement, & les coins preffent & ferrent fi fort les parties qu'ils rencontrent, qu'elles rendent quantité d'humeur qu'elles tenoient cachées. Ie ne voudrois pourtant pas affeurer avec Mefué, que les myrabolans purgent auffi par la mesme faculté : car s'ils attirent par un inſtinct particulier pluſtoſt cette humeur-cy que celle-là , & ſi , comme advouë le meſme Autheur , les myrabolans citrins purgent la bile , & les cepules la pituite , puis la melancholie , cette diverſité d'evacuer , ne procede pas de la matiere adſtringente qui eſt commune à tous ; mais de la proprieté de la forme de chacun , bien que je ne doute point que leur matiere ne chaſſe par ſon aſtriction les humeurs qu'ils rencontrent : ces medicamens donc ſont pourveus de quelque proprieté de forme.

Or des troiſiémes qui attirent une ſeule humeur particuliere , par une proprieté naturelle , les uns purgent par vomiſſement , & les autres par dejection , & par vomiſſement ; les uns doucement , comme la ſemence d'arroches & la rave:les autres mediocrement comme le cabaret ; les autres avec incommodité , comme l'ellebore. Quant à ceux qui font aller à la ſelle , les uns evacuent la bile jaune , les autres la melancolie , les autres la pituite , les autres les humeurs aqueuſes & deliées. En chaque genre les uns font cela plus mollement, les autres plus vigoureuſement. La bile eſt doucement purgée par la rhubarbe , & plus puiſſamment par la ſcammonée, la pituite mediocrement par l'agaric, puiſſamment par le turbith, ou par la coloquinte : la melancholie facilement par le moyen du ſené, avec peine par l'ellebore noir : l'humeur aqueuſe moderement par l'iris, ou concombre ſauvage, immoderément & avec impetuoſité par la laureole. Et la difference qu'il y a entre ces choſes,ne conſiſte pas ſeulemét dans les forces & dans l'energie: mais encore dans la maniere d'agir ; car encore qu'il y ait une ſi grande portion de rhubarbe qu'elle poſſede des forces égales à une petite portion de ſcammonée, elle n'agira pas neantmoins d'une ſemblable façon, & la rhubarbe, quelque augmentation qu'on en puiſſe faire, ne peut imiter la maniere d'agir, & la nature de la ſcammonée, ny la ſcammonée, quelque diminuée qu'elle puiſſe eſtre, acquerir la condition de la rhubarbe : parce qu'outre la proprieté qui eſt commune à tous, chacune d'elle en a une toute particuliere & individuelle, qui ne ſe rencontre jamais ailleurs : c'eſt celle-là dont il faut chercher la connoiſſance dans les livres des Anciens, & dans l'experience.

Ceux qui dans chaque genre ſont les plus foibles, purgent les endroits voiſins du ventricule, des inteſtins, du meſentere, du foye, & de la rate : les plus puiſſants arrachent des lieux les plus éloignez, avec une merveilleuſe violence. Au reſte, il faut que la plus certaine connoiſſance des lieux que l'on veut purger, auſſi bien que des humeurs, ſe retire de la nature du medicament, laquelle eſt attachée & propre à certaine humeur, & à certaine partie que l'on veut evacuer.

L'agaric a un rapport de proprieté avec la teſte ; la caſſe avec la poitrine, avec l'eſtomac, & les inteſtins ; l'aloës avec le foye ; la rhubarbe avec la rate ; le ſené, & les hermodattes avec les jointures, dautant que c'eſt là qu'ils addreſſent leur force, & que c'eſt de là dont ils attirent avec plus d'efficace. Voilà les forces generales & les differences des medicamens, deſquelles nous allons parler en particulier.

# CHAPITRE IX.

*Des medicamens qui evacuent la bile iaune,
appellez des Grecs Cholagoga.*

LA manne, qui eſt un miel de roſée chaude
au premier ordre lenitive, & doucement
deterſive, purge, à ce que l'on dit, la bile citrine doucement, & ſans endommager les forces
en aucune façon ; c'eſt pourquoy on la peut donner aux enfans de deux ans, & encore plus petits, au poids de deux ou trois dragmes, eſtant
delayée avec du bouillon d'orge ou de poulet :
quant aux adultes, qui ſont en la fleur de leur
âge, trois onces ne ſont pas ſuffiſantes pour leur
laſcher le ventre.

La caſſe chaude & humide au premier ordre
adoucit, ramollit & laſche ; emouſſe l'acrimonie
de la bile, & les ardeurs de la fievre, elle deſal-
tere auſſi : mais elle excite des vents. Elle purge
doucement par les ſelles la bile iaune des petits
enfans au poids d'une dragme & demie, des adultes imbecilles, ou des femmes enceintes, au
poids d'une once, & des perſonnes robuſtes, au
poids d'une once & demie. Quant à la pituite
groſſiere, bien qu'elle y touche, elle ne la purge
que mollement, parce qu'elle paſſe fort viſte.
On la donne donc pour adoucir les affeƈions des
poulmons & du thorax, du foye échauffé de bile, la fievre ardante, principalement ſi le corps eſt
impur, ou le temps fort chaud. On s'en ſert auſſi
pour les ardeurs des reins & de la veſſie ; elle eſt
neantmoins contraire à un eſtomac humide, laſ-

che, foible & travaillé de nausée, comme aussi
au flux de ventre.

Le suc de roses rouges, & principalement celuy des pâles, est chaud & sec au premier ordre,
amer, detersif,& propre aux obstructions, purge
par les selles manifestement la bile & les eaux citrines. On les mesle fort à propos avec la serosité
du laict, ou avec du sucre en façon de syrop,
dont la dose est de demie-once jusques à trois-
onces, elle sert proprement aux obstructions du
foye, à l'ictere, á la cachexie, au commencement de l'hydropisie, & aux fievres lentes : il
n'est gueres seur pour les femmes grosses, parce
qu'ordinairement il ouvre les veines.

La rhubarbe chaude & seiche au second ordre, amere, de substance grossiere,est adstringente & fortifiante ; mais celle qui est de substance
deliée est detersive & purgative. Elle oste la bile
jaune & la pituite. Sa portion la plus deliée, & sa
vertu purgative se dissipent en cuisant: mais si on
la fait tremper dans quelque liqueur extenuative, en y adjoustant du vin blanc & de la canelle,
elle en sort toute entiere ; sa siccité & son adstriction doivent estre adoucies par un syrop humectatif & lenitif ou autre liqueur. Elle est familiere & asseurée aux petits enfans, aux jeunes
garçons, aux vieillards, aux femmes enceintes,
& aux personnes affoiblies par la maladie: prise
au poids d'une dragme, elle purge les enfans qui
sont à la mammelle, & lors qu'elle est deliée,son
plus haut poids est de trois dragmes. Elle oste
doucement la matiere de toute fievre, purge proprement le foye, le fortifie puissamment, & en
dissout les obstructions & les scirrhes qui ne font
que commencer, guerit la jaunisse & la cache-

xie , purge auffi parfaitement bien l'eftomac , &
le fortifie plus doucement que ne fait l'aloës. Elle n'attire que fort peu la mauvaife humeur des
endroits eloignez , n'eft pas fort convenable aux
perfonnes robuftes , & à celles dont il faut attirer
les humeurs groffieres du profond du corps par
des voyes eftroites ; dautant que lors qu'elle purge, elle laiffe quelque marque d'aftriction, même
elle leur eft extrémement contraire , fi on la donne entiere & avec le marc , lequel eft merveilleufement bon pour le vomiffement, lienterie, dyffenterie, crachement de fang , & lors qu'il fort
impetueufement de tous coftez , pour les ruptures & contufions , principalement s'il eft rôti &
avalé avec jus de plantin.

Il faut choifir l'aloës de fubftance mediocre ;
car celuy qui eft delié & tranfparent,n'a pas beaucoup de force , il purge la bile & la pituite groffiere , mais lentement, & particulierement de
l'eftomac & des inteftins,& fortifie ces parties en
nettoyant & purgeant. On le donne d'une dragme & demie, jufques à trois. A quoy il faut adjoufter des chofes propres à réveiller la vertu,
comme canelle, macer, mufcade, fpica, cloux de
girofle , adragant & maftic pour emouffer fon
acrimonie & fa corrofion .Il eft proprement convenable à la naufée , à la crudité, & à ceux dont
l'eftomac , & les parties d'autour du cœur font ré-
plies de beaucoup d'humeur cruë , aux gloutons
qui font froids & humides , dautant qu'elle deffeche fort ; mais à peine attire-t-il quelque chofe dans le ventre des parties qui font au deffus du
foye. Il fait mal au foye , puis qu'il en pique les
veines deliées par amertume & acrimonie, racle
le fondement , & ouvre les hemorrhoïdes : il eft

donc tres-ennemy de ceux qui vomiſſent ou crachent le ſang, ou qui le rendent en quelque façon que ce ſoit, par le dos, ou par la matrice, & auſſi des corps chauds, ſecs, & extenuez, ſi ce n'eſt lors qu'il y a grande abondance d'excremens humides; il n'eſt propre ny aux jeunes garçons, ny aux femmes enceintes, ny aux vieillards qui ſont remplis d'excremens.

La ſcammonée chaude & ſeche au troiſiéme ordre, & acre, penetre & trouble, elle oſte de tout le corps la bile deliée & citrine, l'eau citrine auſſi & les humeurs ſereuſes, & côme elle a une force furieuſe & débordée, elle evacuë à la verité promptement, & des endroits éloignez; toutefois elle n'arrache point d'humeurs groſſieres, pituiteuſes, ou bilieuſes, qui s'aſſemblent & s'attachent aux parties qui environnent le cœur, & aux ulceres; mais comme ſi elle taſchoit de precipiter & d'avancer ſon operation, elle entraine ſeulement avec ſoy les humeurs deliées & propres à couler; ce qu'elle fait tant de *l'abdomen* comme aux hydropiques, que des veines, & de l'extremité du corps, d'où il s'enſuit peu d'evacuation. Elle n'eſt convenable ny aux jeunes garçons, ny aux vieillards, ny aux femmes enceintes, ny aux perſonnes imbecilles, ny à celles qui ſont travaillées de fiévre chaude ou autre maladie aigüe : mais ſeulement aux robuſtes qui ſont dans la force de l'âge, & qui ont beſoin de purgation univerſelle. Il eſt neantmoins utile d'en meſler quelquefois un peu parmy les medicamens foibles, afin qu'elle en avance la force, ſi elle eſt tardive, ou qu'elle la réveille, ſi elle eſt aſſoupie. Dans ſon operation elle trouble tout le corps, enflamme les humeurs chaudes, allume la fievre dans celles qui ſont preparées, estant tres contraire aux parties nobles par une qualité maligne. C'est pourquoy on ne la donne pas entiere, mais temperée & emoussée, comme avec ce mélange qu'on appelle *diadacrydion*, qui se fait en cette sorte. On lave & bat la scámonée dans de l'eau de rose, où l'on a fait cuire auparavant de l'escorce de myrabolan citrin, de la spica & de la canelle. Apres y avoir trempé vingt & quatre heures on la fait secher, puis on la delaye avec huile d'amandes douces, & un peu d'adragant : finalement on la fait cuire dans un coin aigre mondé, & soigneusement enduit de sa masse : le *diadacrydion* est donné à ceux à qui il est propre depuis six grains jusques à douze.

# CHAPITRE X.

### *Des medicamens qui ostent la bile noire, lesquels à cause de cela on appelle* melanagogues.

LE séné chaud & sec au commencement du second degré plus excellent en ses gousses qu'en sa semence ou en sa feüille, est un peu amer & astringent, purge parfaitement bien la melancolie aduste, la bile & la pituite grossiere, non pas incontinent des lieux éloignez, mais particulierement de la rate, puis aussi des autres visceres, des hypocondres, & du mesentere, dans lesquels est l'égout de toutes les impuretez ; car à peine se trouve-t-il de medicament qui attire avec tant d'efficace de ces endroits-là les humeurs grossieres & corrompuës, ou evacüe les tumeurs

endurcies,

endurcies, ou qui en fe gliffant dans les veines deliées, ouvre fi bien leurs vieilles obftructions, &
toutefois il ne fçauroit ofter les eaux des hydropiques, encore qu'elles foient fort proches. Il eft
uniquement profitable aux maladies longues &
lentes, engendrées par l'impureté des vifceres ou
par une vieille obftruction, comme fievres lentes
& inveterées, melancolie, epilepfie, galle, dartres, taches du corps, lepre, & enfin toute forte
d'impureté. Il aiguife auffi les fens, réjouyt le
cœur, fe rendant quelquefois importun par des
tranchées, non pas à caufe qu'il excite des flatuofitez, mais parce que les humeurs qui font fortement attachées & ordinairement acres, ne fe peuvent arracher fans douleur. On n'a pourtant jamais remarqué qu'il ait, ou raclé les inteftins, ou
provoqué le fang : il purge doucement mais lentement, fans avoir aucune qualité dangereufe, fi-
non qu'il eft un peu fafcheux à l'eftomac. Il eft
utile aux jeunes garçons & aux vieillards, & n'eft
pas nuifible aux femmes enceintes. Il faut le
mefler avec des chofes qui fortifient l'eftomac, &
qui aiguillonnent fa vertu, laquelle eft un peu pa-
reffeufe, comme gingembre, canelle ou fpica, &
avec celles qui purgent doucement & fans tranchées, comme font bouillons gras, prunes, jujubes, raifins cuits, violettes, guimauves, polypo-
des, & les fyrops qui en font compofez. En
poudre on le donne jufques à deux dragmes, &
en decoction depuis trois dragmes jufques à fix.
Eftant delayé, de demie once jufques à une
once.

L'ellebore eft principalement utile en fa racine,
laquelle eft chaude & feiche au troifiéme ordre.
Le blanc purge par vomiffement, mais avec

grand defordre du corps, & danger de fuffocation à caufe de fa qualité venimeufe. Le noir fait
couler dans le ventre premierement la bile noire,
puis auffi la jaune & la pituite groffiere, non feulement des vifceres, mais encore des veines dont
elle emporte le fang, & des parties extremes, &
particulierement du cerveau. C'eft pourquoy
elle eft bonne par excellence, à la lepre, au chancre, aux dartres, au feu volage, à la melancolie,
à la fureur, au vertige & à l'epilepfie. La purgation d'ellebore eft tres-difficile & fort à craindre, & ne doit point eftre adminiftrée aux jeunes
garçons, aux vieillards, ny aux femmes enceintes, ny aux perfonnes imbecilles, mais feulement aux robuftes & courageufes, lors qu'on y
eft contraint par la neceffité d'un mal opiniaftre
qui n'a pas cedé aux autres remedes. Il faut in-
fufer l'efcorce des racines pilées, ou les faire cuire
depuis un fcrupule jufques à une dragme dans du
bouïllon de chair, gras, ou hydromel, ou eau d'orge, ou dans quelque fyrop lenitif, & le donner
apres l'avoir exprimé. Il ne faut pas ordonner fa
poudre à part, & ce qu'on en delaye fe prend
plus feurement s'il eft meflé avec d'autres medicamens, que s'il eftoit tout pur.

---

# CHAPITRE XI.

*Des medicamens qui oftent la pituite, lefquels
pour cette raifon font appellez
phlegmagogues.*

L'Agaric blanc doit eftre leger & friable, chaud
au premier degré, fec au fecond. Il purge

premierement la pituite grossiere & gluante, puis
aussi l'une & l'autre bile : sur tout de l'estomac,
du mesentere, du foye, de la rate, de la matrice &
des poulmons, dont il guerit les obstructions &
les maladies inveterées. Quant au cerveau, aux
nerfs, aux jointures & aux parties extremes, il ne
les purge pas si puissamment, dautant que sa vertu est lasche & imbecille. Il est un peu fascheux à
cause de son mauvais goust, & contraire à l'estomac. C'est pourquoy apres qu'il a trempé dans
du vin où il y a eu du gingembre, girofle ou spica, on le façonne en trochisques. On le donne
en poudre depuis une dragme jusques à deux, sa
decoction, ou ce qui en a esté delayé, depuis deux
dragmes jusques à demie once, non seulement
aux personnes robustes & puissantes, mais encore aux mal saines, aux puberes, aux vieillards qui
ne sont pas entierement caducs, & mesine aux
femmes enceintes, sans aucun danger, si la nature
du mal le demande.

Le turbit que l'on doit choisir blanc & gom-
meux, est la racine d'une herbe pleine de laict qui
s'appelle *Alypia*, dont les fueilles sont plus petites que celles de la ferule. Il est chaud & sec au
troisiéme ordre, il arrache du cerveau, des nerfs,
& des jointures non seulement la pituite deliée.
mais encore la grossiere & gluante, ce qu'il fait
encore mieux des poulmons & des visceres. Il
est profitable aux longues maladies froides, qui
n'ont pas esté emportées par une legere purgation. Il renverse l'estomac, trouble le corps & le
desseche immoderément; mais on corrige ces inconveniens par le meslange du gingembre, mastic, huyle d'amandes douces, & sucre. On le
donne rarement à part, mais au contraire meslé

parmy des lenitifs , n'estant convenable , ny aux jeunes garçons, ny aux vieillards, ny aux femmes enceintes, ny aux personnes foibles , mais seulement aux robustes. On le donne en poudre d'un scrupule jusques à une dragme : en decoction d'une dragme & demie, jusques à trois dragmes. Il y en a qui mettent l'écorce de la racine *Tapsia* au lieu de turbit par une erreur tres-importante, dautant qu'estant prise au poids de deux scrupules, elle excite le vomissement & la delection avec beaucoup de desordre & de danger.

L'hermodatte, dont la racine est ronde , blanche dedans & dehors mediocremét preslée, est chaud & sec au commencement du second degré. Il purge particulierement des jointures la pituite grossiere & gluante, mais fort laschement, & lentement : c'est pourquoy on ne la donne presque jamais seule, mais fortifiée par le meslange d'autres medicamens plus efficaces. Il choque l'estomac, & cause des ventositez , à quoy on remedie par l'entremise du cumin, des myrabolans, du gingembre & de la *Spica*. On le donne en poudre de demie dragme jusques à une dragme , & en decoction d'une dragme jusques à deux. La Coloquinte est chaude & seiche au troisiéme ordre, & tres-amere. Elle oste principalement des jointures & des parties les plus éloignées & les plus cachées, la pituite gluante, les humeurs grossieres , l'une & l'autre bile, & l'eau citrine , ce qui n'appartient qu'à elle seulement. Elle est bonne à des maladies inveterées & opiniastres, que l'agaric ny le turbit ne sçauroient avoir gueries. Elle trouble extraordinairemét l'estomac, les visceres & le reste du corps, ouvre les veines & en attire le sang , estant beaucoup plus

puiſſante que l'aloës , & que tout autre medicament , elle racle les inteſtins & tourmente par
des tranchées inſupportables. C'eſt pourquoy
apres l'avoir reduite en poudre tres-exactement ,
on la delaye avec huile d'amandes douces , &
y adjouſtant de l'adragant ou du maſtic , on en
forme des trochiſques : ou bien on la fait cuire
avec du boüillon gras , ou autre liqueur lenitive.
Elle n'eſt pas le medicament ny des jeunes garçons , ny des vieillards , ny des femmes enceintes : car elle tire le fruit , eſtant ſeulement appliquée par deſſous , elle ne l'eſt que des perſonnes
robuſtes , & qui ſont dans la fleur de l'âge , encore n'eſt-elle pas fort aſſeurée , ſi ce n'eſt par le
meſlange d'autres choſes. On la donne depuis
un ſcrupule juſques à demie dragme.

## CHAPITRE XII.

*Des medicamens qui attirent les eaux & hu-*
*meurs ſereuſes , que l'on appelle*
**hydragogues.**

L'Hyeble chaud & ſec au ſecond ordre, evacuë
facilement les eaux des hydropiques par le
ventre & quelquefois les renvoye par le vomiſſement : il eſt un peu peſant à l'eſtomac, la vertu
la plus efficace eſt celle du ſuc qui purge au poids
d'une once. On le tire ou de la racine , ou de l'é-
corce moyenne du tronc pilée , en y verſant eau
d'orge , ou de raiſins cuits avec un grain de canelle ou de muſcade , & avec du ſucre : ſa force
purgative ſe perd & ſe diſſipe par la cuiſſon , &
l'on n'a point remarqué par experience qu'elle

persevere , comme asseure Dioscoride. Quelques-uns confisent le fruit avec le double de sucre , & la huitiéme partie de canelle , & en donnent une once , une dragme de grains, pilée dans du vin miellé , ou dans du vin blanc , fait la mesme operation. Le sureau est de mesme temperament , & a les mesmes forces ; mais il est un peu plus foible que l'hieble.

Entre les medicamens qui evacuent les eaux , il n'y a que ceux-là qui puissent estre ordonnez aux personnes imbecilles , & aux femmes enceintes , non pas toutefois temerairement : Quant aux autres qui seront cy-apres declarez , comme ils ne sont convenables, ny aux enfans , ny aux vieillards, ny aux personnes foibles , ny aux femmes enceintes , parce qu'ils mettent dehors les mois , & bien souvent le fruit ; aussi ne le font-ils pas aux personnes extenuées , ny aux bilieuses, ny à celles qui sont travaillées de fiévre, & de maladie aiguë, ny lors qu'il fait extrémement chaud: mais ils sont convenables seulement aux personnes robustes , affligées de froides & longues maladies , lors que le temps est froid ou temperé.

L'iris dont la fleur est pourprée, est plus efficace que celle dont la fleur est blanche , chaude & seiche au troisiéme degré, acre, & qui brûle le gosier , elle est fort contraire à l'estomac & aux boyaux par l'acrimonie de sa quantité. Elle oste quelquefois par dejection , & par vomissement, l'eau citrine principalement , puis la pituite grossiere , estant tres-efficace pour delivrer les boyaux d'obstruction. Le suc de sa racine au poids d'une once dans le bouillon de raisin cuit , sucre, spica, ou canelle, purge moderement: comme fait la racine seiche , & pilée dans la mesme liqueur, ou dans la ſeroſité du laict, depuis une dragme juſques à deux. Lors qu'elle eſt cuite, ſa force purgative s'evanoüit, elle n'eſt ſeure ny pour les enfans, ny pour les vieillards, ny pour les femmes enceintes, dautant que ſelon la couſtume des choſes qui purgent puiſſamment, elle provoque les mois, & fait avorter.

La ſoldanelle priſe en poudre juſques à une dragme, en decoction & en ſuc, juſques à demie-once, evacuë tres-ſalutairement les eaux des hydropiques.

Le concombre ſauvage chaud & ſec au troiſiéme ordre, extrémement amer, eſt deterſif, & ouvre l'orifice des veines; ſon fruit principalement fait couler les eaux en haut & en bas, comme auſſi la pituite, & quelquefois la bile : ſa racine n'eſt gueres moins puiſſante, le ſuc qui en eſt tres-efficace, eſtant doucement exprimé & ſeché ſur la fin de l'Eſté s'appelle *elaterium*. On le meſle afin de le temperer dans quelque liqueur lenitive, ou dans l'adragant, en y adjouſtant canelle ou *ſpica*. On donne *l'elaterium* de dix grains juſqu'à vingt, la racine en poudre de quinze grains juſqu'à trente; en decoction de demie dragme juſqu'à une.

Le *Ricinus* ou *palma-Chriſti*, chaud & ſec au commencement du troiſiéme ordre, purge par le vomiſſement & par les ſelles les eaux des hydropiques, les humeurs ſereuſes des jointures, la pituite groſſiere, & la bile; on n'en donne que cinq graines, ou huit au plus, & parce qu'elles purgent avec vehemence, travail, impetuoſité, & qu'elles troublent le corps par une grande agitation, on les fait roſtir & ſecher au feu, apres les avoir mondées, ou bien on les fait cuire dans la masse, puis apres les avoir pilées, on les donne avec la decoction de fenouïl & de raisins, y adjoustant sucre & canelle; & mesme si l'on en avale des graines entieres, couvertes de sucre fondu, & de miel, elles purgent doucement sans incommoder l'estomac en aucune façon.

L'espurge a une vertu semblable à celle de *palma Christi*, ses graines estant preparées de la mesme sorte, se prennent de sept jusques à douze. Le vulgaire fait aussi cuire pour le mesme usage, trois ou quatre fueilles d'espurge dans un bouillon gras avec des herbes potageres; mais ceux qui font prendre tant les fueilles que les graines cruës pilées avec du vin seulement, precipitent le corps dans un grand desordre, & des symptomes épouventables.

La grande esula est la *pityusa* de Dioscoride, dont la racine grande & remplie de laict, nommée *turbet*, n'est plus en usage, à cause qu'elle fait exulceration, & qu'elle est veneneuse: on choisit la petite esula, qui s'appelle ronde, & aussi *peplos*: la racine est plus petite, chaude, & seche au troisiéme ordre, purge puissamment les eaux qui sont enfoncées bien avant, puis la pituite & la melancolie. Elle fait neantmoins violence au cœur, & aux visceres, cause exulceration, ouvre l'orifice des veines, & excite la fievre.

Ce que l'on corrige par le mélange du *bdellium*, adragant, myrabolans, ou coins: mais il faut plustoft faire tremper l'herbe environ un jour dans du vinaigre ou du suc de pourpier, ou de *solatrum*, ou d'endive, en changeant de liqueur de temps en temps. On donne l'escorce de sa racine en poudre de cinq grains jusques à dix: & son laict de trois jusqu'à sept: il y en a aujourd'huy qui apres avoir pilé l'herbe, en meslent le suc preparé avec la methode que j'ay dite, avec aloës ou poix, laquelle ensuite ils mettent au lieu de la scammonée, dont se fait le *diadacrydion*. Les especes du tithymale sont employées au mesme usage, & ne se preparent pas d'une maniere fort differente.

Il y a trois especes de mezereon, selon Mesué: La premiere, qui a les fueilles un peu grandes, vertes, gresles & deliées, c'est celle que Dioscoride appelle *Daphnoïdes*. La seconde, qui a la fueille comme l'olivier, plus étroite, mais fort grasse & gluante: c'est la *thymælea*: La troisiéme, est la *chamælea* de Dioscoride. Mesué n'approuve que la premiere, & rejette les deux dernieres comme pernicieuses. Elle est chaude & seche au quatriéme ordre, extrémement acre, elle enflamme, allume la fiévre, fait exulceration, dissipe les forces du corps, & des parties nobles, de mesme que le venin. On s'en sert neantmoins quelquefois; parce qu'elle attire parfaitement les eaux citrines, & les humeurs melancoliques, & qu'elle soulage merveilleusement les hydropiques: on en corrige les fueilles comme l'esula, pour la mesme operation. On les met proprement tremper dans du vinaigre & du suc d'aubespin, ou de grenade, ou de coin, avec des myrabolans triturez, puis on les fait secher. Quand il est besoin, les fueilles estant preparées de la sorte, s'infusent de demie dragme jusques à une dragme, ou bien on les fait cuire d'un scrupule jusques à deux, dans un bouillon gras ou lenitif, en y adjoustant sucre & canelle: La poudre qui en est faite, se prend de cinq grains jusques à dix, meslée avec mastic & spica. L'euphorbe est chaud & sec au quatriéme ordre: il

brûle, exulcere, jette en syncope & sueur froide
& reduit à de grandes extremitez. La premiere
année il est tout à fait veneneux, de là jusques à la
quatriéme année il conserve ses forces en leur entier : il evacuë des parties éloignées des eaux, &
la pituite grossiere & gluante plus puissamment
que tous les autres medicamens : quant aux inconveniens qui en arrivent, on les corrige ,
pourveu qu'il soit mis tremper l'espace d'un jour
en huile d'amendes, puis enfoncé dans un citron aigre, lequel on fait apres cuire enduit de
la masse. Et dans l'occasion on le donne depuis
six grains jusqu'à dix, avec mastic, canelle &
spica, & si le corps vient à estre troublé, il faut
en suite donner un breuvage rafraischissant &
lenitif.

# CHAPITRE XIII.

## *Des medicamens qui provoquent le vomissement.*

PLusieurs modernes comptent l'oximel entre
les medicamens, qui provoquent le vomissement ; ce qui toutefois n'a jamais esté verifié par
experience: car le vinaigre estant astringent, comme a tres-bien remarqué Dioscoride, il arreste les
eruptions de sang, qui se font des narines, de la
matrice & des hemorrhoïdes, le flux de ventre
& les vomissemens, non seulement si on le boit,
mais encore si on le sent. Quant au vinaigre di-
stilé, quelques personnes du vulgaire ont experimenté avec beaucoup de danger qu'il faisoit vomir, puis qu'il exulcere l'estomac, les intestins,

& tous les visceres interieurs, avec des douleurs extrémement sensibles, comme aussi le mesme dissout toute sorte de metaux. Et par consequent il doit estre banny de la Medecine, comme nuisible & pernicieux. Au reste, lors que l'estomac est remply d'humeur grossiere & gluante, beaucoup de temps avant le vomissement, on la peut extenuer & preparer avec l'oxymel, non seulement simple, mais encore composé, afin que le vomissement soit plus prompt, & plus facile par le moyen de cét aiguillon.

La rave domestique estant bonne à manger, purge par le vomissement, sans nuire en façon quelconque, & vuide doucement l'estomac: elle extenuë tout ce qu'il y a de grossier, nettoye ce qu'il y a de gluant, & finalement l'eleve en haut, ayant aiguillonné la vertu expultrice, n'estant ennemie de pas un âge, ny mesme des femmes enceintes. On triture deux onces de sa racine coupée menu, & apres avoir jetté dessus de l'eau miellée, on exprime le suc & on le fait prendre tout tiede. On triture pareillement demie once, ou trois dragmes de sa semence, parce qu'elle est plus efficace, y adjoustant eau miellée, scrosité de laict, ou eau d'orge.

La racine de melon n'est contraire non plus par aucune mauvaise qualité; elle purge l'estomac par vomissement, de la mesme façon que la rave, n'estant incommode ny aux enfans, ny aux vieillards, ny aux femmes enceintes. On la donne seche & triturée avec eau miellée depuis deux scrupules jusques à une dragme.

L'ortie qui est un peu plus acre que tout cela, attire les humeurs grossieres non seulement de la capacité de l'estomac, mais des parties qui luy font voisines, & les chasse par le vomissement avec facilité ; sans peine, & sans endommager rien par chaleur ny par acrimonie. On donne sa semence triturée avec de l'eau miellée ou boüillon lenitif & sucre de demie dragme jusques, à une dragme.

L'azarum chaud & sec au troisiéme degré attenüé, ouvre les obstructions, est aromatique en senteur, il purge par vomissement avec beaucoup plus de force que ceux dont je viens maintenant de parler, premierement l'estomac, puis les parties voisines & les plus cachées aussi par les intervalles, dont il arrache la pituite grossiere & la bile, tant la jaune que celle qui a couleur de rouille. Il n'a point du tout de qualité maligne, n'est point dangereux pour les femmes enceintes, principalement lors qu'il n'est pas bien trituré. On fait prendre de ses fueilles toutes vertes depuis cinq jusqu'à huict triturées & exprimées, apres y avoir infusé ou de l'hydromel ou de la serosité de laict, ou quelque decoction lenitive. Sa racine dont la principale vertu est, lors qu'elle est triturée, se prend avec semblable liqueur, depuis demie drachme jusques à quatre scrupules. On la fait tremper dans cette mesme liqueur depuis une dragme & demie jusques à trois dragmes, & l'on le donne apres l'avoir exprimé. Sa vertu s'évanoüit par la cuisson, comme fait celle des autres remedes qui purgent par vomissement.

L'escorce moyenne du noyer estant ostée, principalement lors qu'elle est moite de suc, sechée par apres & triturée, provoque le vomissement, ce que font aussi ces petits bourgeons qui devancent la fleur & qui tombent, quand l'arbre commence à pousser des fueilles. Car si vous les fai-

tes seicher au four & les pilez de demie dragme
jusques à une dragme avec une liqueur lenitive,
ou avec vin blanc, ils purgent par le haut, &
guerissent les douleurs coliques & nephritiques.

Le grand genest, dont le tronc est quadrangulai-
re, chaud & sec au second ordre, incise & subtilise,
evacuë par vomissement la pituite & les autres
humeurs, tant avec sa fleur qu'avec sa semence, &
bien qu'il ne soit pas de mauvais goust, il trouble
neantmoins l'estomac & l'offense en quelque sorte. C'est pourquoy il luy faut mesler de la semence de fenouil avec canelle & sucre, & l'on en
donne la poudre ou toute seule, ou avec eau
miellée, de demie dragme jusques à une dragme.

Le myrabolan, que les Arabes ont appellé *Ben*,
est de deux sortes. Le grand qui est fait comme
une noisette, & le petit qui est de la grandeur d'un
pois, est plus utile & plus propre à purger. Il est
chaud au troisiéme ordre & sec au second, huy-
leux & toutefois acre, il trouble l'estomac & les
visceres, purge par vomissement les humeurs
grossieres & gluantes. On en oste la moëlle &
on la fait rostir au feu, on la donne avec fenouil,
canelle & sucre, ou bien pestrie avec fenouil &
canelle comme le ricinus, on la fait cuire en
masse, puis on la donne de demie dragme jusques à une dragme.

L'ellebore blanc, chaud & sec au troisiéme ordre, est mordicant, & purge par vomissement avec
tant de violence, que peu s'en faut qu'il n'estran-
gle. Il le faut eviter comme estant ennemy du
corps & des forces, autant que le venin. Que si
la langueur & l'opiniastreté de la maladie nous
obligent d'en faire prendre à quelque personne
robuste, il faut ficher les fibres de sa racine d'un

scrupule jusqu'à deux dans une racine de rave, puis les ayant ostées le lendemain, faire prendre la racine de rave. Ou bien mettez tremper l'espace d'une nuit lesdites fibres dans du boüillon gras, ou du vin doux, ou decoction lenitivie avec canelle, & anis, puis y adjoustant du sucre, on en donne à boire la liqueur apres l'avoir exprimée. Beaucoup de remedes qui ostent les eaux, provoquent les voissement, comme le sureau, l'hyeble, le ricinum, l'espurge, & l'esula. Mais icy je parle seulement de ceux qui purgent par vomissement, sans faire aller à la selle.

## CHAPIRTE XIV.

### *Des medicamens purgatifs qui ne font plus en vsage.*

LEs Anciens ont recommãdé par leurs escrits beaucoup de medicamés purgatifs, lesquels par une grande suite d'années ont cessé d'estre en usage, comme superflus & inutiles. Les uns, parce que n'apportant que fort peu de profit, ils troubloient avec beaucoup de vehemence; les autres, parce que n'ayant que peu ou point de vertu de faire aller à la selle, ils causoient de la peine aux malades sans leur apporter aucune utilité.

Du premier genre sont la pierre d'armenie, l'azur, le salpestre, & autres especes de sel, la sarcocolla, le sagapenum, l'opoponax, l'airain brulé, l'antimoine, le cyclamen, la staphisagria, le suc de thapsia, l'aigrimoine. Et ceux dont quelquefois se servent les paysans, comme la poix noire, les fueilles de buys pilées, & le fruit de cét arbriſſeau que l’on appelle *prunier noir.*

La derniere claſſe contient ceux leſquels ou ramolliſſent les matieres fecales du ventre, ou adouciſſent les inteſtins, les pruneaux, les jujubes, les
myxaires ou ſebeſten, les figues recentes, la violette, la mauve, la guimauve, les arroches, la
bête, la blette, la mercuriale, l’herbe aux puces,
& ſa moiſiſſure, le beurre : puis ceux que l’on dit
eſtre propres à faire attraction de la bile jaune, ta-
marin, eupatoire, abſynthe, capillaire, grande
lampe, chamepiteos, laictuë ſauvage, mirabolans citrins, & preſque tous ceux que nous avons
dit ramollir le ventre. En outre auſſi, ceux qui
ſont convenables à la melancolie & à la bile
aduſte, ſeroſité de laict, fumeterre, houblon, chou
à demy cuit, pouliot, polipode, eſcorce de racine
de capprier, thym, epithyme, myrabolans noirs.
Enfin ceux qui conviennent à la pituite, ſtachas,
origan, tragorigan, hyſope, polypode, carthamus, petite centaurée, ſquille, ariſtoloche, terebenthine, thlaſpi, ſtruthion ou lanaria, grande
ſerpentaire, myrabolans cepules & embliques.
Nous avons donc mis tous ces medicamens, parce qu’au ſiecle ou dans les regions où nous ſom-
mes, ils ont tres-peu d’efficace, non pas au nombre des purgatifs ; mais ſeulement de ceux qui
aident & preparent à la purgation, & dans leſquels les purgatifs doivent eſtre macerez ou
meſlez.

Ces ſimples purgatifs qui ont deſia eſté approuvez par leurs operations, ne ſeront donc
que trop ſuffiſans pour l’uſage de la Medecine, ſi
ce n’eſt que par ſes obſervatious quelqu’un en
découvre d’autres nouveaux qui ſoient encore
plus benins. Il faudra auſſi employer les compo-

fitions qui s'en font, & que l'on garde dans les boutiques, & dont nous avons traité dans l'antidotaire, lefquelles font de la maniere fuivante.

Pour purger toute forte d'humeurs. Syrop purgatif foit petit ou grand, le catholicon liquide & folide : Pour la bile, fyrop de rofes pâles, fyrop de pefches, liere fimple, electuaire de pruneaux tant fimple que compofé, electuaire de fuc de rofes, & diacydonion. Pour la pituite electuaire diacnicum, diaphanicum, benedicte, confection de hamech, hiera diacolocynthidos. Pour la melancholie, de fené & la confection de hamech. Pour l'eau citrine electuaire hydragogue grand & petit, & electuaire de thymelée. On garde auffi des pilules faites de ces mefmes fimples, pour la bile; celles-cy qui font douces, à fçavoir, pilules de hiera, pilules ftomachales, pilules de Ruffi & affaicret, pilules imperiales : Les pilules *fine quibus* font plus puiffantes, & les pilules d'or. Les autres pour la pituite comme pilules d'agaric, pilules lucis, coccées, d'hermodattes, & polychreftes. Pour la bile noire, pilules de fume-terre, pilules Indiennes, pilules d'azur. Les autres fervent pour les eaux comme pilules de thymelée, & onguent d'efpurge.

---

# CHAPITRE XV.

*Formulaire d'ordonnances purgatives.*

EN faveur de ceux qui eftans encore novices dans les operations de l'art, demandent un formulaire d'ordonnances pour l'imiter, j'expliqueray

pliqueray en ce lieu-cy par quel affaifonnement
& en quelle forme on a couftume d'accommoder à l'occafion prefente, les medicamens purgatifs, dont j'ay parlé, tant fimples que compofez,
en commençant par les fuppofitoires & lavemens : Pour paffer enfuite à ceux qui oftent les
humeurs fuperfluës de chaque region du corps.

Le ventre eft provoqué & dechargé par le fuppofitoire, la tige ou la racine de bête ou de mercuriale imbuë d'huyle, ou fur laquelle on ait jetté
du fel ou de la falive, fert de fuppofitoire aux jeunes garçons & aux petits enfans. On fait auffi
d'un jaune d'œuf frais avec un grain de fel & de
faffran plié dans un linge rare un nodule pour fervir de fuppofitoire aux perfonnes delicates , &
aux petits enfans. On accommode auffi en forme pointuë de fuppofitoire de la longueur d'une
datte, le favon blanc, ou de lard, lequel eftant mis
doucement dans le fondement, décharge le ventre fans mordication. On en fait plus fouvent encore en la même forme de miel, que l'on fait cuire jufques à ce qu'il devienne efpais, & ne foüille
plus les doigts. Il en fera plus acre , fi on jette
deffus demie dragme de fel commun. De peur
toutefois que dés l'entrée mefme il aiguillonne
le fondement par fon acrimonie , il faut mefler
parmy le miel , pendant qu'il fe cuit , du fel ou
quelque autre chofe d'acre. On met dans une
once de miel demie dragme de fel commun , ou
un fcrupule de fel gemmé , ou deux fcrupules de
fiente de fouris , ou une dragme de poudre de
hiera fimple , ou demie dragme de hiera diacolocynthidos , ou deux fcrupules d'agaric , ou un
fcrupule de coloquinthe pulverifée : Voila les
chofes lefquelles enfin eftans liquefiées & exci-

tées par la chaleur de l'inteftin, le provoquent à l'excretion, & ouvrent le fphynĉter.

## *Les formes de lavemens.*

PVis qu'il eft neceffaire, pour la facilité & promptitude de la purgation, que les voyes foient libres par où l'humeur doit eftre evacuée, il faut compter parmy les preparatifs les lavemens, lefquels vuident la capacité des inteftins, & ouvrent l'orifice des veines mefaraïques. Il y en a qui ramolliffent les matieres fecales endurcies, & les font couler malgré toute retention, les autres diffipent les vents qui eftoient renfermez, les autres detergent & entrainent avec foy la pituite groffiere & gluante, laquelle s'entaffe dans les inteftins, & s'y attache opiniaftrement: Les autres attirent du profond du corps les humeurs qui doivent eftre evacuées : les autres adouciffent la vehemence des douleurs : les autres arreftent le flux de ventre immoderé : les autres le fang : les autres deffeichent les ulceres des inteftins. Le lavement eft d'ordinaire d'une livre ou de quinze onces de liqueur, de trois onces de miel, d'autant d'huyle & d'un grain de fel.

Le premier & le plus fimple de tous contenoit anciennement quinze onces d'hydromel bien cuit, trois dragmes de fel commun, trois onces d'huyle fimple. Le ramolliffant doit contenir les chofes qui s'enfuivent, racines de guimauve & de lis, de chacune une once, quatre figues graffes couppées menu, mauve, violette, parietaire, mercuriale, branque urfine, de chacune une poignée, femences de lin, de fenugrec, & d'anis, de chacune une once & demie, qu'on faffe boüillir le tout, & apres l'avoir coulé en la quantité d'une livre, qu'on y diſſoude, caſſe, miel violat, beurre frais ou axunge d'oye, de chacun une once, huyle violat ou ſimple trois onces.

Pour diſſiper les vents. Prenez les quatre ra-molliſſans, origan, calament, camomille, aneth, de chacun une poignée, ſemences d'anis, de fe-noüil, de caruy & de cumin, de chacune demie-once, bayes de laurier pilées, ſemences de ruë & de ſiler, de chacune deux dragmes; faites cuire le tout, & dans une livre de ce boüillon delayez electuaire diaphœnicon ou benedicte, demie on-ce, confection de bayes de laurier trois dragmes, miel anthoſat, ſucre rouge, de chacun une once, huyles de ruë & d'aneth, de chacune une once & demie. Qu'il ſoit jetté dans le ventre par le fon-dement. On y adjouſte quelquefois de l'huile de noix, laquelle meſme toute ſeule ou bien meſ-lée avec du vin, diſſipe puiſſamment les flatuoſi-tez, comme fait auſſi celle de ruë.

Il faut ordonner le lavement deterſif en cette forme. Prenez origan, calament, auroſne, ab-ſinthe, petite centaurée, ſon, orge entier, de cha-cun une poignée, ſemence de carthame pilée, po-lypode de cheſne, de chacun une once, hermodat-tes demie once, faites cuire le tout, & dans une livre de ce boüillõ diſſoudez hiere ſimple une on-ce, ou hiere diacolocynthidos ſix drachmes, miel roſat deux onces, ſel deux drachmes, ſoit fait la-vement ſans huyles. On verſe encore quelque-fois ſur tout cela du ſuc de bette, ou de mercu-riale, une once. On compoſe auſſi de la matiere de ces ſimples le lavement, dans lequel, ſi laiſſant à part le reſte des purgatifs, vous faites boüillir demie once de poulpe de coloquinthe, il attirera

& fera suivre tres-puissamment des parties les plus éloignées.

Dans une diverse rencontre, & dans une grande confusion de maladies, on fera aussi du meslange de beaucoup de choses de lavemens à divers usages en la maniere suivante. Prenez les quatre ramollissans, camomille, melilot, aneth, origan, calament, aurosne, son d'orge, de chacun une poignée, semences d'anis, de fenoüil, de carvy, lin, & fænugrec, de chacune demie once. Dans une livre de decoction dissoudez catholicum une once, ou de hiere simple, diaphœnicum, de chacun demie once, miel rosat, sucre rouge, de chacun une once, huyle de camomile, & violat, demie once. Tous ces lavemens donc sont dans le genre des preparatifs.

Or quelquefois apres la purgation, le lavement est aussi necessaire, qui soit anodyn, ou qui arreste le flux de ventre immoderé, fortifie les intestins, ou arreste le sang, ou guerisse les ulceres des intestins. L'anodyn est tel : prenez racines de guimauve & de lis, de chacun une once, mauve, violette, camomile, melilot, de chacun une poignée, semences de guimauve, de lin, de fænugrec, & de coins, de chacune demie-once, faites bouïllir le tout dans du laict, & dans une livre de ce bouillon, delayez beurre frais, deux onces, deux jaunes d'œuf, & qu'on donne cela par le bas.

L'astringent est tel : Prenez roses rouges, fleurs de grenade, corrigiole, grand & petit plantin, boüillon, de chacun une poignée, semence d'ezeille, de pourpier, de plantin, & de myrte, de chacune demie-once, faites bouïllir le tout dans laict brûlé, ou dans eau de forgeron. Dans une livre de ce boüillon diſſoudez , amidon deux dragmes , gomme arabique ou adragant brûlé ou maſtic , une dragme. Soit fait lavement ſans huiles. Il ſera fait plus adſtringent , arreſtera le ſang , deſſechera les ulceres des inteſtins , & les fera cicatriſer , ſi vous y adjouſtez encore bol d'armenie, ſang de dragon, de chacun deux dragmes : on le rendra meſme beaucoup plus excellent , ſi au lieu de boüillon on ſe ſert du ſuc des herbes.

### *Les Purgations.*

IL y a certains ſimples pris par la bouche , leſquels ſeuls oſtent du ventre les matieres fecales , appellez pour cette raiſon *eccoprotica*. On les prend fort à propos avant le repas , afin que par leur impulſion, les viandes s'écoulent plus promptement , & avec plus de force ; on les peut auſſi adminiſtrer à ceux qui ſe ſont remplis de viandes: mais ils precipitent ces meſmes viandes,& ne déchargent par le ventre avec grand profit. Il y en a qui les meſlent avec les viandes ; mais ceux-là dans le deſſein qu'ils ont de décharger le ventre, ou ils precipitent les viandes qui ne ſont pas encore digerées , ou du moins ils les corrompent. Mais quant à l'aloës , il n'y a point de danger de le meſler quelquefois avec la nourriture , ſur tout lors que dans une conſtitution peſtilente , nous voulons qu'il ſoit diſtribué par tout le corps, afin qu'il garantiſſe les humeurs de pourriture. C'eſt pourquoy ſi les herbes potageres , ny l'huile , ny le beurre , ny les pruneaux , ne ſuffiſent pas à ramollir le ventre,il faut avaler demie-heure devant le repas,une once de manne de Calabre,diſ-

foute dans du boüillon de chair, ou demie-once de
caſſe avec du ſucre: mais lors que l'on deſire auſſi
quelque deterſion du ventricule, il faut avaler un
peu devant le repas demie dragme d'aloës, ou de
pilules ſtomachales, ou de rhubarbe & d'aloës
appreſtée en deux ou trois pilules: car il fera beaucoup plus aller à la ſelle de cette façon, que ſi on
en prenoit le triple long-temps auparavant : ſi
quelqu'un a de l'averſion pour ces choſes , quoy
que tres-douces , qu'il faſſe boüillir environ douze pruneaux dans du boüillon de deux ou trois
dragmes de ſené, & y adjouſtant du ſucre , qu'il
les mange avec leur boüillon.

S'il eſt beſoin de ramollir encore plus le ventre,
ſans aucune purgation remarquable d'humeurs ,
ſur tout, lors qu'il fait grand chaud, dans une fievre ardente , & une ſoif extréme , il faut ordonner comme s'enſuit.

Prenez manne de Calabre deux onces , diſſou-
dez-les dans du boüillon de chapon, & le faites
prendre trois heures avant le repas : ou plus puiſſamment ainſi. Prenez caſſe dix dragmes , jettez
deſſus poudre de Duc, & ſoit fait bolus, ou ainſi.
Prenez diaprunum adouciſſant ſimple, cinq dragmes, moëlle de caſſe, demie once avec ſucre, ſoit
fait bolus : mais lors qu'il eſt beſoin de purger les
humeurs à part , il faut que le medicament precede le repas d'un plus long eſpace de temps, afin
qu'il paſſe du ventricule pur , & ſans eſtre alteré
par un meſlange eſtranger , & penetre dans les
veines , devant qu'il ſoit troublé par le meſlange
du boire & du manger.

L'aloës eſt tres-convenable à nettoyer & purger le ventricule, le ſené la rate, la rhubarbe le
foye, l'agaric le meſentere & les inteſtins: bien

que chaque medicament exerce sa puissance sur
d'autres parties aussi , & sur d'autres humeurs.

Voila donc avec quoy les humeurs preparées
s'evacuent de la premiere region du corps , sans
en troubler le reste en façon quelconque ; & de
l'estomac en cette sorte. Prenez masse de pilules assaieret une once, rhubarbe demie once, malaxez & formez-en sept pilules , dans du sirop
d'absynthe.

La potion deterge plus puissamment, parce
qu'elle lave les costez du ventricule. Prenez
poudre d'hiere simple trois dragmes , rhubarbe
choisie triturée une dragme , delayez cela avec
trois onces d'hydromel,& le faites prendre à jeû;
si les forces le permettent,vous y adjousterez une
drachme , ou une drachme & demie d'electuaire
diaphœnicum, afin d'exciter la force languissante
du medicament, & de la faire plustost passer dans
le ventre : mais lors que l'impureté bilieuse , ou
pituiteuse du ventricule engendre ou nausée, ou
defaillance de cœur, avec un pouls languissant,
ou syncope, pour lors il faut conduire seulement
l'affaire avec des lenitifs. Si quelqu'un ne peut
souffrir l'amertume de l'aloës , il faudra preparer
la rhubarbe ; & si celle-là est encore fascheuse &
des-agreable, le sené en la forme que je diray bien
tost. Mais si l'humeur,principalement la bilieuse,
est cachée bien avant autour du ventricule , du
pancreas , ou du mesentere , il faut evacuer par
des remedes qui contiennent poulpe de casse , ou
diaprunum simple , six dragmes , rhubarbe choisie triturée quatre scrupules , soit fait bolus ou
potion avec sucre.

Prenez rhubarbe choisie , une drachme & demie, electuaire adoucissant trois drachmes , sirop

violat demie once , eau de decoction d'orge trois onces , que tout se dissoude en potion : c'est ainsi qu'il faut avec quelque lenitif temperer la substance de la rhubarbe , parce qu'elle est seche & adstringente , si ce n'est qu'il y ait flux de ventre immoderé , ou de cette sorte. Prenez eau distillée d'endive ou chicorée deux onces , vin blanc odoriferant une once, dans quoy mettez tremper rhubarbe choisie triturée , deux dragmes , ou deux dragmes & demie , canelle demie dragme, dans l'expression que vous en ferez, delayez sirop adiantin ou chicorée simple six dragmes. Pareille potion faite mesme avec d'autres liqueurs , comme de buglose , de betoine , de melisse , doit estre ordonné aux enfans malades , aux vieillards , ou aux femmes grosses , lors qu'il n'y aura point d'autre purgation qui leur soit asseurée ; & vous la rendrez plus puissante, si vous y adjoustez une once de syrop de roses pâles.

Quant à l'amas de beaucoup d'humeurs sales & corrompuës , il le faut evacuer de ces mesmes endroits, en cette sorte. Prenez endive , houblon, betoine, de chacun une poignée, de fleurs cardiaques,de chacune un pugille,fueilles de sené mondées deux dragmes & demie , ou trois dragmes , faites les cuire jusques à trois onces , coulez le boüillon & y mettez tremper rhubarbe choisie triturée , une dragme & demie , agaric trochisqué une dragme,canelle demie dragme,dans l'expression delayez sucre blanc demie-once , ou sirop de chicorée simple six dragmes.

L'Hyver quand il y a faute d'herbes , prenez pour faire cuire polypode, semence de carthamus , raisin cuit , racines de chicorée , d'ozeille , de dent de chien , ou de fenoüil : si l'occasion est

preſſante, faites boire dix dragmes, ou une once
& demie de catholicum dans hydromel ou boüillon convenable : ou delayez dans decoction ou
expreſſion faite de trois drachmes de fueilles de
ſené, & quatre ſcrupules d'agaric, catholicum,
ſirop de chicorée de chacun demie-once, ou ſix
drachmes.

Lors qu'on apprehende que le mal eſtant opi-
niâtre dans ces endroits, ne cede pas à une purgation, il faut donner de temps en temps apozeme
ou ſirop, tant que le mal ſoit vaincu. Prenez racines de dent de chien, perſil & fenoüil, polypode, ſemence de carthamus, raiſins cuits mondez de chacun trois drachmes, endive, houblon,
hyſope, ceterach, de chacun demie poignée,
fueilles de ſené une once & demie ; faites les cuire dans douze onces d'eau, juſques à demie livre,
dans laquelle apres l'avoir coulée, mettez tremper agaric tres-blanc demie-once, canelle une
drachme & demie, dans l'expreſſion diſſoudez ſucre blanc une once & demie, ou ſirop de chicorée
ſimple deux onces ; cet apozeme ſera pour trois
doſes.

Sirop pour le meſme uſage. Prenez racines
de deux perſils & de capprier trempées ſix heures dans du vinaigre, de chacune demie-once, aigrimoine, endive, chicorée, houblon, fumeterre,
caſſuthe, ceterach, hyſſope, origan, de chacun
demie poignée, ſemence d'anis, de courge, de melon, de regliſſe, de chacun deux dragmes, que cela
ſoit cuit dans trois livres d'eau juſques à quinze
onces, dans quoy vous infuſerez l'eſpace de
douze heures, fueilles de ſené choiſies quatre onces, agaric blanc deux onces, fleurs cardiaques,
d'epithyme, de chacune deux drachmes ; faites

les boüillir , & dans l’expreſſion delayez ſirop de chicorée, de ceterach & d’hyſſope deux onces, ſucre blanc demie once, que cela ſoit cuit en forme de ſirop , puis donnez-en deux onces , la decoction eſtant convenable : ſi la maladie en ſuite le deſire, on delayera à part l’expreſſion dans une once & demie de ſirop , une dragme ou quatre ſcrupules de rhubarbe.

On peut donc à l’imitation des compoſitions ſuſmentionnées, en ordōner de toutes ſortes, pour purger les vices de la premiere region. Toutefois dans l’aſctez, l’eau citrine demande la force de plus puiſſants medicamens , parce qu’elle eſt eſtroitement reſſerrée par d’épaiſſes membranes, & ſeparée des voyes & conduits de la purgation. Quant à l’impureté des humeurs qui s’eſt emparée de la ſeconde region du corps , qui eſt celle des grandes veines, ſi la debilité des forces, ou la vehemence de la maladie le permettent, il la faut oſter par un remede puiſſant , & adjouſter à ceux qui ſont plus doux , deſquels j’ay fait mention , un peu de ceux-là qui contiennent ſcammonée , turbith, coloquinthe, hermodattes & autres de cette claſſe : comme à la caſſe , ou au diaprunum ſimple, ou au catholicum du poids de demie-once, ou dans ce que vous aurez delayé avec rhubarbe, agaric ou ſené, il faut meſler ou diaphœnicum, ou diacarthamus , ou diacydonium , ou confection hamech deux ou trois dragmes. En quelle façon auſſi il faut adjouſter turbith & ſcammonée au ſirop ſuſmentionné , ou uſer de grand ſirop cathartique, ou de grand electuaire cathartique.

Enfin , apres avoir ouvert & purgé les premieres regions , il faut oſter la cacochymie de la troiſiéme qui eſt celle des parties extrémes, com-

me de la tefte, des lombes, des membres, comme auffi l'humeur fereufe des hydropiques, par
d'autres remedes plus puiffants, qui feront ordonnez en forme & dofe convenable, fuivant l'e-
ftat des forces, & de la preparation du corps.

# CHAPITRE XVI.

## *Des medicamens particuliers du cerveau.*

A Prefent que j'ay achevé de parler de toute
la matiere des medicamens, tant de ceux
qui preparent les mauvaifes humeurs, que de
ceux qui les oftent des regions publiques du
corps, je déduiray maintenant ceux qui font
couler les reftes de la purgation de chaque partie, principalement du cerveau, des poulmons,
du thorax, du cœur, du foye, de la rate, des
reins, de la matrice, & auffi des jointures. Et
finalement ceux qui fortifient & remettent en
leur premiere fanté les parties mefmes, apres
qu'elles ont efté parfaitemeut nettoyées de toute impureté. Or cela ne fe peut effectuer que par
des remedes qui ont des qualitez particulieres,
pour le foulagement de chaque partie. La morve donc, & la pituite du cerveau font attirées par
les narines, avec les chofes fuivantes.

La marjolaine eftant mife dans les narines purge doucement la morve & la pituite. La fauge
& les deux betoines triturées, & mifes dans l'une
des narines, fi on les y laiffe tant foit peu, attirent
la pituite & foulagent merveilleufement le cerveau fans aucune importunité. L'anemone, principalement celle qui a la tige quarrée & la fleur

pourprée, est acre ; c'est proprement son suc qui estant mis dans les narines purge le cerveau : Sa racine maschée attire la pituite. L'une & l'autre bette noire & blanche, evacuë les excremens du cerveau par certaine faculté nitreuse, & pour le mesme effet, il faut mettre leur suc dans les narines avec miel ou hydromel. Le chou que l'on seme, par une mesme vertu nitreuse, que celle de la bette mise dans les narines, attire la pituite de la teste, & la décharge d'autres humeurs. La racine de nostre iris mise sous les narines, fait éternuer & attire la pituite ; ce que fait le suc plus puissamment, mais parce qu'il est acre, il le faut temperer par quelque liqueur adoucissante. L'elaterium qui est le suc du concombre sauvage, surmonte en faculté le suc d'iris, tellement qu'il a besoin d'estre encore plus temperé. Le suc de cyclamen est le plus efficace de tous pour purger la teste ; mais on ne le fait pas degoutter dans les narines avec seureté, parce qu'il frappe vivement les meninges du cerveau. Or il faut expliquer comment de ces choses se forment les nasipurges.

Nasipurge doux. Prenez fueilles fraisches de marjolaine, de sauge, de bette, & d'anemone, quand il s'en peut recouvrer, de chacune une poignée. Les ayant pilées, versez y eau de betoine, vin blanc, de chacun deux onces, exprimez en le suc, & vous en servez pour nasipurge. S'il est besoin qu'il soit plus acre, il faut adjouster demie once de racine d'iris verte : Or tel suc doit estre attiré dans les narines la teste baissée, afin qu'il monte plus haut, & qu'il ne retombe pas dans le gosier. Vn plus puissant. Prenez racine de cyclamen une dragme, elaterium, si vous

en avez en main, demie dragme, apres les avoir
pilez, faites les tremper dans quatre onces de vin
blanc ou d'hydromel, afin qu'il en devienne
plus doux, le suc estant exprimé, mettez-le dans
une fiole. Puis apres y avoir trempé un linge
long & tords, vous le mettrez dans les narines.
Car si le suc estant attiré donne jusques au cerveau, il en fera sortir à la verité la morve en
abondance ; mais avec une tres-sensible douleur,
laquelle passe toutefois en un instant : Les poudres aussi des choses seiches ne peuvent pas estre
soufflées dans les narines avec seureté, mais on
les peut mettre dedans apres les avoir pilées
bien menu avec une once de miel, dequoy on
frotte les narines. La racine aussi de cyclamen
couppée en façon d'une longue tente, & trempée dans eau de vie, estant mise dans les narines
attire la pituite grossiere copieusement. Or il ne
faut pas que ce que l'on met dans les narines,
les bouche entierement, afin qu'en respirant, la
vapeur & la force du nasipurge soit portée au
cerveau avec l'haleine. Il est aussi necessaire que
le malade tienne la teste baissée, afin que l'excrement répandu autour du cerveau, & des meninges, tombe plus promptement dans les narines.
Quant à ceux qui émeuvent la pituite par l'é-
ternument, ils ont des facultez differentes : car
ils sont d'ordinaire plus acres que ceux dont
nous venons de parler, ils ébranlent le cerveau,
par la force de l'impulsion, & par ce moyen ils
font couler ses excremens de tous costez sur les
parties de devant, & dans les narines. Comme
font ceux qui suivent. Le *struthium*, qu'on appelle aussi *lanaria* & *sabonaria*, fait éternuer, &
moucher, estant broyé avec miel, & mis dans les

narines. Le castoreum comme il est convenable au cerveau & aux nerfs, par ses autres facultez, aussi soulage-t'il le cerveau par l'éternument. *Ptarmia*, c'est à dire herbe à éternuer, a pris son nom de l'excellence de son operation, à cause qu'elle est tres-efficace à faire éternuer par ses fueilles & par les fleurs. La racine du batrachium est tres-acre, estant desseichée & triturée, mise sous le nez, purge le cerveau par éternument; l'ellebore blanc fait éternuer tres-puissamment, si l'on met la moindre fibre de sa racine dans le nez, & beaucoup plus si estant aride, elle a trempé dans eau de vie. Il n'est pas expedient de mettre sa poudre dans les narines, si ce n'est pour ceux qui sont saisis de lethargie ou apoplexie. L'euphorbe fait éternuer par sa seule odeur, & si vous frottez le nez de son huyle, il en degouttera quantité d'humeur aqueuse. Or puisque ces medicamens ont une force debordée, de peur qu'il n'arrive quelque accident impreveu, on peut user avec plus de seureté de chacun d'eux en particulier, que du mélange & de la composition de plusieurs.

Pilez le *struthium* & le *batrachium*, puis mettez les tremper dans hydromel, dans quoy apres vous imbiberez un linge, & le mettrez dans les narines. Quant à l'ellebore, & à l'heuphorbe, vous en userez avec la precaution susdite. Voicy ceux qui purgent par le palais, estant pris en masticatoire, ou gargarisme.

Le mastic masché attire doucement la pituite de la bouche & du gosier plustost que des lieux éloignés, comme font presque toutes les choses, que l'on promene long-temps dans la bouche. Le raisin cuit aussi seul, & avec des noyaux & masché avec poivre purge la teste doucement. La moutarde pilée mise dans la bouche, en quelque façon que ce soit, attire la pituite du cerveau, estant portée au nez fait éternuer. Le nasitore fait par sa semence la mesme chose que la moutarde. Le pyrethre en fait autant & plus par sa racine. Le poivre long, bien que plus chaud, n'est pas toutefois si efficace pour evacuer la pituite. Le staphisagria, non seulement à cause qu'elle brûle quasi la bouche & le gosier par l'acrimonie de sa semence, mais encore par une vertu toute particuliere attire la pituite du cerveau, & la vuide par la bouche. On se sert des choses mentionnées cy-dessus en la maniere suivante.

Prenez sucre candy une once, mastic demie once, poivre long, pyrethre, staphisagria, de chacun une dragme, soit faite poudre dont soient formez nodules pour tenir dans la bouche, & presser avec les dents. Telles choses estans maschées purgent à la verité principalement les gencives, les dents, les maschoires & les parties de la bouche & de la gorge, où la chaleur aura donné; mais prises en gargarisme, comme elles tombent plus avant dans la gorge, elles attirent aussi de plus loin comme de la gorge mesme, des amygdales, de l'esophage & de la concavité du palais, comme fait aussi une plume, estant fourée bien avant dans le gosier. Prenez semence de moutarde pilée dans du vinaigre demie once, poivre long pulverisé une dragme, hydromel une livre, soit fait gargarisme : ou ainsi. Prenez figues grasses couppées quatre en nombre, raisins cuits mondez une once, reglisse demie once, que le tout se cuise jusques à une livre. Dans l'expression qui en sera faite, delayez racine de pyrethre pilée menu une dragme, poivre long demie dragme, soit fait gargarisme : car la force du poivre & du pyrethre s'évanouyt & dissipe en cuisant.

Mais les parties interieures du cerveau ne sont pas parfaitement purgées par le gargarisme, dautant qu'il n'atteint pas jusques à la base du cerveau, où tous les excremens s'assemblent principalement. Or il se fera une tres-utile & bonne purgation par le palais, si la liqueur propre & convenable, que l'on aura attirée par les narines, le visage en haut, tombe par apres dans le gosier. Car en passant elle monte jusques à la base du cerveau, & rendant libre la voye par où l'excrement fait sa course, elle frappe le cerveau par sa force, dont elle emmene les excremens par sa faculté. Vous ordonnerez une purgation plus douce que les autres en cette sorte. Prenez racine de guimauve & de bette, de chacune une once, orge entier, reglisse, raisins cuits, de chacun demie once, que le tout cuise dans hydromel jusques à une livre. Dans quoy faites tremper racines de pyrethre & de cyclamen triturées de chacune deux scrupules, que la liqueur en soit exprimée pour l'usage, que j'ay dit.

CHAPITRE

## CHAPITRE XVII.

*Des medicamens froids qui appaisent les ar-
deurs de teste, & les délires, &
font dormir.*

A rose seiche empesche les fluxions, lesquelles toutefois celle qui est humide &
fraische, provoque mesme par son odeur seulement, elle appaise les douleurs de teste qui viennent de l'ardeur, fait dormir, & fortifie le cerveau
& la raison. La violette froide & humide adoucit
aussi tant par son odeur que par sa substance, les
ardeurs de teste, & les troubles d'esprit, en faisant
dormir. Le lis d'estang rafraischit au second ordre, sa racine & sa semence desseiche, sa fleur humecte, & appliquée au nez & au front adoucit la
douleur de teste qui provient de la bile, cause le
sommeil, & estant prise esteint toute sorte d'ardeur. La laictuë tant appliquée que prise au commencement du repas, adoucit les humeurs acres,
appaise la folie, & cause le sommeil par l'agréement de son odeur, ce qu'elle fait doucement &
sans aucun dommage.

Le solanum furieux est venimeux & inutile, celuy des jardins se mange, & fait dormir par l'application de ses fueilles, toutefois celuy des jardin mesme, pris immoderément, a coustume de
troubler l'esprit.

Il faut choisir le jusquiame blanc, dont la fleur
& la semence soient blanches ; mais celuy qui l'a
jaune ou noire, doit estre rejetté, parce qu'il cause

la folie ou l'affoupiſſement. Le blanc meſme n'eſt pas bien ſeur, dautant qu'il oſte la raiſon par un uſage immoderé. Le pavot blanc eſt plus ſeur pour la Medecine : mais non pas ſi efficace que le noir, le ſauvage, qu'on appelle *rhœada*, à la fleur rouge & la ſemence noire, il eſt froid au troiſiéme ordre. La grande joubarbe eſt beaucoup froide, mais exempte de toute malignité. Ces trois choſes appliquées au front & aux narines arreſtent les fluxions acres, eſteignent les ardeurs de la teſte, adouciſſent les douleurs cauſées par l'ardeur de la fievre, font dormir & appaiſer les delires.

Le camfre eſt froid & ſec au troiſiéme degré, acre, odoriferant, de parties tres-deliées, eſtant porté au nez ou appliqué en fomentation au front & aux temples avec ſantaux & eau de roſe, il appaiſe l'ardeur de teſte, & la cephalalgie qui procede de chaud, arreſte le ſang qui coule des narines, recrée par ſon odeur le cerveau échauffé, mais il eſteint les deſirs de Venus. On tient que la mandragore eſt froide au troiſiéme ordre, & ſeiche au premier ; on ſe ſert de ſa racine, de ſa fueille, & de ſon fruict. Elle a une ſinguliere vertu de rafraiſchir, & d'appaiſer les ardeurs des fievres chaudes, les douleurs de teſte & les delires, mais particulierement de faire dormir : dautant qu'elle eſt aſſoupiſſante & narcotique. Ce qu'elle fait tant par l'odeur de ſon fruict, que par ſa fueille ou racine pilées, & miſes avec huile ſur le front & ſur les temples.

L'opium froid au ſouverain ou quatriéme dégré, ſec au premier, & entierement narcotique, parce qu'oſtant ou aſſoupiſſant le ſentiment, il cauſe ſtupefaction. Eſtant appliqué par le dehors moderément , c'eſt le plus efficace de tous ceux dont j'ay parlé cy-devant , pour adoucir quelque douleur ſenſible , pour eſteindre quelque ardeur que ce ſoit,& pour faire dormir;ce qu'il fait meſme par ſa ſeule odeur ſi l'on s'en frotte le nez. On le met avec les medicamens dont la chaleur ſurabondante veut eſtre temperée ; mais on ne le prend jamais tout ſeul par le dedans. Voila donc la principale matiere de ceux , leſquels pour les uſages ſuſdits on appreſte ou en ſyrops, ou en pilules, ou en antidotes: tels ſont ceux que l'on garde , ſyrop de roſes ſeiches , ſyrop de nenuphar, ſyrop de pavot , *Diacodejon* ſimple , *Diacodejon* compoſé,pilules de langue de chien. Antidote de Philon & trochiſque d'ambre jaune , trochiſques de camfre , & trochiſques narcotiques. Sur le champ on fait des fomentations , pour le devant de la teſte, imbrocations, onctions, cataplaſmes, frontaux. Comme dans le *Cauſus* , douleur & ardeur de teſte, fomentation qui contient eaux diſtilées de plantin, de roſes , de morelle , de chacune quatre ónces , vinaigre une once & demie , camfre demie dragme , meſlez cela & en faites fomentation pour le devant de la teſte & les temples. Autres. Prenez, roſes , violette , nenuphar, laictuë , morelle , joubarbe , de chacun une poignée , ſemences de juſquiame de laictuë & de pavot blanc de chacune demie once , faites les cuire dans eau ſimple,& mettez-y ſur la fin deux onces de vinaigre , appliquez cette fomentation au devant de la teſte auec l'eſponge ou l'emplaſtre.

Il faut adjouſter ſerpolet, melilot, betoine & ruë , à la matiere de ces medicamens de laquelle eſtant pilée , criblée , & receuë avec onguent rofat, populeum & oxirodinum, on forme un cataplafme propre aux veilles, à la phrenefie, & à toute forte de folie, eftant appliqué fur le front & fur le devant de la tefte. On fera auffi pour les mefmes indifpofitions de ces parties *l'embrocha*, c'eft à dire l'arroufement d'huyle rofat, de nenuphar, & pavot blanc & de mandragore, aufquels dans l'extremité on adjouftera l'opium, mais avec tel temperamment, qu'on n'en mette pas plus de dix grains pour chaque once d'huyle. On fera de ces chofes, pourveu qu'on y adjoufte de la cire, des linimens & des cerats tant liquides que folides, pour appliquer fur le front & fur les temples. Si on les met dans du vinaigre, on en fera auffi l'oxyrodin compofé pour mettre fur les mefmes parties : comme. Prenez huyle de rofes, nenuphar, pavot blanc, vinaigre, eau diftilée de morelle & de betoine, de chacune demie once, battez le tout enfemble, & en faites imbrocation pour le front, & pour le devant de la tefte. Autre. Prenez onguent populée, & rofat, lavez avec vinaigre, de chacun fix drachmes & demie, femence de pavot blanc & d'herbe aux puces pilées enfemble, cire, de chacune demie once, malaxez le tout & en faites un corps en forme de cerat, lequel vous eftendrez fur un linge pour mettre autour du front. Autre fec. Prenez rofes rouges, fueilles de violettes, & de nenuphar, de chacune un pugille, fueille de laictuë, betoine & jufquiame de chacune demie poignée, femences de laictuë, pavot blanc, & amendes ameres, pilées enfemble de chacune trois dragmes, le tout ayant efté couppé bien menu, & s'il eft trop fec, arroufé de vapeur d'eau rofe, foit coufu dans un

linge pour estre appliqué sur le front & sur le
temples.

## CHAPITRE XVIII.

*Des medicamens chauds, qui par leur proprieté
dißipent les restes des affections du cerveau,
principalement de celles qui sont froides.*

LA sauge est chaude au premier ordre, seiche
au second; celle qui a la fueille estroite, passe
pour la plus efficace, elle restreint doucement,
arreste le flux de sang, fortifie l'estomac & le
cerveau, réveille l'appetit : mais sur tout elle affermit les nerfs, & guerit toutes leurs indispofi-
tions, en quoy elle a des forces approchantes de
celles du castoreum. La betoine soulage le cerveau, & le recrée mesme par son odeur, d'où
vient qu'elle guerit les epileptiques, les furieux,
les paralytiques & ceux qui ont les membres en-
gourdis.

La marjolaine échauffe & desseiche au commencement du troisiéme ordre, elle a les parties
deliées, dissipe puissamment, fortifie le cerveau &
les nerfs par l'agrément de son odeur, dissipe les
vents, la pituite grossiere, & les obstructions qui
en proviennent. Le rosmarin plus excellent que
la marjolaine, fortifie non seulement le cerveau,
mais encore le cœur, les sens & la memoire, il est
salutaire au tremblement & à la paralysie. Le stœchas soulage le cerveau & les nerfs, en guerit les
affections froides, & leur redonne quasi la vie
par une chaleur moderée, il est tres-salutaire au

vertige, à l'epilepsie, & à la melancholie.

Le laurier est chaud & un peu adstringent : on adjouste de ses bayes aux medicamés, qui remettent les foulures des nerfs, & aux onguents qui échauffent & discutent : leur suc est propre à la douleur des oreilles, dans lesquelles on le fait degouter.

Le myrte est plus adstringent que le laurier, estanr amy du cerveau par sa chaleur moderée, & par sa bonne odeur il en conserve les esprits & les forces, & sert beaucoup pour arrester les fluxions. L'Acorus ou galange est chaud & sec au troisiéme ordre, rend l'haleine bonne, guerit les affections flatueuses & froides de l'estomac & du cerveau, estant mis dans les narines, il soulage & fortifie le cerveau, & si on le tient dans la bouche, il reveille les desirs de Venus. La pyvoine masle est plus excellente que la femelle, chaude & seiche au second ordre, recommandable par sa racine, par sa fleur, & par sa semence, elle recrée merveilleusement le cerveau par son odeur : mais encore plus estant appliquée ou prise, appaise les troubles d'esprit, dissipe les phantosmes nocturnes, & mesme les incubes, chasse les craintes, guerit l'epilepsie, & emporte les obstructions du cerveau, du foye, des reins & de la matrice.

La ruë échauffe & desseiche au troisiéme ordre : estant sentie ou appliquée, elle chasse les troubles de la raison & la folie, dissipe les craintes melancholiques, & si l'on en frotte la teste avec oxyrhodinum, elle en appaise les douleurs, de quelque cause qu'elles puissent venir.

Le serpolet acre, chaud & sec au commencement du troisiéme ordre, estant senti ou appliqué avec oxyrhodinum, soulage & fortifie le cerveau,

tellement qu'il appaife les douleurs, les delires,
& les troubles d'efprit, en faifant dormir : eftant
mis fur la tefte il appaife, & diffipe les rhuma-
tifmes & froides diftilations. La fpica ou *fpeude-*
*nardus*, échauffe & deffeiche au fecond ordre,
eftant appliquée fur la tefte, elle l'échauffe, deffeiche les humeurs fuperfluës, arrefte les fluxions,
eft bonne à la paralyfie, au tremblement & à l'a-
poplexie. La petite centaurée remedie aux affections rheumatiques, eft tres-convenable aux
nerfs : car lors qu'il font enflez d'humeurs, elle
les evacuë & deffeiche. La racine d'iris d'Efclavonie, ou de Florence, & l'aloës, outre qu'ils
caufent le fommeil, ils appaifent auffi la douleur
de tefte, fi avec l'huile rofat, on en frotte les
temples & le front, & fi on les porte au nez, ils
recréent le cerveau par leur odeur.

On ne fait que fort peu de compofitions des
chofes fufdites, & la principale, c'eft le firop de
ftœchas. On ufe des eaux difti ées de chacun
d'eux, dont il fe fait des conferves avec du fucre,
comme des fleurs de rofmarin, de fauge & de ftœchas. Il y a auffi beaucoup d'huiles, comme celles
de myrte, de laurier, de ruë & de nardus. Or
quand on a deffein de deffeicher la matiere des
affections froides, ou de fortifier le cerveau, il y
en a beaucoup que l'on employe pour laver la
tefte, y adjouftant bayes de genevre, avec femence d'anis, & de fenouil, & on les fait boüillir, ou avec lexive de ferments, ou avec eau
dans laquelle on verfe trois onces de vin-blanc fur
la fin. On fe fert à cela non feulement des herbes
vertes; mais encore de celles qui font arides, dont
la force fubfifte encore toute entiere : on peut
auffi faire de l'huile pour toutes affections froides

en la maniere ſuivante. Prenez bayes de laurier, myrte & genevre, de chacun demie once,
ſemence de fenoüil, ruë & pyvoine, de chacun
quatre dragmes, ſauge, betoine, marjolaine,
fleurs de ſtœchas, roſmarin & ſpica, de chacun
deux drachmes, le tout eſtant pilé, ſoit arrouſé
de demie livre d'eau de vie, juſques à ce qu'il
en ſoit bien humecté : puis verſez-y une livre
d'huyle, & le faites cuire au double vaiſſeau,
tant que la liqueur ſoit entierement conſom-
mée, l'exprimez en l'huile, & la reſervez pour
la neceſſité.

---

# CHAPITRE XIX.

## *Des choſes qui arreſtent les fluxions, & for-tifient le cerveau.*

LE maſtic épaiſſit & arreſte par ſa vapeur les
fluxions deliées du cerveau, eſtant avalé, il
conſerve & fortifie le cerveau, lors qu'il eſt attaqué par de ſubtiles exhalaiſons, ſur tout dans les
fievres, dans l'épilepſie, vertige, & autres indiſ-
poſitions qui arrivent par ſympathie.

Le vernis en parfum eſt un peu plus adſtringent,
& plus puiſſant que le maſtic: mais on n'en ſçauroit prendre avec ſeureté en d'autres occaſions.

L'ambre jaune, que les Arabes appellent *cara-*
*be*, & les Grecs *electron*, chaud au premier ordre, & ſec au ſecond, reſtraint doucement, eſtant
pulveriſé & bû, il arreſte les vomiſſemens, les
flux de ventre, & les fluxions, eſtant frotté, il
exhale une odeur agreable, en parfum il recrée le
cerveau, le deſſeche, & empeſche ſes fluxions

fur quelque endroit qu'elles puiffent tomber : ce qu'il fait auffi, fi on le promene autour du col. L'encens chaud & fec au fecond ordre, arrefte les fluxions froides de la tefte, tant les interieures qui tombent dans le gofier fur les poulmons, & fur l'eftomac, fur les dents, & fur les mafchoires, que les exterieures, il difcute & deffeiche en quelque façon, tant en parfum qu'en application au lieu d'emplaftre. Le *Xyl aloës*, ou bois d'aloës chaud & fec au fecond degré, eft odoriferant, adftringent, un peu amer, il fortifie tous les vifceres interieurs ; mais particulierement le cerveau, tant en mafticatoire que parfum, il deffeiche & fortifie merveilleufement.

La *fpica* de *nardus* eftant prife, ou mefine tenuë dans la bouche, arrefte par fa proprieté les humeurs qui tombent de la tefte, ou dans la gorge, ou dans la poitrine, ou dans l'eftomac, plus excellente en fes autres forces, que'n'eft le *pfeudonardus*. Le ftorax chaud au premier degré, fec au fecond, eft auffi agreable au cerveau, quand il y monte en parfum il arrefte les fluxions, adoucit les enroüemens, & les pefanteurs de tefte. La poyvrette chaude & feiche au troifiéme degré, eft propre à tous les ufages du ftorax, encore avec plus d'efficace : car eftant frotée, & portée au nez, elle deffeiche toutes defluctions & rhumes, elle fortifie l'imbecilité du cerveau : mais on ne la fçauroit prendre au dedans avec feureté.

Le fuc que les Apothicaires appellent *benjoin*, chaud, fec, & extrémement delié, réjouyt par fa bonne odeur le cœur, le cerveau, & tous les fens, fon parfum deffeiche la tefte, en confomme les fuperfluitez, eftant tres-propre aux maladies qui font fur le declin. Le girofle par fon odeur fortifie & deſſeiche le cerveau, en guerit les affe, ctions froides, releve l'eſprit, & affermit la memoire. La noix muſcade & fon *macis*, eſtant maſchée, ou miſe dans les narines, augmente les forces du cerveau, de la raiſon, & des ſens, tant par fon odeur que par ſa ſubſtance.

La myrrhe en parfum recrée auſſi le cerveau, deſſeiche & conſomme les humeurs ſuperfluës. L'ambre fortifie le cerveau par l'agréement de fon odeur, profite à l'epilepſie, & ſoulage les autres maladies froides.

On ne garde point de compoſitions de ces medicamens ; mais au beſoin on en peut faire ſur le champ, d'ordinaire on les pulveriſe tous à part, pour divers uſages. Le parfum adſtringent qui ſe fait avec roſes rouges, maſtic, vernis, ambre jaune pilez, de chacun demie-once, arreſte les fluxions deliées, comme fait les groſſieres & froides, celuy qui eſt de la ſorte. Prenez ambre jaune, ſemence de poyvrette, de chacun demie-once, ſtorax, calament, benjoin, de chacun trois dragmes, macer, giroffle, noix muſcades, de chacun deux dragmes, que le tout ſoit pulveriſé groſſierement pour parfumer la teſte ; ſi vous delayez dans eau de roſe diſtilée myrrhe & maſtic de chacun le poids de demi eonce, en y adjouſtant la poudre ordonnée, il s'en fera des trochiſques propres à parfumer.

Poudre à mettre ſur les cheveux, bonne pour empeſcher les fluxions. Prenez xyloaloës, ambre jaune, giroffle, de chacun trois dragmes, roſes rouges, mariolaine, macer, noix muſcade, de chacun deux dragmes. Capuchon ou bonnet, qu'on a couſtume de mettre à la teſte contre les flu-

xions, & maladies froides. Prenez marjolaine,
rofes rouges, fleurs de romarin, fauge & ftœchas, fpica de nardus deſſeichées, de chacun deux
dragmes, efcorce de citron feiche, graine d'efcarlate, macer, poivre, mufcade, giroffle, de chacun trois dragmes, foit faite poudre, de laquelle
avec coton charpi vous ferez le capuchon.

On fortifie auſſi le cerveau par des chofes de
bonne odeur mifes en nodule, ou en globe, à la
façon d'une pomme : exemple, Prenez femence
de poyvrette roftie, demie once, fpica, mufcade,
giroffle, de chacun deux dragmes, que tout cela
foit mis en poudre, puis renfermé dans un linge
pour en faire un nodule. La pomme odoriferante
en cette forte. Prenez marjolaine, rofes rouges,
pfeudonardus, de chacun deux dragmes, macer,
xyloaloez, mufcade, giroffle, de chacun trois
dragmes, ftorax, benjoin, de chacun une once, le
tout eftant pilé, foit mis dans ladanum tres pur,
ou mucilage de gomme adragant, dequoy faudra
faire des boulettes percées, & jetter deſſus poudre d'ambre & de mufc demy fcrupule.

---

# CHAPITRE XX.

*Pour les vices des poulmons, & de la*
*poitrine.*

LEs vices qui demeurent attachez tant aux
poulmons qu'à la poitrine, apres que le
corps a efté purgé, & la fluxion appaifée, font ordinairement emportez, ou en adouciſſant, ou en
nettoyant, ou en extenuant : à quoy entre les medicamens qui delivrent d'obftruction, font tres-

propres ceux qui n'échauffent, ne desseichent, & ne rendent point rudes & raboteux ; mais qui adoucissent & humectent un peu en subtilisant & nettoyant, comme les pommes de pin, le miel, & la terebenthine. Quelquefois aussi d'autres plus acres, pourveu qu'ils soient pris avec meli-crat, ptisane, vin-doux, ou potion lenitive. Quant à l'aspreté & rudesse de l'artere & de la poitrine, les remedes suivants l'adoucissent, & appaissent l'inflammation.

Les pruneaux doux rafraischissent moderement, humectent au second ordre, ramollissent & dé-chargent le ventre, adoucissent l'artere & la poi-trine, appaisent l'ardeur de la bile, & la soif.

Les jujubes & sebesten surpassent d'autant plus en toute sorte de vertus les pruneaux, qu'ils sont aussi plus doux. L'orge mondé rafraischit, hume-cte, adoucit, fait passer la soif, nettoye sans ad-striction, & se coule facilement dans les parties du thorax.

Le suc des amandes douces adoucit l'artere, & les poulmons, & ramollissant à la fois, il oste par le crachement les humeurs du thorax. Celuy qui se tire des ameres, arrache de la poitrine plus puissamment les humeurs endurcies & tenaces : on fait boire aux asthmatiques de la semence de mauve, parce qu'elle humecte, qu'elle soulage le thorax & le poulmon par sa proprieté, & adou-cit la voix enroüée. La semence de coton reme-die particulierement à la toux, & aux vices du thorax, parce qu'en adoucissant elle extenuë ce qui est de grossier. La violette tempere les hu-meurs acres & ferventes, recrée en humectant les poulmons qui deviennent secs, & en adoucit les voyes qui ont esté renduës rudes & raboteuses.

La reglisse est de chaleur temperée, humide mediocrement, elle adoucit tout ce qui a esté fait rude, & principalement l'artere ; est bonne à la toux seiche, à l'asthme, & à la soif. La gomme Arabique est rafraischissante, & moderément seiche, toutefois parce qu'elle est emplastique, elle est propre à toute sorte d'aspretez & rudesses, & ne relasche point l'estomac.

L'adragant froid au second degré, humide au premier, est plus humide que la gomme, & adoucit mieux la toux inveterée, & les aspretez ou rudesses. Les pignons temperez en chaleur, & notablement humides, ramollissent, nettoyent, & font rendre par les crachats des humeurs pourries, grossieres & gluantes. Les pistaches delivrent d'obstruction les poulmons & le thorax, parce qu'elles sont lenitives, un peu ameres, & adstringentes. Les noisettes rosties empeschent la fluxion, estant cruës & recentes elles guerissent la toux inveterée, elles sont toutefois ennemies de l'estomac, sur tout celles que la vieillesse a renduës trop seiches. Le miel chaud & sec au second ordre, nettoye puissamment & décharge le ventre : on ne le prend que cuit, parce qu'estant crud il excite des vents & offense le ventricule.

Le sucre est moins chaud & sec que le miel, & comme il est plus doux & agreable ; aussi fait-il toutes ses operations plus doucement, & n'est point ennemy de l'estomac. Les compositions des medicamens susdits, sont syrop de jujubes, syrop de violettes, electuaire d'adragant froid, eclegme de pin, pilules bechiques, pilules blanches & *benidic.* A l'imitation desquelles il s'en peut ordonner pour estre faites sur le champ, comme aussi certaines potions lenitives appellées pectorales. Telles que s'enfuivent. Prenez orge une poignée, raifins une once, jujubes, febeften, de chacun huit en nombre, regliffe demie once, le tout cuit en trois liures d'eau. Voicy ceux qui purgent les vices de la poitrine & des poulmons, en nettoyant & extenuant. Le raifin cuit doux apporte un merveilleux foulagement au thorax & aux affections des poulmons, en nettoyant & extenuant.

Les figues ont la faculté de nettoyer & d'incifer : elles purgent particulierement le thorax, font convenables à la toux inveterée & aux longues maladies des poulmons, tres propres au gofier, à l'artere & à la courte haleine

Le capillaire purge proprement la poitrine & les poulmons, profite à la pleurefie & à la peripneumonie.

L'adiantum blanc ofte des poulmons, ce qui eft groffier & gluant, l'hyfope foulage particulierement la peripneumonie, l'afthme, l'orthopnée & la vieille toux qui vient de fluxion, fur tout fi on en boit la decoction faite avec miel, raifins, figues & ruë. Il a auffi une particuliere vertu de nettoyer.

Le praffium, qui s'appelle blanc, ofte de la poitrine les humeurs groffieres, eft tres-utile à ceux qui ont la toux, aux afthmatiques, & quelquesfois aux enragez. L'origan oint de miel eft propre à la toux, à la peripneumonie, & à la pleurefie, quand elles font fur leur declin. Le calament pris avec hydromel apporte du foulagement à l'orthopnée, & à l'afthme.

L'abrotanum ou l'aurofne, & principalement fa femence, eft bonne à ceux qui refpirent la tefte droite, aux ruptures, aux convulfions, à la toux,

& à l'orthopnée. On se sert de la racine du polypode ; elle est chaude & seiche au second ordre,
elle est douce & un peu austere tout ensemble,
oste la pituite grossiere, & principalement des
poulmons ; parce qu'elle est lenitive & adoucissante.

La semence & proprement la moëlle de carthamus est en usage, elle est chaude & seiche au second ordre, detersive, aperitive & adoucissante,
elle oste proprement la pituite gluante de la poitrine & des poulmons, & rend la voix claire.

L'iris est recommandable par sa racine & par sa
fleur chaude & seiche au second ordre, purge
doucement tous les vices inveterez de la poitrine
& des poulmons. *Enula campana*, est utile par sa
racine, chaude au troisiéme ordre, seiche au premier, tres-propre pour attirer les humeurs gluantes & grossieres du thorax, remedie à la vieille
toux, à l'orthopnée, aux convulsions, aux enflures & aux vices de l'estomac, elle provoque aussi
les mois & les urines.

La sarriete ou *thymbra* remedie aux vices des
poulmons & du thorax, & approche des forces du
thym, lequel dissipe les obstructions du foye, &
des boyaux; elle met aussi hors du poulmon & du
thorax les humeurs grossieres & gluantes, donnée avec miel aux asthmatiques, met tous les vices du thorax en estat d'estre crachez ; mais elle
fait avorter. Le geneure est chaud & sec au troisiéme ordre, ses bayes subtilisent les humeurs
grossieres & gluantes. Estans beuës, elles profitent aux vices du thorax, aux toux, aux enflures,
& aux tranchées : mais on tient que la raclure de
son bois est mortelle, lors qu'elle est avalée.

Le seseli de Marseille, qui s'appelle dans les

boutiques *filer montanum*, échauffe & desseiche au second ordre : sa racine & sa semence ont les parties deliées, aident à la concoction de l'estomac & des visceres, guerissent les vieilles toux, & apportent du soulagement à l'orthopnée. La serpentaire est chaude & seiche, acre & amere, doucement adstringente;elle a ses parties deliées, par sa racine attenuative elle purge toutes les humeurs grossieres & gluantes des visceres, est bonne aux toux qui proviennent de fluxions : la racine estant boüillie deux ou trois fois avec la viande, nettoye puissamment les humeurs grossieres & gluantes du poulmon, les subtilise & les evacuë.

L'arond chaud & sec au second ordre, a les mesmes vertus que la serpentaire ; mais beaucoup plus imbecilles.

L'oignon, la porrée, l'ail, & le scordium, ont une vertu acre & échauffante, par le moyen de laquelle ils subtilisent, nettoyent, & purgent les humeurs grossieres & gluantes de tous les visceres,& principalement de la poitrine,entr'autres la porrée & le scordium chassent de la poitrine la matiere grossiere & boüeuse des poulmons, & purgent les arteres ; si on les mange cuits avec ptisane ou hydromel, ou qu'on les mette dans un eclegme avec nasitore, miel & resine : si on les fait plustost cuire un peu, en changeant deux ou trois fois d'eau, ils perdent à la verité leur acrimonie, & cacochymie : mais ils en deviennent un peu moins efficaces aux choses susdites. La squille purge & delivre la poitrine de l'entassement des humeurs grossieres & gluantes, guerit la toux inveterée, & la courte-haleine, attire le pus hors de la poitrine.

Le

Le saffran profite merveilleusement aux lethargiques, & subtilisant la pituite, il est parfaitement utile à la difficulté de respiration, à la
toux, & à la pleuresie. Le gingembre subtilise la pituite grossiere des poulmons, cuit celle
qui est trop deliée, c'est le commun remede de
la toux, de l'asthme & des affections froides :
sur tout celuy qui est confit depuis peu ; l'une
& l'autre Aristoloche est amere & un peu acre,
elle nettoye & digere ; mais la ronde extenuë
plus puissamment les humeurs grossieres, &
ouvre plus promptement les obstructions qui en
proviennent, d'où vient qu'elle est fort secourable aux asthmatiques & pleuritiques. La racine de la Gentiane extenuë & nettoye, ouvre
parfaitement les obstructions, & avec tant de
force, qu'estant beuë, elle sert de remede,
non seulement aux chevaux qui toussent : mais
encore à ceux qui sont poussifs. On avale la
myrrhe de la grosseur d'une febve pour la toux
inveterée, orthopnée, douleurs de costez, & de
poitrine.

Quant à ceux-cy, ils apportent du secours aux
phtysiques, par une proprieté particuliere. La
scabieuse est chaude & seiche, & non seulement
par son amertume, mais encore par une faculté
naturelle : elle purge le poulmon si puissamment,
qu'elle en creve, & purge promptement, tant les
abscez & apostumes, que les pleuresies.

La pimprenelle est chaude & seiche au second
ordre, pourveuë d'absterfion, & d'adstriction ;
tres-propre aux phtysiques, arreste le crachement de sang, evacuë celuy qui est sale & boüeux.
nettoye, desseiche, & rejoint merveilleusement
les ulceres.

C c

Les racines & les fueilles de pas-d'afne font en ufage, eftans vertes elles approchent des chofes temperées; mais eftans feichées, elles deviennent acres & chaudes mediocrement : c'eft pourquoy elles gueriffent les toux feiches, & les orthopnées, & fi vous les faites brûler, elles purgent fi doucement les poulmons par la refpiration de leur fumée, qu'elles crevent tous les abfcez du thorax fans aucun dommage. La grande Confoulde efchauffe & defleiche au fecond ordre, purge le pus affemblé dans le poulmon, & dans le thorax, & arrefte les renvois de fang. Le poulmon de renard feiché & beu, foulage ceux qui ont la courte haleine, rejoint les ulceres des phtyfiques, & fortifie la fubftance des poulmons.

De ces medicamens on fait les compofitions fuivantes : firop d'hyfope, firop de paffium, electuaire diaireos fimple & compofé, confiture de capillaire, confiture de fleurs d'iris, confiture de racine d'enula, gingembre confit, eclegme de fquille fimple & compofé, pilules de fcabieufe. Celles qui profitent au crachement de fang, & à la pthyfie, font trochifques de terre figillée, firop de confoulde.

Comme il y a grande provifion de ces compofitions, rarement en ordonne-t'on d'autres, fi ce n'eft quand elles manquent, ou que les affections entrelaffées demandent un meflange extraordinaire, comme celuy-cy dont la force eft lenitive & propre à purger la poitrine en cette forte. Prenez jujubes, febeften, figues feiches, de chacun fix en nombre, raifins fans pepin, une once, polypode de chefne, femence de carthamus racine *d'enula campana*, de chacun demie-once, capillaire blanc, hyfope, praffium, origan, far-

riette, de chacun une poignée, femence de guimauve & de fefeli, de chacune deux dragmes, que
le tout foit cuit & exprimé jufques à une livre &
demie, & apres y avoir adjoufté pareil poids de
fucre, qu'il foit recuit pour firop. Si l'occafion
demande fur le champ des eclegmes ou electuaires, il en faut apprendre le meflange du formulaire que j'en ay donné cy-deffus.

# CHAPITRE XXI.

## *Des medicamens qui chaffent les af-*
## *fections du cœur, appellez*
## cardiaques.

Comme il y a peu d'affections qui puiffent
attaquer le cœur, les principales facultez
cardiaques font de chaffer tout ce qu'il y a de nuifible & de malin, & de fortifier le cœur. Or des
chofes qui chaffent la malignité, les unes font
froides, & les autres chaudes. Les Cardiaques
froids font tels : l'une & l'autre buglofe remedie
à ceux qui font affligez de langueur & de fyncope, réjouyt les melancoliques, & recrée ceux
qui relevent d'une longue maladie: on côpte auffi la violette & le nenuphar entre les cardiaques
froids. L'une & l'autre diffipe les maux de cœur,
réveille les efprits, & chaffe les vapeurs noires.

La femence de citron eft amere, refifte aux venins, rend l'haleine bonne, eft propre aux appe-
tits dereglez des femmes groffes.

Le fuc de citron, de grenade aigre, & d'orange froid & fec au troifiéme ordre, eft tres-utile

contre les pourritures internes & peſtilentes, venins, & foibleſſe des parties nobles, & principalement du cœur : & pendant que la cardialgie, c'eſt à dire la mordication incommode l'orifice du ventricule.

La ſemence d'oſeille guerit les vices les plus faſcheux du cœur & de l'orifice de l'eſtomac, & principalement les piqueures de ſcorpion.

Le ſuc de pomme odoriferante & de coin, fortifie le cœur & l'eſtomac, oſte la ſyncope, aſſoupit ou chaſſe le venin.

Les Cardiaques chauds ſont tels : la Meliſſe emporte la ſyncope qui vient de cauſe froide, diſſipe le chagrin & la triſteſſe. Le *Doronicum*, que Paulus appelle *Arnabo*, a la racine chaude & ſeiche au troiſiéme ordre, un peu douce, blanche par dedans, jaune par dehors de la groſſeur du pouce, noüeuſe, eſpaiſſe : elle eſt bonne à la palpitation de cœur, aux morſures, & aux piqueures des beſtes venimeuſes, & meſme fortifie le cœur. La vetonica, tunix ou biſtorta eſt chaude & ſeiche, un peu amere, tres-recommandable contre les ſonges faſcheux que l'on fait en dormant, les venins, les bleſſures des ſerpens & des ſcorpions, on la boit avec vin-blanc, ſon ſuc chaſſe la contagion peſtilente, & arreſte les vomiſſemens. On uſe des racines & des fueilles du dyctam, elles échauffent & ſeichent au troiſiéme ordre, ont les parties deliées : on les donne contre les bleſſures des beſtes veneneuſes, & contre la malignité des fievres peſtilentes.

La tormentille deſſeiche au troiſiéme degré ſans chaleur manifeſte, eſt un peu adſtringente, a les parties deliées, reſiſte aux venins & à la peſte, arreſte toutes les eruptions de ſang.

Le chardon benit eſt chaud, ſec & tres-amer ;
il delivre d'obſtruction les viſceres internes, &
en guerit les ulceres : eſt efficace contre les affections peſtilentes, veneneuſes & pourries.

On tient que comme la ſtæbé ſcabieuſe creve
tous les abſcez interieurs, de meſme pouſſe-t-elle
hors du cœur le venin des maladies peſtilentes, &
en diſſipe des bubons, & les charbons.

La ſemence de baſilic eſt cardiaque, dautant
qu'elle réjouyt le cœur, en oſte la défaillance, &
fortifie l'eſtomac.

Les medicamens froids qui fortifient le cœur,
ſont tels. L'os qui ſe trouve au cœur du cerf, fortifie le cœur de l'homme par quelque reſſemblance de ſubſtance. Il eſt particulierement utile à
l'affection cardiaque & à la ſyncope, en ſa place
on uſe de la corne de cerf, pour les meſmes uſages. On tient que la corne de licorne eſt excellente pour la conſervation du cœur, qu'elle
émouſſe toute la force du venin, & qu'elle adoucit le ravage des maladies peſtilentes. L'yvoire
froid & ſec au premier degré, conſerve la force
du cœur, & aide à la conception. L'or eſt extrémement temperé, ſes fueilles ſont efficaces
pour fortifier la nature, propre aux affections melancoliques, aux foibleſſes d'eſtomac, maux
de cœur, triſteſſes ſans ſujet. L'argent eſt froid
& humide moderément, il ſuit de prés les forces
de l'or, mais il a toutefois quelque malignité
metallique. Les perles ſont froides & ſeiches,
celles qui ſont entieres, valent le mieux, elles ont
la proprieté de fortifier le cœur, font paſſer la
ſyncope, reſiſtent à la pourriture qui aſſiege le
cœur, à la peſte & aux venins. On tient que le ſaphyr eſtant beû, ſoulage ceux qui ont eſté frap-

pez du scorpion , qu'il preserve le cœur de toute impression de venin , & qu'il apporte de l'amendement aux ulceres des intestins. Le jacinthe remedie aussi aux coups des bestes veneneuses & aux affections malignes.

L'emeraude en fait autant non seulement estant beuë, mais penduë au col, elle dissipe la melancolie & la tristesse. Le corail froid & sec au second degré , fortifie l'estomac par son adstriction , arreste les rejections de sang, conserve la force du cœur , & le preserve des injures des maladies pestilentes. L'ambre jaune fortifie le cœur & l'estomac, estant fort propre aux cardiaques & à la palpitation du cœur.

La terre sigillée froide & seiche au premier degré guerit les morsures des serpens, & de tous les reptiles , empesche que les potions mortelles, & veneneuses fassent du mal. Le bol d'Armenie froid au second ordre , est bon à la fievre pestilente, à laquelle il resiste , empesche la pourriture , l'expulsion de sang , la dyssenterie & le catarre. Le camfre esteint les vapeurs malignes , sur tout les chaudes, & repare la foiblesse des sens qui en est provenuë.

Les chauds sont tels. Le bois d'aloës est utilement administré pour les affections cardiaques, pour la syncope, & finalement pour toutes les maladies froides du cœur. L'écorce de citron est odoriferante, chaude & seiche, elle garantit le cœur & les autres parties nobles, resiste à la pourriture & aux venins.

Le cinamome ou canelle , est chaud au troisiéme ordre , sec au second, il consume le pus de la pourriture, est propre contre les venins & deleteres. Le clou de girofle chaud & sec au troisiéme degré eſt odoriferant, acre, un peu amer, il oſte les affections cardiaques & la ſyncope, fortifie les viſceres, & repare les eſprits du cœur.

L'amomum eſt chaud & ſec au troiſiéme degré, il deſſeiche & reſtreint puiſſamment, & réjouyt le cœur par ſon odeur agreable. Le ſaffran eſt chaud au ſecond ordre, ſec au premier, il cuit, digere, reſtreint mediocrement, fortifie en premier lieu le cœur, puis les autres parties, profite à leurs pourritures, mais on dit qu'il eſt mortel, quand il eſt pris exceſſivement. Le muſc échauffe & ſeiche au troiſiéme ordre, ſes parties ſont deliées, il repare les eſprits par ſon odeur, il affermit & renforce premierement le cœur, puis les autres parties, repare la lipothymie & la diſſipation des forces, mais il frappe le cerveau qui eſt imbecille, principalement celuy des bilieux.

L'ambre eſt chaud & ſec au ſecond degré, il échauffe, ſubtiliſe & extenuë les humeurs, on le meſle parmy les medicamens ſtomachiques, il a la proprieté de fortifier le cœur & le cerveau, il oſte la ſyncope; mais on tient qu'eſtant meſlé dans le vin, il cauſe l'yureſſe : il eſt plus convenable aux vieillards & aux perſonnes naturellement froides, qu'aux jeunes.

De ces ſimples là ſe forment les compoſitions ſuivantes. Syrop de bugloſe, ſyrop de ſuc ou infuſion de violettes, ſyrop de nenuphar, ſyrop de ſuc d'ozeille, ſyrop de pommes odoriferantes, ſyrop de ſuc de peſches, ſyrop de ſuc de limons, ſyrop de grenades, ſyrop d'écorce de citron, ſyrop d'écorce de citron aigre. Leſquels ont tous une force cardiaque en quelque façon, puis qu'ils preſervent le cœur, & chaſſent la pourriture. Le ſeul ſyrop de meliſſe ſurmonte toute ſorte de malignité. L'electuaire auſſi de *gemmis*, le *diamar-gariton* froid, electuaire de *ambra*, electuaire réjouyſſant, le mithridat & la theriaque. Outre cela, il y a des conſerves, & des confitures de fleurs & de fruicts avec du ſucre, comme fleur & racine de bugloſe, fleur de violettes, peſches confites, pommes odoriferantes confites, écorce de citron confite, noix muſcade confite. Il y a auſſi beaucoup de compoſitions faites ſur le champ, que l'on accommode en d'autres formes, comme en poudres, confitures, paſte Royale, diſtilation reſtaurante, epithemes, ſachets, parfums & boulettes odoriferantes, dont j'ay mis icy quelques exemples par forme d'exercitation. Poudre. Prenez corne de cerf & de licorne, perles luiſantes, limaille d'yvoire, de chacun ſix grains, ſoit faite poudre fort deliée pour prendre avec la cueillere, eſtant delayée dans eau de bugloſe & vin blanc. Avec deux drachmes de cette poudre, que l'on met dans trois onces de ſucre blanc delayé dans eau de roſe, on forme les tablettes qu'on appelle *manus Chriſti*, on y meſle auſſi quelquefois un peu d'electuaire de *gemmis* ou de *ambra*, quelquefois auſſi un peu d'ambre. Il s'en fait auſſi contre la peſtilence en cette maniere. Prenez fragmens de pierres precieuſes, ſaphyr, jacinthe, émeraude, perles, corail rouge, de chacun un ſcrupule, os de cœur de cerf, yvoire, ſemence de baſilic, chardon benit, citron, ozeille, racine de tunix, tormentille, angelique, doronicum, de chacun demie dragme, terre de lemnos, bol d'armenie, de chacun une dragme, muſc, ambre, de chacun huit grains, ſucre blanc diſſous avec eau de meliſſe, demie livre. Soit formé electuaire en tablettes du poids de deux dragmes.

Confiture cardiaque. Prenez écorce de citron confit, conferve de buglofe, de violettes, & de rofmarin, de chacun demie once, poudre d'electuaire diamargariton froid, & electuaire de gemmis, de chacun demy fcrupule, fucre blanc, ce qu'il en faut pour la forme de la confiture. Epitheme. Prenez eaux diftillées de meliffe, buglofe, chardon benit & de rofes, de chacune deux onces, vinaigre une once, dans quoy diffoudez tous les fantaux, bois d'aloës, cloux de giroffle, écorce de citron fec, le tout bien pilé, de chacun une dragme, faffran un fcrupule, camfre demy fcrupule, foit fait epitheme à mettre fur le cœur, pour chaffer l'ardeur & la malignité. On renferme auffi pour le mefme deffein des poudres dans un fachet, que l'on applique fur le cœur, ou fec, ou imbu de la fufdite liqueur. On chaffe auffi le venin par l'odeur des chofes, dont fe fait l'epitheme.

Diftillation cardiaque & reftaurative. Prenez conferve de l'une & de l'autre buglofe, violettes, rofes, nenuphar, écorce de citron confit, de chacun deux onces, poudre d'electuaire, diamargariton froid, electuaire de *gemmis*, & de ambra, faffran, de chacun deux dragmes, femence de citron, ozeille, chardon benit, citron, racines de dyctam, vetonica & tormentille, de chacun trois dragmes, boüillon de chaponeaux alteré avec laictuë, ozeille, pourpier, fcabieufe & meliffe fix liures, que le tout pilé & broyé enfemble, foit renfermé dans un alambic de verre pour en tirer la liqueur infenfiblement par le moyen du feu ou de l'eau boüillante. A cela on mefle quelquefois du hachis de perdrix, de tourtres, & auffi de tortües. de foreft preparées avec mie de pain blanc. On met par aprés deux onces de sucre, & une dragme de canelle, dans demie livre de cette liqueur, puis on la coule pour s'en servir, en y versant quelquefois demie once de grenades ou de limons.

Autre distillation qui chasse & émousse la malignité. Prenez. Endive, l'une & l'autre buglose, stœbé, tormentille, chardon benit, ozeille, pimprenelle, betoine, qui soient tous recens, de chacun une poignée, racines de dyctam, vetonica, tormentille, aristoloche ronde, gentiane, doronicum Romain, *Zedoaria*, de chacun demie once, semences d'ozeille, chardon benit, & plantin, de chacun six dragmes, theriaque, mithridat vieux, de chacun deux onces. Que les herbes soient fraisches, & apres les avoir pilées, que le reste estant parfaitement trituré soit jetté dessus, qu'on laisse tremper cela trois jours, puis l'ayant mis dans l'alembic, qu'on en tire la liqueur peu à peu.

---

# CHAPITRE XXII.

### *Des medicamens propres à l'estomac.*

Entre les medicamens appellez *stomachiques*, les uns chassent & consument l'amas des sales humeurs dont l'estomac est imbu, ou les nettoyent entierement, sans choquer les forces de l'estomac : les autres aident à la digestion, & le fortifient dans ses autres fonctions.

De la premiere classe sont les citrons, limons, les grenades, les coins, les cerises, les ribes, l'aubespin, les cormes, les neffles, & tous ceux qui

empefchent le débordement de la bile. Car ils
émouffent les reftes de bile, arreftent les vomiffemens, rafraifchiffent l'eftomac échauffé, font
paffer la foif, diffipent le dégouft & réveillent
l'appetit, reftreignent & fortifient l'eftomac qui
eft relafché. Quant à ceux qui viennent en fuite,
ils font les mefmes operations dans les humeurs
froides, qui rempliffent les tuniques de l'eftomac. L'une & l'autre mente eft chaude & feiche
au commencement du troifiéme ordre, acre au
gouft, un peu amere, de parties deliées, elle a la
vertu d'aftreindre & de deffeicher. Elle eft parfaitement utile à l'eftomac, excite l'appetit, on
s'en fert particulierement dans les fauffes, elle
échauffe, fubtilife, & confume les humeurs froides & groffieres, appaife le hoquet, le vomiffement, la colere, arrefte le vomiffement de fang:
mais on tient qu'elle empefche la conception.
La betoine aide à la concoctioi. des cruditez,
on la donne à ceux qui font des rots aigres, &
aux ftomachiques, elle appaife la douleur de
tefte qui vient de la fympathie de l'eftomac.

L'abfynthe eft chaud au premier degré, fec au
fecond, aftringent, amer, & acre, il échauffe &
nettoye également, fortifie & deffeiche, fa decoction fortifie l'eftomac, nettoye la bile & la pituite qui luy eft inherente, & purge tant par les
felles que par les urines. D'où vient qu'elle guerit les pâles couleurs, diffipe le degouftement
de l'eftomac, & les flatuofitez, réveille l'appetit, chaffe la naufée & les vers : on ufe de fa fueille
& de fa femence ; mais fon fuc eft ennemy de
l'eftomac. La fauge échauffe & reftreint un peu,
excite l'appetit, dompte les humeurs crües &
groffieres, fortifie l'eftomac, adoucit le hoquet.

Le thymbrée ou balſamite, ou mente aquatique échauffe & deſſeche au troiſiéme ordre, ſes parties ſont deliées , ſa faculté digeſtive eſtant priſe ou appliquée , elle arreſte les vomiſſemens qui procedent de pituite , le hoquet , les diſſolutions d'eſtomac , & provoque les urines. Les femmes groſſes n'en doivent pas manger , ſi ce n'eſt que leur fruit ſoit mort dans le ventre : car y eſtant ſeulement appliqué, il le fait ſortir. L'ambre jaune chaud au premier degré, ſec au ſecond , fortifie l'eſtomac & le cœur , appaiſe la nauſée , conſume les mauvaiſes humeurs de l'eſtomac, empeſche meſme qu'elles ne s'engendrent , & arreſte les fluxions.

Les medicamens froids qui fortifient & reſtreignent , qui conſument les reſtes des humeurs acres , & aident à la concoction. La roſe amere, aſtringente , principalement la rouge eſtant ſechée , fortifie l'eſtomac & le foye , remedie à ſa diſſolution , arreſte les vomiſſemens & les lienteries. La fleur de grenadier fortifie l'eſtomac, arreſte le flux de ventre, eſtant beüe elle ſoulage beaucoup ceux qui crachent le ſang. La fleur du grenadier ſauvage a la meſme vertu que l'autre. Le myrte tant par ſes bayes que par ſes fueilles, deſſeiche & cuit ſans chaleur les ſuperfluitez & les ordures du ventre,chaſſe le degouſtement , & poſſede une particuliere vertu, de fortifier en reſtreignant. L'olive recente, jaune & non encore meure, eſt profitable à l'eſtomac, le fortifie, reſtreint, excite l'appetit , digere les humeurs acres : autant en font les olives halmades, que l'on garde , apres les avoir confites dans la ſaumure.

La ſemence de coriandre preparée reſtreint,

nettoye, aide à la concoction, fortifie l’eſtomac, dont elle empeſche les exhalaiſons de monter à la teſte. Le Sumach froid au ſecond ordre, ſec au troiſiéme reſtreint avec vehemence, & eſtant pris ou appliqué, il fortifie l’eſtomac, & toutes les facultez, arreſte les vomiſſemens, les dyſſente-ries, les eruptions de ſang, & autres longues fluxions : eſtant mis ſur la viande, ou pris d’autre façon, il adoucit les inflammations, & arreſte les mois. *L’Acacia* froide au premier degré, ſeiche au troiſiéme, reſtreint puiſſamment, entretient la force de l’eſtomac, & de tout le corps, arreſte le vomiſſement & les mois. Le *Tycium* deſſeiche au ſecond ordre, eſt temperé en chaleur, il reſtreint, nettoye & digere. *L’Hypociſtis* produit les meſ-mes effects que *l’Acacia*, & avec beaucoup plus de puiſſance. Le *Ciſtus* en fait autant, quoy qu’il ſoit un peu plus deſſicatif, & aſtringent.

Les medicamens chauds dont la principale ver-tu eſt de conſumer les *ichores* froids & cruds, & d’augmenter la concoction, ſont tels. Le ma-ſtic chaud & ſec au ſecond ordre, eſt peu reſtrin-gent & acre, il aide l’eſtomac, emouſſe l’acri-monie des purgatifs, retient les exhalaiſons, em-peſche & diſſipe les catharres, arreſte les vomiſ-ſements. Le ſaffran eſt utile à l’eſtomac, aide à la digeſtion des viandes. Tous les Myrabolans reſtreignent puiſſamment, purgent l’eſtomac & le fortifient, font ceſſer les vomiſſemens, les diſſenteries, & les autres flux de ventre, & re-donnent l’appetit.

La galange eſt chaude & ſeiche au troiſiéme degré, elle eſt d’une ſaveur fort acre, & qui pique extrémement la langue, elle aide à la digeſtion, fait bonne haleine, & provoque Venus. La *Spi-*

*ca-nardi* chaude au premier ordre, seiche au second est astringente, un peu acre & amere,
prise ou appliquée, elle fortifie l'estomac, &
vient à bout par la concoction de toutes les
maladies froides. Le bois d'aloës est odoriferant, astringent, & un peu amer au goust, il
fortifie l'estomac qui est froid, aide à la digestion, en chasse la pourriture, consume les humeurs superfluës, & dissipe les flatuositez. Le
macer chaud & sec au troisiéme degré, doüé
d'une vertu aromatique & d'une odeur tres-
agreable, un peu acre & de parties deliées : il a
cela de propre qu'il fortifie l'estomac, & aide
à la digestion. La noix muscade chaude & seiche
au second, a la vertu de fortifier l'estomac, &
d'en guerir les affections froides, d'aider à la
digestion & de dissiper les flatuositez. Le gingembre chaud au troisiéme ordre, humide au
premier, est odoriferant, ouvre les obstructions, échauffe & fortifie l'estomac, avance
la concoction, dissipe les vapeurs grossieres, &
les flatuositez, subtilise les humeurs grossieres,
& consume les aqueuses. Le clou de giroffle réveille la chaleur & la force de l'estomac, acheve
la concoction, oste la cardialgie, la nausée, &
les douleurs provenuës de crudité & d'abondance de vents. La canelle échauffe, astreint, fortifie l'estomac, aide à la digestion. L'ambre par
sa siccité consume les humeurs superfluës de l'e-
stomac, par l'agrément de son odeur, il corrige
leur mauvaise qualité, & toute sorte d'impureté
& de pourriture, il aide à la digestion, & rend
les autres fonctions plus puissantes en réveil-
lant la chaleur naturelle & les esprits. On se
sert aussi pour le mesme effet de toutes les

choſes, que l'on croit entretenir & fortifier le cœur & la chaleur naturelle.

Or des medicamens ſuſdits, on garde diverſes compoſitions, comme. Syrop de myrte, ſyrop de mente & d'abſynthe, *mivæ cydoniorum*, electuai-re de myrte, electuaire diarrhodon, & le grand roſat aromatique, trochiſques de ſpodium, my-rabolans embliques & cepules, confitures de noix, de cormes & de coins, conſerve de roſes & de mente, confitures d'écorce de citron, & de noix muſcade. A l'imitation deſquelles on en fait d'autres ſur le champ. Comme vin d'abſynthe, & boüillon de racine de chicorée & des hautes fueilles de mente, julep de ſuc de coins ou de grenades & eau de roſe diſtillée. Il y a auſſi des confitures à divers uſages. Outre cela fomenta-tion de roſe, de fleur de grenade, de l'une & de l'autre ſauge, d'abſynthe, avec portion de ſou-chet, de *calamus aromaticus*, de ſcœnanthus, y adjouſtant ſur la fin, trois onces de vin. Cerat mol, d'huyle de maſtich, de mente, d'abſynte, de muſcade, & de *nardus*, ou de quelques-unes de ces huyles avec un peu de cire; leſquelles vous formerez en onguent, ſi vous y mettez des pou-dres de galanges, de macer, de muſcade, de bois d'aloës & de gingembre, de ſorte que pour cha-que once d'huyle, il y ait une dragme de poudre avec un peu de cire & d'ambre ou de muſc. Que ſi vous mettez aſſez de poudre & de cire, le cerat en deviendra plus ſolide, auquel on a couſtume fort ſouvent d'adjouſter trois ou quatre onces de maſtic pilé avec un pilon chaud. Le cerat ſtomachique eſt de cette meſme claſſe. En outre le ſachet couſu bien menu, s'accom-mode en forme d'écuſſon que l'on remplit de choſes arides pulveriſées, comme celuy qui contient roſes rouges, fleurs de grenade, mente, abſynthe, marjolaine, le tout aride, de chacun trois dragmes, *ſpica nardi*, galange, muſcade, cloux de giroffle, de chacun deux dragmes, ſaffran demie dragme.

# CHAPITRE XXIII.

## *Des medicamens propres au foye.*

COmme tant la ſubſtance que les petites veines du foye, ont accouſtumé d'eſtre empeſchées de l'amas & entaſſement des humeurs corrompuës, & parce que ce viſcere eſt de grande importance, il demande ſur tout des medicamens, qui delivrent d'obſtruction, & qui fortifient ſans chaleur vehemente. Or tous ne font pas cela indifferemment ; mais l'experience nous enſeigne que ceux-cy le font par une vertu particuliere. La dent de chien froide, ſeiche, un peu aſtringente, de bonne odeur, de ſubſtance deliée, diſſipe les obſtructions du foye, & en conſerve la force. Toute ſorte d'endive eſteint l'a intemperie chaude du foye & meſme l'inflammation, appaiſe la ferveur du ſang, emporte les obſtructions du foye, d'où vient qu'elle evacuë l'amas qu'il fait des humeurs bilieuſes, guerit entierement la jauniſſe, fortifie le foye par certaine proprieté, n'offenſe point l'eſtomac, diminuë la ſemence genitale. Comme la citroüille, l'herbe d'eſpervier, le laiteron, ſont ſemblables en temperamment, auſſi ne ſont-ils pas beaucoup differens en vertu,

ils

ils font le mefme que les endives , mais beaucoup plus mollement. L'hepatique nettoye , rafraifchit mediocrement , ofte les obftructions du
foye , guerit la jauniffe & les dartres , appaife
les inflammations de fang. Tout capillaire fubtilife , digere , ouvre les obftructions du foye ,
& profite anx icteriques. Les quatre femences
froides grandes & petites rafraifchiffent , incifent
& nettoyent , elles ont les parties deliées , tellement qu'elles diffipent les obftructions du
foye. Le plantin eft froid au fecond ordre , il
aftreint & toutefois il diffipe , il ouvre les obftructions du foye , empefche les pourritures &
les dyffenteries , arrefte les fluxions , tant par fa
fueille que par fa femence. L'ozeille & toute
forte de vinette , tant par fa racine que par fa femence purge doucement les impuretez qui s'a-
maffent au foye , ouvre les obftructions , guerit
les affections qui en proviennent , & fortifie
mefme la fubftance du foye , par une douce & 
agreable reftriction.

Les chauds. L'Eupatoire , échauffe , incife ,
nettoye , purge particulierement les obftructions
du foye en confervant les forces , eft propre aux
fievres longues & ceratiques. La fumeterre ouvre les obftructions du foye , l'affermit lors qu'il
eft trop lafche , purge la bile , clarifie le fang impur , & refifte à la pourriture. Le houblon chaud
& fec au premier ordre , nettoye , ouvre,& purge
le foye , & delivre d'obftruction, guerit la jauniffe , & provoque les mois. L'Afperge delivre le
foye d'entaffement , & apporte du remede à la
jauniffe , tant par fa racine que par fa femence: ce
que font auffi, & encore plus efficacement les racines de perfil , & de fenouil , lefquelles il faut

tremper dans du vinaigre, si l'affectió est chaude.

L'Abfynthe est profitable au foye, de mesme qu'il l'est à l'estomac, & aux parties d'aupres du cœur, & purge par les urines ce qu'il y a de bilieux dans les veines. Le Praffium estant amer au goust delivre le foye d'entassement, & purge les pâles couleurs. Le Peucedane ouvre les vieilles obstructions du foye, & profite au scitrhe, qui ne fait que commencer. Le Chamedrys amer, un peu acre, incise, nettoye, purge les visceres, principalement le foye, & le delivre d'obstruction: Le Chamepiteos nettoye, purge, delivre le foye d'obstruction, soulage les icteriques.

Les medicamens froids qui fortifient, sont. Tous les santaux qui sont froids au troisiéme degré, secs au second, sont convenables aux constitutions chaudes, ils fortifient proprement, & rafraischissent le foye, soulagent les cardiaques. L'yvoire froid & sec au second ordre, est pourveu de certaine astriction, par le moyen de laquelle il fortifie les visceres. Le spordium, yvoire brûlé rafraischit, astreint, appaise la soif, fortifie l'estomac & le foye. La rose & l'hepatique fortifient le foye. Le corail froid & sec au second ordre, astreint, fortifie, modere la ferveur de la bile, & appaise l'impetuosité dont elle est portée en haut, ou en bas, resserre la substance du foye, en quelque façon qu'elle se soit relaschée, & arreste le sang qui coule de tous costez.

Les froids sont : le jonc odoriferant ou schœnanthum, échauffe & restreint modiquement, dissipe mediocrement, fortifie l'estomac & le foye, est secourable à ceux qui crachent le sang. *Calamus aromaticus* chaud & sec au second ordre, doucement astringent, un peu acre, échauffe &

fortifie l'eſtomac & le foye, guerit l'hydropiſie, & la toux. L'eupatoire fortifie particulierement le foye par une chaleur moderée. Le raiſin cuit eſtant amy du foye en toute ſa ſubſtance, le fortifie par une aſtriction moderée. Ce que fait auſſi encore mieux la piſtache, laquelle eſtant un peu amere & odoriferante, ouvre l'obſtruction du foye, par la tenuité de ſa ſubſtance.

Les medicamens compoſez, qui purgent du foye les reſtes des humeurs par les urines, ſont: ſirop de chicorée, ſirop d'endive, ſirop byſantin, petit & grand, ſirop de racines & oximel compoſé.

Ceux qui fortifient, ſont : Electuaire des trois ſantaux, trochiſques d'eupatoire, electuaire *diacubebæ*, & trochiſques d'ambre. Ceux qui rafraiſchiſſent ſont conſerve de chicorée, rejettons de laictuë, d'endive & de pourpier confits, ceriſes confites, aubeſpin confit, & ribez confit, ou ſi l'occaſion le demande, on fera des apoſemes recents tantoſt ſimples, tantoſt aigres, en y meſlant quelquefois le ſuc des herbes & des electuaires auſſi, & des confitures, en y meſlant des poudres & des conſerves.

Outre cela, s'il eſt beſoin de ramollir ou d'échauffer quelque choſe, on fera fomentation, & s'il faut rafraiſchir, epitheme d'eaux diſtilées d'endive, de pourpier, d'abſynthe, de plantin & roſes en pareille quantité, & la huictiéme partie de vinaigre, dans leſquelles ayent eſté diſſouts en doſe convenable, les poudres des trois ſantaux, de roſes, de lupins & de trochiſques de camfre. On fera auſſi des liniments & des onguents des choſes que nous avons dites eſtre propres à l'eſtomac.

# CHAPITRE XXIV.

## *Des medicamens convenables à la rate.*

LEs medicamens propres à la rate, font ceux qui en ramolliffent, nettoyent, & fubtilifent agreablement l'humeur terreftre, fans aftriction manifefte, afin qu'apres l'obftruction eftant ouverte, ils defcendent au ventre plus facilement. Entre ceux-là, les uns font moderément froids & humides, qui conviennent à la bile adufte, comme la violette, la buglofe, le fuc des pommes odoriferantes. Il y en a plufieurs qui font moderement chauds, & qui ont les parties deliées, pour diffiper & fubtilifer la melancolie groffiere & feculente. Le houblon ouvre les obftructions de la rate, & la purge : la Caffuthe delivre particulierement la rate d'obftruction, & chaffe la jauniffe noire. Le ceterach par fa proprieté purge & diminuë la rate. La rave extenuë la rate, & delivre d'obftruction, elle eft auffi bonne au foye. La racine de perfil purge la rate, la delivre d'obftruction, & en diffout les enflures. L'efcorce de tamarifc purge particulierement la rate, la delivre d'obftruction, & l'extenuë : elle guerit auffi la jauniffe. Le caprier premierement par l'efcorce de fa racine, puis par fon fruict, & par fa tige, tant bouïllis avec oxymel, que pulverifez, fait grand bien aux fcirrhes de la rate, & par un frequent ufage il nettoye & incife les humeurs groffieres & gluantes, & les met enfin dehors par les urines, & par les felles. L'Agnus chaud & fec au troifiéme degré, remarquable par fa femence, & par fa fleur , ouvre, extenuë, diffipe les vents, diffout la dureté & l'obftruction de la rate : mais il conferve la femence genitale , & amortit les defirs de Venus. Le Chamedris purge la rate fi puiffamment , que l'on croit qu'il l'extenuë. La racine de *Calamus aromaticus*, qui s'appelle grande galange , eft en ufage , elle échauffe & deffeiche au troifiéme ordre , elle eft acre au gouft , & un peu amere , fon odeur n'eft pas des-agreable : fes parties font defliées , elle nettoye & extenuë , elle relafche & diminuë la rate endurcie , elle guerit toutes les duretez & amas , fi l'on les fomente avec fa decoction. La Squille eft chaude & feiche au troifiéme degré , elle incife & refout extrémement , diffipe les duretez & amas de la rate , en ouvre les obftructions puiffamment, guerit la fiévre quarte & l'ictere. Le lapathum eft pourveu d'une faculté digeftive & deterfive , il foulage la rate eftant pris avec vinaigre , cuit & pris avec vin, il guerit les pâles couleurs , la lepre , & les dartres. La femence de garance prife avec oxymel, diminuë la rate , ce que font auffi le peucedane , la rave , & l'iris bû avec vinaigre ou oxymel. L'Ariftoloche delivre la rate d'obftruction beaucoup plus puiffamment , elle eft bonne aux douleurs de cofté, guerit les putrefactions, & purge les ordures. Le *gummi lacca* extenuë les perfonnes graffes , & diffout les amas de la rate.

Quelques-uns des medicamens fufdits eftans appliquez ; mais principalement ceux qui viennent en fuite , delivrent la rate de toute obftruction. La ruë tant prife qu'appliquée avec vinaigre en façon de cataplafme , emporte les obftructions , & les duretez de la rate. Le Nafitort , &

particulierement fa femence ointe de miel , extenüe & amoindrit la rate. Le Struthium diffipe auffi la dureté de la rate : l'ortie appliquée avec cerat, ramollit les amas , & les endurciffements de
la rate. La moutarde chaude & feiche au quatriéme ordre, attire du dedans aux extremitez les tumeurs , & toutes les douleurs de rate. La petite
centaurée chaude au premier ordre , & feiche au
troifiéme, extrémement amere, un peu aftringente , & fort deterfive , eft excellente pour diffoudre les obftructions du foye, & de la rate:& mefme eftant appliquée par le dehors , elle guerit les
duretez de la rate. Le cabaret chaud & fec au troifiéme ordre , de parties deliées , ouvre les obftructions,& diffout les duretez du foye & de la rate,
guerit la jauniffe , eft fecourable aux longues fievres,fa vertu eft dans fa fueille; mais elle eft tres-
efficace dans fa racine. Le Ciclamen eft chaud &
fec au troifiéme degré : on ufe de fa racine , elle
incife, nettoye, ouvre, digere, refout : elle guerit
les tumeurs & les duretez de la rate en liniment ,
ou en fomentation: tant fraifche qu'aride elle arrefte la iauniffe , & provoque les fueurs bilieufes.

Quelques-uns entrent dans les firops qui temperent les vilaines vapeurs de la bile noire , tels
que font , firop de violettes , firop de buglofe ,
firop de fuc de pommes odoriferantes , firop de
meliffe & confection d'alkermes. Les autres dans
ceux qui diffipent ou confomment les reftes des
tumeurs de la rate : comme firop de ceterach &
de fumeterre, firop de racines,oxymel de fquille,
electuaire de cappres, trochifques de cappres, &
dialacca, electuaire *de pemmis* , electuaire réjouïf-
fant, & quantité d'autres compofitions qui con-

viennent aux affections du cœur : defquelles en-
fuitte on fait fur le champ juleps , apozemes, cle-
ctuaires & confitures : fomentations auffi par le
dehors , d'ortie , de ftruthium , nafitort , petite
centaurée, dans quoy on met trois onces de vinaigre , linimens d'huiles de ruë , de cappres , d'a-
mendes ameres , & de lis , lavées avec vinaigre
fcillitique & cire : aufquelles fi vous adjouftez
deux onces de poudre d'iris , de cabaret & cyclamen avec *bdellium* & ammoniac delayez avec
vinaigre fort , vous ferez un emplaftre propre
à l'obftruction , & à la tumeur de la rate.
On peut auffi ordonner beaucoup d'autres formes fur le champ , felon les occafions.

# CHAPITRE XXV.

### *Des medicamens des reins, & de la veffic.*

LEs chofes qui adouciffent & rafraifchiffent,
empefchent le fable de s'amonceler , & de
former le calcul , adouciffent l'ardeur d'urine , &
la font fortir plus facilement. Ceux qui provoquent les urines par la tenuité & ficcité de leur
fubftance , fubtilifent & liquefient le fang , fe-
parent la ferofité , & la font paffer dans les
reins , comme melons , courges , concombres ,
orge & dent de chien ; mais les plus efficaces de
tous , font ceux lefquels eftans pourveus d'une
fubftance deliée échauffent & deffeichent au troifiéme degré, comme perfil, fenoüil, daucus , phu,
fefeli , cabaret & maceron. Tous ceux qui provoquent puiffamment les urines , purgent auffi
les reins , & les conduits de l'urine en nettoyant

Dd iiij

& incisant ; ils entrainent le sable, dissoudent & separent les pierres qui s'estoient déja assemblées par l'adhesion des sablons. Mais ceux que l'on dit briser proprement les pierres solides & veritables, ils extenuent & incisent sans aucune siccité ny chaleur notable : car la trop grande chaleur cuit & endurcit davantage la pierre déja formée, & en chemin faisant, entraine avec soy dans les reins toutes les superfluitez qui se trouvent retenües dans les voyes; d'où vient que l'urine est quelquefois arrestée, & quelquefois elle passe outre fort deliée & transparente. De ce genre sont le suc de limons, la racine d'ozeille, de buisson, d'asperge, de dent de chien, & de gloubeteron, la betoine, le capillaire, le ceterach. Quelques-uns aussi par leur rudesse nettoyent l'endroit du calcul, qui s'offre à leur rencontre, & le brisent en le choquant comme le verre brulé, la coque d'un œuf, le gremil. Il y en a mesme qui font cela par proprieté, comme la pierre judaïque, les uns & les autres sont profitables aux reins ; mais principalement ceux que nous allons dire.

Amandes ameres & douces, & leur huyle recente, jujubes, sebesten, reglisse, gomme d'amendier doux & de cerisier, pistaches, pommes de pin, figues fraiches, & tous ceux que nous avons dit estre convenables pour adoucir les poulmons, adoucissent aussi la rudesse des reins & de la vessie, attirent l'urine & la font couler, & empeschent que les sablons ne s'amassent & ne forment le calcul. Le boüillon de racine de guimauve, estant beú fait la mesme operation, remedie à la difficulté d'urine, chasse les cruditez des reins & de la vessie : sa semence brise

auſſi le calcul des reins. Les quatre petites ſemences froides, de laiᵭuë, de pourpier, d'endive & de chicorée adouciſſent la ſiccité, la rudeſſe & l'ardeur des reins. La ſemence de melon, & les quatre grandes ſemences froides ſont
ſeiches à la fin du premier ordre, inciſent, nettoyent, ſont de ſubſtance deliée, principalement quand elles ſont ſeichées & pilées, d'où
vient qu'elles pouſſent tellement les urines,
qu'elles ne profitent pas peu aux reins chargez
de ſable ou de calcul. Les fruiᵭs rouges de *h -
licacabi* purgent puiſſamment les reins, & pouſſent l'urine par une vertu attenuative & deterſive. Les fraiſes auſſi, & les fruiᵭs *chamæ pati
idæi* nettoyent les ordures, & les ſablons des
reins & de la veſſie, mettent dehors les pierres
briſées & ſur tout leur eau diſtilée. L'un & l'autre plantin par ſa ſemence ou par ſa fueille ſeiche
& oſte les obſtruᵭions des reins, eſtant doüé
d'une certaine faculté deterſive & attenuative,
qui excelle en luy par deſſus les autres. Toute
ſorte de capillaire provoque les mois & les urines, & purge les reins ſi puiſſamment, qu'on tient
qu'il briſe le calcul. La parietaire un peu froide
nettoye & reſtreint legerement, & neantmoins
elle eſt ſecourable à la pierre & à la difficulté
d'urine. La racine de dent de chien moderément
froide & ſeiche, & de parties deliées, profite
aux difficultez d'urine, briſe les commencemens
de la pierre dans la veſſie, ce que fait auſſi ſa ſemence. La racine d'aſperge pilée & beüe avec vin
provoque l'urine, delivre les reins d'obſtruᵭion,
met dehors le calcul, ſoulage les nephritiques, &
il ne faut par croire que par ſon long uſage la
veſſie ſoit exulcerée, elle augmente la ſemence

genitale , & réveille les defirs de Venus. Le meurte fauvage , tant par fa racine qui eft un peu amere , que par fes fueilles & bayes beües avec vin, provoque l'urine, brife le calcul de la veffie, remedie à la diftillation d'urine , provoque les mois & guerit les pâles couleurs. La racine du chardon à cent teftes, eft temperée en chaleur, & fort chaude, eftant beüe remedie à la colique , guerit le calcul , les diftillations & les difficultez d'urine , & les vices des reins. La camomille beüe & appliquée, pouffe hors le calcul & les urines. Quant à ceux que je mets cy-apres , ils ont efté trouvez plus efficaces pour ces mefmes maux des reins , & de la veffie , parce qu'ils font plus acres & plus chauds.

Les pois de toute forte font chauds & fecs au premier ordre, pourveus d'une faculté incifive & deterfive, ils oftent les obftructions, provoquent les urines , & purgent les reins , brifent le calcul des reins, & de la veffie: ce que font les noirs, & les petits tres-puiffamment, & en fecond lieu les rouges. La terebenthine échauffe, ramollit, difcute , nettoye, purge, ofte les obftructions de tous les vifceres, & fur tout des reins, ouvre les conduits eftroits, provoque les urines, empefche la pourriture. La pimprenelle chaude & feiche au fecond ordre beüe avec vin brife le calcul, fa decoction foulage la *ftrangurie.* La faxifrage chaude & feiche , fait les mefmes operations : mais avec beaucoup plus d'efficace. Le fenoüil marin chaud & fec au commencement du troifiéme ordre, eft fecourable en la *dyfurie,* & aux pâles couleurs, & brife le calcul des reins. Le gremil par fa femence beüe avec vin brife le calcul, pouffe l'urine, & difcute la *ftrangurie.*

Le creſſon & la bette échauffent , ont les parties
deliées , & la ſaveur acre , cruds ou cuits , ils
émeuvent les urines puiſſamment , & l'on tient
qu'ils diſſoudent & mettent dehors le calcul.
L'ortie eſt chaude & ſeiche au troiſiéme ordre,
& acre , elle a une ſi grande vertu de nettoyer ,
qu'elle décharge le ventre , delivre les reins
d'obſtruction , & briſe le calcul.

La bugrane chaude à la fin du ſecond ordre,
fait couler l'urine en attenuant , & nettoyant &
briſe le calcul : l'écorce de ſa racine eſt principalement utile , puis les jettons de ſa tige , qui
ſont tres-agreables eſtans confits avec ſel , avant
qu'ils ſoient reveſtus d'eſpines. Le perſil vulgaire,
que Pline appelle *Apium ſativum* & les Grecs *ſe-
linum* , chaud au ſecond ordre , ſec au troiſiéme,
par ſa racine, fueilles, & ſemence oſte les obſtructions , provoque l'urine , nettoye les reins & la
veſſie , & en briſe le calcul : il eſt auſſi profitable
par le dehors,tant en eſtuve que fomentation. La
racine , & les fueilles hautes du fenoüil purgent
les vices des reins & de la veſſie, pouſſent l'urine,
tant priſes , qu'appliquées. Le mauron remedie à
la difficulté d'urine par ſa racine : ſa ſemence eſt
bonne auſſi aux affections des reins & de la veſſie : elle fait les meſmes operations que le perſil.
L'une & l'autre rave chaude au troiſiéme , &
ſeiche au ſecond ordre,purge les reins, tant par ſa
racine que par ſa ſemence,provoque l'urine, briſe
le calcul & le fait ſortir. Le perſil de rocher ou
Macedonien chaud & ſec au troiſiéme ordre,fait
couler l'urine par ſa racine , & particulierement
par ſa ſemence,eſtant beu,il apporte ſoulagement
aux douleurs des reins & de la veſſie. Le daucus
premierement par ſa ſemence , puis par ſa racine

échauffe & deſſeiche , pouſſe l'urine avec vehemence, de ſorte qu'il met auſſi dehors le calcul.

Le ſeſeli de Marſeille imite les forces du daucus, le gloutteron pouſſe les urines par ſa racine & par ſa ſemence, delivre les reins d'obſtruction, & chaſſe les ſablons & le calcul. La racine de pyvoine acre & amere beuë avec vin adoucit les douleurs des reins & de la veſſie , les grains de ſa ſemence priſes oſtent aux enfans les commencemens du calcul. L'un & l'autre tribule , principalement le ſauvage , purge les reins & ſoulage les graveleux , ſi on en boit la ſemence. Le geneſt qui eſt au ſecond ordre des chauds , & des ſecs , pourveu d'une force inciſive & extenuative, fait couler les urines, principalement par ſa ſemence, & briſe la gravele tant des reins que de la veſſie. Le fruict du geneure chaud au troiſiéme, & ſec au premier degré, eſt bon à l'eſtomac , nettoye les reins & pouſſe l'urine , mais il fait mal à la teſte. Les bayes & les fueilles de laurier, tant en fomentation qu'eſtuve, profitent aux affections de la veſſie: l'écorce de ſa racine purge les reins, rõpt le calcul ; mais on tient qu'elle tuë le fruit des femmes groſſes. Le *Calamus odoratus* provoque l'urine, profite aux vices des reins & à la ſtrangurie. Le ſouchet remarquable par ſa racine, laquelle eſtant chaude & ſeiche inciſe ſans acrimonie, eſt convenable aux graveleux , & provoque l'urine. Le Cardamome pris avec vin , remedie aux affections des reins & à la dyſurie. Le *periclimenum*, que les Apothicaires appellent *caprifolium* , extrémement chaud & ſec, provoque l'urine tant par ſon fruict que par ſa fueille, chaſſe le calcul , & fait couler du ſang, ſi l'on en boit un peu trop.

Les principales compositions qui se forment
des medicamens susdits, sont: sirop de capillaires,
sirop de limons, sirop de guimauve, sirop de rave,
electuaire *diaspermaton*, & electuaire *lion trihon*.
Or on en fait aussi divers apofemes sur le champ:
les uns pour adoucir & lascher ; les autres pour
nettoyer & mettre dehors les sables ou le calcul ,
ausquels on adjoufte quelquefois utilement de
l'oxymel de squille. Des poudres aussi , des electuaires , & des confitures, selon les formes cy-
deffus declarées. En outre, tant pour appaifer les
douleurs nephritiques , que pour brifer les pierres , on fait des fomentations & eftuves de racines de guimauve , de rave , de perfil Macedonien , de fenouïl , de chardon à cent teftes, & de
glouteron , avec manne , parietaire , bouleau, camomille , betoine , nafitort , pimprenelle , origan , laurier & genevre , du marc defquels y adjouftant fleur de farine , de femence de guimauve , de vin , de fenugrec , de tefeli & daucus ,
avec axunge de lapin , & d'oye , il faut faire un
cataplafme : des linimens aussi d'huile de lis , de
camomille , de laurier , de nardus , de fcorpions ,
& de terebentine. On en met aussi quelques-uns
en lavemens , defquels apres avoir premierement evacué les matieres fecales , font extrémement profitables.

# CHAPITRE XXVI.

*Des medicamens de la matrice.*

ENtre les medicamens qui font bons à la matrice , les uns en arreftent le flux immoderé,

les autres le provoquent lors qu'il eſt arreſté ; les autres font écouler l'amas des impuretez qui s'y fait, la purgent, & la fortifient : ceux qui arreſtent les mois, ſont preſque tous froids, ils eſteignent la ſemence genitale, appaiſent les impetuoſitez de Venus, & les ſuffocations de matrice, laquelle ne reçoit point d'autre ſecours des medicamens froids. ʟe nenuphar dont la racine eſt chaude, remedie principalement au flux des femmes, empeſche les ſonges Veneriens, & eſteint la ſemence genitale. ʟa fleur de grenadier rafraiſchit & deſſeiche au ſecond ordre, eſt de vertu aſtringente, arreſte les mois, & autres flux de la matrice. ʟa ſemence de humac miſe ſur les viandes au lieu de ſel, & ſa decoction donnée à boire, retarde la purgations & fleurs blanches. La decoction des petites branches de buiſſon fait la meſme choſe, & beaucoup plus efficacement le ſuc de ſes fueilles & jettóns exprimé & ſeiche au ſoleil. ʟa corne de cerf brûlée & lavée, & la limaille fort menüe d'yvoire eſtant beües avec liqueur convenable, profitent grandement aux femmes travaillées du flux de matrice. ʟe pourpier arreſte les purgations des femmes, appaiſe les deſirs & les ſonges Veneriens. ʟe plantin rafraiſchit & épaiſſit, d'où vient qu'il arreſte toutes les éruptions de ſang, & que comme il modere les flux de ventre, auſſi fait-il ceux de la matrice ; on l'applique auſſi avec laine par le bas, contre les ſuffocations de matrice : l'une & l'autre joubarbe rafraiſchit au troiſiéme degré, & deſſeiche moderément, arreſte le flux des femmes, empeſche les ſonges Veneriens, & les ſuffocations.'

Or les medicamens qui provoquent les mois,

font prefque tous chauds au troifiéme degré , &
toutefois ne deffeichent pas avec vehemence , de
cette forte font les amers & les acres, dont la force eft fi grande, qu'elle peut penetrer jufques aux
parties les plus eloignées fans diminution, ouvrir
l'orifice des veines , extenüer ce qui eft groffier ,
& nettoyer ce qui eft gluant ; & mefme evacuer
non feulement les mois, mais encore d'autres impuretez de la matrice , par une vertu particuliere.
Il y en a auffi beaucoup de ceux-là qui pouffent
dehors la conception & l'arriere-faix, & qui mefme tuent le fruict. La Camomille chaude & feiche au premier ordre , de parties deliées , pourveuë d'une faculté anodyne & digeftive, pouffe
hors les mois & le fruict , diffout les duretez , &
les flatuofitez de la matrice en breuvage , & en
étuve. La betoine purge la matrice, & neantmoins
la fortifie , & retient la conception , tres-bonne
aux femmes enceintes, aufquelles il fluë de la matrice des impuretez blanches. Le laurier échauffe & ramollit : on'met fa decoction dans les eftuves des femmes , il nettoye les ordures de la matrice , mefme des femmes groffes avec feureté.
L'eftuve de decoction de matricaire profite à la
dureté & fuffocation de matrice. Le lis eft utile
en fa racine , fueilles & fleurs, eftant rofti & pilé
avec huile rofat, & mis par le bas , ramollit la
matrice , & la purge doucement. Le treffle eft
odoriferant, chaud & fec au troifiéme ordre , fa
femence & fes fueilles beuës avec eau, remedient
à la fuffocation de matrice. La racine de pyvoine , & fes graines noires beuës avec vin, gueriffent la fuffocation, & douleurs de matrice.

Les medicamens qui purgent la matrice ou
provoquent les mois avec vehemence, ne font pas

seurs pour les femmes enceintes, parce que les uns ouvrans les vaisseaux, mettent dehors le fruit & les autres estant pris ou appliquez le tüent. La marjolaine provoque les mois, tant prise que mise par le bas en forme de pessaire. Le Basilic pris en vinaigrette, purge la matrice, & réveille les desirs de Venus. L'origan estant attenuatif & aperitif provoque les mois. La melysse qui est dans la seconde classe des chauds, & dans la premiere des secs, est bonne à faire couler les mois, aide à la conception tant en breuvage que fomentation. Le marrube provoque les mois aux femmes qui ne se purgen pas, pousse l'arriere-faix apres l'acouchement, & profite à celles qui sont en travail d'enfant. Le scordium fait couler les mois, & avance l'accouchement en breuvage, ou en fomentation.

Le Baccharis est odoriferant, sa racine estant mise par le bas, fait sortir le fruit. Les deux especes d'armoise sont chaudes au premier, seiches au second ordre, de parties deliées, estans prises ou accommodées en fomentations ou estuves, de la matrice, attirent les mois, poussent hors le fruit, & l'arriere-faix, & sont bonnes à la suffocation de la matrice. Leur suc aussi estant pestri avec myrrhe, & appliqué, attire tout ce qui est renfermé dans la matrice. Le pouliot eschauffe & desseiche au troisiéme ordre, estant bû il met dehors les mois, le fruit & l'arriere-faix, & en estuve, il oste les tumeurs, les duretez, & les convulsions de la matrice. La racine de Souchet en estuve remedie au froidissement, & à la suffocation de matrice, & prevoque les mois.

La valerienne chaude & seiche au second ordre, fait couler les mois & les urines par fomenta-

fomentation. La racine de la grande garance, auſſi bien que la ſemence eſtant miſe par le bas attire, & eſtant priſe, pouſſe dehors les mois, l'arriere-faix, & le fruit. Le teucrium eſtant pris,
pouſſe hors les mois, l'arriere-faix, & le fruit
mort. Le ſeſely tant par ſa ſemence, que par ſa
racine, remedie à la ſuffocation de matrice, dont
elle fait ſortir les mois & le fruit. La ſemence
du daucus a tant de vertu pour faire couler les
mois, qu'elle pouſſe l'arriere-faix & le fruit, &
meſme eſtant priſe elle arreſte la ſuffocation. La
ruë cuite avec huyle & infuſée, inciſe & digere,
fait couler les mois, diſſout les tumeurs flatueu-
ſes de la matrice, & delivre de la ſuffocation.
Eſtant pilée avec miel, & appliquée ſur les parties honteuſes, elle eſteint les deſirs Veneriens,
& la ſemence. Le calament chaud & ſec au troiſiéme ordre, acre & un peu amer, inciſe & nettoye puiſſamment, provoque les mois avec tant
de force, qu'eſtant beû ou appliqué, il tuë le
fruit & le pouſſe dehors. La ſabine eſt du troiſiéme ordre des chauds & des ſecs, acre & fort
digeſtive, elle provoque les mois autant que tout
autre choſe, elle tuë le fruit vivant, & le fait
ſortir quand il eſt mort. La racine de dictam tant
beüe que priſe en parfum ou peſſaire, fait ſortir le
fruit mort, & avance l'accouchement, eſtant
ſeulement gouſtée. L'une & l'autre Ariſtoloche
beüe avec poivre & myrrhe pouſſe les mois, l'arriere-faix, & le fruit : eſtant miſe par le bas, elle
fait le meſme, & purge les ordures de la matrice.
La racine de la gentienne eſtant priſe extenüe,
nettoye, purge, & delivre d'obſtruction, & meſme eſtant miſe par le bas, elle fait ſortir les mois,
l'arriere-faix, & le fruit. La racine d'iris en fo-

E e

mentation ramollit, & ouvre les lieux, provoque les mois, & estant appliquée en forme de suppositoire avec miel, fait sortir le fruit. La racine de cabaret estant mise par le bas, attire les mois & le fruit. Le maceron pris en racine, herbe, ou semence, ou mesme estant chauffé & mis par le bas, fait sortir les mois & l'arriere-faix, & cause l'avortement. La myrrhe chaude & seiche au second ordre, deliée & fort detersive, ramollit la matrice & l'ouvre, fait sortir promptement les mois & le fruit, principalement celle qui s'appelle *stacte*. Le storax & le bdellium imitent les proprietez de la myrrhe. Le castoreum beû avec le pouliot, met dehors le fruit & l'arriere-faix. Le sagapenum pris avec hydromel, provoque puissamment les mois, mais il tuë le fruit. Le galbanum non seulement pris, mais appliqué pousse hors les mois & le fruit. L'oppopanax appliqué dissout les tumeurs & les duretez de la matrice, attire les mois, mais il tuë le fruit.

Entre les medicamens qui fortifient la matrice, les uns l'affermissent, & retiennent la conception, les autres l'entretiennent par une chaleur moderée, & arrestent les impuretez qui coulent, estans en quelque façon amers & odoriferans, afin qu'ils ouvrent à la fois & réveillent la chaleur, & qu'ils réjouyssent la matrice par une senteur agreable. Du premier genre sont

La *bistorta* appellée ainsi par les Apothiquaires, froide, & seiche, & astringente moderément, arreste les mois, fortifie la matrice, retient & conserve la conception par sa racine, tant prise qu'appliquée avec muscade & cloux de girofle. Le corail tant pris qu'appliqué par le bas arreste les mois, fortifie la matrice & la conception. Le co-

ſtus purge les impuretez de la matrice, tant en fomentation que parfum, & aide à concevoir. La
betoine en fait autant, comme j'ay cy-deſſus,
& recrée le fruit. Le clou de girofle, tant pris avec
hypocras, que mis par le bas, ſoulage la ſuffocation de matrice, laquelle elle recrée auſſi bien
que le fruit. La noix muſcade & le macer ont la
meſme vertu. Le nardu ou *pu a nardi* eſtant mis
par le bas, conſume les impuretez coulantes de la
matrice, & profite à la conception par ſon parfum. Le parfum auſſi de ſtorax purge la matrice,
la deſſeiche, & la fortifie, appaiſe la ſuffocation,
& prepare à concevoir. L'ambre jaune en breuvage & en parfum deſſeiche la matrice, empeſche
qu'il s'y engendre de mauvaiſes humeurs, la fortifie, & aide à la conception. La poivrette en parfum attire les mois qui ont eſté arreſtez par leur
groſſiereté & viſcoſité, échauffe, deſſeiche, &
fortifie la matrice. La grande galange tant en
breuvage, qu'application, ou parfum, fait ſortir
les mois, deſſeiche, & recrée la matrice. On tient
que le benjoin eſt la liqueur Cyrenienne, il eſt
chaud, extrémement delié, & digeſtif par tranſpiration, arreſte les flux de matrice en parfum ou en
peſſaire, & la fortifie de meſme que les autres parties nerveuſes. Le muſc tant pris que mis en peſſaire, oſte la ſuffocation de matrice, excite à Venus, recrée la matrice par ſon odeur, la deſſeiche
& la fortifie, & augmente l'eſperance de la conception. L'ambre auſſi chaſſe & arreſte la ſuffocation, & tant pris que mis par le bas, fait les
meſmes operations que le muſc avec beaucoup
d'efficace.

Quant aux compoſitions pour rafraiſchir la
matrice, & arreſter les mois exceſſifs, elles ſont

telles , syrop de pourpier , syrop de suc d'ozeille, syrop de myrte, onguent du Comte. Sur le champ on ordonnera julep rosat , & d'eaux distilées de myrte , de plantin , & d'ozeille , y adjoustant suc d'aubépin ou de coins. Des poudres aussi , des electuaires, & des confitures de corail , de la pierre *hematites* , de perles , de corne de cerf brûlée, & d'ambre , y adjoustant sucre rosat ou conserve de roses , ou autre astringente. Emplastre aussi qui reçoit , bol d'armenie lavé en vinaigre, trois onces , terre de lemnos lavée aussi de mesme deux onces, sang de dragon , mastic, de chacun une once, noix de cyprés , de galles , de roses , de fleurs de grenadier sauvage, pilez, de chacun demie once , cire & onguent du Comte, de chacun autant qu'il en faut pour faire un corps en forme d'emplastre. Ou , farine de febues delayée avec mucilage de gomme arabique ou adragant , autant qu'il en faut pour attacher, & ramasser le tout en consistance d'emplastre , qui sera appliqué sur les lombes , & sur le penil. On mettra aussi par le bas des pessaires ou des injections.

Pour émouvoir les mois , & purger la matrice il y a syrop de capillaires , syrop d'hyssope , sirop d'armoise , electuaire *diacalaminthez* , tant simple que composé , trochisques de myrrhe , qui font aussi sortir l'arriere-faix,& pilules de sagapenum, qui ont aussi la vertu de faire sortir le fruit mort. A l'exemple de ces compositions , on en pourra faire dans une occasion pressante , d'autres, tant pour prendre que pour appliquer. Comme fomentation de cette sorte. Prenez camomille , marjolaine , basilic , pouliot, origan , marrube, calament , armoise , melisse , matricaire, aurosne , absynthe , de chacun deux poignées , que le tout soit cuit en assez d'eau pour fomentation, ou estuve, ou injection. On les pourra aussi accommoder en pessaires, qui se peuvent aussi former utilement de racine de dyctam, d'aristoloche, de gentienne, de myrrhe, avec storax, aloës, & terebentine.

Pour fortifier la matrice, & aider à la conception, il y a electuaire de gemmis, electuaire aromatique, electuaire diasatyrion, satyrium confit, & chardon à cent testes confit. On ordonnera aussi un parfum qui recevra semence de poivrette demie once, storax, calament, ambre jaune, scænanthus, calamus odoratus, spica-nardi, de chacun trois dragmes. Roses rouges deux dragmes. Soit faite poudre pour parfum. Ou pessaire. Prenez liqueur cyrenienne, iris, roses rouges, de chacun demie once, civette, ambre, de chacun quatre grains, de musc deux grains, soit faite poudre, laquelle estant mise dans un linge soit accommodée en suppositoires ou pessaires.

# CHAPITRE XXVII.

## *Des medicamens qui sont utiles à la goutte, & à certaines affections exterieures.*

LES affections exterieures qui tombent sur chaque petite partie, avec ou sans ulcere, ont leurs remedes particuliers, dont je parleray au livre suivant: mais celles qui se jettent sur beaucoup de parties, comme goutte, paralysie, tremblement, douleur des membres, &

celles qui ont pris leur naissance d'une fluxion universelle, peuvent estre traitées icy fort à propos. Dans ces maladies donc le corps estant assez purgé, & la fluxion arrestée, s'il est expedient de digerer, & dissiper les restes de la maladie, les simples dont nous avons fait mention cy-dessus pour les indispositions du cerveau, y seront convenables : puisque les nerfs & le cerveau sont de mesme nature. Aux douleurs des membres sont tres-propres & tres-particuliers ; La racine d'enula campana, & d'iris, chamœpyteos, l'un & l'autre bouillon, racine de galange, petite centaurée, hermodatte, pour estre accommodez en apozemes ou autres compositions, dont je parleray bien-tost en particulier.

Au reste, pour la guerison de ces maux, la principale vertu est celle des topiques, dont les uns esteignent d'abord l'inflammation, s'il y en a, & arrestent les fluxions, & ne poussent pas toutefois les humeurs plus avant dans la partie enflammée : les autres appaisent la douleur qui est sans inflammation : les autres ayans appaisé la douleur, subtilisent l'humeur qui estoit pressée, la digerent, & la dissipent, afin que venant à s'endurcir par succession de temps, il ne s'en forme une pierre. Au commencement donc que la douleur de la chiragre ou podagre s'empare des iointures, il se faudra servir des choses suivantes.

Eaux distilées de roses, plantin, & morelle, ausquelles vous adjousterez deux ou quatre onces de vinaigre : la fomentation faite de cela estant chaude appaise les inflammations, reprime les fluxions, & les dissipe en quelque façon, lors qu'elles sont assemblées ; ce qui est tres-propre à

toutes sortes de gouteux : que si dans une livre de
ce meslange vous delayez une dragme, ou une
dragme & demie de camfre, il appaise les autres
sensibles douleurs des jointures, mesme celles
qui sont enfoncées plus avant.

La semence de Psyllium trempée, jette un mucilage qui est salutaire à toutes inflammations ;
mais proprement aux douleurs chaudes des jointures. Les semences aussi de coin & de guimauve,
rendent des mucilages qui n'ont pas moins d'efficace, principalement si on les attire avec eau de
morelle, ou de plantin. Les fueilles recentes
de jusquiame ou seules, ou avec farine d'orge frite, arrestent les fluxions acres & chaudes, adoucissent toute sorte de douleurs, & on les mesle
utilement aux medicamens que l'on compose
pour cela.

Les fueilles, la semence, & le suc seiché de la ciguë appaisent toute sorte de douleur, principalement celle qui naist d'inflammation. L'une &
l'autre joubarde, & la mandragore, ont la mesme
vertu : par lesquelles si on ne peut pas aisement
terminer des douleurs insupportables, il faudra
adjouster un peu d'opium, dautant que par le
moyen d'une stupefaction de sentiment, qu'il
cause sur tout dans les affections chaudes, il appaise & assoupit toute sorte de douleurs.

Les Anodyns qui adoucissent les douleurs de
quelque cause qu'ils procedent sont : Le laict de
vache adoucit en fomentation les fluxions acres,
& les inflammations de toutes les parties ; ce que
la farine d'orge frite avec des anodyns, fait encore plus evidemment. Le fient des vaches, sur tout
quand elles paissent les herbes, estant appliqué, ramollit & resout, appaise les inflammations & les

douleurs, guerit les piqueures des guefpes, & refout les tumeurs, fi l'on y adjoufte du vinaigre. Le fuin échauffe, ramollit, & refout un peu, appaife quelques douleurs que ce foient ; ce que fait auffi la laine qui en eft imbuë. L'encens chaud au fecond ordre, fec au premier, eft auffi anodyn, batu dans un blanc-dœuf, appliqué appaife toute forte de douleurs.

Quant aux reftes des douleurs & des humeurs, voicy les medicamens, lefquels eftans appliquez, les diffipent & les attirent dehors. L'un & l'autre boüillon, que l'on appelle herbes à la paralyfie, & à la goutte, chaud & fec, reftreint & refout manifeftement, & l'on applique utilement fes fueilles pilées aux douleurs des goutes, & à la paralyfie. Le Chamæpiteos, que l'on appelle *ive arthritique*, eftant appliqué, confume & deffeiche, fans notable chaleur ou acrimonie, les humeurs cachées au dedans, & dans les parties lafches, qu'elle fortifie en les affermiffant. Le triple calament appliqué fur la jointure affligée l'échauffe toute, & attire l'humeur du plus profond; il eft favorable aux fciatiques.

La femence de nafitort & d'ortie, tient d'une faculté brûlante, c'eft pourquoy elle arrache les douleurs fixes & opiniaftres des hanches. La racine d'enula campana guerit les froides, & longues affections des parties, les douleurs des hanches, & les jointures denoüées à force d'humeur. La decoction de petite centaurée donnée fouvent en clyftere, foulage merveilleufement ceux qui ont la fciatique : car elle attire l'humeur, & diminuë la douleur : fon fuc eftant bû, ou mefme fon herbe boüillie avec hydromel, apporte un remede particulier aux affections des nerfs; eftant

appliquée fur les parties avec huile, en forme
d'emplaftre, elle donne un foulagement prompt
& merveilleux. L'hermodate attire des jointures
la pituite groffiere, eft bonne aux gouttes, tant
prife qu'appliquée en cataplafme. L'oppopanax
appliqué eft fecourable aux fciatiques, & aux
gouttes. Le Bdellium échauffe, ramollit, & difcute les duretez & les nodus des nerfs, l'Ammoniac échauffe, & tient le premier rang entre
les ramolliffemens; il diffout les tuffeaux des jointures, guerit les duretez de la rate, & foulage
tous les goutteux. Le Sagapenum chaud & de
parties deliées profite aux paralyfies & convulfions, diffout les nodus des jointures. Le Galbanum ramollit & diffipe, & fait le mefme que le
fagapenum. Le Caftoreum a fes parties deliées, il
eft chaud, propre aux nerfs, dont il guerit les affections fcirrheufes & opiniaftres:il profite au tremblement, à la convulfion, & à tous les vices des
nerfs, tant en breuvage que linimens. L'Euphorbe eft le plus chaud de tous, fa faculté eft cauftique & brûlante, fes parties deliées; en quelque
part que foient les humeurs groffieres & gluantes, il les digere en les incifant, ofte le tintement, & douleur d'oreilles, foulage les paralytiques, & ceux qui ont la fciatique.

On fait des chofes fufdites beaucoup de compofitions, les unes anodynes, les autres diffipan-
tes, & defficcatives, defquelles nous parlerons au
livre fuivant, parce qu'elles fervent à l'exterieur.
Celles-cy fe peuvent apprefter fur le champ. Fomentation faite d'eaux diftillées ou fucs de morelle, plantin & rofes, ou mefme de jufquiame, fi
la douleur tourmente avec vehemence:dans quoy
il faut mettre deux ou quatre onces de vinaigre

ou si la douleur est enfoncée bien avant, comme dans la jointure de l'épaule, du coude, ou de la hanche, il faut qu'il y ait un peu de camfre, à sçavoir deux dragmes pour chaque livre. Plus mucilage de semence de coins, appliquée avec eau de morelle, ou semence de Psyllium, ou l'une & l'autre en cette façon. Prenez eau distilée de plantin & de morelle, de chacune trois onces, dans lesquelles laissez tremper sur des cendres vives, semence de coins, & de Psyllium, de chacune demie-once, qu'il en soit tiré mucilage pour estre appliqué tiede sur les parties douloureuses, estant enveloppé d'estoupes, ou d'un linge imbu d'oxycrat qui soit tiede. On fait aussi bouillir les herbes pour cataplasme avec oxycrat sans huile, & sans graisse : car il ne faut rien mettre de gras sur les parties enflammées ; quoy qu'en cette rencontre l'onguent de peuplier lavé avec vinaigre n'apporte pas peu de soulagement.

L'inflammation & la vehemence de la douleur estant appaisées, sera fait cataplasme avec mie de pain en forme de bouillie, de la maniere suivante. Prenez mie de pain une livre, faites la cuire peu à peu avec du laict, jusqu'à ce qu'elle s'épaississe, en y jettant poudre ou entre fleurs de camomille, & de melilot, de chacun une once, roses rouges, sauge, de chacun demie-once, saffran deux dragmes. Quelquefois on y adjouste huile de camomille ou de lis. A cela sera propre aussi liniment qui contienne mucilage de semence de guimauves, de lin, & de fenugrec, tiré avec eau de camomille, une once & demie, huile de lis, de camomille & de violettes, de chacune demie-once, axunge d'oye six dragmes, saffran deux scrupules, cire ce qu'il en faut pour liniment.

Enfin, la matiere des humeurs preſſées qui cauſent la douleur avant qu'elle s'endurciſſe, eſt digerée par emplaſtre de mucilages, de melilot, & par *l'oxycroceum*, mais puiſſamment par celuy qui contient gomme de pin, poix noire, de chacun deux onces, cire, axunge, de chacun une once, encens, hermodattes, racine d'iris, ſouphre non eſteint, de chacun demie-once, huile d'iris, ce qu'il en faut pour faire un corps en forme d'emplaſtre. On en met ſur les parties les plus preſſées, particulierement ſur la hanche, de plus puiſſants faits des autres gommes, des ſinapiſmes auſſi, & autres choſes, dont nous parlerons au livre ſuivant.

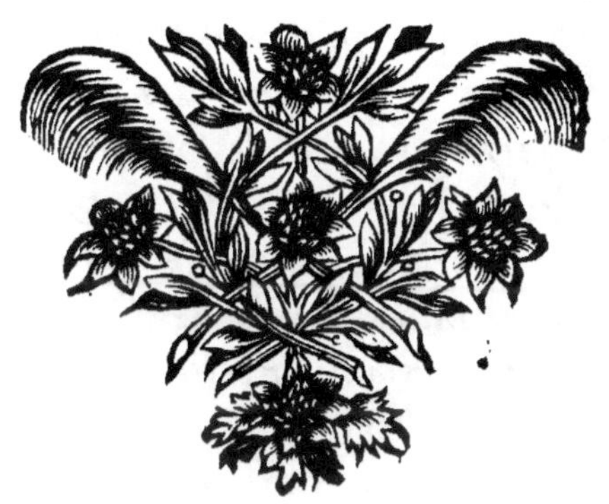

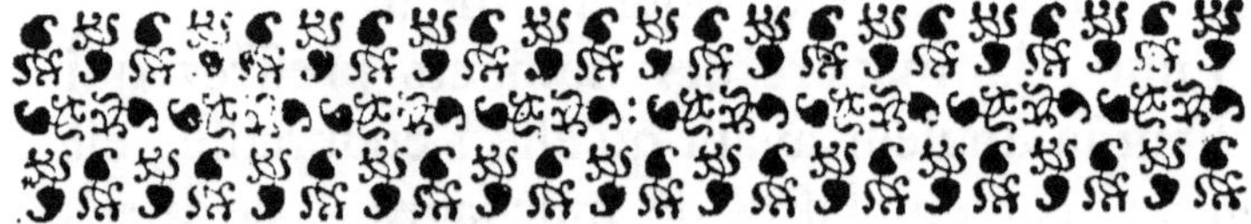

# LIVRE VI.

# DE LA METHODE
## DE GVERIR.

*De la matiere des medicaments*
*exterieurs.*

---

# PREFACE.

*A regle, & la methode de guerir nous enseigne qu'il faut justement établir autant de facultez des medicamens exterieurs, que de souverains genres des affections exterieures, & distribuer la matiere desdits medicamens, de laquelle je traite maintenant en certaines classes des facultez, qui sont directement contraires aux affections. Or entre les facultez les unes remedient aux affections, & fluxions chaudes, comme celle qui rafraischit, qui repousse, qui est emplastique, anodyne, narcotique. Les autres aux tumeurs & affections froides, comme celle qui rarefie, qui ramollit, qui attenuë, consume ou desseiche, attire, & resout. Les autres aux abscez, & aux ulceres, comme la force suppuratoire, sarcotique, agglutinative, detersive: les autres au contraire sont convenables à relascher & ouvrir la peau, comme la*

*force veficatoire, catharetique, feptique, efcarotique,*
*& cauftique. Il faut donc difcourir de ces facultez,*
*& de leurs contraires, & combien de vertus fortent*
*particulierement de chacune.*

# CHAPITRE PREMIER.

## *Des medicamens rafraifchiffans.*

Comme il y a divers ordres des medicamens rafraifchiffans, auffi leurs effects font-ils differents. Les uns adouciffent les fimples inflammations, les autres les eryfipeles, les autres les dartres, les charbons, & le feu facré. Lefquels nous avons rangez en telle forte, commençant par les plus lenitifs, qui font ceux lefquels on prend auffi avec feureté pour les chaleurs interieures. Comme la laictuë, tant celle des jardins que la fauvage, le pourpier, les quatre fortes d'endive, la parietaire, le *hieracium* : car ils appaifent les phlegmons chauds, & les eryfipeles qui ne font pas de grande confeqnence.

Ceux-cy font plus puiffans. La lentille marefcageufe froide & humide au fecond ordre, fert aux amas d'humeurs chaudes, aux gouttes, & au feu facré en liniment avec farine d'orge frite. *L'umbilicus Veneris* humide, & froid, a une faculté obfcurement aftringente, & legerement amere, dont il guerit parfaitement les phlegmons eryfipelateux, & les eryfipeles phlegmoneux, on l'accommode tres-utilement en cataplafme pour toutes les parties échauffées. L'herbe aux puces froide au fecond ordre eft fur tout efficace, par fa racine, il profite aux eryfipeles, on la met fur le front, quand il fait mal, & sur les temples avec vinaigre, ou oxycrat; On se sert utilement de son mucilage, pour en faire liniment propre à toute sorte de douleur, amas, & inflammation: car elle rafraischit à ce point, qu'estant jettée dans de l'eau boüillante, elle la fait incontinent cesser de boüillir. Le jusquiame blanc rafraischit au troisiéme ordre: on mesle utilement son suc exprimé de sa semence, fueilles, & tige dans les collyres qui adoucissent la douleur, & contre les fluxions chaudes & acres: avec farine d'orge frite ou autre, contre les inflammations des yeux, des pieds, & des autres parties: Sa semence pilée en fait autant, s'il est adjousté aux cataplasmes qui soulagent la douleur, on se sert des fueilles pour le mesme usage, tant seules qu'avec farine d'orge frite. Le pavot des jardins est froid au quatriéme ordre, ses testes pilées, & meslées dans les cataplasmes avec farine d'orge frite, guerissent les inflammations, & feux sacrez: il adoucit les ardeurs de teste avec huyle rosat, & les inflammations des yeux avec blanc d'œuf & saffran. Le noir est plus froid que le blanc, dont le suc s'appelle *opium*, tres-efficace pour toutes choses. Le carafre froid & sec au troisiéme degré, qui est une larme de l'arbre Indien acre & odoriferant, repousse & penetre facilement: profite merveilleusement aux phlegmes & aux erysipeles en rafraischissant, bon pour la gonorrhée & fleurs blanches de la matrice, s'il est beu avec ambre jaune dans une liqueur convenable.

Ces medicamens donc guerissent parfaitement les inflammations, simples, principalement celles qui sont venuës d'un sang trop échauffé, comme phlegmons, erysipeles, & douleurs des jointures. Quant à ceux dont nous parlerons en suite, dautant qu'outre cela ils possedent une certaine austerité, & vertu astringente, ils font passer les eruptions de sang ardentes & bilieuses, dartres, epinyctydes, charbons & feu sacré. Le pourpier froid au troisiéme degré, & humide au second est secourable à ceux qui sont fort échauffez, & rafraischit merveilleusement bien tout ce qui est chaud, & parce qu'il est pourveu de certaine austerité & vertu astringente, il arreste toutes fluxions, eruptions bilieuses, comme dartres, taches du corps. & feu sacré. Le polygonum imite les vertus du pourpier. remedie aux amas d'humeurs ferventes, & aux feux sacrez. Le plantin desseiche, astreint. & rafraischit aussi au troisiéme ordre ; d'où vient qu'il arreste les eruptions de sang, les ulceres malins, les charbons, les dartres, les epinyctides, adoucit les brûlures & inflammations. Les fueilles du troesne, par une vertu astringente, estans mises en liniment sur les inflammations, & charbons, apportent du soulagement, estant maschées, elles guerissent les ulceres de la bouche, & leur decoction est tres-utile pour en fomenter les brûlures. La morelle des jardins rafraischit & restreint au second ordre, elle est extrémement profitable aux inflammations, & autres incommoditez qui demandent rafraischissement, & astriction, & aux fluxions acres : On met ses fueilles avec farine d'orge frite sur les feux sacrez, & sur les dartres. Mais celle qui fait dormir, rafraischit beaucoup davantage, de sorte qu'elle approche presque des forces du pavot & que l'on ne s'en peut servir avec seureté, si ce n'est par dehors en liniment ou autre application. On se doit servir de l'escorce de sa racine. L'une & l'autre

joubarde rafraifchit au troifiéme ordre, deffeiche
& aftreint mediocrement, rafraifchit les phlegmons, arrefte les eryfipeles, & les dartres. Ses
fueilles auffi eftans mifes en liniment feules ou
avec farine d'orge frite, font bonnes aux ulceres
malins, inflammations des yeux, & aux brûlures.
Le fuc de foy-mefme en fait autant en fomentation, ou infufion avec huyle rofat. Le coriandre
rafraifchit & reftreint legerement, il remedie aux
eryfipeles, & aux dartres, guerit avec miel les epinyctides, les inflammations des tefticules, & les
charbons. Son fuc avec cerufe, & vinaigre, eft bon
aux inflammations ardentes fur l'extremité de la
peau. La mandragore rafraifchit au troifiéme ordre. L'écorce de fa racine eft tres-puiffante, &
apres le fuc qu'on a tiré de fes pommes ou de fa
tige. Ses fueilles appliquées avec farine d'orge
frite, font grand bien aux inflammations des
yeux, & à celles que les ulceres ont excitées, elles
adouciffent les douleurs des iointures. La racine
pilée avec vinaigre remedie aux dartres & feux
facrez. Le vinaigre rafraifchit & reftreint, eftant
appliqué, il ofte les inflammations, arrefte les fluxions, & les cheutes du fondement & de la matrice: eft efficace contre la lepre, feu facré, galle,
avec quelque chofe de convenable, en fomentation, il retient les phagedenes: les ulceres malins
& corrofifs, qui s'eftendent, les *panu* & les demangeaifons. Le verius, & le fuc de grenade, citron, & limon rafraifchiffent parfaitement, eftans
appliquez ils rabbatent puiffamment l'acrimonie
de la bile. On les employe tres-utilement contre
toutes fortes d'affections chaudes, & bilieufes,
non pas à la verité tout purs, de crainte que la
peau venant à s'épaiffir par une exceffive aftriction,

ction, ils renferment au dedans la chaleur defdites affections; mais temperez avec fuc de plantin ou de joubarbe : car c'eft ainfi qu'ils gueris-
fent les dartres, gratelles, lepres, *phagedenes*, &
*nomes*.

Les compofitions que l'on en fait, font huyle
de rofes, huyle de violette, huy'e de nenuphar,
huyle de pavot, de jufquiame & de mandragore,
onguent rafraifchiffant, & onguent de peuplier.
Outre celles-là, dans l'occafion on en fait d'autres
bien plus excellentes. Car l'huyle, le cerat, &
l'onguent, n'ont qu'une vertu moderée de rafraif-
chir, & n'operent pas affez lors qu'une grande inflammation ou eryfipele brûle la furface du
corps, s'ils ne font arroufez d'un peu de vinaigre :
dautant qu'il n'y a point de graiffe ny d'huyle qui
venant à s'échauffer, n'augmente la chaleur de
la partie, & ne foüille la furface de la peau qui
eft entamée & ulcerée. L'epitheme, la fomentation, & le cataplafme ont une proprieté de rafraif-
chir beaucoup plus excellente. L'epitheme fe
fait d'eaux diftilées de rofes, de plantin, de morelle, d'endive, & de pourpier. Il eft plus puiffant, quand il eft fait de boüillon d'herbes fraifches, & tres-puiffant des fucs qui en font exprimez, principalement de la morelle, joubarbe, iuf-
quiame, pavot & mandragore, & defquels en-
fuitte on imbibe des linges.

Les herbes mefme eftant pilées, s'appliquent
en façon de cataplafme. Le mucilage tiré de femence de guimauve, de coins, & d'herbe aux
puces, detrempées dans eau, ou fuc convenable, eft auffi tres-bon : car à peine cette aftriction fe trouve-t-elle dans un mucilage gluant. Or
dans chaque livre de liqueur tiede, on doit met-

tre une once defdites femences, jufques à tant
que la liqueur foit caillée.

Lors que l'inflammation n'eſt pas ſi grande, on
meſle dans le mucilage quelque huile rafraifchif-
fante en forme de liniment. Prenez cire blanche
fonduë une once, dans laquelle delayez huiles de
violettes, & de pavot lavées avec eau froide de
morelle, de chacune une once, mucilage de ſemence de coins, & d'herbe aux puces, extrait
dans eau, ou ſuc de plantin ou de morelle, deux
onces, ſoit fait liniment, auquel vous pourrez adjouſter demy ſcrupule de camfre. Le cataplaſme
ſe fait de ſucs rafraiſchiſſants, & de farine d'orge mondé batus ſans feu, & meſlez avec un tel
temperament, qu'ils s'épaiſſiſſent en forme de
griotte ou boulie. On y adjouſte bien à propos
du camfre, & quelquefois ſur la fin des mucilages, & rarement des huiles.

Les medicaments leſquels eſtant meſlez, ſe cuiſent au feu, s'aſſ̃eblent à la verité mieux, & s'attachent plus fortem̃et: mais ils rafraiſchiſſent moins:
il les faudra tous appliquer froids quand l'inflammation ſera grande, & le temps fort chaud, & méme les faire refroidir par artifice; ſoudain apres
qu'ils ſe ſont échauffez & ſeichez par l'ardeur de
la partie, on les change de temps en temps, jufqu'à ce que l'infl̃amation, & la douleur eſtans appaiſées, la partie commence à devenir livide: car il
ſe faut alors arreſter, de peur que la chaleur naturelle venant à s'eſteindre, la partie ſoit gaſtée de
gangrene ou ſphacele: que ſi c'eſt en hyver, & que
l'infl̃amation ne ſoit pas grande, il faut appliquer
les medicamens tiedes, & les changer ſouvent.

Pour les dartres, galles, phagedenes ou feu ſacré, on adjouſte aux ſucs de plantin, pourpier,
ou joubarbe, pareille quantité de vinaigre, ver-

jus, ſuc de limons, ou de grenades, dequoy on fait fomentation, ou cataplaſme en façon de bou-lie, en y meſlant farine d'orobanche ou d'orge.

# CHAPITRE II.

## *Des medicaments qui repouſſent.*

NOus appellons medicament repouſſant, dic par les Grecs *apocrouſticon*, tant celuy qui ar-reſte l'humeur de la fluxion, que celuy qui les fait aller de l'autre coſté, encore qu'elle ſoit quelque peu attachée à la partie; le ſecond agit avec plus de vehemence que le premier. Les effets neantmoins de l'un & de l'autre arrivent par la force du froid, dont la nature eſt de retenir, preſſer, repouſſer, & rechaſſer. A quoy faire eſt tres-puiſſant le froid qui conſiſte en ſubſtance groſſiere, & terreſtre; telle qu'eſt celle qui ſe trouve avoir le gouſt vert; au-ſtere, & aſtringent, parce qu'en reſſerrant, & preſ-ſant la ſubſtance de la partie, elle contraint l'hu-meur de la fluxion de rebrouſſer chemin. Au me-dicament qui repouſſe, eſt diametralement oppoſé celuy qui attire, dont il faudra parler en ſuite.

Les fueilles & tendrons de la vigne qui porte vin, rafraiſchiſſent & reſtreignent, peſez & appli-quez en forme de liniment, ils font ceſſer les dou-leurs de teſte, les inflammations de l'eſtomac, & les ardeurs, & les fluxions des autres parties. La roſe rafraiſchit, & reſtreint, principalement la rouge, & davantage quand elle eſt ſeiche, pilée & miſe en liniment, elle remedie aux inflamma-tions des parties d'auprés du cœur, & aux feux ſacrez : ſon ſuc en gargariſme reprime les ulceres de la bouche, les gencives, les glandes, & les ardeurs du gosier, & arreste les fluxions. La rose seiche trempée dans vin ou eau chaude, jusques à mortification, est tres-bonne en fomentation pour les douleurs de teste, d'oreilles, d'yeux, de fondement, de l'intestin droit, & de la matrice. Le marc aussi des roses qui demeure au fond de l'alambic, aprés que l'eau en a esté exprimée, trempé de mesme, & appliqué tout chaud sur les parties douloureuses, est efficace pour la même operation, la cause de la douleur estant en partie adoucie de la sorte, & en partie exprimée. Le buisson rafraischit, restreint & desseiche puissamment par son fruit, avant qu'il soit meur, & par ses fleurs, mais plus legerement par ses fueilles nouvelles, & par ses jettons, qui neantmoins estans maschez, guerissent les *aphtes*, & autres ulceres de la bouche, & affermissent les gencives. La fleur & le fruit avant que d'estre meur, arrestent les hemorrhoides coulantes, les dyssenteries, & autres flux de ventre, retiennent les dartres, & fortifient les yeux qui tombent. Les jettons, les fueilles, les bayes, & la semence de l'un & de l'autre Myrte rafraischissent, & restreignent, guerissent les crachemens de sang, desseichent les corrosions de la vessie, adoucissent les fluxions & les inflammations des yeux avec fleur de farine d'orge. La semence est bonne à faire estuves, aux vices du fondement, aux cheutes, & aux fluxions de la matrice, elle retient aussi les cheveux qui tombent. Les fueilles pilées, & appliquées avec eau, sont profitables à toutes les parties travaillées de fluxion, & aux cœliaques: comme aussi en y adjoustant huile de verjus, aux ulceres qui s'estendent, au feu sacré, aux inflammations des testicules, & aux brûlures. La

fueille , & la noix de Cyprés rafraifchiffent un
peu ; mais elles deffeichent & reftreignent beaucoup. Les fueilles arreftent par leur propre vertu
les defcentes de boyaux , & avec farine d'orge ,
on en fait liniment pour le feu facré , les ulceres
qui s'eftendent, les charbons,& les inflammations
des yeux. Mais tant les fueilles que les noix
beües avec vin arreftent les dyffenteries, & autres
flux de ventre , & les rejections de fang : ferment
les playes & arreftent le fang qui en découle. Le
chefne deffeiche , & aftreint : mais cette membrane qui eft au deffous de l'écorce du tronc , a-
ftreint plus puiffamment , & auffi celle qui eft
au deffous de l'écorce du gland , & qui environne le fruit , les fueilles viennent apres. La decoction de tout cela fe donne à ceux qui font affligez de la dyffenterie , du crachement de fang , &
d'un long flux de ventre , & le peffaire contre les
fluxions des femmes. On s'en fert auffi contre les
phlegmons qui commencent ou croiffent , ou autres fluxions d'humeurs : car celles qui font déja
parvenuës en eftant de confiftance, n'ont pas befoin d'aftringens. La noix de galle appellée *om-*
*phacitis* deffeiche au troifiéme ordre , rafraifchit
au fecond , elle eft fort aigre & terreftre , elle deffeiche , & reprime les fluxions, elle reftreint auffi,
& preffe les parties lafches & molles , & refifte
puiffamment à toutes les maladies qui viennent
de fluxion. L'autre noix de galle jaune , large
& grande, deffeiche à la verité , & reftreint , mais
d'autant plus mollement, qu'elle eft moins pourveuë de la qualité aigre. De leur decoction on
fait des étuves tres-bonnes pour les cheutes , &
les fluxions de la matrice , & du fondement. La
fleur du grenadier fauvage nommée *Balauftium*

& celle du grenadier domeſtique nommée *Cyti-n*, deſſeichent, reſtreignent & rafraiſchiſſent notablement, leur eſſence eſt groſſiere, elles arreſtent les fluxions, remedient aux vices des gencives trop humides & aux dents qui branlent : ſi on les lave avec leur decoction, repouſſent en cataplaſme la hergne qui ſort par la deſcente du boyau : l'écorce de la grenade en fait autant que la fleur. *L'acacia* exprimée du fruit ou des fueilles de l'eſpine Egyptienne, eſtant ſeichée à l'ombre, deſſeiche au troiſiéme ordre, & rafraiſchit au premier. Elle arreſte le feu ſacré, les ulceres qui s'eſtendent, la trop grande abondance des mois, la cheute de la matrice & des yeux, & le flux de ventre. Eſtant lavée elle perd ſa legere acrimonie, & on la meſle utilement aux medicaments des yeux : nous mettons en ſa place le ſuc exprimé du fruit qui n'eſt pas encore meur, & des houſſines de prunier ſauvage, lequel eſtant caillé on coupe en tablettes, & on l'expoſe au ſoleil.

L'Hypociſtis imite les vertus *d'Acacia*, mais elle eſt un peu plus ſeiche & plus aſtringente. Le ſumac eſt un fruit ſemblable au raiſin : ſon écorce eſt aigre, aſtringente & repouſſante, eſtant mis en liniment avec eau, il garantit d'inflammation les fractures, contuſions, & lividitez, & arreſte toute ſorte de fluxion. L'eau de la decoction dans quoy il a trempé, ſe caille, & s'aſſemble en mucilage, qui fait les meſmes operations que la ſemence. Les fueilles qui ont la meſme proprieté, eſtans appliquées en liniment avec vinaigre, arreſtent les gangrenes, & le mal appellé l'ongle en l'œil : des fueilles ſeiches bouillies avec eau, il ſe fait une graiſſe qui a la meſme faculté que le tycium. L'aubeſpin aſtreint auſſi, deſſeiche,

& rafraifchit au fecond ordre, il arrefte le flux de ventre, le flux des femmes, & generalement toute forte de fluxions. Les neffles font aftringentes, & agreables à l'eftomac, elles arreftent le ventre. Les cormes aftreignent moins que les neffles eftant mangées, elles font tres-propres au flux de ventre, comme auffi leur decoction. Les cornilles eftans mangées aftreignent, font falutaires aux flux de ventre, & à la dyffenterie. Les coins petits, ronds, & odoriferants reftreignent, rafraifchiffent, & arreftent les fluxions: leur decoction fert à eftuver le fondement, & la matrice qui tombent. On les mefle tout cruds dans les cataplafmes pour arrefter le ventre, contre le renverfement & ardeur de l'eftomac, & inflammation des mammelles.

Les medicamens cy-deffus font bons, non feulement eftans pris, mais encore appliquez: quant aux compofitions qui arreftent ou repouffent, elles font: huile de verius, *omotribés*, & huile rofat, huile de coins, huile de myrte, huile de maftic faite *d'omotribés* recent: onguent diachalciteos, emplaftre du Comte, emplaftre pour hergne, & autres que l'on met entre les emplaftiques.

Lors donc qu'on fera travaillé de quelque fluxion chaude de peu de confequence, comme d'un phlegmon qui ne fait que commencer, aprés avoir fait revulfion, & adoucy la douleur, fi elle eftoit fort preffante, il faut ufer de fomentation, en forme d'oxycrat, d'eau diftilée de rofes, de plantin, de morelle, y adjouftant la fixiéme partie de vinaigre rofat, ou telle quantité qu'il fe puiffe boire: puis onction *d'oxyrhodinum*, où l'on met quelquefois la moitié d'huile de myrte, Le mucilage auffi de femence de coins, & d'herbe aux puces, tiré avec eau de rofe, de plantin, de morelle, eft fort bon, y verfant la huictiéme partie de vinaigre. On reçoit plus d'utilité du cataplafme de decoction ou fuc de rofes, fleurs de grenadier fauvage, plantin, morelle, & joubarbe, & de fleur de farine de febves, le tout meflé, & cuit en forme de griotte ou boulie : fur quoy on mettra, fi la grandeur de la fluxion le demande, des poudres de fumac, de myrte, de rofes, de bol d'Armenie, ou terre Lemnienne. Enfin, fi les chofes fufdites ne profitent pas affez, on appliquera une portion de noftre emplaftre avec oxyrhodinum en forme d'onguent ; il faudra au deffus de l'endroit affecté, environner le lieu par où la fluxion paffe, d'un emplaftre aftringent, qui refferre les voyes de la fluxion. L'ufage de ces chofes doit eftre continué jufques à tant que la fluxion ceffe, & qu'on voye que la tumeur ne s'accroiffe plus, ou qu'elle diminuë : puis il faut paffer à l'onguent *diachalciteos*, & autres remedes, dont les forces font meflées. C'eft pourquoy au commencement il eft expedient d'ufer des medicamens qui repouffent, fi ce n'eft peut-eftre que la matrice foit peftilente, veneneufe, ou maligne en quelque façon, ou qu'elle foit chaffée critiquement, ou receuë & attirée par les emonctoires, ou qu'elle foit accompagnée d'une douleur tres-fenfible : car en ce rencontre il faut ufer de chofes attactives, & paregotiques, non pas de celles qui repouffent, & qui entament.

# CHAPITRE III.

*Des medicamens emplastiques, qui approchent*
*de ceux qui repoussent.*

NOus avons déja dit cy-dessus , quelle estoit
la temperature , & la matiere des emplastiques , lors que nous les avons opposez aux detersifs. Or ceux qu'on appelle tels simplement ,
sont froids , grossiers , terrestres, sans aucune qualité fascheuse : & partant ils remplissent les conduits , & grossissent l'humeur deliée par leur mélange : d'autres outre cela desseichent , & consument les humeurs des ulceres : d'autres aussi restreignent , & fortifient legerement , & empeschent les humeurs de s'écouler. Au premier genre sont contenus ceux-cy.

Le froment possede quelque chose d'une nature visqueuse, obstructive : Sa farine jointe avec
liqueur d'œuf, arreste les fluxions, on en peut
faire liniment avec suc de jusquiame, pour les fluxions des nerfs. La fleur de la farine cuite avec eau
miellée, ou hydromelée , arreste la fluxion plus
puissamment que la farine simple : estant appliquée par le dehors, elle remplit les pores de la
peau, & retient les humeurs. Autant en fait la farine de febves appliquée avec quelque liqueur
froide , que ce soit en forme de cataplasme. L'a-
midon est plus froid, & plus sec que la farine de
froment, estant veritablement , & proprement
emplastique , efficace contre les fluxions des
yeux, pustules & ulceres profonds, pris en breuvage, il arreste aussi les rejections de sang. Le

blanc-d'œuf crud eſt emplaſtique, rafraiſchit, empeſche les fluxions, adoucit les inflammations des
yeux, & profite aux ulceres des reins, & de la
veſſie.

Quant aux emplaſtiques ſuivants, ils deſſechent auſſi, & boivent, & conſument quelque
humeur qu'ils rencontrent aux playes, ou aux
ulceres ; de ſorte qu'ils ſont propres pour arreſter
le ſang. La Momie qui eſt la graiſſe du corps humain embaumé dans le ſepulcre, d'encens, de
myrrhe, & d'aloës, eſt chaude & ſeiche au troiſiéme ordre, & legerement aſtringente : eſtant
priſe ou appliquée, elle a une particuliere vertu
d'arreſter l'eruption de ſang, de quelque part
qu'elle ſe faſſe. Le Maſtic aſtreint legerement,
deſſeiche ſans mordication, & retient les rejections de ſang. Le corail aſtreint, & rafraiſchit
moderément, il eſt ſur tout ſouverain contre les
rejections de ſang, arreſte les excreſcences, nettoye les ulceres profonds, & les cicatrices des
yeux. La pierre *hamatites* aſtreint, & rafraiſchit,
eſtant triturée fort menu, adoucit les phlegmons
des yeux avec blanc-d'œuf, eſt bonne au crachement, & à toute ſorte d'eruption de ſang ; deſſeiche elle ſeule les ulceres des yeux, & les ferme
de cicatrice. Toute ſorte de terre receuë dans
l'uſage de la Medecine, deſſeiche extrémement
ſans mordication quelconque, parce qu'elle eſt
dépourveuë de toute ſubſtance ignée, comme
celle qu'on appelle proprement *argile* : d'où vient
qu'elle rafraiſchit legerement, deſſeiche, enduit,
& ferme les voyes, principalement lors qu'elle a
eſté lavée. La terre ſigillée deſſeiche puiſſamment, & aſtreint legerement, & tant priſe qu'appliquée, retient par ſa force emplaſtique, le ſang

de quelque part qu'il faſſe eruption : le bol ou terre d'Armenie, poſſede une grande vertu deſſiccative , par laquelle il deſſeiche les viſceres de la bouche , & des phtyſiques , il arreſte les crachemens, & rejections de ſang , comme auſſi les dyſenteries. Le ſang de dragon , comme parlent les Apothicaires , compoſé de ſang de bouc , de bol d'Armenie , & de ſuc de cormes , ou autres aſtringents , fait le meſme que le bol. Le plaſtre eſt veritablement emplaſtique & deſſiccatif, propre aux eruptions de ſang , & aux ophtalmies avec blanc-d'œuf : il devient encore plus emplaſtique , s'il eſt brûlé & lavé de meſme que la chaux lavée. Il faut delayer tous les medicamens dans du vinaigre , lequel a cette vertu particuliere, que ſoudain il arreſte l'eruption du ſang , par la ſeule fomentation.

Les metalliques que je mettray en ſuite , ſont auſſi emplaſtiques & deſſiccatifs ſans mordication , outre cela ils ne ſont pas peu aſtringents. L'eſcume d'argent deſſeiche au troiſiéme ordre , ſans aucune chaleur ny froideur notable , elle aſtreint , & nettoye modiquement , cuite avec oxelée elle devient emplaſtique , & la matiere de beaucoup d'emplaſtres : ſa force eſt de fermer , d'aſtreindre , & de remplir les cavitez. La ceruſe rafraiſchit , deſſeiche , bouche , repouſſe, & adſtreint ; elle eſt neantmoins emplaſtique, & blanchit les emplaſtres où elle eſt miſe. La Tuthie s'engendre des petites eſtincelles d'airain , ou de calamine broyée, qui s'attachent au haut des fournaiſes metalliques , elle rafraiſchit , aſtreint , & deſſeiche , eſtant lavée , elle devient la plus excellente de toutes les choſes qui deſſeichent ſans mordication, & par conſequent tres-efficace pour les ulceres chancreux & malins , & pour les fluxions des yeux. Le Spodium eſt un peu plus groſſier , & plus aſtringent que la tuthie : car il ſe forme des plus groſſieres eſtincelles qui tombent ſur le pavé des fournaiſes , il imite neantmoins la plus part des qualitez de la tuthie. La calamine artificielle appellée *Botrytis* , eſt plus groſſiere , & plus terreſtre , plus ſeiche , & plus aſtringente que la tuthie , & que le ſpodium : mais la naturelle , que les Apothicaires appellent *lapis calaminaris* , eſt moins ſeiche , toutefois eſtant ſouvent brulée , & eſteinte avec vinaigre , & pilée extrémement menu , elle oſte les inflammations des yeux , remet les paupieres renverſées , & dans les emplaſtres elle deſſeiche & diſſout les tumeurs laſches & œdemateuſes. Le ſtibium , dit communement antimoine , aſtreint puiſſamment , rafraiſchit , eſtoupe les conduits , eſtant mis dans les collyres , il arreſte la fluxion des yeux , & le flux de ſang , principalement lors qu'il eſt cuit ; car il n'eſt point corroſif du tout , & il a une force ſemblable au plomb brûlé ; eſtant mis en liniment avec graiſſe nouvelle , empeſche les puſtules de faire eruption dans leurs brulures , retient les ulceres malins , & ne leur permet pas de s'eſtendre plus avant.

Le plomb eſt froid & humide : mais plus encore celuy qui a eſté lavé avec vinaigre , & reduit en farine deliée , il aſtreint , arreſte les phlegmons qui ne font que commencer , & les fluxions des yeux , adoucit les ulceres rebelles , & les chancres de toutes les parties , & principalement du fondement. Le plomb brûlé en fait autant ; mais avec plus d'acrimonie , ſi ce n'eſt qu'il ſoit lavé.

L'excrement du plomb qu'on appelle *Scoria*, aftreint avec beaucoup plus de vehemence que tout cela. La *Molyodena*, dite pierre plombiere, eft un excrement trouvé au fond du fourneau, dans lequel on purifie l'or ou l'argent par la force du plomb, elle rafraifchit, & aftreint davantage, que l'efcume d'argent ; elle eft de fubftance plus groffiere, bien qu'elle foit de mefme ufage dans les emplaftres dépourveus d'acrimonie, n'eftant nullement propre pour les deterfifs. L'Alun qui eft blanc, & facile à couper, eft doüé d'une aftriction tres-vehemente, le rond vient aprés qui fe diffout dans l'eau, & fe fond au feu plus vifte que celuy qui fe coupe ; il referre les gencives enflées d'humeur, affermit avec le vinaigre les dents difloquées & branlantes, arrefte les eruptions de la rougeole, le flux de fang, & les fluxions des oreilles.

Les compofitions qui fe font des chofes fufdites en forme d'onguent ou d'emplaftre, font : L'onguent blanc, l'onguent de cerufe, l'onguent d'efcume d'argent, l'onguent appellé *nutritum*, l'onguent *diacalciteos*, l'onguent *diapompholyeos*, l'onguent rouge defficcatif. Outre cela, il s'en fait d'autres pour arrefter le flux de fang, ou d'autres humeurs en cette maniere. Prenez bol d'Armenie deux onces, amidon une once, fang de dragon, maftic, myrrhe, oliban, de chacun demie once, confoulde, rofes rouges, de chacun deux dragmes. Le bol, & le fang de dragon, fe delayent avec vinaigre, le refte doit eftre pilé, & le tout fe met dans un blanc d'œuf, & huile rofat, ou myrtin en cataplafme: à quoy on adjoufte quelquefois des aftringents plus vehements, comme trochifques de terre Lemniene & alun. On prend auffi par dedans contre les sueurs excessives, la dyssenterie, le crachement de sang, beaucoup de receptes qui se font de mucilage, de gomme Arabique, & d'adragant, tiré avec eau de plantin, & de roses, jettant dessus amidon, ou fleur de farine de froment, ou de ris. La poudre aussi qui contient bol d'Armenie, une once, terre Lemnienne demie once, pierre hematite, corail rouge, de chacun une dragme, sucre rosat, une once & demie, ou conserve de roses, & de consoulde, de chacun une once, y est aussi tres-convenable : de cette mesme poudre mise dans mucilage d'adragant se forment des hypoglottides pour ceux qui crachent le sang.

---

# CHAPITRE IV.

## *Des medicamens anodins.*

LA cause de la douleur est de beaucoup de sortes, & tout ce qui l'emporte par contrarieté, appaise veritablement la douleur ; toutefois nous ne l'appellons pas anodin, mais seulement ce qui appaise la douleur, sans que la cause cesse, quoy que proprement il doive estre appellé paregorique. Or il est ou temperé & conforme à nostre corps, ou chaud au premier ordre, & de substance deliée : parce qu'il rend la cause de la douleur égale, il tempere, adoucit, & entretient la substance du corps. De cette sorte sont les choses qui emeuvent le pus, & qui ramollissent, principalement celles-cy.

La guimauve chaude au premier ordre, & un peu humide, lasche, digere, adoucit, & acheve de

cuire le phlegmon. Sa racine cuite avec eau miellée, & battuë avec graiſſe d'oye, ou de pourceau,
eſt bonne aux inflammations, & ſuffocations de
matrice. Si on lave les dents de decoction de ſa
racine avec vinaigre, la douleur en eſt ſoulagée.
Le mucilage de ſa racine eſt utile à tous ces maux.
La mauve humide & gluante pourveuë d'une chaleur tiede & moderée, digere & ramollit legerement. Sa decoction en bain ramollit la matrice; en
clyſtere ou fomentation, elle eſt bonne aux ero-
ſiõs des inteſtins, & de la matrice. On applique ſes
fueilles cuites avec huile pour les feux ſacrez, &
pour les brûlures, elles ſont auſſi bonnes aux nerfs
& à la veſſie. Sa decoction beuë ſouvent facilite
l'accouchement, en liniment elle adoucit les inflã-
mations, & ramollit les duretez. Elle a cela de
propre, qu'eſtant appliquée ſur les piqueures des
gueſpes, & des abeilles, elle en adoucit les douleurs. Le lis deſſeiche, nettoye, & digere par ſa
racine & par ſes fueilles. Sa racine roſtie ou pilée
avec huile roſat, remedie aux brûlures, ramollit
la matrice, & provoque les mois, cuite avec vin,
elle oſte les cors des pieds, pourueu qu'on l'y
laiſſe trois jours. Le ſuc qu'on exprime de la
fleur, eſt plus efficace pour toutes choſes. La camomille a une chaleur temperée, elle extenuë,
digere, rarefie, laſche, adoucit les douleurs, &
ſoulage les laſſitudes. Elle relaſche les tenſions,
ramollit les duretez mediocres, & rarefie les
condenſations, les fomentations qui ſe font
avec ſa decoction, ſont tres-utiles aux affections
de la veſſie. Le melilot oſte toute ſorte d'inflammations, particulierement celle des yeux, puis
celle de la matrice, du fondement, & des teſticules, eſtant bouïlly avec vin cuit, & appliqué

en liniment, à quoy on adjoufte par fois farine
de fenugrec, ou femence de lin, ou fleur de cette farine volante, qui blanchit les moulins. La
femence de lin chaude au premier ordre, eftant
cuite avec miel, huile, & un peu d'eau, arrefte
toute forte d'inflammation au dedans, ou au dehors : avec lexive elle difcute les parotides & duretez, eftant boüillie avec vin elle nettoye les
dartres, & en eftuve, eft tres-utile aux inflammations de la matrice. Le fenugrec chaud au
fecond ordre, fec au premier, eft digeftif, fa farine eft pourveuë d'une faculté ramolliffante &
difcuffive, il guerit les petites, mais dures inflammations en les digerant. La decoction de fa
femence eft utile en eftuve aux inflammations &
fuffocations de matrice; on s'en fert auffi utilement pour en laver les ulceres. On applique en
forme de peffaire fa farine avec graiffe d'oye,
pour ramollir, & relafcher les endroits proches
de la matrice. Le laict fans mélange d'aucune
qualité eftrangere, eft un medicament lenitif
tres-propre aux acres & mordicantes fluxions,
principalement des yeux, dautant qu'il ne les lave pas feulement avec fa ferofité, mais encore il
oint les corps de fa graiffe : à quoy le laict frais
d'une femme qui fe porte bien, eft parfaitement
bon, comme eftant fort amy du corps humain.
Toute forte de laict, principalement celuy de vache, a la vertu de cuire, & de relafcher : il parfait
la concoction des phlegmons des yeux avec huile rofat & œuf. On en fait injection dans la matrice qui eft ulcerée, il eft tres-propre aux ulceres du fondement, & des parties honteufes, & à
tous ceux qui veulent eftre adoucis. D'où vient
qu'on le meffe avec les autres medicamens anodins,

dins, que l'on applique sur les ulceres chancreux. Si l'on s'en lave la bouche, il en adoucit
les phlegmons, dont il delivre les glandes & la
luette, il empefche auffi de faire mal les venins
qui tuent par erofion. Le beurre eft pourveu d'u-
ne faculté qui ramollit, cuit, & digere un peu : il
guerit tout feul les petites inflammations, & les
phlegmons qui fe trouvent dans les corps tendres
& mols, comme parotides, bubons, & inflammations de la bouche : fi on en frotte affiduëment
les gencives des petits enfans, il fait fortir les
dents avec plus de promptitude : on le met dans les
cataplafmes qui s'appliquent aux parotides, hy-
pochondres & bubons, mefme au commencement apres l'avoir lavé avec eau de rofe, & trempé dans un peu de faffran. L'huile exprimée d'o-
lives meures fans fel, ny trop nouvelle, ny trop
vieille eft moderement chaude, humecte & ramollit plus que chofe du monde, excellent remede pour la laffitude ; & c'eft pourquoy les
Grecs l'ont appellée *Acopum* : elle rend le corps
plus prompt, & plus difpos à toutes fes fonctions.
L'huile d'amandes douces tant prife qu'appliquée, eft plus fouveraine pour tout cela, que
l'huile fimple. Le fuin échauffe & ramollit & digere un peu, on l'applique avec grand fuccez,
tant feul qu'avec vinaigre & huile rofat, aux douleurs de quelque partie que ce foit. La laine qui
eft imbuë de fuin, a les mefmes vertus, elle eft particulierement bonne aux coups & contufions.
Toute graiffe pourveüe de tenuité de fubftance
adoucit la douleur, rabat l'acrimonie des humeurs,
& digere quelque peu : telle eft celle qu'on
prend des beftes fauvages & champeftres : celle
des domeftiques qui vivent renfermées dans les

Gg

villes eſt plus groſſiere , & plus humide. La graiſſe de pourceau humecte , ramollit , & relaſche notablement ; mais elle n'échauffe pas beaucoup , dautant que ſa chaleur approche grandement de la noſtre : ſa vertu n'eſt pas fort éloignée de celle de l'huile , ſi ce n'eſt qu'elle cuit , & ramollit un peu davantage : c'eſt pourquoy on la meſle dans les cataplaſmes , deſquels on uſe contre les phlegmons qui ſont petits & un peu durs , & principalement dans les corps tendres. La graiſſe de veau eſt un peu plus chaude que celle du pourceau , & imite ſes vertus de bien prés. La graiſſe de poulle ramollit & relaſche plus puiſſamment que celle de pourceau , & rabat auſſi l'acrimonie des humeurs. La graiſſe d'oye eſt plus chaude que celle de pourceau , & que celle de poule, ſes parties ſont plus deliées , & emouſſe davantage les humeurs enfoncées dans le profond du corps. La graiſſe humaine eſtant au milieu de toutes les autres , eſt auſſi mediocrement employée en toutes occaſions. La moelle endurcie & ſcirrheuſe ramollit les corps : la meilleure de toutes eſt celle de cerf , puis celle de veau : de l'une & de l'autre on compoſe des peſſaires pour ramollir la matrice: on les meſle tres à propos avec tous medicaments lenitifs. Voila les Anodyns ſimples.

Quant à ceux qui adouciſſent la douleur , en oſtant , ou arreſtant la cauſe , dautant qu'ils font cette operation par la loy de la cure , c'eſt d'eux qu'il faut tirer tout ce qu'on employera pour la cure de chaque incommodité : on en tire l'huile de camomille , huile de lis , huile de violette jaune , huile de ſiſame , huile d'amandes-douces , huile d'aneth , huile d'iris , huile de jaunes-d'œufs.

Lors donc que la douleur tourmente exceſſivement, de peur qu'elle n'abbate les forces, il la faut ſoudain adoucir avec fomentation faite de jus de guimauve, de mauve, de violette, de lis, de camomille, de melilot, d'aneth, de ſemence de lin, & de fenugrec, boüillis avec eau & laict, puis avec cataplaſme fait d'une livre de mie de pain de fleur de froment cuite avec laict ou vin cuit, en y adjouſtant trois jaunes-d'œuf, une once & demie d'huile roſat, & une dragme de ſaffran. A quoy on adjouſte quelquefois des mucilages de ſemence de guimauve, de lin, de fenugrec avec fleurs de camomille, & de melilot pilées, de chacun demie-once. Les ſuſdits mucilages ſont excellents, eſtant tirez avec eau de camomille, en y adjouſtant des huiles ou graiſſes convenables, & un peu de cire en forme de liniment comme celui-cy Prenez mucilage de ſemence de guimauve & de lin, extrait avec eau de roſes, une once d'huile de lis & d'amandes-douces, ſuin, axunge nouvelle d'oye, de chacun demie-once, cire ſix dragmes.

Voila la veritable & ſimple façon des Anodyns, dont la force s'augmente par le meſlange des choſes qui oſtent la cauſe de la douleur. Contre les douleurs qui proviennent de matiere froide, les Anciens ont compoſé les remedes appellez *acopa* & *myracapa*, en cette ſorte.

Prenez marjolaine, roſmarin, rüe, pouliot, origan, petite centaurée, marrube, de chacun demie livre, racine d'iris de Florence, concombre ſauvage, & ariſtoloche ronde, bayes de laurier, & de myrte pilées enſemble, de chacun deux onces, fleurs de jonc odoriferant une once. Le tout eſtant pilé, verſez y vin & huile ſix livres, que la mace-

ration en soit faite l'espace de 24. heures, & que
le lendemain le tout boüille jusques à ce que le
vin soit consommé. L'humeur en estant exprimée,
on y fond terebenthine, bdellium, ammoniac,
resine & cire, de chacun trois onces, cloux de giroffle, muscade, canelle, de chacun demie once,
serrez la composition dans une boëte pour vous
en servir. De mesme aussi lors que le corps estant
plethorique ou cacochyme, on est pressé d'une
tres-sensible douleur qui veut estre adoucie sur
le champ, il faut mesler d'une façon convenables des astringents aux lenitifs, parce qu'autrement les lenitifs estant seuls, relaschent, & ener-
vent les parties affectées, & attirent la fluxion,
d'où vient qu'elles en sont plus enflées, & ressentent plus de douleur : mais il faut prendre
garde, parce que la trop grande astriction redouble la douleur, & la relaxation debilite les parties
douloureuses. Cela se fera donc en telle sorte que
la fluxion soit doucement reprimée, qu'on donne
de la force aux parties malades, & du soulagement à la douleur.

---

# CHAPITRE V.

### *Des medicaments Narcotiques.*

LEs Narcotiques n'adoucissent la douleur
pour autre raison que parce qu'ils causent
stupefaction, laquelle emousse & endort le sentiment de la partie, de sorte qu'elle ne ressent
point la cause pressante de la douleur. Ils sont à
la verité tous extrémement froids, toutefois ils
n'ostent pas le sentiment par cette qualité, mais

par une autre particuliere ; car la grande joubarde, quoy qu'elle soit plus froide que le jusquiame, estant neantmoins appliquée, ne stupefie
point aucune partie.

Le jusquiame, dont la semence & la fleur sont
blanches, est employé pour les affections exterieures : ses fueilles fraisches sont bonnes en liniment, tant seules qu'avec griotte aux inflammations des yeux, des pieds, & des autres parties ;
& enfin pour adoucir toute sorte de douleurs. Le
suc aussi exprimé de l'herbe verte pilée, ou de la
semence, fait grand bien aux fluxions acres & chaudes des yeux, douleurs d'oreilles, & incommoditez de la matrice. La semence est utile aux
goutes, aux inflammations des testicules, & aux
mammelles enflées de laict aprés l'accouchemét,
pourveu qu'on l'applique aprés l'avoir broyée
avec du vin ; on la mesle aussi fort à propos dans
d'autres cataplasmes qui allegent la douleur. La
ciguë est doüée d'une souveraine faculté de rafraischir, ses fueilles appaisent toute sorte de douleur,
& les epiphores, des fueilles, & des fleurs, ou
mesme de la semence verte : on exprime le suc,
lequel estant épaissi au soleil en pastilles, on mesle
dans les medicaments propres à diminuer la douleur des inflammations, des erysipeles, & des dartres. La Mandragore est du troisiéme ordre des
rafraischissants. Son suc estant exprimé de l'é-
corce de sa racine fraische pilée, ou de son fruit,
& caillé au soleil, entre dans les medicaments ocu-
laires, & autres qui adoucissent les douleurs. Ses
fueilles aussi fraisches avec griotte soulagent les
inflammations des yeux, & toutes celles qui viennent d'ulcere. Sa racine broyée avec vinaigre, guerit les feux sacrez : avec griotte elle appaise les

douleurs des jointures. La Torpille a une force stupefactive si remarquable, qu'elle endort incontinent les mains des pescheurs par l'entremise de l'hameçon dont elle est accrochée, & tout le corps de celuy qui la prend avec les mains, ou qui marche nuds pieds sur elle. L'huile mesme devient narcotique, dans laquelle on aura fait mourir une torpille. Le pavot blanc qui est celuy des jardins, fait dormir par fomentation faite avec la decoction, tant de la fueille que de la teste ; mais en breuvage il opere encore plus puissamment : les testes de pavot pilées, tant seules qu'avec griotte, profitent aux feux sacrez, & aux inflammations, & à celles des yeux avec jaune-d'œuf rosty & saffran : au feu sacré, & aux playes avec vinaigre, aux gouttes avec laict de femme & saffran. Le pavot noir est plus froid, & plus narcotique. Le Meconium rafraischit, & endort un peu plus que le pavot ; mais l'usage en est plus dangereux. L'opium est beaucoup plus puissant pour rafraischir, & pour endormir, que ny le pavot, ny le meconium : il ne s'en faut servir que dans une grande inflammation, & douleur insupportable, avec un sentiment exquis, lors qu'on n'espere rien des autres remedes moins efficaces, dautant qu'il stupefie les sens, retient les fluxions acres & deliées : mais il est fort dangereux, à moins que d'estre moderé, & corrigé ; car estant avalé, il donne la mort : appliqué aux yeux il cause de l'obscurité, & des rides : il rend l'ouye un peu dure, & accable en fin d'excrements, toutes les parties qui deviennent par son moyen plus pesantes au mouvement, & au sentiment.

Les principales compositions narcotiques sont *Philonium romanum*, pilules de langue de chien, huile de jufquiame, de pavot & de mandragore, dans quoy on delaye quelquefois un peu d'opium : les narcotiques qui ne font pas fort puiſſants, fe peuvent meſler avec feureté dans les medicaments exterieurs, qui appaifent les veilles, & les delires, qui font paſſer les inflammations, & les eryſipeles, & emportent les douleurs qui en proviennent. Quant à l'opium, il ne le faut meſler dans les medicamens, que lors que les forces eſtant diſſipées par l'excez de la douleur, il y a danger de ſyncope, & que les autres remedes font inutiles. Dans la neceſſité donc on le corrige avec caſtoreum, myrrhe & ſaffran, les trochiſques mitigatoires ſe peuvent compoſer de cette forte. Prenez gomme Arabique & adragant, amidon, de chacun démie once, ceruſe lavée avec eau de roſe ſix dragmes, ſtorax, myrrhe, caſtoreum, opium diſſout avec vin cuit, de chacun quatre ſcrupules, ſaffran demie dragme. Que le tout ſoit mis dans mucilage de pſyllium, fait avec eau de roſe, qu'on en forme des trochiſques pour ſervir à divers uſages, & pour eſtre meſlez dans les medicaments exterieurs, qui font appliquez pour adoucir les douleurs des parties. Ce font là les facultez des medicaments ſimples, qui gueriſſent les affections chaudes, & leurs ſymptomes. Nous parlerons bien-toſt de ceux qui gueriſſent les affections froides, & celles qui font engendrées d'une humeur froide & caillée, & attachée à quelque partie que ce ſoit.

# CHAPITRE VI.

## *Des medicaments qui ramolliſſent, relaſchent & rarefient.*

ON appelle ordinairement dur le corps, lequel eſtant preſſé, ne cede nullement à noſtre chair. Or il y en a de trois ſortes : l'un qui eſt extrémement ſec & terreſtre, ſoit que la nature l'ait rendu tel, comme la pierre, ſoit des cauſes exterieures, comme un grand exercice. L'ardeur du ſoleil, la chaleur du temps, ou de la fievre, ou faute de manger. L'autre celuy qui eſt plein, & tendu par l'abondance d'humeur, comme une peau de bouc pleine, ou le ventre d'un hydropique, nous l'appellons proprement tendu & reſiſtant, & les Grecs *antitypon*. Le troiſiéme eſt celuy qui s'eſt congelé par la force du froid, ſoit que cela arrive de dehors, comme la glace, ſoit de la propre intemperie de la partie, comme la graiſſe, ſoit de la nature de l'humeur qui s'y coule, comme la pituite groſſiere : laquelle dans le ſcirrhe eſtant dépourveuë de ſa propre chaleur s'endurcit, & ſe caille d'elle meſme. Ce qui eſt dur en cette derniere façon : c'eſt ce que les Medecins appellent veritablement & proprement dur, rapportant tout le reſte aux autres differences, comme ce qui eſt dur par plenitude, tendu, & reſiſtant. Le medicament ramolliſſant n'eſt donc pas à proprement parler celuy qui evacuë ce qui eſt tendu, & ce qui reſiſte à force d'humeur, dont il eſt remply, ou celuy qui humecte ce qui eſt ſec : celuy qui échauffe, diſſout, & liquefie ce qui

eſt caillé. Or il eſt d'une matiere mediocre , d'u-
ne chaleur moderée , & qui n'excede point le ſecond ordre , de peur qu'en liquefiant la portion
la plus deliée de l'humeur , il ne durciſſe le reſte :
il eſt auſſi remply d'humeur aërienne , comme
l'huile meure , & la graiſſe d'animal temperé , dépourveuë de toute acrimonie , de toute ſaveur
eſtrangere , & qualité vehemente ; ſon gouſt eſt
gras , oleagineux , & un peu doux. Si l'on diviſe
ce qui eſt tendu en autant de ſortes que ce qui eſt
dur , ce qui relaſche le ſera auſſi , en ce qui humecte , en ce qui ramollit par ſa chaleur , & en ce
qui evacuë la matiere aſſemblée dans la tumeur ,
ſoit ſang , pituite , humeur ſereuſe , ou flatuoſité:
mais c'eſt ce dernier qui s'appelle relaxatif à proprement parler , comme chez les Grecs , *chalaſti-
con* , & le ramolliſſant *malacticon*. Quant à celuy que nous appellons rarefiant , & les Grecs
*araioticon* , il diſſout la matiere ſolide , & preſſée , il
l'épand çà & là , & en ſepare les parties , afin que
les pores en deviennent plus ouverts. Il eſt auſſi
diaphoretique , parce qu'il rend la peau du corps
plus laſche , afin que les vapeurs ſe puiſſent aiſement exhaler à travers les pores. Sa ſubſtance eſt
deliée , afin qu'elle penetre aſſez avant , & moderément chaude , afin qu'elle ne reſſerre pas les
conduits par une aduſtion ou ſiccité demeſurée.

Le medicament qui luy eſt contraire , eſt celuy
qui épaiſſit , qui rend la ſubſtance de la partie
plus ſolide , & plus preſſée , & qui reſſerre les pores de la peau , de ſorte que leurs parties s'aſſemblent de plus prés. Il eſt moderement froid , groſſier , toutefois vert , & auſtere : c'eſt pourquoy
les choſes qui humectent ſimplement , comme
violette , parietaire , branque urſine , mauve ,

guimauve, huile simple, sont celles qui ramollissent le plus doucement : mais celles qui sont un
peu plus chaudes, & deliées, elles ramollissent,
laschent, & rarefient, comme camomille, lis, figues seiches, beurre-frais, graisse de pourceau
fraische, & celles qui sont encore plus chaudes
& deliées que celles-cy, jusques au second, ou
troisiéme ordre, ramollissent, digerent & dissipent les scirrhes, comme

La semence de lin cuite avec eau & huile ramollit, & dissipe legerement toute dureté : en
bain elle guerit les tumeurs, & les duretez de la
matrice, adoucit les arrosions de la matrice, & des
intestins. Les figues seiches, principalement les
plus grasses, cuites & appliquées en liniment, ramollissent les tumeurs dures, les écroüelles, toute sorte de nodus, les parotides, & les fleurons.
Leur decoction est de mesme nature ; car on s'en
sert en liniment avec farine de froment pour les
tumeurs des machoires, panus, & parotides. La
semence de fenugrec a pareillement la vertu de
ramollir, & discuter, sa farine avec graisse d'oye
ramollit, & relasche la matrice, guerit l'endurcissement des parties genitales, si elle est cuite
avec hydromel, & si on y adjouste de l'axunge.
La racine de la vigne blanche appellée *bryonia*,
échauffe, & desseiche moderément, ramollit, &
discute les inflammations & les duretez, rompt
les abscez, liquefie l'endurcissement de la rate, &
la diminuë, estant appliquée par le dehors avec
des figues, elle guerit aussi la *bfora*, la lepre, les
lentilles, & avec fenugrec apporte de l'amendement aux meurtrisseures, & aux cicatrices noires. La racine de concombre sauvage chaude &
seiche, ramollit, digere, & nettoye en liniment

avec griotte, elle diſcute toute ſorte d'edemes
nveterez : appliquée avec tormentine, rompt les
:ubercules, cuite avec vinaigre, & miſe en lini-
nent, diſſipe les gouttes, & autres douleurs des
pointures, eſtant ſeiche & pilée, elle nettoye les
*ulphes*, lepres & galles, oſte les taches ou cicatri-
:es noires du viſage. A quoy ſon jus eſt encore
plus excellent. La racine d'iris chaude au ſecond,
ſeiche au troiſiéme ordre, cuite, & miſe en lini-
nent, ramollit les écroüelles, & duretez inveterées, autant en fait ſon ſuc qu'on meſle utile-
nent dans les emplaſtres lenitifs & ramolliſſants,
eſtant appliquée avec vinaigre, elle extenuë la
:ate : la decoction de ſa racine, eſt ſouveraine
pour les fomentations des femmes, ouvrant &
ramolliſſant la matrice. L'hyeble eſt pourveu de
ſaculté deſſicative, & un peu digeſtive : ſa racine
:uite ouvre & ramollit la matrice, & corrige par
l'eſtuve les affections qui viennent à l'entour,
diſſout les tumeurs inveterées & preſſées, eſt
bonne aux gouttes avec graiſſe de taureau. Ses
fueilles recentes, & tendres en liniment, adouciſſent les inflammations. Entre toutes les choſes
graſſes, le ſuin eſt celle qui ramollit, laſche, & digere le plus doucement. La graiſſe de pourceau
vieille, & ſans ſel, ramollit plus puiſſamment que
la nouvelle : dautant que par la vieilleſſe elle acquiert certaine tenuité de ſubſtance, chaleur, & acrimonie, dont la nouvelle a beſoin, eſtant foible & languiſſante. Pour les autres graiſſes plus
chaudes, comme celle de poule, d'oye, de canard,
de veau, de vache, elles ramolliſſent plus eſtant
nouvelles; la vieilleſſe les rendant acres, elles digerent & deſſeichent plus puiſſamment. Quant
à celles des animaux ſecs, comme de belier, de

bouc, de cerf, elles deſſeichent beaucoup ſans ramollir.

Toutes les moëlles appaiſent les douleurs, ramolliſſent, échauffent & rarefient. On les recueille ſur la fin de l'Eſté, à ſçavoir les plus humides, des os, & les plus ſeiches, des eſpines. Celle de cerf eſt celle qu'on eſtime le plus, elle ramollit les boyaux, les nerfs, & les tendons. Celle de veau la ſuit de bien prés, & fait la meſme choſe ; mais un peu plus mollement.

Le Ladanum doüé d'une force échauffante, & ramolliſſante, ouvre l'orifice des veines, en peſſaire il guerit les duretez de la matrice, on le fait entrer utilement dans les medicamens qui appaiſent la douleur, comme dans ceux qui ramolliſſent toutes les duretez. La gomme de pin recente, adoucit la douleur des jointures, & ſur tout celle des cuiſſes, ramollit, & cuit parfaitement les tumeurs endurcies ; mais la plus vieille eſt celle qui échauffe, & digere le plus. La tormentine, puis la lentiſcine, & autres reſines, qui n'ont point d'acrimonie, ramolliſſent, cuiſent, & diſcutent legerement. L'Amoniac échauffe, ramollit, attire : on le fait fondre avec vinaigre à petit feu, de peur qu'il ne ſe brûle, ou bien avec vinaigre on le broye dans un mortier : il ramollit, & diſcute les duretez, & les tubercules : battu avec ſalpêtre & huile, puis appliqué il ſoulage les douleurs des jointures & des cuiſſes : & avec vinaigre ſeulement il diſſout les duretez du foye & de la rate ; & ſi l'on en fait liniment avec miel ou poix, il diſcute les nodus qui ont fait cal dans les membres. Le bdellium eſt mol & gras, il échauffe, ramollit, cuit, & digere un peu : peſtry avec ſalive à jeun, il diſſipe toutes les duretez, & les bronchoceles : appliqué,

& en parfum il lafche les ouvertures de la matrice:
on le mefle dans les emplaftres ramolliffants, qui
font bons contre les duretez, & nodus des nerfs :
eftant pilé, on le delaye avec vin, ou eau chaude.
Le ftorax liquide échauffe, ramollit & cuit, il eft
convenable à la matrice travaillée de fuffocation
ou dureté : eftant appliqué, il attire les mois : on
le mefle tres à propos dans les emplaftres ramolliffants & difcuffifs.

L'ammoniac, le bdellium, le ftorax, & autres
de mefme genre, lors qu'ils font devenus fecs de
vieilleffe, difcutent pluftoft qu'ils ne ramolliffent : toutefois quand il n'en y a point de frais &
de mols, on fe fert des arides, apres les avoir delayez avec huyle graffe. Le galbanum échauffe,
ramollit, cuit, & difcute, fondu avec vinaigre :
guerit les fleurons, diffipe les renverfements, &
les duretez de la matrice, les nodus des jointures,
& toute forte d'amas. L'oppopanax chaud au
troifiéme ordre, fec au fecond, ramollit, & digere modiquement : il eft un peu plus puiffant, &
plus chaud que le galbanum.

Les compofitions qui fe font des fufdites chofes, font : huile de lis, huile violat, huile de camomile, huile de vers, huile de lin, huile d'i-
ris : onguent de guimauve, onguent refomptif,
emplaftre grand *diachylon*, emplaftre de mucilages. Or quand on fe fervira de ces compofitions, il faudra commencer d'appaifer la douleur, & de ramolir les fcirrhes, & les humeurs
caillées par fomentation humide, laquelle fe fait
de racine de lis, de guimauve, de mauve, de violette, y adjouftant quelques extenuatifs, aneth,
origan, calament, ferpoulet, pouliot, thim ;
le tout bouilly avec eau fimple, ou hydrelée,

eſt mis en fomentation.

Apres quoy, l'humeur eſtant encore chaude, & modiquement diſſoute, & les pores de la peau ouverts, il faut appliquer liniment d'onguent de guimauve, ou reſomptif, ou de celuy-cy qui s'ordonne ſur le champ. Prenez mucilage, ſemence de guimauve, de lin, & de fenugrec, tiré avec decoction de figues, une once & demie, huile de lis, d'aneth, & d'iris, graiſſe d'oye, & de canard de chacun demie once, cire graſſe, autant qu'il en faut pour conſiſtance de liniment.

Telles choſes ramolliſſent, & ſoulagent merveilleuſement bien, parce qu'eſtant liquefiées par la chaleur, & pouſſées dedans par la friction, elles penetrent bien avant, & donnent dans le ſiege affecté, & juſqu'à l'humeur mal-faiſante. Le cataplaſme ſuivant a une vertu fort ſemblable. Prenez racines de guimauve, de lis, d'hyebles, & d'iris, de chacun deux onces ; mauve, violette, camomile, melilot, aneth, de chacun deux poignées ; figues ſeiches graſſes, coupées menu, huit en nombre : faites les cuire juſques à mortification, pilez-les & criblez : puis adjouſtez-y racines de bryonia & de concombre ſauvage crües, & raclées, de chacune deux onces, fleur de farine de ſemence de lin & de fenugrec, de chacune une once, graiſſe de poule, d'oye, & de canard, de chacune trois onces. Faites les cuire derechef un peu pour cataplaſme. L'emplaſtre ne peut pas avoir une ſi grande vertu de ramollir, parce que ſa ſubſtance eſtant groſſiere, elle ne peut penetrer bien avant au travers de la peau. Celuy-cy toutefois qui s'ordonne ſur le champ, eſt d'une excellente vertu. Prenez mucilage de guimauve, ſemence de lin, & de fenugrec, tiré avec decoction de figues demie livre , axunge d'oye, de poule , & de veau , moëlle de cerf, & de veau, de chacun deux onces , cire citrine quatre onces ; Que cela se cuise au bain-marie , jusques à consi-stance d'emplastre , en y mettant sur la fin racine d'iris de Florence , storax , calament , de chacun demie-once. L'emplastre *diachylon* est plus puis-sant ; mais non pas tant que celuy de mucilages, du meslange & divers assaisonnement desquels on a coustume d'en ordonner beaucoup d'autres.

# CHAPITRE VI.

## *Des medicaments extenuatifs.*

Comme on se sert beaucoup des extenuatifs, pour les affections interieures , aussi fait-on pour les exterieures , & opiniastres. Leur opera-tion se fait quand la peau estant rarefiée ils pene-trent bien avant au dedans , & qu'ils ne lique-fient pas seulement par leur chaleur , l'humeur froide, grossiere, & assemblée ; mais encore par la tenuité de leurs parties, ils la subtilisent, & l'ex-tenuent en telle façon , qu'elle s'en va par aprés d'elle-mesme en exhalaison , ou qu'au moins elle est facilement dissipée par la force des attractifs: Ceux dont je parleray en suite, à cause qu'ils ont cette proprieté emportent beaucoup d'affections par chaleur , & par extenuation , non pas qu'ils attirent ou digerent ; mais parce que l'humeur en estant extenuée , s'evapore ordinairement d'elle-mesme.

L'aneth bouilly avec huile, cuit, & incise les hu-meurs creües : d'où vient qu'il appaise beaucoup de douleurs , diſſipe les vents qui proviennent de crudité , & arreſte les tranchées. La decoction eſt parfaitement bonne aux femmes , dans l'eſtuve. Il ſoulage le corps fatigué d'un travail exceſſif, & fait dormir. Le pouliot inciſe, extenuë, & cuit les humeurs groſſieres , & qui enflent ; appliqué avec griottes , il fait grand bien aux ſciatiques , & aux parties travaillées d'incommodité froide : il fait ceſſer les convulſions des nerfs & l'opiſthotone : l'eſtuve faite de ſa decoction, oſte les demangeaiſons , les enflures , les duretez , & les renverſemens de la matrice : elle eſt auſſi bonne à la rate avec du ſel. La ſarriette extenuë , & cuit les humeurs groſſieres & gluantes de toutes les parties , eſtant chauffée , elle réveille les lethargiques , & ſoulage les ſciatiques avec farine de froment : L'origan en fomentation ou en liniment, diſcute par ſa faculté extenuative les œdemes , & autres tumeurs laſches : ſa decoction guerit par le bain les demangeaiſons , la galle , & les palles-couleurs. Son ſuc avec laict fait paſſer le tintement & douleurs d'oreilles. Le thim inciſe puiſſamment , & diſcute avec vinaigre les œdemes recents , ſoit en fomentation , ſoit en liniment : diſſout les grumeaux de ſang : il enleve les poreaux, & verrües qui pendent : eſtant appliqué ſur les cuiſſes avec vin & griotte , il apporte du ſoulagement à leurs douleurs. La marjolaine a les parties deliées, & une vertu digeſtive: ſes fueilles arides peſtries avec miel , gueriſſent les meurtriſſures, miſes dans du vinaigre, fortifient les luxations , & diſſoudent auſſi les œdemes : on les meſle dans les emplaſtres qui delaſſent, & qui ramolliſſent pour échauffer & pour reſoudre. Le roſmarin eſt pourveu d'une faculté abſterſive sterfive & incifive, cuit avec vin delié, & appliqué il diffipe les œdemes, appaife les douleurs des nerfs : & en parfum il arrefte les fluxions, & la toux. Le mille-pertuis échauffe, & par la tenuité de fa fubftance il incife, & fubtilife ce qui eft groffier : en fomentation ou en liniment, il refait les perfonnes laffes, il eft fouverain aux contufions, & foulures des nerfs. On applique l'abfynthe pilée avec cerat, particulierement pour la douleur des flancs, des parties d'auprés du cœur, du foye, & de l'eftomac : avec eau, elle guerit les epinyctides, avec miel & falpeftre, la fquinance. La petite centaurée ramollit les duretez inveterées, & les refout en les extenuant, elle deffeiche, & nettoye fi puiffamment fans nulle acrimonie, qu'elle guerit entierement les finus, & les fiftules : l'enula campana extenuë les humeurs groffieres & gluantes, fa racine, & fes fueilles cuites, & appliquées avec vin, échauffent & gueriffent les parties affiegées de froides & longues maladies, comme auffi les fciatiques, & les petites luxations des jointures qui arrivent par abondance d'humeur. La racine du daucus, & fur tout fa femence eftant appliquée par le dehors, fait voir qu'elle échauffe, difcute beaucoup, & diffout les œdemes. L'herbe n'a pas tant de vertu. La ruë incife & digere puiffamment les humeurs gluantes & groffieres : & mefme par la tenuité de fa fubftance, elle diffipe les vents, fait grand bien en fomentation, & en liniment aux douleurs inveterées, & aux cruditez de l'eftomac, aux toux, aux maux de coftez, & du thorax, avec difficulté de refpiration, aux douleurs des cuiffes & des jointures : elle profite aux amas & enfleures des tefticules avec fueilles de laurier, &

H h

aux rougeolles avec myrte en cerat : son suc infusé dans l'oreille goutte à goutte, remedie à
leur douleur, & tintement : la sauvage est plus
excellente pour toutes choses. Le cumin est efficace dans sa semence, il échauffe au troisiéme
ordre, desseiche & adstreint un peu, estant cuit,
& appliqué en liniment avec huile & farine d'orge, & dissipe les tranchées & les enfleures : il est
bon aux amas des testicules, estant appliqué avec
raisins secs ou farine d'yvroye, ou cerat. Le laurier échauffe, ramollit & incise : la decoction de
ses fueilles est souveraine aux vices de la matrice,
& de la vessie, en fomentation ou estuve: ses fueilles appliquées avec griottes & pain, dissipent toute forte de tumeur flatueuse. Ses bayes qui sont
plus chaudes que les fueilles profitent à tous les
rheumatismes du thorax. Elle entre utilement
dans les medicamens qui delassent les nerfs, &
dans les onguents qui échauffent, & qui dissipent.

Les graisses & les moëlles des animaux chauds
& sauvages, ont une merveilleuse faculté d'extenuer, parce qu'elles sont plus chaudes, & plus
deliées, qu'elles imbibent facilement sa partie ;
sur tout lors qu'elles sont devenuës plus acres par
la vieillesse: comme la graisse de renard, de chien,
d'ours, & de lion : & les moëlles qui se tirent de
ces animaux.

Les huiles aussi estant extenuées & purgées par
la longueur du temps, acquierent une plus grande
vertu d'extenuer. Or du meslange des choses susdites se composent, huile d'aneth, huile de ruë,
huile d'amendes ameres, huile de scorpions, huile de cappres, huile de nardus tant simple que
composée, huile de mille pertuis, huile de lau-

rier , huyle de renard , huile de terebentine : puis onguent d'Agrippa , & onguent appellé *Arogon.*

C'est pourquoy , afin que les humeurs froides, grossieres , & gluantes , lesquelles apres avoir esté respandües en chaque petite partie du corps , ou autour des nerfs ou des membranes , se font assemblées en scirrhe , puissent enfin estre facilement attirées , arrachées , & dissipées , il les faut premierement ramollir , puis extenuer , ce que l'on fait ou par l'une de ces facultez feparément , ou par toutes les deux à la fois. Les medicamens qui font cette operation , s'accommodent en fomentation , epitheme , imbrocation ou onguent , afin qu'ils puissent penetrer plus avant dans le corps , & dans la matiere caillée : car la forme folide comme celle d'emplaftre ne le peut pas faire aifément. Il faut donc premierement fomenter la partie malade de cette decoction , qu'il n'est pas necessaire de composer d'herbes fraifches ; de mefme que fi elle eftoit ramolliffante , puifque l'on a remarqué que les herbes arides font plus efficaces pour l'extenuation, mefme durant l'hyver.

Prenez racines d'enula campana , d'iris , & d'yeble , bayes de genevre de chacun deux onces , origan, calament, pouliot, thym, aneth, marjolaine, rofmarin , petite centaurée, fueilles de laurier , de chacun une poignée ; femence d'anis , de fenoüil, de cumin , & de ruë, de chacun demye-once , faites les cuire un peu avec eau fuffifante , en y adjouftant fur la fin la quatriefme partie de vin blanc, fomentez en la partie avec l'efponge , afin que l'humeur en foit plus puiffamment liquefiée , & extenuée. Si le mal s'eft endurcy par longueur de temps, on doit au commencement ufer pluftoft de ramolliffants, ou les mefler avec les chofes fufdites. Puis le cuir eftant eucore chaud, & ouvert par la fomentation, foit faite imbrocation de quelque huyle extenuative, que ce foit avec laine imbuë de fuin : ou bien frottez rudement devant le feu la partie d'onguent d'Agrippa ou *arogon*. Que fi le mélange de beaucoup de chofes eft neceffaire, diffoudez emplaftre de mucilages, ou *diachylon* dans le double ou le triple d'huyle d'iris, ou de ruë.

L'Epitheme fuivant extenuë, & liquefie plus puiffamment quelque humeur froide que ce foit, fur tout dans une partie nerveufe, lors qu'apres avoir fait le refte il eft temps de digerer,& de diffiper promptement. Prenez eau-de-vie une livre, dans laquelle eftant tiede, vous mettrez tremper du thym, calament, pouliot, origan, arides, de chacun demie once, racine de pyrethre, de gingembre, mufcade, fpica, cloux de girofle, de chacun trois onces, que l'eau en foit exprimée pour l'ufage. En fuite l'endroit eftant nettoyé, il le faut arrofer, & imbiber d'huyle de terebentine, ou de cette diftilation. Prenez racine d'iris & d'enula campana, bayes de genevre de chacun deux onces, mille pertuis, rofmarin, marjolaine, thym, farriete, abfynthe, petite centaurée, de chacun trois dragmes, daucus, femence de ruë & de cumin, bayes de laurier, de chacun deux dragmes, mufcade, cloux de girofle, gingembre, de chacun une dragme & demye, faffran une dragme, ftorax, caftoreum, de chacun demie dragme, le tout eftant broyé, verfez-y une livre d'eau-de-vie : puis apres qu'elle aura eft confommée, terebentine, & huyle de chacune une livre. Le tout eftant meflé foit mis dans un alambic, dont vous tirerez l'eau la premiere , puis l'huyle, & les ferrerez à part l'une & l'autre. Afin qu'apres l'onction , la partie ne demeure pas nuë, vous la couvrirez d'un emplaftre fait d'égales portions donguent *arogon* , & d'emplaftre de mucilages, ou de lie d'huyle diftillée & peftrie avec cire.

# CHAPITRE VIII.

## *Des medicamens qui abforbent.*

L'Humeur eftant extenuée, & déja preparée par quelque autre façon que ce foit, doit en fin eftre abforbée, ou attirée & mife dehors par les ouvertures du cuir, tant que l'enfleure s'abbaiffe entierement, & que les fymptomes de la maladie s'adouciffent. Les defficatifs abforbent puiffamment, lefquels ont une fi grande vertu d'extenuer, & de deffeicher, qu'ils confument fans diffolution toutes les humeurs outre nature qu'ils peuvent rencontrer. Il les faut apprefter en forme liquide, s'il eft befoin qu'ils penetrent bien avant. Or ils font propres aux humeurs œdemateufes, aqueufes, & venteufes, quelquefois auffi à celles qui font fcirrheufes, & fort dures, mais fur le declin, & aufquelles on a apporté une exacte preparation par ramolliffement, & extenuation.

Le vinaigre par tenuité de fubftance digere, & deffeiche parfaitement, il ofte en chaude fomentation les œdemes, les meurtriffures, les douleurs des gouttes, & les ulceres qui s'eftendent: fa vapeur quand il eft bouïllant, confomme l'eau des hydropiques, & le tintement d'oreilles. Le

fel fubtilife & abforbe les humeurs fuperfluës, &
confume tout ce qu'il y a d'humide outre nature dans le corps, il preffe, refferre, deffeiche extrémement, & garantit de pourriture le refte de
la fubftance folide : guerit les gencives qui font
trop humides ou qui fe pourriffent, mis en liniment avec huyle, il diminuë les œdemes, & les
tumeurs des hydropiques : il eft bon aux fou-
leures, & aux gouttes : en fomentation, il arrefte
les demangeaifons, le *lichen*, la lepre, & la *pfor*, &
les ulceres qui s'eftendent. La faumure, & l'eau
marine font les mefmes operations que le fel : elles font propres aux œdemes, aux fciatiques, &
aux podagres en fomentation. Le falpetre égale
les vertus du fel, fi ce n'eft qu'il refferre moins, il
entre dans les emplaftres qui extenuent, deffeichent, confument, & nettoyent la lepre. Toute
forte de cendre acquiert des parties ignées par la
brulure : celle de figuier extenuë, & confomme
puiffamment eftant pourveuë de beaucoup d'a-
crimonie & de faculté brulante. Celles de far-
ment, de chefne, & de chou, en approchent fort.
Toutes mifes en liniment avec axunge ou huyle,
diffipent les œdemes, font merveilleufement bonnes aux douleurs des jointures, aux nodus des
nerfs, & aux contufions. La lexive a des forces
convenables à la nature de la cendre qui en eft
lavée : il n'y en a point à la verité qui ne nettoye, deffeiche, & confomme puiffamment, qui
ne difcute les tumeurs flatueufes, & œdemateufes, qui dans la fomentation ne faffe le mefme que
la cendre : mais fur tout celle qui fe fait avec cendre de figuier & de tithymales, de forte que par
tenuité de fubftance elle brule fans faire douleur. L'Alum aftreint, deffeiche, & confom-

me puiſſamment, il deſſeiche, & arreſte les excreſcences de chair, les ulceres qui ſe pourriſſent,
les gencives pleines d'humeur, les ulceres de la
bouche, les epiphores des yeux, les fluxions des
oreilles, les demangeaiſons, & la lepre. La chaux
qui eſt une eſpece de cendre, mais de ſubſtance
plus deliée que celle de bois, brule avec tant de
vehemence qu'elle excite des enleveures. Eſtant
lavée elle deſſeiche extrémement ſans mordication, & digere encore & conſomme plus puiſſamment, ſi on la lave avec eau marine. La lexive
qui a contracté la force, & l'acrimonie par le
moyen de cette lotion, eſt la choſe du monde qui
deſſeiche, & conſume le plus.

Les compoſitions dont on uſe pour cela, ſont,
huyle de caſtoreum, huyle d'euphorbe, huyle
des Philoſophes, & huyle de pierre. Lors donc
qu'une tumeur molle & laſche ſans douleur,
& ſans rougeur s'eſt amaſſée en quelque partie,
comme au genoüil ou aux bourſes, ou fort
eſtendüe, comme aux jambes, & aux pieds de
ceux qui ſont travaillez de cachexie, hydropiſie
ou podagre qui eſt ſur le declin : on doit premierement conſumer l'humeur pituiteuſe ou ſereuſe,
ou meſme le vent renfermé, par fomentation
faite de lexive de cendres, de ſarment de vigne, ou
de cheſne vert, ou de figuier, ou de chou avec
une eſponge neuve, qu'il faudra laiſſer quelque
temps, & l'attacher bien ſerré. On fait auſſi quelquefois cuire utilement dans la lexive origan, calament, thym, & autres du genre des inciſifs, &
attractifs. Que s'il eſt beſoin de deſſeicher encore
plus puiſſamment, il faudra uſer de lexive faite
de chaux eſteinte, & lavée. L'eſponge eſtant
oſtée, & la peau ſechée, ſoit faite imbrocation

d’huyle de caſtoreum, d’euphorbe, ou de briques, ou d’autre qui contienne, ſel marin ou
ſalpeſtre demie once, alum, ſouphre, de chacun deux dragmes. Qu’ils ſoyent diſſouts avec
eau de vie juſques à l’eſpaiſſeur des ordures:
puis adjouſtez y huyle de noix, de rüe ou de
terebentine quatre onces, battez le tout enſemble & le faites un peu chauffer, tant qu’il prenne
forme d’onguent. Mais lors que la tumeur eſt
ſcirrheuſe, & en quelque façon ramollie, il faut
deſſeicher tout ce qu’il y aura d’humeur preparée, non ſeulement par la fomentation preſcrite;
mais encore par la vapeur de vinaigre tres-fort,
& d’eau de vie, dans leſquels apres les avoir mélez, on plonge une pierre de meule, chaude, & l’on
met la tumeur ſcirrheuſe en telle poſture, que de
tous coſtez elle reçoive la vapeur chaude; puis
incontinent on la frote d’huyle ou d’onguent deſſiccatif, & on la preſſe aſſez rudement. Cette portion eſtant conſumée, il faut derechef preparer le
reſte par ramolliſſement, & le deſſeicher: & employer alternativement les remedes, tant que
l’humeur eſtant toute conſumée, toute la tumeur
auſſi s’abbaiſſe entierement. Enfin, incontinent
apres l’onction à l’une & à l’autre tumeur tant
ſcirrheuſe qu’œdemateuſe, il faut appliquer
quelque emplaſtre deterſif, digeſtif, attractif,
& reſolutif, de ceux que nous dirons bien-toſt.
Ou bien y mettre cet emplaſtre extrémement
deſſiccatif, qui ſucce manifeſtement par les
pores du cuir, le ſang corrompu de l’apoſtume.
Prenez huyle vieille ſept onces, cire blanche cinq
onces, les ayant fait fondre, adjouſtez-y terebenthine quatre onces, le tout eſtant meſlé, &
refroidi, jettez-y ſel de pierre ſalpeſtre, cendre

de figuier, de chacun une once soient faites magdalies.

---

# CHAPITRE IX.

## *Des medicamens attractifs.*

LE medicament attractif que les Grecs appellent *el Eticon* ou *epispastiron*, opposé à celuy
qui repousse, estant appliqué par le dehors, fait
venir du profond du corps aux extremitez, les
humeurs tant sereuses que grossieres, & les esprits. Ce qu'il fait principalement par la chaleur,
dont la principale vertu est celle d'attirer; il deviendra beaucoup plus efficace, s'il est encore
pourveu de tenuité de substance, & de siccité: celuy qui est chaud & delié au second ordre com-
plet, il attire en effet; mais celuy qui est au
troisiéme n'attire pas seulement, mais dissipe ce
qui est attiré, estant appellé metasyncritique, c'est
à dire qui attire, & resout du profond du corps.
Finalement celuy qui surpasse les autres, tant en
chaleur qu'en tenuité, il excite ou des pustules,
ou des vessies, & on l'appelle rougissant, ou *pha-
nigmus*.

Or les uns ont une faculté naturelle d'attirer,
comme le dyctam, la cire qui est à l'entrée des
ruches, le sagapenum, la tapsia: les autres l'ont
de la pourriture comme le levain, le fient de pigeon, d'oye, & de tous les animaux chauds: les
autres de la ressemblance de toute la substance,
comme le scorpion appliqué sur la playe qu'il a
faite, attire & met dehors le venin deletere qu'il
a poussé. L'Anagallis, dont la fleur est pourprée, a

d'elle-mesme une si grande faculté d'attirer, qu'elle arrache les aiguillons enfoncez dans le corps : son suc en gargarisme, & mis dans les narines, purge la pituite du cerveau par cette mesme faculté. L'une & l'autre Anemone est acre Sa racine maschée, ou son suc mis dans les narines, attire la pituite. Ses fueilles & sa tige appliquées avec toison provoquent les mois, en liniment elles guerissent la lepre. Le Calament est de substance fort deliée, par le moyen de laquelle il attire les humeurs du profond du corps, & les fait passer ailleurs ; il est bon aux sciatiques, il digere puissamment, incise & extenuë beaucoup les humeurs grossieres, telles que sont celles qui engendrent la lepre : cuit avec vin, il oste les meurtrissures, & efface les cicatrices noires. La racine de narcisse pilée avec miel, & appliquée, soulage les vieilles douleurs des jointures, mise en liniment avec miel & farine d'yvroye, elle oste ce qui est fiché dans le corps. Le struthion ou saponaria mis en liniment avec griotte & vinaigre emporte la lepre, cuit avec farine d'orge & vin, discute les tubercules : fait esternuer, broyé avec miel, & mis dans les narines fait couler la pituite de la bouche. L'une & l'autre Aristoloche oste les flesches, les javelots, & les escailles des os, estant mise en liniment ; en pessaire elle attire les mois, l'arriere-faix & le fruit. Le nasitort sauvage est chaud au quatriéme rang : sa racine est souveraine pour les douleurs de cuisse, estant mise dessus avec graisse de porc salée en façon d'emplastre : de mesme aussi guerit tous les rheumatismes cachez, comme possedant la faculté de desseicher & d'attirer du profond du corps. Le lepidium ou poivrée échauffe au qua-

triéme ordre , eftant broyé avec racine d'énula ,
& mis en liniment l'efpace d'un quart d'heure , il
fait grand bien aux fciatiques : il guerit auffi la
lepre. La femence de Thlafpi échauffe & deffeiche au quatriéme ordre, purge la pituite par haut,
& par bas:provoque les mois,& tüe le fruit, donnée par le fondement, elle eft bonne aux fciatiques. La femence du nafitort des jardins a une
faculté brûlante, auffi bien que la moutarde mife
en liniment avec griotte & vinaigre, elle échauffe
les douleurs des cuiffes : avec poix elle difcute les
œdemes & les *panus* , & arrache les aiguillons fi-
chez dans le corps : en liniment avec miel elle extenuë la rate , purge les *favus* , nettoye les lepres
& impetiges, rompt les fleurons, & les charbons,
& les fait fuppurer:l'herbe fait les mefmes operations , mais avec moins de vigueur. La moutarde
échauffe , & deffeiche au quatriéme ordre : elle
à la vertu d'extenuer, & d'attirer, on l'applique en liniment avec des figues fur la tefte des
lethargiques que l'on rafe , & on l'y tient jufques
à ce que l'endroit devienne rouge. Elle eft propre aux douleurs de cuiffes , de rate , & generalement à toutes celles qui font inveterées , toutefois & quantes que nous avons deffein d'attirer
quelque chofe du dedans du corps à la fuperficie,
pour changer l'affection. En liniment elle guerit les alopecies avec miel, graiffe ou cerat , elle
efface les meurtriffures ; on la mefle utilement
dans les emplaftres attractifs , & qui oftent la galle par friction : on s'en fert avec vinaigre pour
frotter les lepres, & vilaines galles : eftant broyée
avec figues,& appliquée aux oreilles, elle eft bonne a leur pefanteur & tintement.On applique tant
les fueilles que la femence d'ortie ; aux maladies

des jointures, & aux podagres avec huile vieille, ou avec graisse d'ours, avec cerat à la rate : elles guerissent les parotides & les tubercules, tant est grande leur force digestive. L'hermodate est chaude & seiche au second ordre, elle est propre à toute sorte de goutte, estant appliquée en cataplasme avec jaunes-d'œuf, & farine d'orge, ou mie de pain. Le Pyrethre est chaud & sec au troisiéme ordre : sa racine attire la pituite, provoque les sueurs : si on s'en frotte avec huile, elle est souveraine aux roideurs inveterées, & au refroidissement & resolution des parties du corps : estant mise en liniment sur les parties stupides, elle leur redonne le sentiment. La racine de serpentaire est acre, amere, de parties deliées : elle est pourveue de faculté échauffante, elle extenuë ce qui est visqueux & grossier, elle est efficace en liniment avec miel contre les vitiliges, consume & dissout les polypes & chancres, principalement son suc, qui est plus puissant que sa racine, & que ses fueilles. La racine du cyclamen que les Arabes nomment *arhanita*, chaude, & seiche au troisiéme ordre, ouvre, incise, attire, & discute. On mesle son suc parmy les medicamens qui discutent les turbercules, les écrouëlles, & autres duretez ; en liniment avec miel, il est bon à la suffusion de bile : on fomente utilement avec la decoction de sa racine les luxations, les podagres, les petits ulceres de la teste, & les mules des talons. On cave sa racine, & l'ayant remplie d'huile, on la met sur les cendres vives, en y adjoustant par fois un peu de cire, dequoy on fait un onguent souverain aux mules des talons, & à toutes les humeurs froides & cruës : car elle les meurit, ou les resout : elles titre auſſi les petits os. L'autre cyclamen qui s'appelle dans les boutiques *Beatæ Mariæ ſigillum*, eſtant mis en liniment cruë ( car ſa force s'en va quand elle eſt cuite ) oſte les meurtriſſures, mais avec mordication, eſtant pilée & miſe avec autant d'axunge vieille, elle ramollit les écrouëlles, & toutes les tumeurs endurcies, & les diſſout ſans entamer la peau. Tous les tithymales échauffent, reſoudent, deſſeichent, & nettoyent puiſſamment, oſtent la myrmecie, l'acrochordon, le pteryge, & le thim: ils nettoyent auſſi le lichen & la pſore. L'ellebore en liniment avec axunge, guerit les eruptions de pituite, & la ſuppuration inveterée: emporte l'alphos, l'impetige, la galle, la lepre. La racine, & le ſuc de thapſia ſurpaſſent tous les medicaments qui ſont au meſme degré en force attractive, lors qu'il faut faire ſortir quelque choſe de bien caché. Son ſuc en liniment, ou ſa racine fraiſche en friction font revenir le poil tombé par alopecie: ſa racine, & ſon ſuc avec egales portions de cire & d'encens, oſtent les meurtriſſures & lividitez : avec miel ils corrigent la lepre, & les vices du cuir, avec ſouphre ils diſcutent les tubercules : mais il ne les faut pas laiſſer plus de deux heures, de peur qu'il n'arrive inflammation : il faut en ſuite fomenter l'endroit avec eau marine chaude. Les Anacardy chauds & ſecs au quatriéme ordre, oſtent en liniment la ſerpige, l'impetige, & la morphée : mais bientoſt apres l'endroit doit eſtre lavé avec de l'eau.

Entre les reſines celle de pomme de pin eſt la plus chaude, & la plus deſſiccative ; ſans mordication, de meſme que la terebenthine, elle attire auſſi du dedans plus puiſſamment que les autres reſines. La poix noire, molle, & graſſe, diſcute les

duretez de la matrice, & les tubercules du fondement: seule, ou avec souffre elle dissipe les douleurs des costez, des jointures, & de toutes les
parties : pestrie avec miel, elle rompt les charbons & les écroüelles, & sert de matiere commune à tous les medicaments. Le Castoreum est
de parties fort deliées, il échauffe, desseiche, cuit,
& discute les tumeurs opiniastres & scirreuses: en
liniment il est bon aux tremblements, aux convulsions, & à tous les vices des nerfs. L'euphorbe
est merveilleusement profitable aux sciatiques,
paralysies, tremblemens, convulsions, & à toutes
les affections froides: il oste en un jour les écailles
des os, attire abondamment la pituite par les narines, & fait esternuer : le souphre échauffe, attire du dedans, discute & nettoye : estant pestri
avec salive, urine, huile vieille, ou miel, il est
bon aux coups veneneux ; avec terebenthine, il
guerit entierement le lichen, la psore, la lepre
en nettoyant & dissipant.

Entre ceux qui attirent par force la pourriture,
le levain est le plus doux, il est mediocrement
chaud, & de parties deliées, & partant il attire, &
digere sans incommodité, ce qui est enfoncé au
dedans, il est pourveu d'aigreur & de chaleur, par
le moyen de la pourriture. Tous les fiens ont la
vertu attractive : mais avec beaucoup de difference. Celuy de pigeon échauffe, attire, & rougit beaucoup, estant meslé avec vinaigre, & farine d'orge, il discute les écroüelles : estant seiché,
& broyé avec semence de nasitort, il chasse toutes
les vieilles douleurs de cuisses, de costez, de col,
de lombes, & de gouttes. Celuy d'oye est un peu
plus chaud, & pourveu des mesmes vertus, mais
plus efficaces, & ne sert presque à rien, à cause

de son excessive acrimonie:celuy de poule fait les mesmes operations, mais avec moins d'efficace: car il est aussi beaucoup moins chaud, principalement s'il est pris des poules renfermées. Celuy de chevre est d'une faculté digestive, & acre à ce poinct qu'il est propre aux tumeurs endurcies & scirrheuses, non seulement de la rate, mais encore des autres parties, si on le mesle avec farine de febves & oxycrat. Il est aussi profitable à l'hydropisie en forme d'emplastre : estant brulé il devient de substance plus deliée, non toutefois plus acre manifestement : on le mesle dans les cataplasmes digestifs, qui servent aux parotides, & aux bubons inveterez.

Quant aux compositions qui attirent & digerent puissamment, on estime l'huile de palma Christi, de gland, de moutarde, que l'on peut tirer avec le pressoir, de mesme que d'amendes, emplastre de melilot, de bayes de laurier, emplastre *oxyrocrum*. Mais ceux que l'on peut aprester sur le champ des simples susmentionnez, sont beaucoup plus excellents.

Lors donc que l'humeur d'un scirrhe ou tumeur dure estant extenuée & preparée, n'a pû estre totalement absorbée par la force des medicaments desiccatifs, il la faut arracher, & resoudre par la force des attractifs, qui portent aux extremitez du cuir les humeurs cachées, & enfoncées dans le profond du corps. Or les mesmes demeurans long-temps sur la partie, dissipent manifestement ou insensiblement les humeurs, aprés les avoir attirées. On les accommode fort à propos en la forme solide de poudre, ou d'emplastre, laquelle ne se porte pas au dedans : mais attire à soy l'humeur ou l'esprit qui est dessous. Ceux donc qui se feront sur le champ, s'ordonneront de la sorte.

Prenez poix seiche, cire neuve, axunge de porc, savon noir, de chacun demie livre, que le tout soit liquefié & mis en emplastre. Ou bien prenez poix seiche, cire neuve, de chacune demie livre, axunge de porc six onces, souphre qui n'a point senty le feu, trois onces, que le tout soit liquefié jusques à épaisseur d'emplastre. Ou bien souphre, racine de pyrethre, d'hermodatte, de chacun une once & demie : on y adjouste aussi quelquefois salpetre, sel de pierre, ou sel marin rosti une once. Celuy-cy attire aussi & discute extrémement. Prenez huile vieille une livre, écume d'argent, poix seiche, de chacune demie livre, ladanum, ammoniac, galbanum dissouts avec vinaigre fort, de chacun trois onces, roüille pulverisée demie once, soit fait emplastre. On applique aussi des formes de cataplasmes, qui ont une vertu parfaictement discussive. Prenez poulpe de figues cuites avec vinaigre ou eau de vie, levain vieil de chacun demie livre, racine d'iris, de concombre sauvage, & de bryonia recentes & crües, de chacune deux onces : semence d'ortie, & de nasitort, de chacune demie dragme. Que le tout soit broyé pour cataplasme : on y peut aussi adjouster demie once de fient de chevre, ou de pigeon : lequel estant seiché & pulverisé, & mis avec cerat & poix, attire puissamment, encore mieux si on l'accommode en forme de cataplasme, avec figues seiches & miel : mais tres-puissamment si on le fait cuire avec miel anacardin, ou savon noir. La moutarde aussi discute tres-fort, mais avec beaucoup de douleur & inflammation des dartres.

Prenez

Prenez poulpe de figues seiches, cuites dans eau & vinaigre, semence de moutarde avec vinaigre, de chacun pareilles portions & poulpe de figues seiches, levain de chacun une partie, moutarde deux parties, pour les corps tendres il faut diminuer la moutarde, & l'augmenter pour ceux qui sont durs & robustes, quelquesfois aussi ostant une portion de moutarde, on adjoustera en sa place autant de semence de Thlaspi, ou nasitort broyée.

Le cataplasme suivant attire encore avec plus de force que les precedens. Il contient racine de thalpsia pilée une once, axunge de porc trois onces : toutesfois il n'excite pas seulement des dartres blanchissantes, mais il fait enfler toute la partie avec beaucoup de douleur. Celuy qui vient en suite encore n'attire pas seulement, mais il dissipe ce qu'il a attiré par une douce demangeaison ou échauffement. Prenez racine de cyclament cruë, & pilée, une once, axunge deux onces. Le premier cyclamen sera en effet efficace : mais celuy que Dioscoride prend pour le dernier, que les Apothicaires appellent *sigillum beatæ Mariæ*, est beaucoup meilleur.

---

# CHAPITRE X.

### *Du Phœnigme, & de son usage.*

EN quelque partie que resident les humeurs qu'on n'a pû resoudre ny discuter par des medicamens ramollissants, ny par des extenuatifs, ny par des attractifs, on les attire, & fait couler apres les avoir liquefiées avec des phœnigmes, par le moyen desquels on attire de par tout l'eau des hydropiques, & l'humeur fereufe, & on emporte la douleur opiniaftre de la tefte, des cuiffes, & de toutes les jointures. On ne garde d'ordinaire aucune compofition qui excite les veffies : on peut neantmoins en preparer fur le champ de cette maniere. Meflez égales portions de favon noir, & de fel commun, jufques à ce qu'il s'en faffe un corps en forme d'emplaftre : eftant appliqué il excite des veffies fans aucune douleur. Tous les tithymales font acres, mais la grenoüillette l'eft davantage ; eftant broyez & appliquez, ils attirent en veffies les humeurs du profond du corps avec douleur.

Le Phœnigme de cantharides eft celuy qui attire le plus promptement en abondance les humeurs fereufes, fans beaucoup d'ardeur. Les cantharides eftant pilées jufques à une tres-exacte poliffure, font appliquées à la partie déja rouge & échauffée.

L'onguent fera plus doux qui contiendra une portion de cantharides pilées, & quatre fois autant d'axunge ou de cerat liquide : plus feur auffi & plus moderé fera le cataplafme qui reçoit une part de cantharides pilées, femence de moutarde pilée trois parts, poulpe de figues, ou levain acre fix parts. Or fur quelque partie que foit mis le phœnigme de cantharides, il caufe ardeur d'urine, & d'yfurie. La puftule eftant crevée ou ouverte, l'humeur découle peu à peu, & l'oignant d'un onguent gras ou adouciffant, on ne laiffe feicher l'exulceration qu'aprés que toute l'humeur a efté tirée de la partie malade.

Jufques icy j'ay mis en avant les remedes qui apportent du foulagement aux maladies externes

ans exulceration, comme aux tumeurs & amas
d'humeurs froides, & aux douleurs qui en proviennent: il faut à present dire quels remedes sont
secourables aux affections exterieures, dans lesquelles la peau est entamée ou exulcerée, comme
dans les abscez, playes, & ulceres divers.

## CHAPITRE XI.

### *Des medicamens qui meurissent.*

LE meurissement est different de la concoction des viandes, c'est le changement d'une
humeur vitiée, & corrompuë en un estat plus convenable à la nature. Or il est de deux sortes ; la
suppuration, & certaine concoction ou mitigation ; la suppuration est un changement de sang
pourry, & gasté, ou en pus exquis : car c'est ainsi
seulement que se fait le pus sincere & parfait. La
mitigation est un changement de bile pourrie,
tant jaune que noire , & mesme de la pituite,
non à la verité en pus, mais la pourriture estant
arrestée en une substance plus benigne, & moins
incommode à la nature.

Le medicament suppuratoire a esté nommé *ce-*
*yetricon*, celuy qui est concoctif ou mitigatoire
*epasticon*, auquel est directement opposé *septi-*
*on*. L'un & l'autre meurissement est le propre
ouvrage de la nature, & de nostre chaleur, & il
n'y a point de medicament qui meurisse par soy-
mesme ; l'un & l'autre, tant le suppuratoire que
mitigatoire , est de deux sortes ; l'un qui conserve proprement, ou augmente la force & la
substance de nostre chaleur naturelle, lequel est

moderément chaud , & non gueres different de la
temperature de la partie à laquelle il est appliqué par dehors. Ce mesme medicament communique à l'humeur pourrie une chaleur fort
semblable à la nostre naturelle , par le moyen de
laquelle aussi l'humeur corrompuë se change en
quelque chose de plus benin. L'autre meurit par
accident, il est moderément chaud, & humide, &
veritablement pourveu de matiere emplastique :
pendant qu'il remplit, & bouche les ouvertures
de la peau, il retient l'esprit, & la chaleur naturelle de la partie , & ne permet pas qu'elle le dissipe ; de sorte.que retournant par apres au dedans,
elle s'accroist , & forme le pus , ou adoucit, &
acheve de cuire l'humeur corrompuë. Il faut donc
parler en premier lieu de ceux qui font suppurer
les phlegmons.

La fomentation d'eau tiede échauffe toûjours , humecte , ramollit , & cuit de soy-mesme :
neantmoins elle digere, & dissipe quelquefois par
accident. L'hydrelée un peu chaud versé sur la
partie conduit à la maturité, & concoction, ce
qu'il fait plus evidemment que l'eau tiede.
L'huile meure sans sel échauffe moderément, humecte , ramollit , principalement si on ne l'applique ny fort chaude ny fort froide , mais tiede :
elle cuit aussi, & fait suppurer, augmentant la
chaleur naturelle en ce qu'elle retient & renferme
tout ce qui a coustume de s'écouler hors de nous.
Le beurre cuit, & fait suppurer de soy-mesme , &
on le mesle utilement parmi les medicamens qui
sont propres au mesme effet ; sur tout pour les
petits phlegmons des corps des enfans, & des personnes molles.

Le Suin n'a pas une vertu concoctive, & suppuratoire fort differente de celle du beurre. Toute ſorte de graiſſe, & principalement celle des animaux domeſtiques, ramollit, cuit & fait ſuppurer : car outre que par ſa viſcoſité elle eſtoupe, & remplit les pores du cuir, & retient tout ce qui eſt diſpoſé à s'écouler hors de nous, il a auſſi une chaleur fort ſemblable à la noſtre. Dans le nombre de celles qui nous ſervent, celle de porc eſt la plus imbecille, apres laquelle vient celle de veau, puis celle de poule : & en fin celle d'oye la plus efficace de toutes ; de ſorte qu'elle n'eſt pas ſeulement doüée de faculté ſuppuratoire, mais encore de faculté digeſtive ; comme la moëlle de cerf, & celle de veau, ramolliſſent les ſcirrhes, auſſi cuiſent-elles & font ſuppurer de la meſme façon que la graiſſe. La farine de froment qui n'a point de ſon, cuite avec huyle ou hydrelée en forme de cataplaſme, remplit les ouvertures de la peau, retient au dedans & augmente la chaleur naturelle, laquelle meurit en fin, & cuit l'humeur ſuperfluë, & la convertit en pus blanc, leger, & égal. La fleur de farine de froment fait la meſme choſe.

Le pain de froment tendre, & encore tout chaud, eſtant appliqué, fait les meſmes operations: ou s'il eſt devenu ſec par ſucceſſion de temps, eſtant ramolly avec hydrelée, huile graſſe & douce, ou beurre, & mis en cataplaſme. Les figues ſeiches, graſſes, cuites avec eau ou hydrelée, miſes en liniment, ou appliquées en cataplaſmes avec huyle ou beurre, & farine de froment, font ſuppurer, conduiſent à maturité les *panus*, & autres tumeurs. Les fueilles de pas-d'aſne & d'ozeille cuites ſous les cendres, pilées avec graiſſe, meuriſſent promptement les phlegmons, & les autres abſcez. La racine de guimauve laſche, adoucit,

& cuit les tubercules difficiles, boüillie avec eau miellée eſt bonne en fomentation pour meurir les parotides, les écroüelles, & autres tumeurs, en cataplaſme fait de graiſſe de porc ou d'oye, ou de farine de froment cuite avec huyle, ou de mie de pain, elle avance plus puiſſamment la maturité, & la concoction. La racine de lis cuite tant qu'elle ſoit entierement mortifiée ramollit, & meurit, principalement quand elle eſt roſtie, & comme la racine de guimauve eſtant miſe avec graiſſe en forme de cataplaſme.

L'oignon encore qu'eſtant crud il ſoit acre, & mordicant, toutefois ſon acrimonie eſtant diſſipée par la cuiſſon, il fait ſuppurer principalement les tumeurs qui ne ſuppurent que malaiſément. La poix molle & liquide pourveüe de beaucoup de viſcoſité, a de ſoy la faculté de faire ſuppurer, de ramollir, & de cuire. Celle qui eſt ſeiche ſe delaye dans les affections chaudes avec huyle roſar, ou autre convenable pour les meſmes uſages: car elle ramollit les duretez, fait ſuppurer, diſcute les *panus* & les tubercules : de poix molle, cire, & huyle on compoſe un cerat tres-utile à former le pus. La tormentine, ou meſme la lentiſcine ramollit les duretez, & cuit les cruditez; toutes eſtans lavées perdent l'acrimonie, & y adjouſtant cire, & beurre, ou jaune d'œuf, ou quelque huyle convenable, acquierent la faculté ſuppuratoire. L'encens mol, blanc, & gras, moderément chaud, convenable aux natures moyennes & temperées, eſt doüé d'une inſigne vertu de faire ſuppurer, comme ne l'eſtant point du tout de celle de deſſeicher & d'aſtreindre. Le Ladanum qui eſt chaud ſur la fin du premier degré, ramollit, & cuit moderément. Le Storax liquide ou rouge échauffe auffi, ramollit, & cuit. On compte le Bdellium & l'Ammoniac dans ce nombre, & generalement toutes les chofes qui ramolliffent par une chaleur moderée, font auffi fuppurer.

Les onguents qui fe compofent de ces medicamens, font grand, & petit bafilicum, onguent de guimauve, onguent d'Agrippa, & celuy qu'on appelle refumptif : l'emplaftre diachylon fimple, diachylon compofé, & de mucilages.

C'eft pourquoy fi quelques amas d'humeurs ou enflure outre nature, a affiegé la partie, que cette enflure foit chaude avec rougeur, chaleur, & douleur tres-fenfible, & que la matiere ne doive pas eftre diffoute, mais convertie en pus, comme dans le phlegmon, fleuron, & charbon ; la fluxion eftant arreftée, & l'ardeur, & la douleur reprimée, on aidera au meuriffement, & à la fuppuration premierement par fomentation d'hydrelée tiede, ou de la decoction des chofes qui ont également la faculté de ramollir & de meurir : par laquelle la douleur puiffe eftre adoucie, & la chaleur pareillement moderée ; foudain apres la fomentation, fera utile un liniment qui ait la mefme faculté : puis un cataplafme en façon de boüillie de mucilage d'althée, de lin, & de fenugrec, tiré avec decoction de figues feiches, dans laquelle on ait delayé, & fait boüillir farine de froment, y adjouftant huyle, & jaune-d'œuf. Si le phlegmon n'eft gueres chaud, & qu'il ne fuppure que difficilement, de forte qu'à caufe de cela il demande des remedes qui meuriffent avec plus de force, foit fait cataplafme de racine de guimauve, de lis, & d'oignons, avec ozeille, mauve, branque urfine, camomile, & melilot exactement

cuits & criblez : à quoy vous adjoufterez par
apres farine de froment, de vin & de fenugrec,
avec beurre & axunge, de poule ou d'oye. Tout
cela n'eft pas encore fi puiffant que les deux onguents bafilicum, que l'emplaftre diachylon
compofé, & l'emplaftre de mucilages, que l'on
doit ramollir l'un & l'autre d'huyle de lis, ou d'i-
ris, afin qu'il puiffe penetrer & exercer fes forces plus avant.

# CHAPITRE XII.

## *Des medicamens qui nettoyent les abfcez & les ulceres.*

LEs medicamens lefquels appliquez par le dehors, mondifient les abfcez, & les ulceres,
& nettoyent les ordures, eftants contraires aux
emplaftiques, n'ont point une nature differente
de ceux lefquels eftant pris par le dedans, nous
avons dit nettoyer les humeurs groffieres &
gluantes; pour cette raifon les Grecs les ont appellez *ryptica* & *cathartica*. Or ils font bien efloi-
gnez d'ordre & de vertus : car les plus doux la-
vent & attirent le pus des phlegmons ouverts :
de plus puiffants que ceux-là nettoyent les ordures les plus groffieres des ulceres : ceux qui font
tres-puiffants mangent la chair corrompuë des
ulceres malins, & mefme brifent doucement le
cal des fiftules, & veritablement s'approchent
fort des catharctiques. Or il les faut diftribuer de
cette façon.

Le fuc de chicorée, & de toutes fortes d'endives,
quoy que froid, neantmoins parce qu'il eft amer,

il nettoye seurement, & ne purge pas moins les ulceres que les visceres. Le suc des roses, principalement rouges, quoy qu'il soit pourveu d'une douce vertu adstringente, est neantmoins de vertu detersive & aromatique : d'où vient que le miel rosat & le syrop de roses seiches, a une force merveilleusement detersive. Les fueilles de plantain, mesmes toutes entieres mises sur les ulceres nettoyent parfaitement l'ordure : le suc corrige, nettoye & conduit à cicatrice la malignité des ulceres. Le suc de la grande joubarbe, quoy qu'il rafraischisse, & restreigne legerement, fait neantmoins plus puissamment toutes les operations du plantain, que je viens de raconter. Ces medicaments sont utiles & seurs, lors que toute l'inflammation du phlegmon qui est crevé, n'est pas encore appaisée, ou lors que l'ulcere tourmente par l'inflammation, & par la douleur. Le suc d'aigremoine & de betoine, est un peu chaud, il nettoye & guerit toutes les playes, & tous les ulceres, principalement de la teste, & empesche qu'il se fasse pourriture ou amas, d'où procedent les fistules. Les modernes ont experimenté que le suc de persil n'estoit pas moins efficace pour nettoyer, & c'est à quoy ils s'en servent ordinairement. La farine de febves nettoye legerement, à raison dequoy elle emporte la crasse de la peau, les taches du hâle du soleil, & les lentilles qui viennent à la surface du cuir, la farine d'orge nettoye aussi modiquement, & desseiche un peu plus que celle de febves. La farine de pois incise, & nettoye, purge avec miel la galle, l'impetige, & les ulceres malins, La farine d'orobe avec miel, nettoye la rudesse du cuir, la demangeaison, les lentilles du visage, les taches & les

ulceres, arreſtent la gangrene & les nomes. La farine de lupins nettoye puiſſamment, eſt bonne
aux alphes, lividitez achores, rougeolles, gangrenes & ulceres malins, tant en nettoyant qu'en
digerant ſans acrimonie. La farine de fenugrec
eſt bonne aux taches farineuſes, achores, lepre,
lentilles, & peſtrie avec vin ou miel nettoye les ulceres chancreux. La farine de ſemence de lin avec
miel & ſalpeſtre eſt bonnes aux lentilles, faves,&
ongles raboteux, cuite avec vin, elle arreſte les
dartres, & les ulceres qui s'eſtendent. Le miel
chaud, & ſec au ſecond ordre, ouvre, reſiſte à la
pourriture, deſſeiche, nettoye les conduits, &
les ulceres,& ne reſſerre pas la ſubſtance du corps,
comme fait le ſel : eſtant crud il eſt à la verité
beaucoup plus deterſif & mordicant, qu'eſtant
cuit, & eſcumé ; mais il n'eſt pas ſi agglutinatif:
Le ſucre deſſeiche auſſi, & nettoye comme eſtant
une eſpece de miel: mais celuy qui eſt rouge, plus
puiſſamment, parce qu'il eſt plus chaud, & plus
acre. La terebenthine, bien qu'elle ſoit de ſubſtance deliée, nettoye doucement, parce qu'elle
eſt uu peu amere, & oſte les ordures tant priſe
qu'appliquée. L'aloës eſt fort amer, il deſſeiche
neantmoins moderement, de ſorte qu'il n'eſt pas
meſme faſcheux aux ulceres purs & ouverts : il
arreſte particulierement les ulceres qui s'eſtendent, remedie à la pourriture des parties genitales,& entre dans les medicaments des yeux. L'encens nettoye auſſi : mais non pas ſi fort que l'a-
loës. Pour la myrrhe, dautant qu'elle eſt extrémement amere, & de ſubſtance deliée, elle nettoye plus puiſſamment que l'aloës : elle nettoye
par proprieté l'impetige, oſte l'albugo, diſcute
l'obſcurciſſement de la veuë, polit la rudeſſe.

Quant aux remedes suivants , ils sont pourveus d'une plus puissante faculté detersive , & l'on s'en sert contre les ulceres malins & opiniastres.

Le marrube desseiche & nettoye si fort que ses fueilles ointes de miel, sont bonnes aux ulceres sales, & arrestent les nomes : ce que fait encore plus efficacement son suc exprimé avec miel,& si on s'en frotte les yeux, il aiguise la force de la veuë. Le suc de melisse comme celuy de marrube, guerit aussi les ulceres malins , sur tout ceux du thorax,& des poulmons, & avec miel il oste l'obscurcissement de la veuë. Le suc d'absynthe échauffe, & nettoye puissamment , lave l'ordure des ulceres, empesche qu'il se fasse fistule , & garantit de pourriture , le jus de la decoction en fait de mesme : mais non pas avec autant d'efficace. Le suc de l'une & de l'autre Anagalis ou morgeline, fait grand bien aux ulceres pourris par sa detersion , & avec miel dissipe l'obscurcissement de veuë. Le scordium nettoye les ulceres inveterez, les seiche, & les couvre de cicatrice. Le millepertuis seiché, pilé, & jetté sur les ulceres humides & pourris, les guerit. La semence d'ortie guerit tres-bien les ulceres sales qui veulent estre seichez, & nettoyez sans acrimonie: si on y adjouste du sel,il arreste les chancres, & les ulceres qui s'estendent. La racine de souchet seiche & pilée arreste tous les ulceres humides, comme ceux de la bouche, des parties genitales, & du fondement, encore mesme qu'ils s'estendent. La racine de l'une & de l'autre Aristoloche nettoye beaucoup, mais plus celle de la ronde : guerit & mange les pourritures, nettoye l'ordure des ulceres, tuë, & met dehors les vers. Pour ceux qui viennent en suite , on a prouvé qu'ils avoient une plus grande vertu de manger la pourriture, & oſter le cal des fiſtules.

Le ſuc de centaurée & chelidoine, deſſeiche & nettoye ſi puiſſamment, qu'il nettoye & guerit en fin parfaitement les ulceres malins & inveterez, les ſinus auſſi, & les fiſtules. La racine d'iris échauffe, deſſeiche, & nettoye, ſeiche & pilée elle nettoye les ulceres, principalement ceux de la teſte : ſon ſuc eſtant verſé deſſus, nettoye & remplit de chair les ſinus, & les fiſtules. Le ſavenier chaud & ſec au troiſiéme ordre, nettoye puiſſamment avec quelque ſentiment d'acrimonie & d'eroſion : avec miel il guerit les ulceres qui ſont noires & fort ſales, mange la pourriture, oſte le cal des ſinus & des fiſtules, ſi tant eſt qu'on puiſſe ſupporter ſa violence ſans dommage. La racine de Gentienne extrémement amere, nettoye, oſte les Alphes, remedie aux ulceres qui rongent par ſinuoſitez. L'Afrodille a ſa vertu dans la racine, elle eſt chaude, ſeiche, deterſive, & diſcuſſive : elle nettoye les ulceres ſales, guerit ceux qui ſont fiſtuleux, & arreſte ceux qui mangent. La racine d'Arum eſt chaude, ſeiche, & remarquable par ſa faculté deterſive, nettoye tres commodément les ulceres de toutes ſortes, ſoient flagedenes, ou carcinomes, tant fiſtuleux que ceux qui s'eſtendent. La racine de la ſerpentaire comme eſtant plus acre, & plus amere, auſſi purge-t-elle, & nettoye plus efficacement les ulceres malins, & phagedeniques, les fiſtules, & les ſinuoſitez, ſi on la pile avec miel. La racine du concombre ſauvage aride, & pilée comme elle, nettoye l'alphe, l'impetige, la lepre, les cicatrices noires, & les taches du viſage, auſſi nettoye-t-elle les ſinuoſitez, & les fiſtules. L'ellebore nettoye puiſſamment, il eſt

propre aux alphes, impetige & lepre : si vous le
mettez dans une fistule, qui se soit endurcie en
cal, il l'ostera en deux ou trois jours. Misy, sory,
la couperose, la pierre d'airain brulez & lavez,
nettoyent puissamment les ulceres malins, & les
fistules : mais cruds, ou non lavez, ils ont une
vertu mangeante & catheretique ; parce qu'ils
nous manquent, on met en leur place le vitriol
brulé & lavé. La rouïlle de cuivre est aussi tres-
propre à nettoyer les ulceres pourris, & les sinuo-
sitez : quoy que le nitre & son escume nettoyent
beaucoup, on ne s'en sert pourtant pas à nettoyer
les ulceres ; mais les alphes, impetige, lepre, &
autres vices du cuir avec eau chaude ou vin, parce
qu'ils nous manquent, on met en leur place le sel
de pierre nettoyé. L'Alun crud, & l'eau qui s'en
fait, sont convenables aux nomes, phagedenes,
chironies & ulceres malins, pourris, & qui
mangent, non pas tant à cause qu'ils les nettoyent, comme à cause qu'ils les empeschent de
s'estendre plus avant.

De ces simples donc qui sont du premier ordre, on fait des compositions pour nettoyer les
phlegmons qui se font ouverts depuis peu ; comme celle qui contient miel rosat, une dragme, un
jaune-dœuf, farine d'orge, ce qu'il en faut pour
assembler le tout en un corps, & faire onguent :
on y adjouste quelquefois terebenthine lavée
deux dragmes, si on desire une meilleure detersion. Celuy-là est plus puissant, où entre le suc
de persil huict onces, suc d'aigremoine quatre
onces, suc de plantain deux onces, miel rosat dix
onces, faites les cuire un peu, puis adjoustez farine d'orge, de lupins, & de fenugrec, de chacun
trois onces, que le tout soit bien cuit pour on-

guent , en y meſlant ſur la fin demie once de terebenthine. Si le pus eſt épais & tenace, vous ferez une plus grande deterſion en cette maniere.
Prenez reſine, miel, terebenthine , de chacun demie livre, myrrhe, ſarcocolle, farine de lupins, &
de fenugrec, racine d'iris, de chacune demie-once,
ſoit fait onguent. De cet ordre, ſont l'onguent *aureum* , qui a preſque égale force de nettoyer que
l'emplaſtre *de janua*, & l'emplaſtre appellé *gratia
Dei* , leſquels on peut appliquer , ou ſolides , ou
delayez avec huile deliée ſur les ulceres, principalement de la teſte, & des autres parties nerveuſes.
On peut auſſi uſer de ceux du troiſiéme ordre,
qui ſont extrémement deterſifs, comme ceux qui
ſont compoſez de roüille de cuivre, & autres metalliques acres , pourveu qu'ils ſoient delayez &
temperez avec d'autres plus doux , comme ſi
vous delayez une drachme d'emplaſtre divin dans
trois de jaune d'œuf frais , ou ſi vous meſlez , &
peſtriſſez enſemble une drachme d'onguent Egyptiac , ou Apoſtolique , dans deux ou trois de *tetrapharmacum* , ou autre cerat , vous aurez un excellent remede pour nettoyer les ulceres. Ainſi
la poudre du *ſublimé* miſe dans quelque lenitif
conſume la chair ſuperfluë ſans aucune mordication , & oſte l'ordure de l'ulcere. Si l'ulcere eſt
déja ſale , & opiniaſtre , ſoit qu'il ſoit venu de
luy-meſme , ſoit de quelque playe ou phlegmon
mal penſé , on fera des ſimples du ſecond ordre
un onguent en cette maniere. Prenez plantain,
abſynthe , marrube , ſcordium , melyſſe , mille-
pertuis recens , & pilez de chacun une poignée :
faites les cuire un peu dans du vin blanc, & une livre & demie d'huile: dans cette expreſſion diſſou-
ez racines de ſouchet, d'iris , d'ariſtoloche ron-

de pilées & criblées, de chacune demie once, cire quatre onces, faites les cuire derechef jufques à épaiffeur ; puis y adjouftez refine deux onces, encens, myrrhe, aloës, farcocolle, de chacun une once, & finalement terebenthine une once & demie.

Toutes les autres compofitions que l'on veut eftre plus puiffantes, ont outre cela quelque peu de roüille de cuivre, telles que font l'emplaftre divin ramolli, l'onguent Apoftolique, & l'onguent Egyptiac, qui font les plus excellents que nous ayons. Que s'il faut ofter le cal d'une finuofité ou fiftule, on fera injection d'un boüillon, qui contiendra plantain, abfynthe, petite centaurée, favinier, fueilles d'olivier & d'aigremoine, de chacune une poignée, racines de gentiane pilées, deux onces, foit faite decoction dans du vin blanc, & en ayant coulé jufques à une livre, diffoudez y miel rofat, fyrop d'abfynthe, de chacun une once & demie : fi vous n'en recevez pas l'effect que vous demandez, diffoudez y myrrhe ou aloës, ou quelqu'un de ces derniers medicaments : comme onguent Egyptiac demie once ; vous pouvez en augmenter ainfi peu à peu la force, tant qu'il s'en enfuive l'evenement que vous defirez.

Aprés avoir traitté de la matiere des medicaments qui gueriffent les inflammations des parties exterieures, les tumeurs endurcies, les phlegmons, les abfcez & les ulceres, il faut en fuite venir à ceux qui remedient aux playes, & qui les conduifent à cicatrice.

# CHAPITRE XIII.

### Des medicaments qui arreſtent le flux de ſang.

DEs medicamens qui arreſtent le ſang, qui ſort en abondance d'une veine, ſoit ouverte ou mangée d'elle-meſme, ſoit crevée ou coupée dans la playe, les uns le font par certaine proprieté, les autres par une vertu emplaſtique, les autres par une vertu cauſtique. Ceux du premier ne ſont pas tous froids, & adſtringents ; mais il y en a quelques-uns qui ſont chauds, & acres, comme l'ortie. Ceux du ſecond eſtoupent, & rempliſſent l'iſſuë des veines, & ſoudain eſtans devenus ſecs, ne laiſſent rien échaper. Ceux du troiſiéme ordre reſtreciſſent les veines en brulant, & font venir de petites crouſtes qui retiennent tout au dedans. Le *Telephium*, qui eſt la troiſiéme eſpece de joubarbe, & celle qu'on appelle *Craſſula major*, qui luy reſſemble, eſt ſouveraine pour arreſter le ſang, & guerir les playes : elle eſt froide au ſecond, & humide au premier degré. Le *Polygonum* a pris le nom de *ſanguinaria*, de l'excellence de ſon operation, parce qu'eſtant appliqué, ſoit entier, ſoit pilé ſur la partie qui degoutte, le ſang s'aſſemble, & ſe caille en grumeaux, de ſorte qu'il ne coule plus. Les feüilles de pimprenelle pilées ou meſme cuites, ne ſçauroient toucher la veine ouverte, qu'elles n'arreſtent le ſang tout ſoudain ; ce que la racine fait encore beaucoup mieux : de quelque façon qu'on les prenne, elles arreſtent les vomiſſements & les crache-

crachements de fang : & mifes par le bas les purgations des femmes,& les hemorrhoïdes. Si vous
mettez dans le nez la racine d'ortie fraifche , le
fang s'arrefte incontinent , comme auffi par l'application de l'herbe mefme ou de fes feüilles fur
la playe. La racine, la fleur , & les fueilles de la
quintefueille adftreignent , & deffeichent beaucoup fans mordication , & l'on s'en fert grandement pour les rejections de fang. Quoy que
l'Androfemum foit chaud , & fec, eftant neantmoins appliqué fur la playe fraifche , il arrefte le
fang. La queuë de cheval adftreint , & deffeiche
manifeftement, & fon fuc a la proprieté d'arrefter
le fang qui coule du nez, fes fueilles feichées, mifes en poudre & jetrées fur les playes fanglantes
les ferment. Les fueilles , l'efcorce, & principalement la mouffe de faule ou fes fleurs, mifes dans
le nez avec un tuyau, font auffi le mefme. L'Ifa-
tis deffeiche auffi , & adftreint puiffamment : fes
fueilles rejoignent la playe recente , & ne laiffent
point efchaper le fang. La grande confoulde deffeiche , & rejoint par une chaleur moderée : fes
racines eftant pilées , & prifes, arreftent la rejection de fang, & l'eruption, fi on en frotte la
playe fraifche, rejoignent les levres des playes :
de mefme que fi on la fait cuire avec de la chair
hachée, elle en raffemble les parties. Le Corail ,
la pierre hematites , le jafpe, & la cornaline retiennent auffi le fang par des vertus cachées. Mais
la momie, l'encens, la myrrhe, le maftich, le fang
de dragon la terre Lemnienne , le bol Armenien,
font mis au rang des emplaftiques , & arreftent
les flux de fang par la faculté de deffeicher , &
d'eftouper.

Lors donc que la playe fraifche jette du fang

par excez, il faut apprefter en forme de cataplafme ou de poudre à jetter deffus quelques emplaftiques lavez de vinaigre, que vous recevrez dans
un blanc-d'œuf avec de la poudre des chofes qui
arreftent par proprieté , comme. Prenez bol
d'Armenie, terre Lemnienne , lavez de vinaigre,
de chacun une once , maftic, fang de dragon , de
chacun demie once , encens , myrrhe , racine de
grande confoulde, pimprenelle, & ortie, de chacun
deux dragmes , foit faite poudre. Ou prenez bol
Armenien, fang de dragon , de chacun demie once , encens , maftic , aloës , de chacun deux dragmes ; bourre de lievre coupée bien menu , trois
onces ; poudres d'ambre jaune & de corail de chacune une dragme & demie , que le tout foit mis
dans un blanc d'œuf , puis pouffé dans le nez avec
une longue tente. Nous parlerons cy-apres des
cauftiques , fi d'avanture il eft befoin d'en ufer
pour retenir le fang.

# CHAPITRE XIV.

## *Des remedes glutinatifs.*

LEs Grecs ont appellé *Colleticon* le medicament glutinatif : il rejoint les levres de la
playe fraifche qui eftoient feparées , & les remet
dans leur premiere integrité. Or il fait cela , parce qu'il empefche qu'entre les levres qui fe doivent affembler , aucune humeur vienne à fe couler ou à croiftre : il faut qu'il foit aftringent , de
fubftance groffiere, & terreftre, fec au fecond ordre, de chaleur temperée , afin qu'il ne frappe ny
par deterfion ny par acrimonie. Le plantin deffei-

che, & aftreint fans mordication : il eft propre
aux playes recentes, lefquelles il rejoint fans danger d'inflammation : il nettoye auffi les vieux, &
fales ulceres malins, & elephantiaques, & couvre
de cicatrice ceux qui font inegaux. La langue
de chien nettoye les ulceres tant de la bouche, &
gofier, que des autres parties, rejoint les playes
nouvelles, & modere leur inflammation, la mille-
fueille deffeiche fi fort, que tant verte, que feiche,
avec vinaigre, fi on en frotte les playes fanglantes, elle les rejoint foudain, & les delivre d'inflammation. Les fueilles, & les fleurs de faule
deffeichent, & aftreignent fans mordication, rejoignent les playes fanglantes, & empefchent l'inflammation. Les fueilles, & l'efcorce moyenne de
l'ormeau ont la vertu d'épeffir, & encore plus le
fuc exprimé de fon fruict, le tout eftant appliqué fur les playes nouvelles, les fait promptement raffembler & confolider. La vervene feiche
& aftreint, elle eft bonne à la confolidation des
playes, elle arrefte la pourriture des ulceres inveterez, avec miel elle nettoye les fales, & les couvre de cicatrice. L'oreille de rat ou pilofelle adftreint & deffeiche, la farine de fes fueilles fait reprendre les playes merveilleufement bien. L'A-
nagalis deffeiche fans mordication, pilée & appliquée fur les playes recentes, principalement
des vieilles gens ; ce leur eft un remede efficace :
On fe fert auffi de la betoine pour les playes, principalement pour celles de la tefte. La ftœbé ou
fcabieufe eft bonne à toutes les playes, & fur tout
à celle de la poictrine. La bugula, & le faniclet,
que les Modernes ont connu depuis peu, tiennent le premier rang entre les herbes, qui font
convenables aux playes. Le mille-pertuis deffei-

che par une chaleur moderée, on applique les
fueilles, les fleurs, & les fruicts pilez fur les
playes pour les faire reprendre. L'Attractylis eft
auffi tres-efficace pour la guerifon des playes, elle
eft bonne aux ulceres inveterez, & aux fiftules.
On tient que les vers de terre, pilez & appliquez
confolident toute forte de playes, fur tout celles
des nerfs. On dit auffi que les petites coquilles
pulverifées, ont la mefme vertu : on s'en fert auffi
pour les ulceres interieurs, principalement pour
ceux des poulmons. La farcocolle eft emplaftique, & un peu amere, elle deffeiche fans mordication, & ferme les ulceres. La myrre, l'encens,
fur tout l'écorce de l'encens, l'aloës, la momie
& prefque toutes les chofes que nous avons dit,
arrefter le fang, font tres-propres à la confolidation des playes. La terebenthine, & la refine de
fapin qui nous eft fort commune, fe meffent utilement dans tous les medicaments qui font fermer les playes, & mefme toutes feules, ou mifes
avec jaune d'œuf ne font pas peu d'operation.
On adjoufte auffi à ces mefmes medicaments la
poix molle & liquide, la poix dure auffi, & la refine feiche: mais elles ne font propres qu'aux corps
qui font durs. Le lythargique d'or comme eftant
emplaftique, & quafi depourveu de toute qualité, fert de commune matiere, non feulement
aux emplaftres glunitatifs, mais encore aux autres.

Lors donc que le fang de la playe recente eft
une fois arrefté fans danger de phlegmon, les levres eftants approchées, il faudra faire dégouter
deffus ou appliquer avec des linges, des onguents
qui auront efté diverfement compofez de ces
fimples : & mettre par deffus des linges imbus de

vin rouge, tiede, & doucement exprimez : si la
playe est petite, la terebenthine lavée avec jaune-
d'œuf, & un peu de farine y sera suffisante. Le
baume aussi artificiel y est tres-efficace : on le
compose de cette sorte. Prenez l'un & l'autre
plantin. l'une & l'autre joubarbe, l'une & l'autre
consoulde, betoine, vervene, pimprenelle, pilo-
selle, quinte-fueille, absynthe, petite centaurée,
mille-fueille, langue de chien, queuë de cheval,
attractylis, mille-pertuis, de chacun une poignée,
les ayant pilez tous recents, versez y huit onces
d'eau de vie. Laissez-les tremper l'espace de quatre jours, au cinquiéme aprés les avoir fait tiedir,
exprimez-en le suc, dans quoy dissoudez deux livres de tres-bonne huyle, lavée dans eau de rose,
faites les cuire au double vaisseau jusques à consomption de moitié du suc, puis adjoustez-y une
livre de terebenthine luisante ; faites-les cuire jusques à la consomption du reste du suc, coulez cela, & le serrez dans une fiole de verre. On peut
aussi aprés avoir pilé les herbes, yverser l'huile ensemble avec l'eau de vie, les laisser tremper quatre jours, puis les faire cuire, en exprimer toute
la liqueur, & la couleur toute pure pour faire cuire
par aprés la terebenthine dans le bain-marie : dequoy en adjoustant quelque chose, on peut aussi
composer des onguents tres-efficaces ; comme.
Prenez du susdit baume demie livre, cire blanche,
resine, de chacune deux onces, sarcocolle une once, encens, mastic, de chacun une once & demie ;
soit fait onguent dans le double vaisseau. On en
pourra aussi faire un plus puissant pour consoli-
der, & remplir de chair les playes des parties ner-
veuses. Prenez vers de terre nettoyez, & broyez
demie livre, faites les tremper l'espace de six jours

dans demie livre d'excellente huile; puis les ayant fait chauffer, en exprimer l'huile : adjouſtez demie livre du baume ordonné, ſuif de belier mondé demie livre, poix noire trois onces, reſine deux onces, ammoniac, galbanum, oppopanax delayez avec vinaigre, & coulez de chacun une once, encens, maſtic de chacun demie-once, qu'ils ſoient cuits au double vaiſſeau pour onguent, ou ſi vous voulez pour emplaſtre.

Des choſes que j'ay miſes en avant pour la compoſition du baume, on fait auſſi une potion tres-utile pour les bleſſures qui penetrent dans les cavitez de la poictrine, ou de l'abdomen, avec offenſe des viſceres, & pour les ulceres inveterez des reins, & des poulmons principalement, ſi on craint la trop grande amertume, oſtez l'abſynthe, & la petite centaurée, & mettez en leur place la ſcabieuſe, l'aigremoine & les pointes de chou. Que toutes, ou quelques-unes d'elles ſoient arrouſées de vin blanc, & delié ; tant qu'elles en ſoient bien imbuës, avec la quatriéme partie de miel coulé, faites les tremper l'eſpace de ſix jours, puis les ayant renduës tiedes, ou un peu chaudes, exprimez-en le vin, & en donnez quatre onces à jeun.

---

# CHAPITRE XV.

## *Des medicamens ſarcotiques.*

LE medicament ſarcotique, eſt celuy lequel engendre la chair qui manque dans la playe, ou dans l'ulcere profond, & qui le remplit de chair ; c'eſt à la verité un ouvrage propre à la nature ; toutesfois on appelle ſarcotique tout medicament qui deſſeiche moderement l'ulcere, & qui en nettoye les ordures doucement, medio-crement & ſans mordication, dautant qu'il con-ſerve le ſang, lequel eſt la matiere de la chair qui doit eſtre engendrée, qu'il oſte les empeſche-ments, & qu'il conſerve l'ulcere en pureté, ou du moins tel qu'il eſtoit quand on s'en eſt ſervy. Or il eſt de ſubſtance mediocre, moderement chaud & ſec au deſſous du ſecond ordre, afin qu'il ſoit depourveu d'acrimonie : car celuy qui eſt chaud ou delié, ramollit la chair, & celuy qui eſt froid & eſpais, deſſeiche & aſtreint exceſſivement.

Il y a tres-peu d'herbes, qui n'ayent que la fa-culté ſeule d'engendrer la chair ; mais celles qui rejoignent les playes nouvelles, & qui nettoyent doucement les ulceres ſales, engendrent auſſi la chair, pourveu qu'on les tempere par le meſ-lange d'autres plus douces. La farine de fenu-grec, d'orobe, & de lupin, ſoit ſeule, ſoit miſe avec le miel, jaune-d'œuf, & un peu de tereben-thine, engendre la chair tres-doucement. L'en-cens eſt ſarcotique par une vertu particuliere, & engendre la chair dans les corps temperez. Pour les autres qui ſont chauds & humides, on y adjou-ſte quelque choſe qui leur eſt convenable. La manne d'encens remplit auſſi tres-bien les playes, & les ulceres profonds. La poix liquide, & auſſi la ſeiche eſt utilement adjouſtée à la manne d'en-cens pour le meſme effet. La terebenthine deſ-ſeichant, & nettoyant doucement, fait que les ca-vitez des ulceres ſe rempliſſent de chair. La ſar-cocolle, principalement ſi elle eſt delayée dans eau de roſe diſtilée, ou laict, deſſeiche ſans cor-roſion, & nettoye tres-bien les ulceres, & les rem-plit de chair fort facilement. L'Aloës principalement quand il eſt lavé, nettoye un peu, de ſorte qu'il n'eſt pas ſeulement faſcheux aux ulceres purs; d'où vient qu'il eſt parfaitement bon à remplir les ulceres de chair. La myrrhe eſtant deſiccative & deterſive, eſt tres-propre à remplir de chair les ulceres.

S'il arrive donc que de l'ulcere ou playe nouvelle, quelque portion ſoit enlevée, de ſorte qu'à cauſe de cela, elle ne ſe puiſſent promptement rejoindre, il faut premierement engendrer de la chair avec les ſarcotiques, puis penſer la playe avec des glutinatifs.

Quant aux medicaments ſarcotiques, ils ſe font tant de ceux que j'ay dit, que du mêlange des glutinatifs, deterſifs & ſuppuratoires. Ainſi ſe font le *tetrapharmacum*, qu'on appelle baſilicum, dont on uſe communément pour engendrer la chair, le grand baſilicum, l'onguent *aureum*, l'emplaſtre *gratia Dei*, & *de janua*, & l'emplaſtre divin. On peut auſſi compoſer le baume ſuſordonné pour remplir & conſolider les playes de cette maniere. Prenez baume ſuſordonné demie livre, dans quoy faites fondre au double vaiſſeau cire blanche, reſine, amoniac, de chacun une once, galbanum, oliban, maſtic, myrrhe, une once & demie de chacun, ariſtoloche ronde pilée deux dragmes, ſoit fait onguent, ou emplaſtre, ſi vous voulez, en y mettant plus de cire : on fait auſſi pour le meſme uſage une poudre en cette ſorte. Prenez ſang de dragon, bol Armenien, de chacun demie-once, maſtic, oliban, ſarcocolle, de chacun trois dragmes, aloës lavé, ariſtoloche ronde, racine d'iris, de chacun une dragme & demie, ſoit faite poudre : on y peut auſſi convenablement adjouſter ſix grains d'ambre.

## CHAPITRE XVI.

*Des medicamens epulotiques, ou qui font ve-*
*nir la cicatrice.*

LEs Grecs appellent *epouloticon* , le medicament qui deſſeiche beaucoup,& durcit la chair
la plus haute de l'ulcere déja remply , & qui la
ramaſſe en cicatrice , laquelle eſt ſemblable à la
peau. Or il eſt extrémement ſec , afin qu'il conſume l'humeur , & de matiere eſpaiſſe , afin qu'il
aſtreigne , reſſerre & eſpaiſſiſſe la chair ; il n'a du
tout point de chaleur; mais il a un peu de froideur
ſans aucune mordication. La terre Armenienne
guerit les ulceres pourris de la bouche , deſſeiche
les autres , & les couvre de cicatrice. L'eſcume
d'argent deſſeiche & aſtreint moderément , &
couvre les ulceres de cicatrice. La ceruſe deſſeiche auſſi , & aſtreint , reprime doucement les
excroiſſances , & couvre de cicatrice. L'eſcorce,
& la fleur de grenade deſſeichent les ulceres humides , & les couvrent de cicatrice. Le myrte
deſſeiche & aſtreint eſtant pilé , il eſt bon aux
ulceres qui ne ſe forment pas à force d'humidité : la pierre hematite deſſeiche par une legere
adſtriction , par le moyen de laquelle elle reprime neantmoins , & durcit les excroiſſances : ces
medicaments ſont doux , & propres aux ulceres doux , & aux corps tendres. La pierre calaminaire , c'eſt à dire la tutie pierreuſe , eſtant ſouvent brulée , & amortie dans du vinaigre , deſſeiche beaucoup , reprime les excroiſſances , & les
couvre de cicatrices : la vraye tutie deſſeiche &

aftreint , mais non fans acrimonie , qu'elle perd neantmoins eftant lavée avec eau de plantin & de rofe , & devient plus utile pour faire venir la cicatrice. Le fpodium & pompholyx font auffi acres: mais on les rend fi doux en les lavant,qu'ils retiennent l'excroiffance de la chair , & la couvrent de cicatrice , fans mordication. Le charpy auffi de linge , tant feul que trempé dans vin rouge , auftere , ou dans lequel on ait fait cuire abfynthe , rofe, & un peu d'alum merite d'avoir place entre les epulotiques. La craffe du fer , le plomb brûlé , le ftybium , ou antimoine brulé , la chaux vive , l'alum brulé , le vitriol brulé, l'efcaille d'airain , le bronze brulé , font á la verité tous acres & catheretiques : mais fi on les lave jufqu'à ce qu'ils ayent perdu leur acrimonie ils deviennent epulotiques & tres-bons à couvrir de cicatrice les ulceres malins dans les corps qui font durs ; ce qu'ils font tant en poudre que mis en cerat avec huile de rofes , de miel , de myrte , de verjus ou de maftic. Des plus douces de ces chofes fe font l'onguent blanc de cerufe , qu'on accommode auffi en forme d'emplaftre , & l'onguent rouge defficatif. A cela auffi font plus puiffans, l'onguent *diachalciteos*, peftri avec vin auftere & ramolly , avec celuy de myrte , l'onguent *diapempholygos* , l'onguent que nous avons proprement nommé aftringent.

On en peut auffi faire d'autres fur le champ en cette maniere. Lavez la chaux vive fi fouvent dans eau froide , ou dans eau de plantin , qu'elle perde toute fon acrimonie , & la broyez longtemps dans un mortier , avec autant d'huile rofat qu'elle en pourra boire , en forme d'onguent. Autre plus puiffant. Prenez plomb brulé , & lavé, tutie lavée, bronze brulé & lavé, alum auffi brulé & lavé, de chacun une once, broyez le tout avec huile rofat, & un peu de vinaigre, long-temps dans un mortier en forme d'onguent : de ces chofes mefmes on peut faire une poudre fort deliée, y adjouftant vers de terre feichez, fang de dragon de chacun une once & demie.

Puis que la lame du plomb crud eft fi recom-mandable pour la guerifon, non feulement des ulceres fimples, mais encore pour celles des ma-lins, & chancreux, & pour les couvrir de cica-trice, & que j'ay experimenté, que la poudre tres-deliée du plomb crud eftoit beaucoup plus excel-lente à toutes ces chofes, & qu'eftant jettée fur ulceres malins, elles les corrigeoit, nettoyoit, & conduifoit à cicatrice, fans aucune douleur, je n'ay pas voulu oublier la methode de la compofer. On divife le plomb en lames tres-deliées, ces la-mes fe coupent fort menu, on les met tremper dãs du vinaigre tres-fort l'efpace de trois jours, en changeant tous les jours le vinaigre, s'il eft trouvé à propos, puis oftées, & feichées au feu fans bru-lure, on les pile exactement dans le mortier, & on les reduit en poudre tres-fubtile, & tres-le-gere, dont la force eft fouveraine pour les cho-fes que j'ay dites, & autres beaucoup plus grandes.

---

# CHAPITRE XVII.

## *Des medicamens catheretiques.*

LE medicament qui ronge a efté nommé par les Grecs *cathaireticon* : c'eft celuy qui man-

ge la chair inutile tant pourrie que croiſſante, &
oſte les polypes, tubercules, verruës & cal, non
pas à la verité univerſellement, & tout à coup :
mais comme liquefiant, & mortifiant peu à peu
ſans corrompre, ou pourrir la chair voiſine en façon quelconque. Or tel medicament eſt extrémement chaud au quatriéme ordre, & de ſubſtance fort deliée, pour s'inſinuer plus avant dans la
matiere qui doit eſtre conſumée. Ce que fait
donc le medicament epulotique en deſſeichant,
& comprimant ſans douleur, cela meſme fait le
catheretique, mais non ſans acrimonie, & ſans
douleur. En ce rang ſont mis la cendre des pots
de terre, des coquilles, & des choſes cauſtiques,
comme des tithimales, la pierre-ponce brulée,
le ſel roſti, ou mis dans deux fois autant de miel,
& brulé dans un pot neuf : l'alum brulé, la tutie,
le plomb brulé, la cendre d'antimoine, qui conſume particulierement les chancres. Les ſortes
de vitriol, dont on uſe en la place du chalcantum,
chalcitis, miſy & ſory : outre cela la roüille, & l'eſ-
caille d'airain, le vif-argent ſublimé, ou precipité, & le cinabre.

Lors donc que dans l'ulcere il y a une ſi grande
quantité de pourriture, ou de chair molle, & ſpon-
gieuſe, qu'on ne la peut entierement oſter, ny
par des deterſifs, ny par des reſtringents, il eſt
neceſſaire d'uſer de catheretiques, afin qu'ils
mangent tout ce qu'il y a de ſuperflu. Des ſimples ſuſdits ſe font telles compoſitions. L'onguent
Apoſtolique, l'onguent Egyptiac : on peut auſſi
faire trochiſques de chaux vive pilée, & miſe avec
miel que l'on ſeiche à grand feu, & trochiſques
d'aphrodilles en cette maniere. Prenez ſuc de racine d'aphrodilles quatre onces, chaux-vive

deux onces , roüille de cuivre une once , le tout
eſtant meſlé, ſoit accommodé en trochiſques,qui
ſeront ſeichez aux ardeurs du ſoleil , ou du feu.

# CHAPITRE XVIII.

## *Des medicamens ſeptiques.*

LE medicament putrefactif , eſt appellé des
Grecs ſeptique,lequel gaſte & corrompt avec
certaine puanteur , tant la matiere des humeurs
que celle du corps. Or il eſt tres-contraire à noſtre chaleur naturelle , puis qu'il en deſtruit entierement la force & la ſubſtance. Celuy qui eſt
extrémement froid , & comme dans le quatriéme ordre , eſteint ſans doute la chaleur naturelle,
& tuë la partie peu à peu , & le plus ſouvent inſenſiblement. Il ne doit pas neantmoins eſtre appellé proprement ſeptique:mais ſeulement celuy-
là qui par une grande acrimonie de chaleur , ou
diſſipe noſtre chaleur naturelle , ou la convertit
en une chaleur ignée , qui diſſout pareillement
l'humide radical par une qualité maligne, gaſte &
ramollit toute la ſubſtance de la partie , & apporte la pourriture avec puanteur. Tel medicament
poſſede une chaleur extréme dans une ſubſtance
moderement groſſiere : car ſi elle eſtoit deliée,
elle pourroit eſtre aiſément vaincuë , & diſſipée
par noſtre chaleur. Dans ce genre ſont compris
l'erpiment ou arſenic tant pur que ſublimé , ſandarache,chryſocolle,aconit,chenille de pin.Quoy
que ces choſes ſoient extrémement chaudes, elles
ne ſont toutesfois ny cauſtiques , ny eſcharotiques, & n'engendrent point de crouſte ſur la

chair découverte : mais par une qualité abfolument maligne & veneneufe , corrompent la fubftance de la chair qu'elles rencontrent , & la re-
duifent dans une pourriture cadavreufe , beaucoup plus mauvaife que celle de la gangrene.
Quant à leur force veneneufe , elle fe gliffe peu à
peu au dedans , & frappe les parties d'auprés du
cœur, & les vifceres. C'eft pourquoy il ne les faut
jamais appliquer fur ulcere, qu'aprés les avoir
émouffez , en les lavant fouvent de fuc de pourpier , de limons , de morelle ou joubarbe , & on
les doit mefler avec cerat doux , en petite quantité , & fur une partie qui foit fort éloignée des
parties nobles : car j'ay remarqué qu'eftant mis
en grande quantité fans eftre émouffez fur les
ulceres proches du cœur ; comme fur le chancre
d'une mammelle , principalement ces deux , l'arfenic & le fublimé, ils emporterent une femme en
fix jours ; de mefme que fi elle les eut avalez : environ trois heures aprés qu'on luy eut jetté la
poudre , eftant faifie d'un grand froid , elle com-
mença foudain d'eftre travaillée de vomiffement ,
& d'avoir de frequentes defaillances de cœur,
avec un poux languiffant: tout cela venant à s'augmenter peu à peu , avec un froid qui s'empara
des extremitez , le vifage , & le refte du corps
eftant devenu exceffivement enflé , elle mourut
miferablement. L'ufage de telles chofes eft extrémement dangereux , & tout à fait inutile à la
Chirurgie , puis qu'elles font nuifibles fans faire
aucun profit : car elles ne brulent pas la partie
qu'elles rencontrent comme font les cauftiques ,
& ne font point venir de croufte : mais elles laiffent ce qu'elles corrompent en tel eftat , qu'il le
faut retrancher par l'induftrie. C'eft pourquoy il

faut absolument exterminer telle sorte de remedes , & oster , ou consommer tout ce qui a besoin
de l'estre par des detersifs catheretiques, escharo-
tiques ou caustiques qui ne nuisent point ; ou si
le malade est courageux & robuste , il faut couper
la partie, luy appliquer le fer chaud, par le moyen
dequoy le corps ne reçoit aucune qualité estran-
ge re.

---

## CHAPITRE XXI.

### *Des medicamens escharotiques , &*
### *caustiques.*

LE medicament exulceratif , que les Grecs
appellent *escharoticon* , ne mange pas seulement la chair nuë , comme fait le catheretique ,
mais encore il déchire la peau.  Le vesicatoire fait
presque le mesme ; mais c'est plus legerement &
plus mollement, dautant que par la force de l'ardeur il attire l'humeur , & ne fait qu'exciter des
pustules.

L'escharotique brule avec beaucoup plus de
vehemence , tellement qu'il fait venir des crou-
stes , & toutesfois ne penetre pas au dessous du
cuir. L'un & l'autre est au souverain , & quatriéme degré des chauds : mais le vesicatoire dans une
substance deliée , & l'escharotique dans une substance grossiere & épaisse. De cet ordre sont la
cendre d'écorce de fresne , laquelle delayée avec
salive , & mise sur quelque partie que ce soit, brule le cuir sans pustule. La cendre de savinier
mange les verruës , & les plus durs tubercules
du cuir. La cendre de lie de vin fait le mesme,

eſtant delayé avec un peu de liqueur. Le ſavon noir meſlé avec pareil'e portion de ſel marin briſé eſtant appliqué ſur le cuir, le brule, & ſa crouſte venant à ſe crever, il coule du ſang corrompu en abondance. Le nitre, & celuy qu'on met en la place, qui eſt le ſalpeſtre exquis, mis ſur la partie moüillée, à la groſſeur d'un pois, déchire la peau, brule & fait venir une crouſte. Or le ſavon noir ſe fait de chaux, de cendre, & ſuif de mouton.

Le medicament cauſtique eſt celuy qui ne diviſe pas ſeulement l'extremité de la peau, comme fait l'eſcharotique, mais encore la veritable peau: il penetre meſme par fois juſques dans la chair, qui eſt deſſous, à la façon du cautere, non pas à la verité en ramolliſſant & rongeant : mais en brulant tout à coup, & faiſant venir une crouſte fort eſpaiſſe : il eſt plus vehement que l'eſcharotique, eſtant doüé d'une tres-ardante chaleur dans une ſubſtance groſſiere & terreſtre. Il eſt donc raiſonnable de ranger dans une meſme claſſe ces trois, le cauſtique, l'eſcharotique, & le veſicatoire, n'eſtants differents qu'en la façon d'agir. Pour ceux qui n'agiſſent pas ſur la peau, mais ſeulement ſur la chair nuë, ils ſont d'un genre tout à fait éloigné.

Lors donc qu'il eſt neceſſaire d'ouvrir la peau, pour quelque cauſe que ce ſoit, & que le malade ne peut ſouffrir ny ſection ny brulure, elle doit eſtre brulée, & ouverte par l'application d'un medicament cauſtique. Or dans le nombre des cauſtiques les principaux ſont : la chaux vive, le vitriol brulé, l'airain brulé, & l'eau forte que les Chymiſtes en tirent. On en fait auſſi une pierre propre à ouvrir, laquelle penetre la peau dans

une

une heure & demie. Prenez vitriol brulé deux onces, fel armeniac une once, chaux-vive, cendre
de lie de vin, de chacun trois onces. Le tout eſtant
broyé & meſlé, on y verſe lexive de figuier, ou
de tithymales, qu'il faut couler ſoudain, tant que
la matiere du reſte ſoit preſque toute delayée : on
fait cuire par aprés la lexive dans un pot neuf
ouvert, où elle bout juſques à s'épaiſſir & durcir
en forme de pierre : on la met dans une fiole de
verre en lieu ſec, de peur qu'elle ſe fonde par l'a-
traction d'un air humide. Le cinabre, le mercure
ſublimé & ſa poudre precipitée, ne font point
d'ulcere à la peau, & ne la déchirent point, & ne
peuvent eſtre mis dans ce rang, mais ſeulement
dans celuy des catheretiques les plus puiſſants.

## CHAPITRE XX.

### *Des medicamens pour les brulures.*

SI quelque partie a eſté brulée, ſoit de feu, ſoit
d'eau ou huyle boüillante, il y a des medicaments qui appaiſent l'inflammation, eſteignent
ou attirent l'empyriſme, d'autres qui empeſchent
& repriment les puſtules, & allegent la douleur,
d'autres adouciſſent la douleur des parties ulcerées ou écorchées, & les gueriſſent.

Ceux du premier genre ſont tous froids en puiſſance, comme l'eau, le vinaigre, & l'oxycrat qui
en eſt compoſé : le blanc-d'œuf, le ſuc de joubarbe, de laictuë, d'endive, de morelle, de juſquiame, plantin & pourpier, les eaux qui en
ſont diſtillées, toute ſorte de terre commune;

mais sur tout la terre Cimoliene, & toute celle qui est legere ; comme bol d'armenie delayée, & soudain mise en liniment avec le suc, ou eau distillée des choses susdites, ou oxycrat : le coriandre verd, la lentille à demi-cuite, la ceruse, l'alum delayé avec eau, & blanc-d'œuf, l'ancre à escrire avec eau, le camfre. Soudain aprés la brulure il faut prendre les choses susdites, & les appliquer tiedes, parce qu'effectivement elles deviennent anodines, & attirent dehors l'empyrisme, puis par leur vertu esteignent l'ardeur, & font passer l'inflammation : car comme le feu devient l'antidote du mal propre qu'il a fait, si on luy approche la partie brulée, il en soulage la douleur en attirant l'empyrisme : ainsi il y a certaines choses qui attirent dehors par chaleur l'ardeur, qui a esté imprimée dans les parties, de sorte qu'aprés avoir appaisé l'inflammation, elles guerissent les bruleures. Comme les fueilles d'aron, & de porrée les guerissent sur le champ. Les oignons pilez avec sel ; & appliquez sur la partie brulée, la guerissent par miracle. L'huile avec du sel fait de mesme, comme aussi les fueilles de sureau & d'yeble. Le suc aussi de racine d'aphrodille bouïllie avec huile guerit les mules aux talons, & les brulures.

Aprés que l'ardeur de la partie brulée aura esté soudain reprimée dés le commencement, & l'inflammation appaisée par l'usage des medicaments froids, il faut en suite appliquer ceux qui empeschent les pustules, & qui adoucissent la douleur tout ensemble. La colle blanche & transparante qui se fait de cuir de bœuf, delayée avec eau, est tres-bonne à estre mise en liniment sur les brulures, & empesche les pustules. Les

fueilles de troine, de sauge, & de myrte seiches,
& mises dans cerat ou graisse de porc, font grand
bien, estans appliquées sur les bruleures : les mesmes estant vertes , avec celles de manne & de pavot cornu, y meslant axunge ou cerat, sont bonnes à oindre les bruleures. On pile les fueilles de
meurier pour en oindre les bruleures avec huile
ou vinaigre. Les fueilles de manne aussi bouïllies
avec huile & pilées , s'appliquent utilement sur
les bruleures & feux sacrez. Les bruleures recentes reçoivent du soulagement, si on les frotte avec
laictuë & sel : & si on y met dessus de la parietaire.
Les fueilles & la semence de mille-pertuis & de
mauve avec un peu d'huile , guerissent les bruleures en liniment. La boulie de farine d'orge
est bonne aux bruleures, avec vin & blanc-d'œuf.
L'œuf crud broyé avec sa coque , & les boulettes vertes de plane avec axunge guerissent les bruleures par onction : l'olive blanche & noire estant
broyée , & mise en onction est propre aux bruleures, parce qu'elle attire l'ardeur, & reprime les
pustules. La gomme d'espine Egyptienne fait aussi grand bien aux bruleures , si elles en sont frot-
tées avec un œuf, parce qu'elle allege la douleur,
& empesche les pustules. L'arction,& le bouillon,
& l'eau distillée des fleurs de celuy-cy estant appliquez sur les mules des talons , & sur les bruleures , apportent du soulagement : les racines de
lis rosties avec huile rosat guerissent les bruleures ; autant en font les fueilles estant bouïllies.
L'herbe appellée communement *cucullus*, pliée
avec papier, cuite sous les cendres, puis broyée,
& appliquée avec huile sur les bruleures, les guerit en trois jours. L'encens pestri avec graisse
de porc ou d'oye, guerit entierement les mules

des talons, & les brulures, parce qu'il eſt anodin & aſtringent. La ruë boüillie dans une livre
d'huile, & un ſeſtier de vin, eſt bonne à fomenter
les parties qni ont eſté comme brulées par la penetration du froid. Les brulures qui ont eſté
faites avec eau boüillante, ne produiſent point
de puſtules, ſi on les couvre ſoudain d'un œuf,
principalement ſi on y meſle de la farine d'orge, & un peu de ſel. La fleur du Chryſanthe-
mum eſt utilement appliquée avec miel ſur les
brulures.

Que ſi la partie eſt déja puſtuleuſe, écorchée,
ou ulcerée, il faudra uſer des lenitifs qui deſſeichent moderement, comme les metalliques brulez & lavez, mis dans une liqueur douce. La
chaux avec eau de roſe, ou de plantain, & peſtrie avec onguent roſat, eſt un remede doux
pour les parties puſtuleuſes & ulcerées : elle de-
viédra plus efficace ſi vous l'appliquez avec cerat
liquide toute vive, & ſans eſtre lavée, ou ſi vous
y adjouſtez myrrhe broyée avec vin rouge, ou ſi
vous frottez continuellement la partie de ſuc de
juſquiame vert. L'aimant auſſi, & l'hematites
brulez, & pilez, & la cendre d'huiſtre ſe jettent
avec utilité ſur les brulures. Les œufs eſtans
durcis dans l'eau, & les coques brulées ſur la
braiſe, on fait une bonne onction des jaunes avec
huile roſat. Le froment roſti dans le fer, & broyé
avec vin, eſt un excellent remede pour les parties ulcerées : on frotte utilement les écorchures des fueilles de bete cuite avec vin, & pilées :
ſon ſuc ayant eſté verſé peu à peu, & goutte à
goutte ſur l'huile roſat, autant qu'il en peut boire, leur ſert auſſi de remede. Les fueilles de
myrte pulveriſées, & arrouſées d'eau de roſe,

deſſeichent doucement , & nourriſſent le cuir. L'orge roſti & broyé avec blanc-d'œuf, eſt propre à faire onction. Les figues malaxées avec cire & huile roſat, couvrent de cicatrice les brulures. La cendre de ſarments de vigne, & de marc de raiſins, avec onguent roſat, eſt bonne pour les brulures. De meſme en eſt-il de la cendre de racines de chou & de ſes fueilles boüillies, & du coriandre avec laict de femme. Les racines du cyclamen broyées avec joubarbe, gueriſſent ſi bien les brulures, qu'on n'en reconnoiſt pas la cicatrice. Le plantin chaud, & la bete en font autant, ſi on les applique deſſus.

La poudre de galles eſtant jettée ſur les écorchures d'échauffement & de brulure, a couſtume de les guerir. Ce que font auſſi le cinabre en liniment avec ſang de dragon, les fleurs de liere avec cire, la creſme de laict avec cendre d'orge. Le lard fondu au feu tant qu'il degoutte dans eau de roſe, l'huile de jaunes-d'œufs durcis, & pilez dans un mortier de plomb, & en fin fricaſſez dans la poële : les crouſtes des puſtules eſtant tombées, il faut nettoyer l'ulcere avec orobe & miel, ou iris, & finalement avec un linge ſec.

Il y a quelques compoſitions pour le meſme effet, comme, huile roſat, huile de tartre, huile de myrte, huile d'œufs, huile de peuplier, onguent roſat, *album raſi*, *diapompholicos*, & *diacrithon*, emplaſtre de ceruſe, de vermillon, *diacalcytheos*, & le *nutritum* delayez avec huile roſat, ou eau de plantain. Sur le champ on peut faire avec ceruſe, huile myrtin, graiſſe de porc, eſcume d'argent & cire, tres excellent onguent pour les mules des talons, & pour les brulures.

Ou bien , prenez mucilage de semence de coins,
& adragant, de chacun demie-once, huile d'œufs,
& de nenufar , de chacun une once , meslez le
tout en forme d'onguent. Item prenez figues seiches autant qu'il vous plaira , & les malaxez avec
cire fonduë pour en faire cerat.

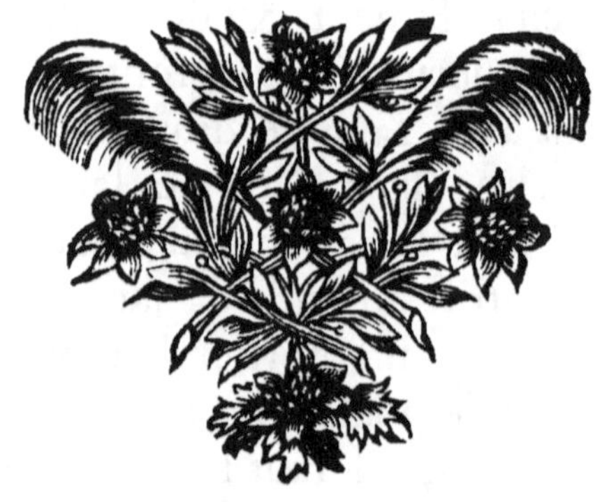

# LIVRE VII.

# DE LA METHODE
## DE GVERIR.

*Des medicamens composez.*

# PREFACE.

Ous trouvons qu'anciennement les grands per-
sonnages qui se sont signalez par l'exercice,
tant de la *Medecine* que de la *Chirurgie*, ont
pris un soin tres-particulier de garder comme un thre-
sor, des remedes propres aux maladies les plus difficiles, afin que par un bon succez de leurs operations ils
conservassent & accrussent l'excellence, & la gloire
de leur estime, quoy que chacun d'eux fist faire lesdits
remedes chez soy, & qu'ils fussent tenus cachez comme des secrets, toutefois par succession de temps ils ont
esté connus & divulgués, ou par la mort, ou par prie-
re, ou par échange, & en beaucoup d'autres façons.
En suite, d'autres personnes plus affectionnées à l'utilité publique du genre humain, jugement qu'il faloit ramasser les compositions des medicamens éparses, qui
avoient desia esté renduës communes, & employerent
leurs soins à faire un recueil des plus excellentes qui se
trouvassent chez les Autheurs les plus fameux, pour

les ranger dans les livres de medicamens. C'est ainſi
qu'ont formé leurs ouvrages, Scribonius Largus,
Actuarius, Nicolas Myrepſus, & Nicolas Prepoſitus. Dans cet employ il a eſté impoſſible de ne pas prendre pour le meſme uſage de divers Autheurs, beaucoup
de compoſitions qui n'eſtoient pas fort differentes, comme
les ſyrops, qui ont un meſme effet, & pluſieurs medicamens d'aloës, pluſieurs auſſi de ſcammonée, coloquinthe, ou de turbit, qui ne ſont differentes qu'en la
ſeule maniere de les compoſer, ou dans la varieté de
quelques ſimples, beaucoup auſſi d'electuaires ramolliſſans & deterſifs, dont la principale force vient de
roüille d'airain; & ceux qui ne ſont differents en changement d'autres ſimples: comme il eſt permis au jugement de chaque Autheur. Ainſi donc on a compilé
beaucoup de receptes, dont la plus grande partie eſt inutile & ſuperfluë. Or il eſtoit plus expedient de choiſir
les meilleures en chaque genre, & laiſſer les autres comme ne ſervans de rien. Il ſe trouve meſme que dans cet
aſſemblage de remedes, il y a des affections qui reſtent
depourveuës de tout ſecours, comme n'ayant point eſté
inventée des remedes qui leur fuſſent aſſez convenables.
Car ceux qui prirent le ſoin d'en recueillir beaucoup çà
& là, imitans en quelque façon les Empyriques, ſans
apporter ny choix ny methode, n'ajuſterent les remedes
ny aux maladies, ny aux ſymptomes, ny à leurs cauſes, & n'eſtablirent point les genres des remedes par
les differences des maladies. Outre cela ils n'examine-
rent point non plus que chaque compoſition avoit d'u-
tile, ou de ſuperflu, d'agreable, ou de deſagreable;
mais ils les receurent & les approuverent ſans aucun
jugement, de meſme qu'elles avoient eſté pratiquées par
les ignorants. Quelques-uns auſſi en ont renverſé beaucoup, & les ont depravées, chacun à ſa fantaiſie,
tellement qu'à peine reſte-t-il aux Apoticaires aucune

methode de composer, & on n'a pas encore bien étably cette partie de la Medecine, qui est la plus necessaire pour la cure des maladies.

Beaucoup de personnes ayans jugé que cet abus avoit besoin de reforme, j'ay pris le soin d'enseigner les compositions selon les preceptes de l'art, comme les simples l'ont esté au livre precedent : en telle sorte que toutes celles qui sont utiles, & de facile usage retinssent leur premiere forme, & que celles qui ne sont pas regulieres, en prissent une meilleure, par le moyen d'une droite correction, & qu'il n'y eût rien d'excessif, ny de defectueux, dans ce qui est necessaire pour dompter les maladies, leurs causes, & leurs symptomes. C'est pourquoy je ne deduis pas toutes les compositions dont les Anciens ont escrit : mais seulement les principales ; j'en adjouste quelquefois de nouvelles, pour remplir mon ouvrage de toute sorte de medicamens : j'en retranche plusieurs, qui estans comprises sous les autres, font une multitude confuse & desordonnée. J'ay retenu leurs noms qui sont desia communs ; mais non pas les mesmes simples, ou les mesmes mesures par tout, puis qu'il a fallu changer quelque chose, afin qu'elles fussent plus propres à la guerison des malades, & plus agreables. Enfin, pour la commodité des Apoticaires, j'ay rangé les syrops en une classe, les medicamens en une autre, les electuaires en une autre, & de tout le reste, chaque chose dans la sienne, d'où ensuitte il soit aisé de les tirer pour l'usage de la Medecine.

## DES SYROPS.

LE Syrop aigre simple prepare toutes les humeurs, tant chaudes que froides, & les extenué par certaine force, empesche leur pourri-

ture, tempere l'ardeur de la bile, le chaud de la
fievre, & la soif, ouvre les voyes estoupées, penetre bien avant par tout, provoque les urines,
& les sueurs apres la purgation. Prenez eau tres-
pure quatre livres, sucre blanc cinq livres, faites
les cuire tant qu'elles ayent jetté leur escume, &
qu'il ne reste que la moitié de l'eau, puis y versez vinaigre de vin blanc trois livres. Faites les
cuire derechef en consistance de Syrop.

# OBSERVATIONS DE Guillaume Plantius sur le Syrop aigre.

*IL se void manifestement par les noms barbares
qu'ont les Syrops, les Iuleps & beaucoup d'autres medicamens tant simples que composez, qu'ils sont
de l'invention des Arabes, toutefois long-temps
auparavant les anciens Grecs eurent, & de la mesme matiere, & pour les mesmes usages, leurs apa-
zemes, lesquels, parce qu'on les faisoit servir à preparer à la purgation, tant les corps que les humeurs, ils
appellerent* propotismata, *comme qui diroit potions
preparatoires à la purgation, dautant qu'ils preparent le chemin aux medicaments purgatifs par une legitime methode de la cure. C'est ainsi que Galien
fait boüillir dans eau miellée ou oxymel, origan, hyssope, pouliot, calament pour preparer le corps à la
purgation. Et si nous l'en croyons, Archigenes, An-
toine Musa, & plusieurs autres Medecins, pour diverses affections du foye, & autres parties, faisoient
aux maladies de telles potions douces, avec eau miel-*

lée, de ſucs de chicoree, aneth, iris, chelidoine, &
avec herbes ſemblables. Et Dioſcoride fait boüillir avec eau de racines, & les hautes fueilles des
plantes, & en coule le boüillon tout chaud, puis le
donne ; l'ayant rendu doux ou par luy-meſme, ou
avec eau miellée ou miel, ou pour le garder, il le faut
faire boüillir ſi long-temps qu'il parvienne à l'epaiſ-
ſeur du miel. De ſorte que le ſyrop, le julep & l'apozeme ſont trois choſes, qui n'ont aucune difference qu'en
la façon de les confire. Car pour ce qui eſt de l'apozeme, dautant qu'il s'ordonne preſque touſiours ſur
le champ ſuivant l'occaſion, & qu'il doit eſtre par-
tagé en trois ou quatre choſes : ce ſera aſſez pour le
confire, ſi vous y mettez le tiers de ſucre ou de miel.
Tellement que le ſucre ſe trouve ſoutriple à proportion de la decoction coulee, ou ſuc nettoyé. Quant
au ſyrop, qui pour pouvoir eſtre gardé long-temps,
demande une plus parfaite cuiſſon, il doit avoir autant, ou un peu moins de ſucre & de miel, que de
decoction coulee, ou de ſuc purifiee. Le julep eſtant plus
delayé, plus penetrant, & plus agreable que les autres deux, il luy ſuffira d'avoir ſeulement la ſixiéme
partie de ſucre, ou en ſa place pareille quantité de ſyrop, tellement que la quantité du ſucre ſoudouble
à proportion de la decoction convenable, ou des eaux
diſtillées.

Or à toutes ces potions faites de boüillons, & ſucs
de plantes & de fruits, on adjouſte miel & ſucre, non
ſeulement pour les garder, ou pour luy donner un
gouſt agreable : mais encore à cauſe des forces particulieres du miel, & du ſucre, leſquelles ils leur communiquent. Car ces deux choſes nous eſtant accou-
ſtumées & familieres, par un uſage journalier, non
ſeulement en qualité d'aſſaiſonnements, mais encore
de nourriture, les potions dans leſquelles elles entrent

par l'une *&* l'autre raison, réveillent, *&* relevent les forces qui sont assoupies *&* languissantes dans les maladies, reçéent la chaleur naturelle, qui seule cuit, *&* mitige les maladies, *&* rend les purgations tres-faciles, en extenuant ce qui est grossier, nettoyant ce qui est visqueux, *&* ouvrant ce qui est bouché. Voila les facultez que le miel, *&* le sucre adjoustent aux potions, ayans eux-mesmes pour diverses choses leurs utilitez, qui ne sont pas petites, lesquelles mon oncle Autheur de cet ouvrage, deduira par le menu, avec l'ordre que desire la maniere de composer, *&* la methode de guerir. Car le simple precedant naturellement le composé, *&* la juste maniere de donner les remedes, voulant que l'usage des uns aille devant celuy des autres, il a commencé son discours par les plus simples, *&* par ceux qui vont devant, selon la droite voye de la cure : c'est pourquoy il a parlé en premier lieu du syrop aigre simple, gardant toûjours un mesme ordre dans tout le reste de son ouvrage. Il passe icy sous silence les aposemes, *&* les juleps, parce qu'à present il ne traite que des medicaments, qui se gardent chez les Apothicaires pour l'avenir, *&* que d'ailleurs il a enseigné cy-dessus les apozemes qui estoient propres aux maladies de chaque partie. Et quoy que les confitures, appellées communement conserves, *&* certains sucs d'herbes, *&* de fruits propres à confire, que les Grecs nomment, Apochylismata, soient plus simples que les syrobs, *&* qu'il semble pour cette raison qu'ils doivent estre les premiers, toutefois parce qu'on les ordonne apres les purgations pour conserver les forces des parties, ou pour leur en donner, l'Autheur a esté d'advis de les remettre en un autre lieu, la methode de la cure le desirant de la sorte.

Or les syrops ont esté inventez afin qu'on les eut en

main toutesfois & quantes qu'il seroit besoin d'en user: dautant que nous n'avons pas en tout temps les herbes, ny leurs racines, ny leurs fruits, & quand mesme nous les aurions, la necessité est quelquefois si pressante, qu'elle ne permet pas d'en composer des juleps, & des apostmes. Les compositions des syrops dont on traite premierement, sont celles qui preparent les humeurs à la purgation, puis viennent celles qui servent à la purger les restes, & à conserver les forces de chaque partie. Voila pour les sirops en general: mais en particulier le syrop de vinaigre, ne se fait pas de vinaigre, & de sucre seulement, comme le reste des syrops aigres; mais il a falu adjouster de l'eau pour temperer la force & l'acrimonie du vinaigre.

Il faut prendre garde de ne pas mettre au lieu de vin blanc, du vin distillé, lequel estant tres-acre, frappe toutes les parties interieures, & nuit beaucoup à celuy qui le prend.

Il faut aussi prendre garde de ne pas adjouster davantage de vinaigre, dautant qu'on a trouvé cette mesure raisonnable. Que si quelqu'un apprehende que l'aigreur du vinaigre offense par son froid penetrant les corps qui ont la chair molle, tels que sont ceux des enfans, & des femmes, & surtout la matrice de celles-cy, à raison dequoy Hypocrate appelle le vinaigre Hysterages, si quelqu'un, dis-je, apprehende cela, il pourra dans le temps qu'il faudra, uzer du syrop, le rendre fort clair par le mêlange d'eau douce, ou distillee, ou d'une decoction convenable, ou au lieu de syrop, user d'Oxysaccarum. La description du syrop aceteux composé n'a pas esté donné icy, pour ne pas charger les Apoticaires d'une dépense inutile: car en y adjoustant une portion de syrop de racines, il deviendra composé, & propre aux mesmes usages. Le dessein de l'Autheur a esté de proposer les plus excellentes compoſitions pour chaque genre de maladies, & de leurs cauſes, afin qu'il n'en reſtaſt point qui fut depourveuë de ſecours ; mais de compiler de tous coſtez une vaine multitude de compoſitions, à l'exemple de ceux qui rempliſſent inconſiderément le papier de remedes qui n'ont point eſté approuvez par l'experience, il a crû que ce ſeroit charger exceſſivement les Apoticaires, & jetter les ſtudieux dans la confuſion.

Le ſirop de ſuc de limons extenuë à la verité, & penetre moins que le ſirop aceteux ; mais il reprime davantage la ferveur & la chaleur du corps, & la ſoif, & retient plus la pourriture des fievres ardantes, & la malignité des peſtilentes : outre cela il conſerve les forces de la bouche, de l'eſtomac, du cœur & des parties principales, chaſſe la nauſée, le vomiſſement, la defaillance de cœur, & la ſyncope : il purge particulierement les reins, & provoque l'urine. Prenez ſuc de limons purifié & paſſé de luy-meſme par un couloir de laine, ſept livres, ſucre blanc purifié cinq livres. Faites les cuire lentement pour ſirop.

## PLANTIVS.

*Les ſyrops de limons, de l'acetoſué de citron, de grenades aigres, d'oranges, de verjus, de ſuc d'oſeille, d'aubeſpin, & de ribés, tous aigres, ſe font des ſucs, qui ſoient clarifiez & purifiez, ou en ſe repoſant, ou eſtant coulez, on leur adjouſte par apres egale quantité de ſucre, ou meſme plus petite, ſans neſlange d'eau. Parce que cette aigreur n'eſt point faſcheuſe, mais agreable & cardiaque. Et l'on y mettroit meſme moins de ſucre, comme on fait dans les iuleps, ſi les ſucs ſe pouvoient conſerver long-temps. Il y en a qui purifient pluſtoſt les ſucs, en les laiſſant repoſer, & les expoſant au ſoleil, ou les coulant avec blancs-d'œuf en eſcume, ou en les exprimant ſeulement un peu, comme on fait, ſans fouler les raiſins, le vin appellé protropum : puis le meſlent peu à peu avec ſucre purifié , c'eſt à dire cuit avec autant d'eau , clarifié , & finalement cuit entierement pour iulep , ils le batent avec le balay, tant qu'ils ſe prennent & caillent : ou bien ils les font un peu cuire avec ſucre parfaitement cuit : ou bien les font cuire avec excellent ſucre , tel que celuy de Madere , tant qu'il ſoit fondu , & entierement delayé. C'eſt ainſi que le ſyrop de limons & citrons , le ſyrop aceteux ſimple , & le iulep roſat devienne fort blanc. Quant à ceux de grenades , d'aubeſpin, de ribez , & de vinaigre rouge , afin qu'ils retiennent l'agrément de leur couleur naturelle , il ne les faut pas battre ſi long-temps avec pilon pour les meſler. Cette maniere de compoſer peut avoir lieu dans les ſucs des fruits , principalement dans ceux qui ſont aigres : mais les autres ſucs comme d'herbes & de racines , demandent une plus grande preparation pour les ſyrops , & ils les faut faire cuire par deux fois ; une tous ſeuls iuſques à conſomption de la troiſiéme partie : l'autre apres avoir eſté clarifiez par le repos , & par le couloir , ils doivent boüillir pafaictement avec tres - bon ſucre pour ſyrop ; autrement ils ſe gaſlent aiſement , & ſentent le muiſi.*

Les ſyrops ſuivants qui ſont faits auſſi de ſucs aigres , imitent les vertus du precedent : comme ſyrop de ſuc aigre , de citron , ſyrop de grenades aigres , ſyrop d'oranges , ſyrop de verius , ſyrop de ſuc d'oſeille. Or le ſyrop de ſuc aigre de citron reprime particulierement l'ardeur , la pourriture , & la malignité de la fievre : le ſyrop de grenades aigres fortifie mieux l'eſtomac , & les viſceres , appaiſe les vomiſſemens , & les defaillances de cœur : le ſyrop d'oranges eſt plus cordial , & plus agreable : le ſyrop de verius appaiſe plus la foif : le fyrop de fuc d'ofeille emouffe la bile , & ouvre les obftructions : le fyrop de ribez eft plus agreable , & plus adftringent. Ils fe font tous en une mefme maniere: car on delaye un peu moins de fucre dans quelque fuc que ce foit, eftant purifié, & les ayant mis dans un vaiffeau accommodé avec eftain , on les met fur le feu, & on les fait cuire peu à peu pour fyrop.

L'*oxyfaccharum* fimple poffede enfemble les forces, tant d'attenuer , emouffer, que fortifier : il eft bon à la matiere meflée des humeurs , & aux fievres errantes qui en proviennent. Prenez fuc de grenade aigre huit onces , vinaigre quatre onces , fucre blanc & pur une livre , que le tout foit cuit jufques à confiftance de fyrop.

## PLANTIVS.

*L'oxyfaccharum a les mefmes vertus que le fyrop aigre ; mais plus foibles, hors la vertu fortifiante, qui eft en luy fouveraine ; c'eft pourquoy l'ufage en eft plus feur que celuy de fyrop aigre pour les maladies d'Efté, & pour les corps mols. Afin qu'on ne garde pas inutilement fi grande quantité de fyrops , l'Autheur paffe fous filence fort à propos l'oxyfaccharum compofé, l'oxymel compofé , & l'oxymel Scillitique compofé. Car lors qu'on jugera qu'il fera bon d'en ufer, le Medecin les ordonnera & les compofera facilement auec oxyfaccharum une once , grand fyrop de racines deux onces , ou fyrop adjantin une once & demie.*

L'oxymel fimple extenuë beaucoup les humeurs groffieres, & nettoye les vifqueufes , ouvre les vieilles obftructions, ofte de la poitrine ce qu'il y a de groffier , eftant propre à l'afthme, & aux fievres opiniaftres. Prenez eau tres-pure, tres-bon miel, de chacun quatre livres , faites les cuire en les efcumant jufques à tant que la moitié

tie de l'eau foit confumée : puis verfez y deux livres de vinaigre tres-fort, & les efcumant derechef, faites les cuire parfaitement jufques à confiftance raifonnable. On en fait de plus liquide
avec eau tres-pure une livre, miel trois onces, vinaigre une once & demie ; le tout fe cuit legerement en efcumant. L'oxymel Scillitique fimple
extenuë beaucoup plus puiffamment ce qu'il y a
de groffier, & fert à tout ce que j'ay dit. Il fe fait
de vinaigre Scillitique, qu'on verfe fur miel
bouïlly dans eau, & efcumé, & on le fait cuire
tres-bien comme l'autre. On rendra compofé
l'un & l'autre, fi l'on y adjoufte double portion
de grand firop de racines.

### PLANTIVS.

Le vinaigre miellé qu'on appelle oxymel, n'eft
pas tant en ufage parmi nous, qu'il eftoit parmi
les Anciens, lefquels n'avoient pas encore inventé le fyrop aceteux, qui ofte la force deterfive,
dont le miel eft parfaitement pourveu, ne cede
en rien à l'oxymel pour tout le refte, ny fur tout
pour des vertus tres-importantes à la fievre.
Quant à l'oxymel que les Apoticaires gardent
aujourd'huy dans leurs boutiques, il eft tout à
fait des-agreable, foit que cela vienne de fa trop
grande épaiffeur, caufée par la coction, foit de
fon trop d'aigreur qui ne s'émouffe pas comme
par le meflange de noftre miel & du fucre. Car
de quelque eau douce ou liqueur convenable, que
cet oxymel groffier foit delayé, il ne deviendra
toutefois jamais fi plaifant au gouft, ny fi potable
que le firop aigre. Pour celuy qu'on fait fur le
châp plus delayé, & qu'on appelle oxymel de Galien, il eft beaucoup plus penetrant à tout, & beaucoup plus agreable : car ne s'efpaiffiffant point

par une petite cuiſſon ; mais gardant la proprieté de couler, qui eſt en l'eau, & qui eſt aidée par la tenuité du vinaigre, & de plus, toute l'ordure du miel eſtant nettoyée, partie par l'eſcume qui en eſt oſtée, partie par la clarification, il devient tres-delié, & tres-clair, principalement ſi l'on y a mis du miel blanc, & du vinaigre blanc, & le vinaigre n'eſtant pas beaucoup fort, il n'eſt point faſcheux au gouſt : il eſt pourtant aſſeuré qu'on n'en ſçauroit uſer ſouvent, & en quantité, ſans offenſer l'eſtomac, ſur tout quand l'orifice dudit eſtomac, eſt naturellement doüé d'un ſentiment exquis : d'où vient qu'aux fievres, l'uſage n'en eſt gueres ſeur, ſoit qu'il ait plus de vinaigre, ou plus de miel. Or il faut choiſir le miel dans la mediocrité entre le trop eſpais, & le trop delié, qui ſoit doux & piquant, de couleur pâle ou tirant ſur le roux, tranſparent, odoriferant, frais, gluant & peſant, de telle ſorte que celuy qui va au fond du vaiſſeau eſt meilleur que celuy qui nage au deſſus ; il faut auſſi qu'il ne jette gueres d'écume.

Toutefois de noſtre temps on a commencé de porter de Portugal & de Dantzic à Anvers du miel tres-blanc, tres-delié, & vrayment aromatique, tres-liquide & coulant, qui met une crouſte blanche & dure, ne cedant en rien en bonté à l'Attique, ny au Sicilien : mais aujourd'huy nos Marchands le falſifient, comme beaucoup d'autres choſes, en le lavant ſouvent, & le blanchiſſant, laquelle tromperie vous connoiſtrez par le desagrément du gouſt, & de la ſenteur. Le miel de Languedoc approche de celuy-là en bonté, & en couleur, & meſme en ce pays, celuy qui coule le premier des ruches de luy-meſme, & qu'on ap-

pelle communement miel virginal. Le miel qui
n'eſt pas fort bon, eſt rendu meilleur par la cuiſſon, & l'uſage en eſt plus propre apres qu'il a eſté
écumé, ſinon qu'il enfle l'eſtomac quand il y demeure trop long-temps, qu'il échauffe, & augmẽ-
te la bile. Le miel eſt fort bon aux enfans qui n'ont
point de vers, & aux vieilles gens, il laſche le ventre & provoque les urines, réveille & conſerve la
chaleur naturelle, & fait durer une longue vieilleſſe; mais il eſt contraire aux bilieux, & aux jeunes gens, parce qu'il ſe convertit aiſément en bile.

Le ſyrop de chicorée rafraiſchit moderement,
fortifie tous les viſceres par une douce adſtriction, diſſipe les obſtructions du foye, & des autres parties, par une vertu deterſive & aperitive,
nettoye la bile, & la prepare à la purgation, eſtant
tres-propre & ſalutaire au commencement des
fievres aiguës. Prenez de toutes les endives cham-
peſtres, qu'on appelle chicorées, quatre onces,
racine d'oſeille, de dent de chien, & d'aſperge
pilées, de chacune deux onces, hepatique, eupatoire, endive qui ſe ſeme, ſeriole, laiteron, laituë
qui ſe ſeme, & ſauvage, adjantum blanc, adjantum noir, adjantum ſimple, & ſaxifrage, houblon, caſſuthe, de chacun un poignée, que le
tout bouïlle dans dix livres d' ı, tant qu'elles
ſe reduiſent à ſix. Exprimez-en le jus, puis y delayez ſix livres de ſucre tres-blanc, faites les cuire en ſyrop clarifié.

## PLANTIVS.

Le ſyrop de chicorée eſtant fort en uſage, ſelon
la deſcription de Nicolas Florentin, & de Guillaume Plaiſantin, quoy que l'un & l'autre ſoit
compoſé d'un mélange confus de ſimples, tant
froids que chauds, & meſme de rhubarbe, telle-

ment qu'on ne sçauroit dire à quel effet il le faut principalement employer, la description en a esté changée icy avec raison, & entierement appropriée aux effets qui sont bien enoncez dans le titre, ausquels pas un des autres ne peut estre ordonné, à cause des racines chaudes. Si d'aventure on veut qu'il soit aigre, on y meslera le tiers de syrop aceteux ou d'oxysaccharum, & si on veut qu'il soit un peu chaud & penetrant comme pour les affections entrelassées, on y versera autant de syrop de racines, ou mesme la moitié. Que s'il estoit besoin d'y adjouster de la rhubarbe, il semble qu'il l'y faudroit plustost adjouster dans le temps de la prise que de la composition, dautant que la force purgative s'évanoüit par la cuisson, & par une longue garde, que ce sirop se fait pour la preparation des humeurs, & non pour la purgation, & que la rhubarbe a une trop grande vertu de fortifier, pour estre convenable à un propotisme preparatoire ; mais on ne l'y peut pas mesme adjouster dans le temps de la prise avec utilité, parce que sa vertu purgative n'aura que peu ou point de force ; la trop grande espaisseur du syrop luy servant d'obstacle. Pour cette raison le syrop mesme ne sera pas si efficace de soy, pour ce à quoy on a coustume de l'ordonner, comme s'il est delayé, & rendu plus agreable, avec une decoction convenable.

Ce n'est donc pas le profit des maladies ; mais plustost leur dommage que font ceux qui dans chaque livre de syrop font cuire une once de rhubarbe, & ne mettent pas seulement le double de telle mesure ; mais encore le triple, mesme le quadruple, & le septuple, contre l'authorité de tous les livres qui commandent de mesler quatre onces pour chaque livre. Ceux-là auſſi ſe trompent, qui ſouſtiennent que ce ſirop ne doit eſtre com-poſé du ſeul ſuc de chicorée, tout ainſi que le ſy-rop de ſuc de citron : mais quoy qu'ils s'appuyent principalement ſur la varieté, dautant que dans la compoſition des medicamens, ils n'approu-vent pas l'aſſemblage des ſimples qui ſe font la guerre, & qu'à cauſe de cela ils rejettent les com-poſitions de chicorée de Guillaume Plaiſantin, & de Nicolas Florentin, comme contradictoires & temerairement ordonnées, il ne faut pas neant-moins mettre en leur place la compoſition du ſuc de chicorée, puis qu'elle ne peut eſtre legitime-ment ordonnée pour les operations qu'a couſtu-me de faire le ſyrop de chicorée : car ſoit qu'il faille preparer la bile à la purgation, & delivrer d'obſtruction le foye, & les autres parties, ſoit rafraiſchir, & fortifier moderement, comme dans le commencement des fievres aiguës & pe-ſtilentes, qu'eſt-ce que pourra faire de ſemblable un ſuc, lequel eſtant rendu plus eſpais à force d'avoir eſté preſſé & exprimé ; puis ayant boüilly tout ſeul juſques à la conſomption du tiers, & fi-nalement eſtant achevé de cuire avec ſucre juſ-ques à eſpaiſſeur de ſyrop, a perdu toute ſa force par exhalaiſon, il ne fera pas davantage que le ſucre ſimple. Il n'en eſt pas de meſme des deco-ctions & ſucs des fruits, principalement aigres ; comme de citrons, limons, grenades & au-tres ſemblables : car ceux-là portent leurs forces toutes entieres dans les ſyrops, ne perdant ny la tenuité de leur ſubſtance, par l'expreſſion, ny la faculté par la cuiſſon, comme nous avons remar-qué cy-deſſus. Pour les decoctions, dautant qu'elles reçoivent les forces de pluſieurs ſimples,

M m iij

& qu'à caufe de l'eau ; elles font plus deliées , &
plus propres à couler, elles ne s'efpaiffiffent pas
de mefme , & ne perdent pas leurs forces en cui-
fant. D'où vient que les fyrops qui en font faits,
font bien plus convenables pour preparer les corps
à la purgation ; mais ceux qui fe font des autres
fucs , le corps apres la purgation eftant ouvert
& mol, s'ordonnent plus à propos aux ufages ,
dont l'Autheur parle en les defcrivant en particulier.

Le fyrop d'endive domeftique emouffe la bile,
rafraifchit, purge & fortifie le foye , guerit la jauniffe , & les maladies caufées par l'obftruction du
foye,  eftant bonne aprés la purgation , & la matiere des fievres , ou autres maladies, eftant defia
en quelque façon cuite. Prenez endive recente ,
feriole, hepatique , laictuë aigremoine, laitteron,
hieracium, de chacun une poignée & demie, quatre femences froides grandes , de chacune une
orce , fantal blanc & rouge pilez , rofes rouges ,
de chacun deux onces ,  faites les cuire dans huict
livres d'eau jufques à confomption de moitié , le
boüillon eftant coulé , adjouftez-y fucre blanc
quatre livres. Faites les cuire derechef , efcumez
& nettoyez ,  pendant qu'ils cuifent , adjouftez-y
fuc d'endive fans lie une livre ,  puis fuc de grenades aigres pur, & fans lie, quatre onces , achevez
de les faire cuire pour fyrop.

### PLANTIVS.

Quoy que ce fyrop d'endive foit d'un Autheur
incertain,  il a crû toutefois qu'il le falloit compofer, & referver, parce qu'il avoit efté defcript
avec beaucoup de raifon, & qu'ainfi il feroit plus
efficace, que s'il n'eftoit fait que de fuc d'endive
feulement, comme quelques-uns defirent : il eft

bon à guerir tous les vices du foye, aprés la purgation du corps, à nettoyer les restes des maladies bilieuses, & sur tout il est propre à la galle,
& à la demangeaison du cuir.

Le syrop bisantin dont les forces sont meslées,
est propre à delivrer le foye, & la rate, & à les
nettoyer aprés la purgation : particulierement
bon à l'ictere, à la jaunisse noire, & aux restes
des fievres inveterées. Prenez suc d'endive se-
mée, & de persil, de chacun deux livres, suc de
houblon, & de bourrache, de chacun une livre,
qu'ils soient nettoyez en cuisant jusques à clarification, & soit fait syrop avec trois livres de
sucre.

### PLANTIVS.

L'Interprete de Mesué dit qu'aux fievres il ne
faut pas user de syrop bysantin avant le septiéme
jour, mais que communement aux fievres composées dés le commencement il faut user du syrop aceteux simple avec decoction de fenoüil, &
le tiers de miel rosat. Or dautant que ce syrop
bysantin nettoye puissamment les restes des hepatiques & rateleux, & acheve la cure, il sera
tres-utile aprés la purgation pour guerir les maux
opiniastres de ces deux visceres ; tels que sont l'i-
ctere & la jaunisse noire, sur tout en y adjoustant
syrop de racines. Il n'a point esté fait mention
du composé, parce qu'il pervertit la force du
simple, ayant trop de vinaigre.

### FERNEL.

Le syrop de scolopendre extenuë, ramollit, &
rend coulante la melancolie grossiere & terrestre,
delivre la rate d'obstruction & d'enflure, estant
parfaictement bonne à la melancholie, & aux fievres quartes. Prenez polypode de chesne, raci-

nes des deux bourraches, escorce de racine de capprier, escorce de thamaris, de chacun deux onces, veritable scolopendre trois poignées, houblon, casluthe, capillaires, m*y*sse, de chacun deux poignées, que le tout so t cuit dans neuf livres d'eau, tant qu'elles reviennent à cinq. Le boüillon estant coulé, adjoustez-y quatre livres de succre blanc, que le tout soit bien cuit pour syrop purifié & clarifié.

### PLANTIVS.

Il a mis icy le syrop de scolopendre, qui est bien composé & de grand usage, dautant qu'il ne s'en trouve point chez les Apoticaires de la description des Anciens, qui soit propre à la preparation de la melancholie terrestre. Or le veritable scolopendre c'est *l'asplenum* de Dioscoride, & le ceterach des boutiques.

### FERNEL.

Le sirop de racines nettoye la pituite visqueuse & grossiere, l'extenuë, & la prepare : delivre d'obstruction le foye, & tous les visceres, & les desenfle, purge les pâles couleurs des filles, provoque les urines, guerit les fievres difficiles, & les affections inveterées. Prenez racines de l'un & l'autre persil, de fenoüil, de myrte sauvage & d'asperge, de chacun quatre onces, racines de capprier, gerance, de chacun deux onces, faites les cuire dans dix livres d'hydromel clair, tant qu'elles reviennent à six livres, & avec cinq livres de sucre soit fait syrop clair.

### PLANTIVS.

Puis qu'il est fait mention de deux syrops de racines, l'un de deux qui sont celles de persil de rocher, & de fenoüil; l'autre de cinq, il a oublié le premier à dessein, comme n'estant pas fort effi.

cace, & aifé à faire fi l'occafion le demande. Pour le dernier, il a crû qu'il le falloit retenir comme eftant efficace, auquel afin qu'il le fuft encore davantage pour d'autres effects, il a adjoufté fort à propos la racine de capprier & de gerance; il en a ofté le vinaigre, parce qu'ordinairement on ne veut pas qu'il y en ait, & que s'il en eft befoin, on y peut facilement adjoufter une portion du fyrop aceteux, & mefme le temperer par le meflange d'autres chofes.

## FERNEL.

Le fyrop adjantin par une chaleur moderée incife & nettoye également les humeurs, en quelque partie du corps qu'elles foient, eftant propre à tout commencement de maladie, à tout temperament, à toute region, & mefme à la femme enceinte. Prenez adjantum blanc trois-poignées, adjantum fimple, faxifrage, betoine, pimprenelle, ceterac, de chacun deux poignées. Le tout foit boüilly dans huict livres d'eau, tant qu'elles reviennent à cinq, dans l'expreffion diffoudez fucre blanc quatre livres, miel tres-bon purifié demie livre.

## PLANTIVS.

Comme il n'y avoit aucune reguliere defcription de fyrop de capillaire, celle-cy a efté utilement prife parmy les autres: laquelle contient des fimples les plus choifis, qui confpirent avec le temperament pour divers effects. De forte que de tous les fyrops preparatifs, celuy-cy merite le mieux le nom de *Polychrefte*, à caufe de fes diverfes operations, eftant utile en tout age & temperament, à quelques maladies que ce foient de toutes les parties, principalement du foye, de la rate, des reins, & de la matrice. Il a mefme encore cela de propre de lascher le ventre à quiconque persevere quelque temps dans son usage, & de ne preparer pas seulement les humeurs ; mais de chasser aussi celles qui sont preparées, sur tout la pituite grossiere, & la bile, comme quelques Medecins modernes ont remarqué, & moy-mesme souvent dans la pratique de l'art. Ce que fait la decoction de tous capillaires, principalement du blanc, bien que Dioscoride au contraire asseure qu'il arreste le ventre. Au reste, ceux qui meslent aux capillaires, ou des raisins secs, ou de la reglisse, ceux-là limitent son usage qui estoit fort estendu, & de commun qu'il estoit à plusieurs affections, le rendent particulier à quelques-unes, emoussant par tel meslange la force qu'il a d'extenuer, & de nettoyer. Ils feroient donc sans doute beaucoup mieux ce syrop de la simple decoction de capillaires, lequel ils garderoient pour toute sorte de maladies : puis dans l'occasion ils l'approprieroient a l'affection de la partie qu'ils voudroient avec une decoction particuliere ; par exemple avec celle de raisins secs, ou de reglisse pour les affections du thorax : pour celles du foye, avec la decoction d'aigremoine, ou de chicorée : pour celles de la rate, de ceterac, ou de tamarisc ; pour celles des reins, de ce qui provoque les urines, ou le sable : car ainsi avec une decoction convenable, la force commune du syrop est destinée à certaine partie, & augmentée, estant tres-efficace dans le syrop qui a esté proposé.

### FERNEL.

Les compositions susdites des syrops sont propres à la preparation des humeurs qu'on veut purger. Il faut à present enseigner quels syrops

font propres à nettoyer les reftes de chaque
partie.

Le firop de Stœchas profite merveilleufement
aux affections froides du cerveau , & des nerfs ,
comme à la paralyfie,à l'epilepfie,à la cõvulfion ,
au tremblement , à la fluxion qui tombe de la tefte en quelque part que ce foit. Prenez fleurs de
ftœchas quatre onces, thim, calament, origan, de
chacun une once & demie , fauge , betoine , fleurs
de rofmarin, de chacun demie-once, femence de
ruë, pivoine, fenoüil , de chacune trois onces: que
le tout foit cuit dans dix liures d'eau , jufques à
confomption de la moitié. Le bouïllon en eftant
exprimé , foit derechef cuit pour firop avec deux
livres de fucre , & deux livres de miel. Qu'il foit
confit avec canelle , gingembre , calamus odoratus , de chacun deux onces , que vous attache-
rez à un linge fin pour firop.

## PLANTIVS.

Ce n'eft pas fans raifon qu'au fyrop de ftœchas,
comme n'eftant pas affez fort pour la tefte , il a
adjoufté d'autres chofes , fauge , betoine , rofmarin, femence de ruë,de pivoine, & de fenoüil, qui
profitent beaucoup à diverfes affections du cerveau , & des nerfs. Autrement je ne voy point
que ce fyrop doive eftre deftiné aux affections
de la tefte , puis que le ftœchas qui tient le premier lieu , dans cette defcription , & qui eft comme la bafe du fyrop,felon l'authorité des Anciens,
eft pluftoft propre au foye , ou à la rate , qu'à la
tefte. Car il eft recommandable , principalement
pour les obftructions des vifceres , qu'il ouvre
facilement par une fubftance , qui eft deliée &
ignée , & d'ailleurs par celle qui eft un peu ad-
ftringente & terreftre , il fortifie tout l'interieur.

Pour le confire , si le calamus aromaticus manque , mettez en sa place la noix muscade , qui a une particuliere vertu de fortifier le cerveau.

### FERNEL.

Le sirop de roses seiches tempere les chaudes affections du cerveau, estanche la soif, fortifie l'estomac , fait dormir , arreste les fluxions subtiles. Prenez eau simple quatre livres , estant tiede faites y tremper l'espace de vingt-quatre heures roses rouges seichées une livre. Dans l'expression delayez sucre blanc deux livres , faites-la cuire jusques à consistance de sirop.

### PLANTIVS.

Plusieurs veulent que la maceration des roses seiches soit reïterée une & deux fois; afin, comme ils pensent , que la force du syrop en soit augmentée : mais c'est assez d'une fois ; car il faut necessairement verser de l'eau en abondance à la troisiéme infusion ; comme pour une livre de roses seiches huict livres d'eau, autrement , ou il s'épuisera par plusieurs macerations , ou il deviendra trop espais par une puissante expression , il ne prendra pas mesme moins de vertu par une seule infusion de roses , que par plusieurs , comme il arrive quand le sel se liquefie dans l'eau. Or ce syrop est utile à tout flux de ventre , à l'affermissement & fortification des parties , à la consolidation des ulceres , & à leur detersion , tant de luymesme , qu'avec d'autres medicamens de mesme faculté.

### FERNEL.

Le syrop de nenuphar appaise les ardeurs de teste , les phrenesies , les veilles , fait dormir , adoucit l'acrimonie des fluxions. Prenez fleurs recentes de nenuphar demie livre , fleurs de violettes deux onces, fueilles de laictuë deux poignées, femence de laictuë, de pourpier, & de courge, de chacune demie once, le tout foit cuit dans quatre livres d'eau, tant qu'il n'en refte que trois: à l'expreffion adjouftez eau de rofe diftillée demie livre, fucre blanc deux livres, qu'il foit achevé de cuire en fyrop.

### PLANTIVS.

Le fyrop de nenuphar fimple a efté obmis comme peu neceffaire : le compofé defcrit par François Piemontois à caufe de beaucoup de femences, du vinaigre & du fuc de grenades, eft tout à fait impropre & inutile à ce que l'on defire. C'eft pourquoy l'Autheur a eu raifon d'en mettre icy un autre tres-facile, & utile à ce qui eft propofé dans le titre ; quant à l'autre nenuphar, dont la fleur eft jaune, & la racine blanche, les fleurs font preferables à la compofition de ce fyrop.

### FERNEL.

Le fyrop de pavot fait le mefme que celuy de nenuphar, & particulierement il appaife l'importunité de la toux, & les fluxions qui efcorchent le gofier. Prenez teftes de Pavot blanc, mediocrement meures & fraifches, huit onces, teftes de pavot noir fraifches fix onces, eau du Ciel quatre livres, faites les cuire jufques à diminution de moitié, puis y adjouftant fucre & penidies, de chacun huict onces, faites les cuire jufques à confiftance de fyrop.

### PLANTIVS.

Dans le fyrop de pavot fimple, on met moins de teftes de pavot noir, parce que l'ufage n'en eft pas fi feur que celuy du blanc. Quant au fyrop de pavot compofé, où il entre beaucoup de lenitif, il a efté obmis, & éloigné de l'ufage, parce que dans la neceſſité il eſt tres-aiſé de le faire, y adjouſtant ſyrop de jujubes, ou de violettes.

### FERNEL.

Le Diacodion outre qu'il fait dormir, il arreſte auſſi les fluxions du cerveau, en quelque part qu'elles ſe precipitent, il fortifie l'eſtomac, arreſte la dyſſenterie, & autres flux de ventre. Prenez douze teſtes de pavot blanc, mediocres en grandeur & maturité, deux livres d'eau celeſte, faites les cuire juſques à conſomption du tiers, le boüillon eſtant coulé, adjouſtez-y excellent vin cuit juſques à conſomption du tiers quatre onces, miel tres-bon deux onces. Que le tout boüille parfaictement enſemble, y adjouſtant ſur la fin roſes rouges, fleurs de grenade, acacia, ſumac de cuiſine : pilez de chacun deux dragmes, ſemence de pourpier, corail blanc & rouge, de chacun une dragme.

### PLANTIVS.

Le Diacodion dont certaines choſes inutiles & des-agreables ont eſté rejettées, a eſté remis en une meilleure forme, convenable pour arreſter les fluxions. Pour le meſme uſage, Dioſcoride fait boüillir dans de l'eau les teſtes de pavot ſeules juſques à conſomption de moitié : puis y adjouſtant miel, & ſuc d'hypociſtis, il les reduit à la conſiſtance d'eclegme. Or les teſtes de pavot ne doivent eſtre ny trop vertes, ny auſſi tout à fait depourveuës de ſuc à force d'aridité ; mais il les faut cueillir pour la compoſition, lors que dans une verte maturité, elles commencét à faire bruit, c'eſt pourquoy les Grecs les appellent *codones* & *codeiæ*, c'eſt à dire, petites teſtes de pavot, qui menent bruit. Que ſi telle compoſition eſtoit des-agreable à quelqu'un, à cauſe de ſon trop d'eſpaiſſeur au temps de la priſe, on la peut delayer avec de la decoction d'orge, ou autre qui ſoit convenable : & meſme s'il faut ou faire dormir, ou s'il y a danger d'exulceration par l'acrimonie d'une fluxion deliée, tant pour l'empeſcher que pour la temperer, on pourra augmenter la force du diacodion, avec decoction recente de ſemence de pavot, ou avec ſa creſme, exprimée avec decoction d'orge. Et il ne faut pas apprehender qu'il arrive aucun mal au corps, par le moyen de ces choſes, quoy que les Autheurs tiennent qu'elles refroidiſſent au quatriéme excez : veu que beaucoup de Nations mangent ainſi que des herbes potageres les jettons les plus tendres des pavots, & l'huile qui eſt exprimée de leur ſemence, qu'elles mettent meſme parmy leurs pieces de friandiſe comme dans les gaſteaux, & dans les pains, pour leur donner bon gouſt, ſans aucun dommage, ny ſommeil trop peſant : De la meſme ſorte les Egyptiens uſent de ſiſame, & de ſon huile par friandiſe. Et c'eſt à raiſon de cette couſtume que Petrone pour exprimer un diſcours doux & elegant, a dit que les paroles eſtoient comme ſaupoudrées de pavot, & de ſiſame. Car les larmes ou liqueur du pavot, que les Grecs nomment *opium*, & le ſuc exprimé de ſes fueilles, & de ſes teſtes, qu'ils appellent *meconium*, ne ſont pas compoſez d'une ſubſtance ſeule, mais de diverſes, l'une fort aqueuſe, & froide, l'autre aërienne temperée, & la troiſiéme chaude, amere, & odoriferante, la premiere paroiſt mieux dans ceux qui ſont verts, & tendres, & les deux autres dans ceux qui ſont arides. Mais l'opium, ou pluſtoſt le meconium qu'on nous apporte, eſt entierement falſifié, & nous eſt contraire par une certaine force cachée ; c'eft pourquoy il n'en faut du tout point ufer, avec quelque induftrie qu'il foit corrigé. Car dautant que du laict mefme des teftes de pavot fauvage, il ne fe fait que peu d'opium avec beaucoup de peine, & que le meconium s'exprime en abondance, & fans travail des fueilles pilées, les Marchands qui ne cherchent que le gain, falfifient aifement l'opium, ou bien en fa place nous apportent du meconium de la Pouïlle ou d'Efpagne.

## FERNEL.

Le fyrop de violettes compofé, tempere l'acrimonie de la fluxion, adoucit l'enroüeure, la toux incommode, & la rudeffe de l'artere, & appaife la foif. Prenez violettes fraifches deux onces, femence de coins, femence de mauve de chacun une once, jujubes, febeften, de chacun vingt en nombre, decoction de courge, ou de fa femence cinq livres, qu'il boüillent jufques à confomption de moitié, & avec deux livres de fucre foit fait le fyrop.

## PLANTIVS.

Il n'a efté rien changé en ce fyrop, dautant qu'il a efté trouvé compofé regulierement, utile pour toute ardeur & rudeffe de l'artere, eftant lenitif, rafraifchiffant, & humectatif, il adoucit mefme l'ardeur d'urine, & la douleur nephritique. Quant à l'herbe, & aux fueilles de violier cuites, elles ont la force maturative : fa femence eft cholagogue, comme celle de rheubarbe. Il fe trouve auffi au milieu de la fleur quelque chofe tirant fur le jaune qu'on dit apporter du fecours à la fquinance, & à l'epilepfie des enfans, fi on la boit avec eau. La fleur, & le fyrop qui s'en fait par une ou deux infufions, tempere les humeurs

chaudes

chaudes & piquantes , les adoucit , & les oste , à raifon dequoy elle eft utile à la pleurefie , elle dompte la bile noire , & brulée , & les vapeurs qui s'en elevent , chaffe les fymptomes qui les fuivent , douleurs de tefte , veilles , fonges , & chagrins : retient comme en bride les medicamens chauds , & fecs. Ces vertus eftant grandes le fyrop fait de jus de violettes fraifches merite d'eftre mis entre les polythreftes. La decoction eftant exprimée des violettes odoriferantes , fechées un peu à l'ombre comme il faut , & trempées dans eau tiede , fi vous la faites boüillir pour fyrop avec excellent fucre , elle fe pourra garder un an & davantage, fans ranciffure ny corruption pour les ufages fufmentionnez , foit devant, foit aprés la purgation. C'eft donc en vain que quelques-uns renouvellent par neuf fois la maceration des violettes, & des rofes, en faifant le fyrop violat ou rofat , puifqu'vne, deux , trois , ou quatre infufions au plus les rendent auffi efficaces , comme nous monftrerons dans le formulaire de la compofition des medicamens addreffé aux Apoticaires. Pour le fyrop de regliffe il n'a pas efté trouvé fort neceffaire , parce qu'il n'eft pas fort efficace , & qu'il a efté compris dans le fyrop d'hyfope , & que d'ailleurs une fi grande varieté loin de profiter , n'apporte aux apprentifs que de la confufion.

### FERNEL.

Le fyrop de jujubes fait le mefme que le fyrop de violettes , & beaucoup plus efficacement : l'un & l'autre eft propre aux commencements des maladies. Prenez jujubes quarante en nombre, febeften vingt, violettes, adjantum blanc, orge pelé, regliffe , de chacun fix dragmes , femence

de mauve, coins, semence de pavot blanc, melons
& laictuës, adragant de chacun trois dragmes. Que
les semences de coins, de mauve, & d'adragant
pliées dans un linge fin bouillent dans cinq livres
d'eau jusques à consomption de moitié, & dans
deux livres de sucre blanc achevent de cuire pour
syrop.

Le syrop d'hysope nettoye doucement les
vices tant froids que chauds du thorax, & des
poulmons, cuit, & rend plus facile le crachat en
extenuant, & nettoyant, est propre à la peripneumonie, & à la pleuresie, soit dans l'accroissement,
soit dans le declin. Prenez hyssope seiché une once & demie, racines de polypode de chesne, de fenoüil, de reglisse, semence de saffran bastard, de
chacun une once, orge mondé, adjantum blanc de
chacun une once & demie, raisins secs mondez
une once & demie, figues seiches, dates grasses, de
chacune dix en nombre : faites les cuire dans six
livres d'eau jusques à la moitié, que l'expression
bouille parfaitement pour syrop avec miel & sucre, de chacun une livre & demie.

## PLANTIVS.

L'ordonnance du syrop d'hyssope n'a point
esté changée, sinon qu'au lieu de la racine du persil, on a substitué celle de polypode, & pour la racine du persil de rocher, la semence de saffran bastard, qui sont des choses beaucoup plus propres.
On luy a osté quelques lenitifs, dont il y a assez
dans le syrop violat, & dans celuy de jujubes, afin
que celuy-cy eut la force un peu plus detersive.

## FERNEL.

Le syrop de prassium ou marrube subtilise
tres-puissamment, extenue, nettoye, & purge les
vices du thorax, & des poulmons : fait grand

bien aux affections inveterées de la pituite groffiere, & gluante, comme afthme, vieille toux, em-
pyeme, & mefme à la peripneumonie, & à la
pleurefie fur le declin. Prenez marrube blanc
frais deux onces, reglifle, polypode de chefne,
racines de perfil & de fenoüil, de chacune demie
once, adjantum blanc, hyflope, origan, calament,
thym, ftœbé, farriete, pas-d'afne, de chacun fix
dragmes, femence d'anis, & de cotton, de chacun
trois dragmes, raifins fecs mondez deux onces,
figues feches graffes dix en nombre ; que le tout
bouille dans huit livres d'hydromel clair jufques
à la moitié. Que l'expreffion s'acheve de cuire
pour fyrop avec miel, & fucre blanc de chacun
deux livres, & foit confite avec une once de racine d'iris de Florence pilée.

## PLANTIVS.

Le fyrop de marrube de la vieille defcription
de Jean Mefué femble fi confus, à caufe du grand
meflange de lenitifs, deterfifs, & incififs, qu'à peine fçauroit-on dire à quels ufages particulierement il le faut deftiner, non plus que beaucoup
d'autres, qu'on a affemblez de tous coftez de
divers Autheurs, fans aucune methode ny raifon. C'eft pourquoy le fyrop de violettes, &
celuy de jujubes ayant efté propofez pour humectatifs, & grandement lenitifs, & le fyrop d'hyffope pour moderément deterfif, incifif, & capable
de purger les vices de la poitrine, il a voulu avec
raifon que ce fyrop de marrube fuft extrémement
incifif, & deterfif, afin qu'il remediaft aux affections extremes, & inveter'es : lequel toutefois
on pourra, fi on veut, temperer par le meflange
des precedentes.

N n ij

#### FERNEL.

Le syrop de consoulde nettoye doucement le pus & l'ordure des phtysiques qui ont les poulmons ulcerés, sans danger que le sang fasse eruption, & fortifie aussi les poulmons. Prenez racines & pointes de grande & petite consoulde de chacune trois poignées, roses rouges, betoine, plantin, pimprenelle, polygone, scabieuse, pas-d'asne, de chacun deux poignées. Le tout recent soit pilé, puis exprimé, le suc cuit, & escumé jusques à ce qu'il revienne à trois livres, & y adjoustant sucre blanc deux livres & demie, soit fait le syrop.

#### PLANTIVS.

Veu qu'il n'y avoit du tout point de syrop ordonné pour les phtisiques, & poulmons ulcerez, dans cette grande disette, il estoit necessaire d'ordonner celuy-cy de consoulde utilement & avec beaucoup d'industrie.

#### FERNEL.

Le syrop de suc de bourrache fortifie principalement, & resiouyt le cœur, en dissipe la palpitation, & la syncope, soulage les melancoliques, & maniaques. Prenez suc de bourrache purifié trois livres, sucre blanc deux livres, faites-les cuire en consistance de syrop.

Le syrop de suc de bourrache des jardins, le syrop de suc de violettes, & le syrop de suc de pesches estans tous cardiaques, se font ordinairement de la mesme sorte.

#### PLANTIVS.

Il n'avoit falu rien changer dans le syrop de bourrache tant sauvage que des jardins, ny dans le syrop de suc de violettes, de suc de pesches, ou d'escorce de citron. Au reste, il estoit gran-

dement neceſſaire d'adjouſter le ſyrop de meliſſe, veu qu'on ne ſe ſervoit de pas un qui chaſſaſt
les affections du cœur, & qui reſiſtaſt aux injures
des maladies peſtilentes, & veneneuſes.

## FERNEL.

Le ſyrop d'eſcorce de citron réveille, & reſ-
jouyt le cœur endormy par quelque cauſe froide
que ce ſoit, ou travaillé de palpitation. Prenez
eſcorces de citrons frais trempez en eau, & preparez en une livre, faites-les bouillir dans ſix livres
d'eau, tant qu'il n'en reſte que deux, & avec trois
livres de ſucre blanc ſoit fait ſyrop, & confit avec
ſix grains de muſc.

Le ſyrop de meliſſe fait plus de bien à la palpitation du cœur, & à la ſyncope que choſe du monde; mais particulierement il emouſſe, & empeſche la malignité des maladies peſtilentes & veneneuſes. Prenez racines de dictam, quinte-fueille,
betoine & doronic Romain, de chacun demie-
once, fueilles de meliſſe, ſtœbé, morſus, fleurs
des deux bourraches & de roſmarin, de chacun
une poignée, ſemence d'ozeille, de citron, de fenoüil, d'atractyles, qu'ont appelle chardon benit, & de baſilic, de chacun trois dragmes; qu'ils
bouïllent dans quatre livres d'eau juſques à la
moitié; dans l'expreſſion adjouſtez trois livres
de ſucre blanc, ſuc de meliſſe, eau de roſe, de chacun demie livre: qu'ils achevent de cuire pour
ſyrop confit, avec canelle & ſantal citrin, de chacun demie-once.

Le ſyrop de mente eſt bon à l'eſtomac par ſa
chaleur moderée, & le fortifie par une douce
aſtriction, aide à la digeſtion, appaiſe la nauſée, le
vomiſſement, le hoquet, & la lienterie. Prenez
ſuc de coins doux, ſuc de coins aigres-doux, ſuc

de grenades douces , ſuc de grenades aigres , ſuc
de grenades aigres-douces , de chacun une livre
& demie , les ayant meſlez , mettez-y tremper durant vingt-quatre heures mente ſeche une livre &
demie , roſes rouges deux onces ; faites les cuire
juſques à conſomption de moitié , eſtant coulez ,
adjouſtez-y ſucre blanc quatre livres , qu'ils ſoient
cuits en ſyrop confit avec trois drachmes de muſcade attachée avec un linge fin.

## PLANTIVS.

Il n'a falu rien changer au grand ſyrop de mente , ny en ordonner un plus petit , comme eſtant
compris ſous l'autre, il ne faut point non plus toucher au ſyrop d'abſynthe.

## FERNEL.

Le ſyrop d'abſynthe ou purge , ou conſume les
reſtes du ventricule , rend l'appetit , & la couleur
vive à ceux qui relevent de maladie , delivre le
foye d'obſtruction, & diſſipe les pâles couleurs, &
fortifie tous les inſtrumens de la concoction. Prenez abſynthe Romaine demie livre, roſes rouges
deux onces , ſpica nardi trois onces , le tout eſtant
pilé , faites le tremper vingt-quatre heures dans
vin blanc vieux & odoriferant , & dans ſuc de
coins, de chacun deux livres , & demie , qu'il ſoit
cuit à épaiſſeur de ſyrop.

Ce qu'on appellle *miva* des coins fortifie l'eſtomac , & le foye , aide à la digeſtion , réveille l'appetit, arreſte le vomiſſement , & la lienterie. Prenez ſuc de coins ſans lie ſix livres , qu'il ſoit cuit
à feu lent juſques à conſomption de moitié , en
l'eſcumant peu à peu; puis y verſez vin rouge vieil,
& excellent trois livres , ſucre blanc , trois livres ,
qu'ils ſoient cuits derechef juſques à eſpaiſſeur
de ſyrop , & confits avec canelle d'une dragme &

demie, cloux de girofle & gingembre, de chacun deux fcrupules.

## PLANTIVS.

Cette *mira* de coins eft moyenne entre fimple & compofée, & a la force de l'une & de lautre.

## FERNEL.

Le fyrop myrtin fortifie l'eftomac, & les vifceres, arrefte le flux de ventre inveteré, toute eruption de fang, & fluxion du cerveau. Prenez bayes de myrte deux onces & demie, fantal blanc fumac de cuifine, fleur de grenadier, bayes d'aubefpin, rofes rouges, de chacun une once & demie, neffles demie livre, le tout eftant pilé enfemble, foit cuit dans huict livres d'eau jufques à confomption du tiers à l'expreffion, adjouftez fuc de coins & de grenades, de chacun deux livres, fucre cinq livres, que cela foit cuit regulierement.

## PLANTIVS.

Le fyrop myrtin retient fon ancienne compofition; mais le fyrop byfantin, dautant qu'il evacuë puiffamment les reftes de la purgation des hepatiques, & parfait la cure, peut trouver icy fa place fort à propos.

## FERNEL.

Le fyrop de fumeterre nettoye les humeurs falées, & brulées du fang, remedie à la demangeaifon, galle, impetige, lepre, & à tous les vices du cuir, fait bien aux ulceres malins, & fiftuleux, aux chancres, & à la lepre. Prenez endive, abfynthe Romaine, houblon, caffute, veritable ceterac, de chacun une poignée, epithyme une once & demie, faites les cuire dans quatre livres d'eau jufques à diminution de moitié, les ayant cou-

lez, adjouſtez-y ſuc de fumeterre purifié une livre & demie, ſuc de l'une & de l'autre bourrache, de chacun demie livre, ſucre blanc quatre
livres, que le ſirop ſoit cuit en bonne conſiſtance.

### PLANTIVS.

Quoy qu'il y ait pluſieurs deſcriptions du ſirop
de fumeterre, il ne s'en trouve point de plus
convenable que celle-cy, ny de plus facile uſage
pour nettoyer toute impureté de ſang.

### FERNEL.

Le ſirop de ſuc de l'une & de l'autre bourrache, celuy de ſuc de violettes, & celuy de meliſſe, ſont auſſi bons pour la rate.

Le ſirop de pommes odoriferantes, rabat les
mauvaiſes vapeurs de la melancholie, appaiſe les
triſteſſes, les craintes & la fureur, parce qu'il ré-
joüit. Prenez ſuc de pommes aigres douces odoriferantes quatre livres, ſuc de violettes, de bourrache domeſtique & ſauvage, eau de roſe diſtillée, de chacun une livre, faites les cuire enſemble, eſcumez & coulez, puis adjouſtez ſucre
blanc ſix livres, que cela ſoit cuit pour ſirop.

### PLANTIVS.

Il ſembloit ridicule d'avoir un ſirop ſimple de
pommes, ſi l'on n'y euſt adjouſté d'autres ſucs
pour la melancholie.

### FERNEL.

Le ſirop de guimauve purge doucement la pituite groſſiere & obſtructive des reins, leur ſang
corrompu, & leur ſable ſans chaleur manifeſte.
outre cela elle adoucit l'ardeur d'urine. Prenez
racines de guimauve deux onces, pois rouges
une once, racines de dent de chien, & d'aſperge,
regliſſe mondée, raiſins ſecs mondez de chacun

demie-once , pointes de guimauve , parietaire , pimprenelle , plantain , l'un & l'autre adiantum , de chacun une poignée , quatre grandes femences froides & petites , de chacune trois onces , faites les boüillir dans fix livres d'eau , tant qu'il n'en refte que quatre , que le firop foit achevé de cuire avec quatre livres de fucre blanc.

## PLANTIVS.

Comme il n'y avoit point du tout de firop de guimauve regulier , & que chacun en ufoit à fa fantaifie , il ne pouvoit pas eftre compofé autrement , ny plus utilement pour les affections qui ont efté propofées.

## FERNEL.

Le firop de rave nettoye puiffamment les reins , & la veffie , brife le calcul , chaffe le fable , & fait couler l'urine fupprimée. Prenez racines de rave domeftique, & fauvage, de chacune une once, racines de faxifrage , myrte fauvage , levifticum , chardon à cent teftes , bugrane , perfil de roche & fenoüil , de chacun demie-once , fueilles de betoine , pimprenelle , pouliot , pointes d'ortie , nafitort , fenoüil marin , callitric , de chacun une poignée , fruict d'halicacabi , jujubes , de chacun vingt en nombre , femence de bafilic , bardame , perfil de rocher de Macedoine , fefeli , carvi , daucus , gremil , efcorces de racines de laurier , de chacun deux onces , raifins fecs mondez , regliffe , de chacun fix dragmes , faites les cuire regulierement dans dix livres d'eau , tant qu'il n'en refte que fix , adjouftez-y quatre livres de fucre , & deux livres de miel efcumé , & foit fait firop clair & confit , avec une once de canelle , & demie once de mufcade.

## PLANTIVS.

Puis qu'il ne se trouvoit point d'ordonnance de sirop pour chasser le calcul, & le sable des reins, il estoit bien necessaire de mettre en sa place celuy-cy de rave, qui est proprement composé des choses qui ont une souveraine vertu de briser le calcul, y entremeslant d'autres lenitives & detersives.

## FERNEL.

Le sirop d'armoise provoque puissamment les mois, qui ont esté supprimez, ou qui coulent trop lentement ; ce que font plus moderément le sirop adjantin, & celuy d'hyssope, il appaise les suffocations, & les renversements de la matrice. Prenez armoise deux poignées, racines d'iris, d'enula campana, gerance, pivoine, lybisticum, fenoüil, de chacun demie-once, pouliot, origan, calament, herbe à chat, melisse, savinier, marjolaine, marrube, germandrée, chamepyteos, mille pertuis, matricaire, betoine, de chacun une poignée, semence d'anis, persil de rocher, fenoüil, basilic, daucus, ruë, nielle, de chacun trois onces : le tout estant pilé, soit mis tremper l'espace de vingt-quatre heures dans huict livres d'hydromel, qu'il bouille tant qu'il n'en reste que cinq livres, & avec cinq livres de sucre qu'il acheve de cuire pour syrop, qui sera confit avec une once de canelle, & trois dragmes de spica.

## PLANTIVS.

Dautant que dans le sirop d'armoise, il y avoit beaucoup de choses qui n'estoient gueres propres aux affections de la matrice, & qui estoient confuses inconsiderément, l'Autheur en a osté plusieurs, ou que nous n'avons point, ou dont la vertu se passe en cuisant, comme estant ou superflüés ou incommodes , n'ayant laissé que celles qui sont importantes.

*Les compositions purgatives.*

## FERNEL.

Quoy que les medicamens purgatifs s'accommodent en diverses formes , il est toutefois expedient de les ranger tous en un lieu, en commençant par les plus doux.

L'electuaire de pruneaux extrémement lenitifs, ramollit le ventre , nettoye doucement diverses humeurs, utile à tous âges , dans les grandes chaleurs, dans les ardeurs de la fievre, & dans la soif. Prenez racines de guimauve , polypode de chesne , raisins secs mondez , de chacun deux onces. Reglisse mondée, semence de saffran sauvage, de chacune une once , mauve , violette , parietaire , mercuriale , de chacun deux poignées : que le tout boüille dans dix livres d'eau , tant qu'elles reviennent à six ; dans la moitié de la coulure, faites cuire pruneaux doux, jujubes, sebesten , de chacun vingt en nombre, figues seiches grasses , dix , passez-en le poulpe par le crible. Dans l'autre moitié de la coulure , faites bouïllir une livre & demie de fueilles de sené mondées , meslez-en l'expression avec le poulpe , avec sucre & miel escumé, de chacun demie livre , faites les cuire derechef en consistance d'electuaire , y jettant sur la fin canelle pulverisée une once , gingembre trois dragmes, la dose est une once. Toute la composition est de trois livres , il y a environ vingt-huit ou trente doses.

Electuaire de pruneaux solide , qui fait la mesme operation. Prenez dix pruneaux doux , mauve , violette mercuriale, parietaire, de chacun une poignée , polypode de chesne , semence de cartame , racine de guimauve , raisins secs mondez , reglisse, de chacun demie-once , fueilles de sené mondées dix onces. Faites-les boüillir dans cinq livres d'eau, tant qu'il n'en reste que deux , puis les ayant exprimez avec le pressoir , adjoustez-y sucre rouge une livre & demie : faites les cuire derechef à feu lent en consistance d'electuaire solide , y jettant sur la fin poudre de grand electuaire aromatique rosat , jusques à trois dragmes , faites-en tablettes du poids d'une demie-once. Toute la composition est d'environ vingt-onces, il y a environ trente doses. On rendra l'un & l'autre composé , qui purgera plus puissamment des lieux les plus esloignez toutes les humeurs, principalement l'une & l'autre bile en cette sorte. Prenez electuaire de pruneaux simple recent , & encore chaud une livre , dans quoy dissoudez , diadacrydon trois drachmes ; la dose est de trois drachmes & demie-once : dans une livre de composition , il y a environ trente-deux doses.

## *Observations de Plantius sur les compositions purgatives.*

Les compositions des medicamens purgatifs avoient esté tirées de tous costez , sans aucune industrie, & rangées dans les livres medicamétaires, de mesme que les syrops, tellement qu'on en peut remarquer deux , trois , & davantage tout à fait semblables en operation , mal propres à la cure de toutes maladies. C'est pourquoy l'Autheur a eu raison de changer les compositions des purgatifs , afin de proposer quelque chose d'utile & de

convenable à chaque maladie. Or quiconque
examinera les forces des simples , connoiſtra aiſément combien ces dernieres ſont éloignées des
premieres , dont elles ont pris leur nom , & combien elles ſont plus convenables aux affections
propoſées. Le diaprunon tant ſimple que compoſé décrit par Nicolas , eſtant deſtiné à rafraiſchir
beaucoup, & à ſoulager les fievres, contient beaucoup d'aromatiques tres-chauds , leſquels dans le
compoſé aiguiſent l'acrimonie de la ſcammonée.

### FERNEL.

Le Catholicon ſimple purge & oſte, de quelque
petite partie du corps que ce ſoit , toutes les humeurs également , ſoit avec ou ſans fiévre n'e-
ſtant ennemy ni des enfans ni des vieilles gens, ni
des femmes groſſes. Prenez racines d'Enula , de
bourrache, de chicorée, de guimauve, de polypode
de cheſne, ſemence de cartame pilées, de chacune
2. onces , ſtœchas, hyſſope, melyſſe, veritable eupatoire, ceterac, betoine, armoiſe, de chacun deux
poignées : raiſins ſecs mondez de trois onces ,
quatre grandes ſemences froides, ſemence d'anis,
regliſſe , de chacun trois drachmes. Que le tout
ſoit cuit regulierement dans dix livres d'hydromel , tant qu'il n'en reſte que ſept. Le bouïllon
eſtant coulé mettez y tremper l'eſpace de douze
heures, fueilles de ſené mondées une livre & demie , agaric blanc demie livre , gingembre une
once : faites les boüillir un peu , & dans l'expreſſion , diſſoudez poulpes de ſebeſten demie livre ,
fueilles de ſené mondées , pilées fort menu, quatre onces, ſyrop d'infuſion de roſes palles une liu.
miel excellent eſcumé deux livres : faites les bien
cuire en conſiſtance de miel à feu lent, y jettant
ſur la fin rhubarbe choiſie, & canelle choiſie de

chacune une once, santal citrin demie-once, muscade deux dragmes. La doze est d'une once : toute la composition de quatre livres. Il y a environ cinquante dozes.

## PLANTIVS.

Cette composition merite vrayment le nom de Catholicon, parce qu'elle contient les medicamens qui purgent toutes les humeurs, & qui sont convenables à toutes les parties, principalement aux interieures. Or comme elle purge doucement, elle n'oste que peu ou point de l'extremité des parties : ce que fait puissamment le grand Catholicon, qui est composé de toute sorte de medicamens, qui attirent des parties tant proches qu'esloignées. C'est mal à propos que dans l'ancien Catholicon, on fait cuire la rhubarbe, & la casse, laquelle y a esté adjoustée avec les tamarins, & gaste presque toute la composition.

## FERNEL.

Le grand Catholicum attire indifferemment toutes les humeurs ; ce qu'il fait avec beaucoup de force, non seulement des endroits voisins, mais encore des plus éloignez, sans aucun desordre du corps, ou perte des forces. Prenez quatre grandes semences froides mondées, semence de pavot blanc, de chacune une dragme : adragant trois dragmes, roses rouges, santal citrin, canelle, de chacun deux dragmes, gingembre une dragme, rhubarbe choisie, diadacrydion, de chacun demie-once, agaric, turbit, de chacun six dragmes, sucre blanc dissous dans eau de roses, dans laquelle on ait fait boüillir deux onces de fueilles de sené, une livre ; faites-en tablettes du poids de trois dragmes : la doze est d'une tablette, toute la composition est d'une livre & demie, & de doſes il y en a environ cinquante.

Le ſirop d'infuſion de roſes pâles oſte ſans nul_
le peine la bile deliée,& les ſeroſitez des premiers
viſceres, eſtant propre aux maladies legeres, aux
enfans, aux vieilles gens, & aux perſonnes debiles. Prenez eau d'infuſion de roſes pâles cinq
livres, ſucre purifié quatre livres : faites les cuire
à petit feu en façon de ſyrop: il faut mettre tremper l'eſpace de douze heures, deux livres de roſes
pâles recentes, dans ſix livres d'eau tiede, le vaiſſeau eſtant bouché: puis on oſte les roſes, & on
les exprime : on en met d'autres nouvelles en leur
place, & celles-cy eſtans jettées, d'autres, trois,
quatre, huict, même neuf fois, tant que la liqueur
ſoit imbuë de beaucoup de leur faculté; puis vous
y diſſoudrez du ſucre. Certainement le ſyrop ne
ſera point ſi efficace, ny des roſes pilées, ny de
leur ſuc. Il ſe fait auſſi des fleurs de peſcher
trempées dans eau, comme j'ay dit, un ſyrop qui
evacuë auſſi la bile & les eaux, & tuë les vers.

## PLANTIVS.

Le ſirop de roſes pâles, l'electuaire de ſuc de
roſes & diacydonium, retiennent l'ancienne forme de compoſition, ne s'y eſtant point fait de
changement fort manifeſte ; mais elle a eſté ſup-
primée icy fort à propos dans l'electuaire diacar-
tamy, parce qu'elle renverſoit la forme ſolide de
la compoſition par l'addition de la manne grai-
née, du miel roſat, & du ſucre double.

## FERNEL.

L'electuaire de ſuc de roſes attire puiſſamment,
& des endroits les plus éloignez la bile, & les humeurs deliées & aqueuſes, eſtant utile & ſeur
pour les goutteux, qui ne ſont pas travaillez de
fiévre vehemente. Prenez ſuc de roſes ſeiches

recentes, sucre blanc, de chacun une livre & demie, faites les cuire pour electuaire à petit feu,
jettez-y sur la fin, trois santals, mastic, canelle
concassez bien menu, de chacun deux dragmes,
diadacrydion une once & demie, camfre demy
scrupule, formez en tablettes du poids de deux
dragmes & demie, la dose est d'une tablette,
toute la composition est de vingt-deux onces, il
y a environ soixante & dix doses.

Le diacydonion fait le mesme que l'electuaire
de suc de roses un peu plus moderément & plus
aisément. Prenez poulpe de coins mondée cuite
& criblée, une livre & demie, suc de coins demie
livre, sucre tres-blanc deux livres. Faites cuire
cela jusques à épaisseur de miel, y jettant sur la
fin canelle pulverisée demie once, gingembre,
cloux de girofle, macis, de chacun deux onces,
diadacrydion deux onces, la dose est depuis trois
dragmes jusques à demie once, toute la composition est de quatre livres, les doses environ
quatre-vingt-dix.

L'électuaire *diacnicum* attire & fait couler des
lieux les plus eloignez la pituite, les serositez &
mesme la bile, soulage les douleurs particulierement de la teste, des nerfs, & des jointures. Prenez poudre d'electuaire diatragacanthum froid,
moëlle de semence de cartame, hermodates de
chacun une once & demie, roses rouges, suc de
reglisse, canelle de chacun deux dragmes, turbit
une once, diadacrydion une once & demie, sucre
blanc delayé dans eau de rose une livre, soient
faites tablettes du poids de trois dragmes & demie. La dose est d'une tablette.

Le diaphenicon purge doucement la bile & la
pituite tant crüe que grossiere, il est propre aux
fiévres

fiévres reglées, & méme à celles qui font longues, aux maladies nées de crudité , aux douleurs coliques, & venteufes. Prenez poulpe de dattes mondées cuite avec hydromel , & criblée, penides recents de chacun demie livre , amandes mondées trois onces & demie. Le tout eftant broyé & mélé enfemble ; adjouftez-y deux livres de miel efcumé, faites-les un peu cuire, puis y jettez gingembre, poivre, macis, canelle, fueilles de ruë feches , femence de fenoüil, & de daucus , de chacun deux drachmes , turbit pulverifé quatre onces, diadacrydion une once & demie. La dofe eft de trois dragmes jufques à demie once , toute la compofion eft prefque de quatre livres , & les dofes environ cent trente.

## PLANTIVS.

Dans le diaphenicon on met icy tremper & cuire bien à propos les dattes dans hydromel , à caufe que l'ancienne infufion que fe faifoit regulierement en trois jours , avoit un gouft à faire peur. On en a mefme ofté quelque chofe comme femence de levifticum, pignons, galange, bois d'aloës , parce qu'il y avoit trop de chofes d'une mefme faculté , & on a augmenté la quantité des dates , des penidies & autres chofes douces , afin que dans l'ufage toute la compofition en fuft plus douce & plus facile.

## FERNEL.

La benedicte attire des parties les humeurs groffieres , pituiteufes & fereufes , fait revulfion de la matiere du calcul , & mefme le chaffe, foulage la douleur nephritique , eftant tres-propre à la nature froide , & à la region auffi. Prenez turbit dix dragmes , diadacrydion , hermodattes , rofes rouges , de chacun cinq dragmes , cloux de

girofle , gingembre , saxifrage , semence de persil , sel gemmé , galange , marcis , carvi , fenoüil ,
grains d'asperge & de myrte sauvage , semence
de gremil , quatre grandes semences froides , reglisse , de chacun une dragme , miel tres-bon escumé une livre & demie : que le tout soit fait regulierement. La dose est de trois dragmes , jusques à demie-once. Toute la composition est
presque de deux livres , il y a environ cinquante
doses.

### PLANTIVS.

On trouvoit que la Benedicte estoit trop chaude , qu'elle n'estoit pas facile dans l'usage , ny
seure à cause de la fievre , & c'est pour cela que
l'Autheur a eu raison d'en oster la spica nardi ,
macropiper, cardamome , & saffran, & de mettre
en leur place les quatre grandes semences froides , & la reglisse.

### FERNEL.

La confection de hamech evacuë la bile noire
& brulée , & la pituite salée , elle soulage particulierement la manie , & la psore, la lepre, l'impetige , le chancre. Prenez escorce de mirabolans citrins deux onces, des cepules, & des noirs ,
violettes , coloquinthe , polypode de chesne , de
chacun une once & demie, absynthe , thim, de chacun demie once , anis , fenoüil , roses rouges , de
chacun trois dragmes , le tout estant broyé , soit
mis tremper dans deux livres de mesgue de laict,
puis les faites cuire jusques à vne livre , frottez-
les avec les mains , & les exprimez à la couluxe ,
adjoustez suc de fumeterre, poulpe de pruneaux,&
de raisins secs,de chacun demie livre , sucre blanc,
miel escumé , de chacun une livre , faites les cuire
jusques à épaisseur de miel, y jettant sur la fin aga-

tic, fené pulverifez deux onces, rhubarbe pulverifée une once & demie, epitheme une once,
diadacrydion fix drachmes, canelle demie once,
gingembre deux drachmes, femence de fumeterre, & anis, fpica nardi, de chacun une dragme : la
dofe eft de trois dragmes jufques à demie once :
toute la compofition eft de trois livres, & huict
onces; il y a environ quatre-vingt dofes.

## PLANTIVS.

Dans la confection de hamech il eft inutile de
doubler les myrabolans, les mettant premierement dans la decoction, & derechef eftant en
poudre, la rhubarbe eftant cuite, perd fa force,
la caffe, & la manne cuite avec tamarins fe gaftent;
la fcammonée cuite perd fa vertu, & ne fe mefle
pas aifément avec celle-cy. C'eft pourquoy la
confection que l'Autheur nous a icy defcrite, eft
beaucoup plus utile & plus aifée. Ces compofitions font les meilleures & les plus feures de
toutes, dautant que l'acrimonie & l'ardeur du
turbit, & de la fcammonée y font bien rabatuës
par le mélange ou de poulpe de pruneaux & de
raifins fecs, ou d'hermodattes & amandes, ou de
rofes & de leur fuc, ou de myrabolans. Il y en a
quelques autres qui ne font pas également feures, comme l'un & l'autre electuaire Indien, l'electuaire electif, l'electuaire de pfyllium & diatur-
bit, aufquels l'acrimonie de la fcammonée & autres ingredients forts n'eft point rabatuë ; au contraire elle eft pluftoft aiguifée par la jonction
des chofes chaudes. Outre qu'elles ne fçauroient
rien faire, que celles qui font icy defcrites ne faffent avec plus de fuccez, & partant elles peuvent
eftre fuffifantes pour éloigner les caufes de toutes
les maladies.

## FERNEL.

La hiere simple purge la bile , & la pituité attachée à l'estomac, aux intestins, aux hypochon-
dres, & aux veines du mesentere, elle delivre d'obstruction puissamment , remedie doucement à
tous les maux provenus de crudité & d'obstruction de veines. Prenez canelle , macis, asarum ,
spica nardi , saffran , mastic , de chacun six drachmes , Aloës non lavé cent drachmes , ou une livre
& une once & demie , miel tres-bon escumé quatre livres. Que cela soit apprêté regulierement.
On donne la poudre seule depuis deux drachmes
jusques à trois , mais estant mise dans du miel, depuis une once jusques à une once & demie.

La hiere diacolocynthidos laquelle seule vaut
toutes celles qui ont esté descrites des Anciens ,
purge seurement & doucement les humeurs
grossieres & gluantes , & principalement la bile
noire & les eaux citrines : elle est merveilleusement bonne à la paralysie , au tremblement , à la
convulsion, à la goutte , aux affections inveterées
des nerfs , & aussi à l'hydropisie : puis à la melancholie, à la manie, à l'epilepsie, à la psore, à la lepre, à l'ulcere malin, au chancre , au mal elephan-
tiatique, qui sont des maux à mépriser la douceur
des remedes. Prenez stœchas, marrube, german-
dée, mille-pertuis, squille rostie, polium, calament
de montagne, canelle spica nardi , epithyme , polypode de chesne sec, quatre grandes semences
froides mondées de chacun une once & demie,
poulpe de coloquinte, scammonée, ellebore noir
preparez , de chacun deux drachmes , euphorbe
preparé , aloës , myrrhe, ammoniac, oppopanax,
sagapenum , castoreum , de chacun une dragme ,
miel cuit avec suc de coins escumé une livre , que

cela soit accommodé regulierement, on en donne trois drachmes.

Broyez coloquinte, scammonée, ellebore noir, & euphorbe avec huile d'amandes douces, puis les mettez tremper l'espace de deux jours dans mucilage d'adragant, & gomme Arabique tiré avec eau de rose, tant qu'ils ayent beu tout le mucilage.

### PLANTIVS.

On a retenu l'ancienne composition de la hiere simple, & il n'a esté besoin d'y changer quoy que ce soit, hors le bois de baume, que nous n'avons point : il y a beaucoup de compositions saines de puissants medicamens, les unes de scammonée comme electuaire de pruneaux, diacydonium, electuaire de suc de roses : d'autres ont encore du turbit, comme le diaphenic, les autres avec le reste des hermodattes, comme le diacnicu & la benedicte : d'autres de la coloquinte, comme la confection de Hamech : d'autres outre cela de l'ellebore noir, & de l'euphorbe, comme la hiere diacolocynthidos, qui est particuliere à quelques affections ; mais c'est fort rarement, d'où l'on peut connoistre qu'il n'y a point de medicament purgatif simple en usage, dont il n'y ait quelque composition : de sorte qu'il semble qu'on n'en doive pas desirer davantage.

Le petit hydragogue evacuë doucement & sans offense, les eaux des hydropiques : il est seur pour les enfans, pour les veilles gens, pour les imbecilles, & pour les femmes enceintes, soit qu'il y ait, ou qu'il n'y ait point de fievre. Prenez suc de roses pâles demie livre, sucre blanc, miel tresbon de chacun quinze onces ; faites les cuire tant qu'ils jettent leur escume, & deviennent espais ;

puis y adjouſtez ſuc de racine d'yeble une livre, praſſium ſec, ſemence de fenoüil broyez, de chacun deux dragmes, grains d'yeble, & de marjolaine, de chacun deux dragmes, canelle ſix dragmes, macis, galange, de chacun trois onces, qu'ils achevent de cuire à feu lent, juſques à eſpaiſſeur de miel: on en donne demie-once avec meſgue de laict, ou decoction d'orge ou de raiſins ſecs. On le rendra plus efficace, y adjouſtant elaterium demie-once, ou racine de concombre ſauvage, ſechée & reduite en poudre ſix dragmes, ou ſuc de racine de noſtre iris demie livre.

Le grand hydragogue de laureole oſte puiſſamment les eaux. Prenez meſgue de laict deux livres, ſucre blanc, chair de coins cuits, avec vinaigre de chacun dix onces, manne de Calabre cinq onces, que cela cuiſe à petit feu en eſpaiſſeur de miel: ſur la fin adjouſtez-y fueilles de laureole preparées avec vinaigre & huile d'amendes douces deux onces. On en fait prendre demie-once.

La maniere de preparer eſt telle; mettez tremper l'eſpace de vingt-quatre heures dans vinaigre de grenade ou de pourpier, fueilles de laureole deux onces: faites les cuire un peu, puis eſtant exprimées, ſeichées & reduites en poudre, verſez y eau de roſe demie livre, huile d'amendes douces une once & demie; faites les boüillir derechef tant que l'eau ſoit conſumée; il faut adjouſter à la compoſition la poudre meſlée avec l'huile qui reſte.

A fin que rien ne manquaſt, il a adjouſté en dernier lieu des compoſitions à oſter les eaux des hydropiques, quoy que les medicaments forts, ſur tout la ſcammonée, & l'heuphorbe ayent accouſtumé de les evacuer ; il a voulu toutefois qu'il y euſt des compoſitions de ces medicaments, qui ont la proprieté d'evacuer les eaux , l'une eſt douce, l'autre vehemente de fueilles de laureole, qui n'avoient pas encore eſté miſes en compoſition. Or un chacun connoiſtra par le meſlange des ſimples, combien ces compoſitions ont eſté à propos inſtituées pour oſter les eaux.

L'onguent d'eſpurge ramollit, & décharge le ventre, & oſtant puiſſamment les eaux des hydropiques abbaiſſe l'enflure de l'abdomen.  Or il les oſte par le bas, ſi l'on en frotte le nombril,le bas du ventre , les aiſnes , & les cuiſſes : & par le haut en faiſant vomir , ſi l'on en frotte l'eſtomac. Prenez ſuc d'eſpurge demie livre, ſuc d'eſula quatre onces , dans quoy diſſoudez racine de cyclamen deux onces, ſcammonée demie once, graines de palma Chriſti & d'eſpurge mondées , de chacun une once & demie , ſemence de fenoüil , de ruë , d'aneth , bayes de laurier de chacun une once , le tout eſtant broyé , ſoit mis tremper dans les ſucs l'eſpace d'un jour.Puis faites fondre axunge huiĉt onces, cire quatre onces , dans quoy le tout ſoit peu à peu delayé , & cuit à feu lent , juſques à conſomption de toute l'humeur, & que tout cela s'aſſemble en forme d'onguent.  Si vous faites cuire la meſme matiere dans quinze onces d'huiles juſques à conſomption de toute la liqueur, l'huyle qui en ſera exprimée, aura les meſmes vertus.  Outre cela ſi vous incorporez à l'onguent ou gomme ammoniaque ou cire en conſiſtance d'emplaſtre, eſtant appliqué, il oſtera les eaux ; mais plus mollement.

### FERNEL.

L'Electuaire diaſaru oſte par le vomiſſement,

toutes les humeurs furabondantes autour de l'eſtomac & du cœur, non par une impetuoſité continuelle, mais par intervalles. Il eſt feur & facile aux vieilles gens, & aux femmes enceintes. Prenez ſirop de mente, & de violettes de chacun huiĉt onces, qu'ils ſoient cuits en conſiſtance de miel. Sur la fin les oſtant du feu, jettez-y racine de melon ſechée, ſemence de rave & d'ortie trempées dans eau de roſe, puis ſechées & piĺées, de chacune une once, racine de cabaret, concaſſée & criblée deux onces, canelle, ſemence de fenoüil, de chacune trois dracgmes, faites en eleĉtuaire liquide. On en donne trois drachmes, avec eau d'orge, ou eau miellée ou petit laiĉt.

### P L A N T I V S.

L'Autheur a apporté grand ſecours à la Medecine par des dernieres compoſitions, & ſur tout par celle qui eſt deſtinée à provoquer le vomiſſement, veu qu'il n'y en avoit du tout point, par le moyen de laquelle nous peuſſions avec ſeureté purger les humeurs par le haut, quoy que cette ſorte d'evacuation ſoit extrémement neceſſaire à la cure de beaucoup de maladies.

### F E R N E L.

Accommodons à preſent les pilules à toute ſorte tant de maladies, que de cauſe, de meſme que nous avons fait les eleĉtuaires tant liquides que ſolides.

Les pilules de hiere ſimple, ſe font avec une dragme de poudre malaxée avec miel.

Les pilules ſtomachiques; qui eſtant priſes devant le repas purgent l'eſtomac, aident à la digeſtion, deſchargent le ventre doucement. Prenez aloës ſix dragmes, maſtic, roſes rouges, de

chacun deux drachmes, assemblez-les en masse
avec syrop rosat ou d'absynthe.

### PLANTIVS.

De six descriptions de pilules stomachiques
qu'il y a, elles sont toutes, à la reserve de celles-cy,
tres-contraires à l'estomac, & ne peuvent estre
prises avant le repas, dautant qu'elles contiennent scammonée, ou turbit, qui troublent tout
le corps, & principalement le ventricule.

### FERNEL.

Les pilules *Ruffi*, qu'on appelle aussi communes, aident à la digestion par un frequent usage, empeschent que la nourriture se corrompe,
garantissent de pourriture les humeurs, & le
corps, & par cette raison, sont merveilleusement
profitables contre la contagion pestilente. Prenez aloës tres-bon deux onces, myrrhe choisie,
saffran pur, de chacun une once, mettez-les dans
hypocras.

### PLANTIVS.

Apres avoir commencé par les pilules qui sont
faites de seul aloës, il descend peu à peu à d'autres
compositions, les unes sont d'aloës, & de rhubarbe, les autres d'aloës & d'agaric, puis celles
d'agaric, d'aloës, & de rheubarbe, en suite d'autres d'aloës, d'agaric, de rhubarbe, & de sené :
ausquelles il a en fin adjousté les pilules *sine qui-*
*bus*, dans lesquelles, outre ces quatre choses, est
contenuë la force, & l'infusion de la scammonée
plus que la substance : or il en a osté une portion
de myrabolans : parce qu'en effet il y en avoit
trop avec beaucoup d'autres astringents.

### FERNEL.

Les pilules *assaieret* sont plus efficaces que celles de hiere, parce qu'elles contiennent plus d'a-

loës. Prenez poudre de hiere simple une once, aloës deux onces, mastic, mirabolans citrins de chacun demie dragme, faites en masse avec sirop de stœchas.

Les pilules d'eupatoires purgent doucement la bile, delivrent d'obstruction, & fortifient le foye, estant meilleures que celles qu'on nomme de rhubarbe. Prenez suc d'eupatoire, suc d'absynthe, myrabolans citrins, de chacun trois dragmes, rhubarbe choisie trois dragmes & demie, mastic une dragme, saffran demie dragme, aloës cinq dragmes, suc d'endive suffisamment pour estre reduits en masse.

Les pilules de mastic à cause de l'agaric qu'elles contiennent, purgent plus puissamment la bile, & la pituite grossiere, que celles qui sont faites d'aloës seulement. Prenez mastic deux onces, aloës quatre onces, agaric trochisqué, poudre d'hiere simple, de chacun une once & demie, reduisez les en masse avec malvoisie.

Les pilules *extribus* sont composées des mesmes ingredients, y adjoustant rhubarbe choisie deux onces, canelle demie once, la masse s'en fait avec sirop de chicorée.

Les pilules Imperiales purgent doucement & avec moderation toutes les humeurs des viscetes, qu'elles fortifient, delivrent d'obstruction, & aident à la concoction de toutes les parties nourrissantes. Prenez tres-bon aloës deux onces, rhubarbe choisie, une once & demie, agaric trochisqué, fueilles de sené mondées de chacun une once, canelle trois dragmes, gingembre deux dragmes, muscade, girofle, spica nardi, mastic de chacun une dragme, malaxez le tout avec syrop violat & en faites masse.

Les pilules, *sine quibus esse nolo*, oſtent la bile, la pituite, & la melancholie de toutes parts; mais principalement de la teſte, des yeux, & des ſens, diminuent la ſuffuſion des yeux, conſervent la veuë, emportent la douleur & le tintement d'oreilles. Prenez tres-bon aloës quatorze dragmes, mirabolans citrins, cepules, & indiens, rhubarbe, maſtic, abſynthe, roſes, violettes, ſené, agaric, caſſuthe, de chacun une dragme, ſcammonée ſix dragmes & demie, delayez la ſcammonée avec ſuc de fenoüil ſuffiſant, & la paſſez par un drap, & avec cette liqueur faites maſſe des poudres tres-menues.

Les pilules de fume-terre oſtent les humeurs bilieuſes, acres, & ſalées, corrigent les defectuoſitez du cuir. Prenez myrabolans citrins, cepules, & indiens, de chacun cinq dragmes, diadacrydion cinq dragmes, aloës ſept dragmes, le tout eſtant broyé, ſoit imbu par trois fois de ſuc de fumeterre, par trois fois ſeché, puis reduit en maſſe.

Les pilules d'or ſont plus puiſſantes à cauſe de la coloquinthe, elles purgent la teſte & les ſens, & principalement les yeux, auſquels elles redonnent la ſubtilité de veuë, oſtent les humeurs bilieuſes, & pituiteuſes tout enſemble. Prenez aloës diadacrydion, de chacun cinq drachmes, roſes rouges, ſemence de perſil, de chacun deux dragmes & demie, ſemence d'anis & de fenoüil, maſtic, de chacun une dragme & demie, ſaffran, poulpe de coloquinthe, de chacun une dragme, mucilage, gomme adragant ce qu'il en faut, ſoit faite maſſe.

Les pilules d'agaric oſtent puiſſamment la pituite, & les humeurs viſqueuſes de toutes parts, principalement de la teste, & de la poitrine, estant propres à la fluxion, & à l'asthme. Prenez agaric, mastic, de chacun trois dragmes, racine d'iris, de prassium, de chacun une dragme, turbit cinq dragmes, poudre d'hiera picra demie dragme, poulpe de coloquinte, sarcocolle, de chacune deux dragmes, myrrhe une dragme, vin cuit suffisamment pour reduire le tout en masse.

### PLANTIVS.

On a mis tout ce qu'il y a de meilleur pour oster la pituite grossiere tant des parties voisines, que des parties esloignées dans les pilules d'agaric, dans la composition desquelles il n'a falu rien changer.

### FERNEL.

Les pilules coccées purgent la bile, & encore plus puissamment la pituite grossiere de toutes parts ; mais particulierement du cerveau, & des nerfs, dont principalement elles guerissent les maladies. Prenez poudre d'hiere simple dix dragmes, poulpe de coloquinte trois dragmes, & un scrupule, diadacrydion deux dragmes & demie, turbit, stœchas, de chacun cinq dragmes, que la masse soit faite avec syrop de stœchas.

### PLANTIVS.

Quoy que les pilules coccées purgent puissamment la bile & la pituite ; elles ne purgent pas toutesfois toutes les humeurs egalement, comme font celles qu'on nomme polycrestes, & vulgairement grandes aggregatives, dont la composition n'est en rien differente de l'ancienne, sinon qu'à raison des poids, on a transposé quelques simples : or leur composition est beaucoup plus convenable que celles des pilules *de octo rebus*, & que celles des cinq sortes de myrabolans,

lefquelles toutefois contiennent les mefmes medicamens. Il femble donc que c'eſt avec raiſon
que leur compoſition n'a pas eſté miſe icy, non
plus que l'ordonnance des pilules de coloquinthe, dautant qu'elles font compriſes fous celles-
cy : de mefme que les pilules d'euphorbe fous les
pilules d'hermodates.

### FERNEL.

Les pilules d'hermodattes arrachent puiſſamment les humeurs groſſieres & fereuſes tout enfemble des extremitez des parties, fur tout des
jointures, eſtant propres aux maladies froides du
cerveau, des nerfs, & des jointures. Prenez hermodattes, aloës, myrabolans citrins, turbit, coloquinthe, bdellium mol, fagapenum, de chacun fix drachmes, caſtoreum, farcocolle, appo-
panax, femence de ruë fauvage & de perfil, de
chacun trois drachmes, faffran une drachme &
demie, fuc de chou fuffifamment pour former la
maſſe.

### PLANTIVS.

Les pilules d'hermodattes retiennent l'ancienne compoſition, fuffifent toutes feules aux douleurs inveterées des jointures, & font plus efficaces pour ce fujet, que celles qu'on appelle arthri-
tiques, & plus feur que les puantes, ou celles
d'oppopanax, ou celles de fagapenum, ou de farcocolle; tellement que leur defcription n'a point
eſté neceſſaire.

### FERNEL.

Les pilules polycreſtes font bonnes pour diverfes & entrelaſſées affections de la teſte, du
ventricule, du foye, & des autres viſceres, en purgent la pituite, & l'une & l'autre bile. Prenez
myrabolans citrins, rhubarbe, de chacun demie-

once , suc d'eupatoire , suc d'abſynthe , myrabolans, cepules & indiens, agaric,coloquinthe,polipode de chacun deux dragmes , diadacrydion , turbit , aloës , de chacun ſix dragmes , maſtic, roſes rouges , ſel gemmé, epitheme , anis , gingembre , de chacun une dragme , faites les avec ſyrop de roſes. On les donne depuis deux ſcrupules juſques à une dragme.

Les pilules de pierre d'azur purgent parfaitement bien la bile noire , & la pituite groſſiere , eſtant fort bonnes à la melancholie, triſteſſe & fureur , au chancre , & à la ladrerie, & particulierement aux alphes noirs. Prenez pierre d'azur lavée ſix dragmes , epithyme, polipode , de chacun huict dragmes, diadacrydion , ellebore noir , ſel Indien, de chacun deux dragmes & demie, agaric huict dragmes , girofle , anis , de chacun quatre drachmes , poudre d'hiera picra ſimple , quinze drachmes , ſoit faite maſſe avec ſuc d'endive.

## PLANTIVS.

Les pilules de pierre d'azur ſont plus uſitées , à cauſe de l'ellebore noir , que les pilules Indiennes qui ſont auſſi de l'ellebore ; & c'eſt pour cela que l'Autheur les a deſcrites ſans parler des autres ; elles ſont auſſi plus efficaces pour les affections melancholiques que les pilules de pierre Armenienne , qu'il a oublié pour cette meſme raiſon.

## FERNEL.

Les pilules de thymelée attirent puiſſamment les humeurs ſereuſes , & les eaux des hydropiques. Prenez fueilles de thymelée, trempées dans vinaigre & ſechées, cinq dragmes , myrabolans jaunes demie-once , myrabolans cepules trois dragmes , manne & tamarins delayez avec eau

d'endive, ce qu'il en faut pour former les pilules.

## PLANTIVS.

On n'a rien changé aux pilules de thymelée,
aufquelles ont efté adjouftées d'autres d'efula,
tres-bien compofées, & qui ont grande vertu
pour evacuer les eaux. Quant aux pilules *lucis*,
tant grandes que petites, je croy qu'on les a laif-
fées, dautant qu'elles font confufes par un trop
grand & embroüillé meflange de fimples, & que
les pilules *fine quibus*, font affez efficaces pour les
affections des yeux.

## FERNEL.

Les pilules d'efula oftent auffi par le bas les
eaux des hydropiques avec grande emotion, de
forte qu'elles ne font propres qu'aux perfonnes
robuftes feulement, & qui n'ont pas de fievres.
Prenez efcorce de racine de petite efula trempée
l'efpace de vingt-quatre heures dans vinaigre, &
fuc de pourpier deux dragmes, graines de *palma*
*Chrifti* mondées & rofties quarante, myrabolans
citrins une dragme & demie, germandrées, chamepiteos, fpica nardi, canelle de chacun deux
fcrupules, le tout eftant pulverifé, foit mis dans
adragant delayé avec eau de rofe une once,
& affemblé en maffe; on en donne deux fcrupules.

Les pilules de langue de chien, ne font pas faites pour purger; mais pour arrefter toutes les
fluxions, foit qu'elles tombent fur la poictrine,
& fur les poulmons avec toux, foit fur les dents
ou ailleurs. Prenez myrrhe fix dragmes, encens
mafle cinq drachmes, opium, femence de jufquiame, racine de langues de chien feiche, de
chacun demie once, faffran, caftoreum, de cha-

cun une dragme & demie, foit fait maffe avec
eau de rofe diftilée : on en donne depuis un fcrupule jufques à demie dragme.

## PLANTIVS.

Le Caftoreum a efté adjoufté bien à propos
aux pilules de langue de chien, comme ayant auffi
bien que le faffran, une particuliere force de corriger la malignité de l'opium, il fembloit qu'il
y avoit eu de l'imprudence à l'oublier.

## FERNEL.

Les pilules d'ariftoloche ont une fouveraine
vertu d'incifer, & de nettoyer : elles font bonnes
à l'epilepfie, paralyfie, afthme, vieille toux, au
fcirrhe du foye & des reins, qui ne fait que commencer, au mal nephritique, à la fuppreffion des
mois, à mettre dehors le fruict, & l'arriere-faix :
elles font plus convenables l'hyver, & aux natures humides apres la purgation du corps. Prenez
racine d'ariftoloche ronde une once, racine de
gentiane, myrrhe choifie de chacun trois dragmes, aloës, canelle, de chacun demie-once, gingembre une dragme. Le tout eftant concaffé tres-
menu foit mis avec huile d'amendes douces recentes : on ne donne une dragme & demie, &
foudain apres il faut humer un bouïllon pour les
delayer.

## PLANTIVS.

Les pilules d'ariftoloche ont efté fur la fin utilement adjouftées aux precedentes, parce qu'elles font pourveuës d'une grande force aperitive,
on les pouvoit reduire en potions ; mais parce
qu'elles euffent efté extrémement ameres, on les
avale en forme de pilules, avec moins d'incommodité.

DES

# DES ANTIDOTES,

*Et premierement des solides qui forti-*
*fient particulierement les par-*
*ties nobles.*

LE Dianthon recrée le cerveau imbecille, arrefte les fluxions qui en defcendent, adoucit
la melancholie & la triftefle qui arrive fans fujet,
& ofte la defaillance de cœur. Prenez fleurs de
rofmarin demie-once, rofes, violettes, regliffe, de
chacun trois dragmes, cloux de girofle, fpica
nardi, noix mufcade, galange, canelle, gingembre, macer, bois d'aloës, cardamome, anis, femence d'aneth, de chacun deux fcrupules, fucre
blanc delayé dans eau de fauge, ou de betoine,
une livre & demie, foit fait electuaire en tablettes.

L'electuaire *pleres archonticon*, fortifie merveilleufement le cerveau, aiguife les fens, remet la
memoire effacée, foulage les epileptiques, & les
afthmatiques, recrée les melancholiques, & ceux
qui font travaillez de delire, & remet ceux qui
font abbatus d'une longue maladie. Prenez canelle, girofle, bois d'aloës, galange, fpica nardi, mufcade, gingembre, fpodium, fchœnanthus,
fouchet, rofes, violettes, de chacun une dragme,
folium, ou macer, regliffe, maftic, ftorax, calament, marjolaine, balfamite, bafilic, cardamome, poivre long; myrte fauvage, efcorce de citron, de chacun demie dragme & fix grains : perles luifantes, been blanc & rouge, corail, foye

brulée, de chacun dix huict grains·, musc six grains, camfre quatre grains, sucre blanc dissout avec eau de melisse, dix ou douze fois autant.

### PLANTIVS.

Les antidotes estant destinez à fortifier les parties nobles, il range icy bien à propos leurs compositions par l'ordre des parties du corps, commençant par celles qui conviennent au cerveau, puis à la poictrine, & autres parties.

### FERNEL.

Le Diatragacanthum froid est propre à tous vices des poulmons & du thorax, à la peripneumonie, pleuresie, phtisie, toux chaude avec fievre, à la rudesse du gosier & de l'artere. Prenez gomme adragant tres-blanche une once, gomme arabique cinq dragmes, amidon deux dragmes, reglisse, semence de pavot blanc, quatre grandes semences froides pelées, de chacune une dragme, camfre cinq grains, penidies une once & demie, sucre tres-blanc delayé avec eau de violettes une livre, que l'electuaire soit fait en tablettes.

### PLANTIVS.

Le Diatragacanthum est bon aux maladies chaudes, il a les forces de l'autre composition nommée *Diapapaver*, c'est pourquoy celle-cy a esté oubliée avec raison.

### FERNEL.

Le Diaireos simple estant doucement extenuatif, oste les vices du thorax, & des poulmons, facilite le crachement, sert aux maladies chaudes qui s'augmentent, ou aux froides qui ne sont pas considerables. Prenez racine d'iris de Florence une once, poudre d'electuaire de *Diatragacanthum* froid, sucre-candy, de chacun demie-once, sucre tres-blanc, hyssope dissout avec eau huict onces, foit fait electuaire folide.

L'electuaire *diaireos* compofé, fait grand bien aux maladies chaudes, fur le declin, & aux froides inveterées, comme à la toux, à l'eftomac, à l'enroüeure. Prenez racine d'iris demie once, pouliot, hyffope, regliffe, de chacun trois dragmes : adragant, amandes ameres, pommes de pin, canelle, gingembre, poivre, de chacun une dragme, & demie : femence de lin, de guimauve, & de fenugrec, de chacun deux dragmes, fucre tresblanc delayé avec eau de pas-d'afne une livre, ou quatorze onces.

### PLANTIVS.

L'Electuaire *Diaireos* compofé eft mis icy en la place de l'electuaire diatragacanthum chaud, & de l'electuaire *diapenidion*, lefquels pour cette raifon ne fçauroient eftre rangez parmy les autres qu'inutilement, & au dommage des Apoticaires. Or dans cette compofition en la place des figues feches, dattes, raifins, & ftorax, qui n'y eftoient pas fort propres, il a mis raifonnablement la femence de lin, de guimauve, & de fenugrec, qui ont vne force merveilleufe pour les affections inveterées de la poitrine.

### FERNEL.

Le *Diacalaminthos* extenuë, nettoye, & arrache les affections inveterées de la poitrine, & des poulmons, & leurs humeurs groffieres & gluantes, diffipe les vents, aide à la digeftion, & à la diftribution de la nourriture, provoque les urines, les mois, & les fueurs. Prenez Calament de montagne, pouliot, perfil de rocher, fefeli, origan, de chacun deux dragmes, femence de perfil, pointes de thym, de chacun demie once, lybiftique, poivre, de chacun une once, fucre tres-blanc delayé dans eau de roses ou de violettes , deux livres & demie : soit fait electuaire.

### PLANTIVS.

L'origan a esté adjousté bien à propos dans cette composition diacalaminthez : pour le reste l'Autheur a suivi la composition de Galien, & les poids des simples ; si ce n'est pour le lybistique & pour le poivre : car il met icy la moitié seulement de lybistique , & la sixiéme partie de poivre , dautant que cette composition n'est que le quart de toute celle que Galien décrit au quatriéme livre de la conservation de la santé. De plus dans les electuaires cy-dessus ordonnez qui estoient agreables au goust , & faciles à prendre , il a mis les poudres dans six ou huit fois autant de sucre ; mais dans cette composition qui est extrémement chaude & difficile à prendre , il y en a adjousté douze fois autant. En fin cette composition diacalaminthos servira aussi pour celle qu'on nomme *diathyssopu & diaprassiu*, lesquelles cessent à bon droit d'estre en usage , afin que la multitude n'en soit pas ennuyeuse.

### FERNEL.

Le *Diamargariton* froid modere les ardeurs , & la malignité des fiévres , munit , fortifie , & preserve le cœur de la contagion pestilente , delivre de syncope , & de deffaillance , & dissipe le chagrin. Prenez quatre grandes semences froides mondées , semence de pourpier , & de pavot blanc , semence d'endive , d'ozeille , & de citron, trois santàux , bois daloës , gingembre , roses rouges , fleurs de nenuphar , bourrache , & violettes , bayes de myrte , os de cœur de cerf , yvoire , doronic Romain , canelle , de chacun une dragme , corail blanc & rouge , de chacun demie once , perles luifantes trois dragmes, ambre, camfre, de chacun fix grains.

## PLANTIVS.

A fin que cet electuaire diamargariton fuft meilleur & plus efficace, par deffus fa commune defcription dont l'Autheur eft incertain, il contient utilement, & fort à propos femences d'endive, d'ozeille, & de citron, yvoire auffi, os de cœur de cerf, doronic Romain, canelle, qui font des chofes toutes cardiaques. Quelques-uns ont auffi adjoufté à cet electuaire des fragments de pierres precieufes: mais en vain, dautant que tout cela a efté compris dans l'electuaire *de gemmis*, lequel on peut mefler dans la defcription de celuy-cy Or en peut-on ufer avec feureté, dautant qu'il contient peu d'aromatiques chauds, & quantité de froids.

## FERNEL.

L'electuaire *de Gemmis*, fortifie merveilleufement le cœur, le garantit de la maligne & peftilente pourriture des fievres, remedie à la défaillance, & à la palpitation de cœur, & à la trifteffe fans fujet. Prenez perles luifantes une dragme & demie, faphir, jacinthe, fcardia, c'eft à dire corneole, grenath, efmeraude, de chacun deux fcrupules, & cinq grains, zedoaria, doronic, efcorce de citron, macer, femence de bafilic, girofle, de chacun une dragme, corail rouge, ambre jaune, yvoire, de chacun deux fcrupules & demy, been blanc, been rouge, cloux de girofle, gingembre, poivre long, fpica Indienne, folium, faffran, grand cardamome, de chacun demie dragme, trochifques diarhodon, bois d'aloës, de chacun deux dragmes, & demie, canelle, galange, de chacun deux fcrupules, & cinq grains, fueilles d'or,

fueilles d'argent, de chacune un scrupule, ambre
une dragme , musc quinze grains , sucre blanc
dissout avec eau de rose vingt onces,qui est huict
fois autant.

## PLANTIVS.

L'electuaire de gemmis comprend les aromatiques chauds presque de toute sorte , & les fragments des pierres precieuses ne les rabatent pas
beaucoup à present : Il seroit donc à propos
d'en oster une portion , principalement le been
blanc & le rouge , le poivre long , le grand cardamome , & le folium qui ne se trouve que rarement.

## FERNEL.

L'electuaire *Diambræ* fortifie , & resiouyt le
cœur , le cerveau , & les parties nobles, réveille la
chaleur naturelle , sur tout aux personnes vieilles
& imbecilles, & de temperament froid, aide non
seulement à la concoction de la viande; mais aussi
à celle des humeurs froides , dissipe tout refroidissement du corps & de la matrice , tellement
qu'il est bon à la composition. Prenez canelle,
doronic romain , cloux de girofle, macer, muscade , folium, galange , de chacun trois drachmes ,
spica nardi, grand & petit cardamome,de chacun
une dragme , gingembre une dragme & demie ,
santal citrin, bois d'aloës, poivre long, de chacun
deux dragmes , ambre une dragme , musc demie
dragme , on met chaque once de poudre dans au-
autant de livres de sucre dissout avec eau de rose.

## PLANTIVS.

Le diambra est aussi composé de toute sorte d'aromatiques confusément & sans choix , de
mesme que le *diacyminon* , & *dianison* , & *diacyna-*
*momu* , *diazinziber* , *diatrium* , *pipereon* , & *diaxy-*

*loës*, & diamargariton chaud, & *diamofou* doux & *diamoscu* amer, qui font tous extrémement chauds, compofez de chauds qui ne font point corrigez : de forte que pour cette raifon il femble qu'ils poffedent les mefmes facultez, & faffent les mefmes operations. C'eft pourquoy l'Autheur oubliant toutes les autres, n'a mis icy que la feule compofition de diambra pour fervir en la place de toutes les autres, afin que l'Efcolier de Medecine ne foit pas accablé par la multitude, & que l'Apoticaire ne falfe une exceffive dépenfe. Pour moy dans cette compofition qui eft extrémement chaude auffi bien que les autres, je croy qu'il feroit tres-utile d'ofter l'un & l'autre cardamome, & le poivre long, & de mettre en leur place trois dragmes de rofes rouges : car autrement à grande peine s'en peut-on fervir dans les conftitutions chaudes, ou durant les grandes chaleurs, dans les fievres, & autres maladies. Cette chaleur mefme exceffive des compofitions les a renduës difficiles à prendre, & a efté caufe qu'elles ont ceffé d'eftre en ufage, comme eftant inutiles : tout ainfi que le diatrium pipereon de Galien, & le diacalaminthes : ce que prevoyant l'Autheur, il a fort à propos ordonné que les poudres fuffent mifes dans douze fois autant de fucre, pour les rendre agreables au gouft.

### FERNEL.

La poudre cardiaque fortifie merveilleufement le cœur, & le preferve de la contagion peftilente; eftant feure dans la fievre ardante, & en temps chaud, parce qu'elle a une chaleur moderée. Prenez racine de tormentille, dictam, tunix, & fcabieufe, femence d'ofeille, endive, coriandre preparé, femence de citron, ruë & chardon benit, de chacun une dragme , trois santaux, been blanc, been rouge, doronic Romain , bois d'aloës , zedoaria, canellle, cardamome, macer, saffran, roses rouges, fleurs de l'une & de l'autre buglose, fleurs de nenuphar , de chacun deux scrupules , raclure d'yvoire , spodium , c'est à dire yvoire brulé , os de cœur de cerf, corail blanc & rouge ; ambre jaune, perles luisantes, esmeraude, jacinthe, grenat, de chacun uu scrupule , soye cruë brulée , bol Armenien, terre Lemnienne, de chacun demie-dragme, camfre, musc, ambre, de chacun six grains, soit faite poudre , & avec huict fois autant de sucre blanc, dissout dans eau de rose, soient formées tablettes.

Le grand aromatique de roses par une chaleur moderée aide à l'estomac , & à la concoction de tous les visceres, corrige la crudité , consume les humeurs superfluës , dissipe les vents , estant fort propre à ceux qui relevent de maladie. Prenez roses rouges quinze dragmes, reglisse ratissée sept dragmes, bois d'aloës , santal citrin, de chacun trois dragmes , canelle choisie cinq dragmes, macer, girofle , de chacun deux dragmes & demie, gomme Arabique, adragant, de chacun deux dragmes & deux scrupules , muscade, cardamome, galange , de chacun une dragme, spica nardi, ambre , de chacun deux dragmes , musc , un scrupule , soient faites tablettes avec huict fois autant de sucre.

L'electuaire *diarhodon Abbatis* tempere les ardeurs de l'estomac, & des parties qui environnent le cœur, & neantmoins aide à leur digestion, dissipe les vents , & adoucit les douleurs. Prenez roses rouges une once & demie, santal blanc & rouge, de chacun deux dragmes & demie , adra-

gant, gomme Arabique , yvoire brulé , de cha_
cun deux ſcrupules , maſtic , ſpica nardi , cardamome, ſuc de regliſſe, ſaffran, bois d'aloës, giroffle, noix de galle, muſcade, anis, fenoüil, ſemence
de baſilic , grains de herberis , ſcariole, pourpier,
& pavot blanc , quatre grandes ſemences froides,
rhubarbe choiſie, canelle, de chacun un ſcrupule , perles, os de cœur de cerf , de chacun demy
ſcrupule , camfre ſept grains , muſc quatre grains:
ſoient faites tablettes avec huict fois autant de ſu_
cre delayé dans eau de roſe.

## PLANTIVS.

Il a oſté l'aſarum de l'electuaire *diarhodon* ,
dautant qu'il renverſe l'eſtomac, eſtant meſme
pilé fort menu , & le ſucre candi . dautant qu'il ne
fait pas davantage que le ſucre blanc. L'electuaire *diagalange*, quoy qu'il fut eſtimé de pluſieurs ,
pour les cruditez d'eſtomac, a ceſſé toutesfois
d'eſtre en uſage, à cauſe de ſa chaleur exceſſive ,
on peut auſſi mettre en ſa place le diambre, ou
diacalaminthe.

## FERNEL.

L'electuaire *diatrium ſantalon* , corrige la chaude intemperie du foye , oſte les reſtes de ſon obſtruction , guerit entierement la jauniſſe, fortifie
les viſceres & l'eſtomac. Prenez trois ſantaux ,
blanc, rouge & citrin, roſes rouges, de chacun trois
dragmes , rhubarbe choiſie, yvoire brulé , ſuc de
regliſſe, ſemence de pourpier , de chacun deux
dragmes , gomme Arabique , quatre grandes ſemences froides mondées, ſemence d'endive , de
chacun une dragme & demie, camfre un ſcrupule, ſucte blanc delayé dans eau de roſe, huict fois
autant.

## PLANTIVS.

L'amidon a esté osté comme superflu de l'electuaire des trois santaux, & l'electuaire *diacube-
be* que quelques-uns recommandent pour les
chaudes affections & obstructions du foye, dautant qu'il ne contient autre chose que cet electuaire de trois santaux.

## FERNEL.

Le *Diacrocu* qu'on appelle aussi communement *diacucurma* dissipe les inveterées affections
du foye, & de la rate, arrache les obstructions
opiniastres, & le scirrhe qui ne fait que commencer, guerit entierement la cachexie, & les commencements de l'hydropisie, qui en proviennent.
Prenez saffran, cabaret, persil Macedonien, daucus, anis, semence de persil, de chacun demie-once, rhubarbe, meu, spica nardi, de chacun six
dragmes, costus, myrrhe, casse de bois, schœnanthus, carpobalsamum, racine de garance, suc d'absynthe, suc d'eupatoire seché, huile de baume,
de chacun deux dragmes : calamus odoratus, canelle, de chacun une dragme, & demie, scordium
scolopendre, suc de reglisse, de chacun deux onces & demie, dix fois autant de sucre blanc dif-
sout dans eau de rose.

## PLANTIVS.

L'electuaire *diacrocu* contient certains ingrediens fort rares, & qui ne se recouvrent presque
point, comme la casse de bois, carpobalsamum,
opobalsamum, lesquels encore qu'ils soient ou-
bliez, le medicament ne laisse pas d'estre aussi
efficace, pour ce qui a esté proposé.

## FERNEL.

La grande *dialacca* est plus efficace que le *dia-
crou*, aux vieilles obstructions du foye & de la

rate, à la mauvaise habitude, & au commencement de l'hydropisie. Prenez lacca préparée, rhubarbe, de chacun trois dragmes, spica Indienne, mastic, bastons de scœnanthus, absynthe romaine, suc d'eupatoire de Mesué, savinier, amandes ameres, costus, myrrhe, garance, semence de
persil, ammeos, fenoüil, anis, cabaret, aristoloche longue & ronde, gentiane, saffran, canelle,
hyssope, casse de bois, pointes de schœnanthus,
bdellium, de chacun une dragme & demie, poivre, gingembre, de chacun une dragme, sucre
blanc, douze fois autant.

### PLANTIVS.

L'electuaire *dialacca major*, *plures*, *archonticon*,
& réjouissant, retiennent l'ancienne maniere de
composition, parce qu'on les a jugez assez propres aux effects designez dans le titre.

### FERNEL.

L'electuaire réjouissant qui a esté faussement
attribué à Galien, dissipe le chagrin, la melancholie, & les pensées fascheuses, réveille tous les
esprits, aide à la digestion, augmente la chaleur
naturelle, & empesche le poil de devenir blanc.
Prenez fleurs de basilic, girofflée, saffran, zedoaria, bois d'aloës, giroffle, escorce de citron, galange, mace, muscade, storax, calament, de chacun deux dragmes & demie, anis, limaille d'y
voire, thim, epithyme, de chacun une dragme,
camfre, musc, ambre, perles luisantes, os de
cœur de cerf, de chacun demie dragme, fueilles
d'or, & d'argent de chacun demy scrupule, sucre
tres-blanc huict fois autant.

L'electuaire *diaspermaton* rafraischit, & adoucit
les reins, les conduits de l'urine & de la semence,
& les purge doucement de tout amas d'impuretez.

prenez quatre semences froides grandes & petites, semence d'asperge, pimprenelle, basilic & persil de roche, graines d'halicacabi, de chacun deux dragmes, germil, suc de reglisse, de chacun trois dragmes, canelle, macer, de chacun une dragme, sucre blanc dissout avec eau de guimauve huict fois autant.

L'electuaire *litron tripticon* appaise la douleur des lombes, fait sortir les sablons des reins, & de la vessie, soulage la douleur nephritique, & la disurie, brise le calcul peu à peu. Prenez spica nardi, gingembre, canelle, poivre noir, cardamome, girofle, macer, de chacun demie dragme, costus, reglisse, souchet, adragant, germandrée, de chacun deux scrupules, semence de persil ammeos, asperge, basilic, ortie, citron, saxifrage, pimprenelle, chardons, daucus, fenoüil, myrte sauvage, persil Macedonien, bardane, seseli, cabaret, de chacun une dragme, pierre d'esponge, pierre de linx, pierre d'écrevisse, pierre Iudaïque, de chacun une dragme & demie, sang de bouc preparé une once & demie : soit faite poudre, sucre tres-blanc dissout avec eau de betoine dix fois autant. Or quand la necessité de la douleur presse, ou qu'il y a suppression d'urine, on donne la poudre pure avec vin cuit de Candie, depuis deux scrupules jusques à une dragme.

## PLANTIVS.

Nous avons trouvé que l'electuaire diaspermaton estoit diversement escrit, & pour diverses affections; il semble neantmoins que sous le mesme nom celuy-cy a esté tres-bien composé pour les ardeurs de reins & d'urines, & autres maux qui sont designez dans le titre. Dans l'electuaire lithontribon, on a osté en premier lieu ces choses, lefquelles à peine peur-on recouvrer dans leur fincerité, & quelques autres adftringentes, qui empefchent de rompre le calcul, & d'ofter les fablons; & on y a adjoufté quelques femences, & pierres, & le fang de bouc preparé, qui ont tous une fouveraine vertu contre le calcul, & contre tous les fymptomes qui en proviennent, fi l'exceffive chaleur de ce dernier fe fait craindre pour quelque raifon que ce foit, il pourra eftre adoucy par le temperament de l'autre electuaire diafpermaton.

### FERNEL.

L'electuaire diacalaminthes compofé provoque puiffamment les mois, & toutes les purgations de la matrice. Prenez poudre d'electuaire diacalaminthes fimple, demie-once, fueilles feiche de marrube, marjolaine, meliffe, armoife, faunier, de chacun une dragme, fouchet, femence de ruë, & de garance, macer, canelle, de chacun deux fcrupules, fucre blanc diffout dans eau de matricaire, douze fois autant.

### PLANTIVS.

Il femble que l'electuaire diacalaminthes compofé, foit adjoufté icy bien à propos en dernier lieu, puis qu'il n'y en avoit point qui fut propre à purger les impuretez de l'eftomac.

*Des antidotes humides.*

### FERNEL.

L'Antidote Analeptique repare les forces diffipées, ofte la cardialgie, la defaillance de cœur & la fyncope, remet le corps qui eft extenué par profufion de fang, ou autre evacuation immoderée, foulage les phtifiques, & decharnez, parce qu'il humecte, nourrit, & fortifie. Prenez roses rouges, reglisse, de chacun deux dragmes cinq grains, gomme Arabique & adragant, de chacun deux dragmes & deux scrupules, santal blanc & rouge, de chacun une dragme & un scrupule, suc de reglisse, amidon, semence de pavot blanc, pourpier, laictuë, & seriole, de chacun trois dragmes, quatre grandes semences froides, semences de coins, de mauve, de cotton, de violettes, pommes de pin, pistaches nouvelles, amandes douces, poulpe de sebesten, de chacun deux dragmes, giroffle, spodium, canelle, de chacun une dragme, saffran cinq grains, penidies, demie once : le tout estant bien pilé, soit mis dans le triple de sirop violat.

## PLANTIVS.

On n'a pas jugé qu'il falût rien toucher à l'antidote analeptique qu'on appelle resumptive, sinon à l'ordre des simples, & en ce que les pistaches y ont esté adjoustées en la place des grains de berberis.　　　　FERNEL.

L'antidote diasatyrion augmente la semence genitale, réveille les desirs de Venus qui estoit lasche & endormie, & secourable à la debilité des reins, & des vaisseaux spermatiques, & utile à la generation. Prenez racine de satyrion recent, & solide, racine de pastenade des jardins, racine de chardon à cent testes, noix Indienne, pommes de pin, pistaches, de chacun une once & demie, cloux de giroflle, gingembre, anis semenie de roquette, langue d'oiseau, qui est semence de fresne, de chacun cinq grains, canelle, queüe de scincus, semence de bulbe, de chacun deux dragmes & demie, musc cinq grains, miel tres-bon escumé trois liv. les racines estant pilées, on les fait cuire, & on les malaxe avec miel, à quoy on adjoufte par apres noix Indienne, pommes de pin, piftaches auffi pilées, & finalement le refte exactement broyé.

### PLANTIVS.

Il eft vray qu'on met trois compofitions de Satyrion ; mais celle-cy feule, comme eftant tres-efficace, fert pour toutes.

### FERNEL.

L'antidote de graine d'efcarlate, que les Arabes appellent *Kermes*, réjouyt le cœur, diffipe le chagrin fans fujet, dompte la melancholie, & la manie, refait les efprits, & les forces diffipées. Prenez fuc de pommes odoriferantes, eau de rofe, deux livres de chacun, dans lefquelles mettez tremper l'efpace de vingt-quatre heures une livre de foye cruë : faites la boüillir un peu, & l'exprimez dans la liqueur : faites cuire deux onces de graines d'efcarlate, la decoction eftant déja rouge, coulez-la, & y diffoudez fucre blanc une livre & demie. Puis la faites cuire jufques à confiftance de miel, adjouftez-y fur la fin ambre crud broyé demie-once, laquelle eftant fonduë, jettez-y les poudres fuivantes : bois d'aloës crud, canelle, de chacun fix dragmes, pierre d'azur lavée & preparée, perles non percées deux dragmes, fueille d'or tres-pur une dragme, mufc un fcrupule.

### PLANTIVS.

L'antidote de graine d'efcarlate nommé confection d'alkermes, ne fe peut pas bien faire avec feureté de la foye déja teinte, & comme on dit cramoifie, dautant qu'elle n'a pas accouftumé de l'eftre fans galle, alun, & arfenic, qui eft tout à fait veneneux. Cette forte donc de compofition eft beaucoup plus feure, & plus excellente.

## FERNEL.

L'antidote de bayes de laurier par sa chaleur & tenuité dissipe les ventositez puissamment, estant tres-propre à la douleur , & mesme à la cholique passion. Prenez fueilles de ruë dix dragmes , ammeos , cumin, nielle, semence de libystique , origan , carvi, amandes ameres, poivre long, mente sauvage , daucus, calamus aromaticus , bayes de laurier , castoreum , de chacun deux dragmes , sagapenum demie-once, opopanax trois drachmes , miel tres-bon escumé une livre & demie.

Le philonium donné apres six mois avec opium endort les douleurs sensibles , & vehementss coliques , & pleuretiques , attire le sommeil , appaise la toux, areste la fluxion & le crachement de sang. Prenez saffran cinq dragmes , pyrethre, euphorbe , spica nardi , myrrhe , castoreum , de chacun une dragme , poivre blanc , jusquiame de chacun vingt dragmes , opium, dix dragmes, miel tres-bon escumé deux livres, la dose est d'un scrupule jusques à demie dragme.

## PLANTIVS.

Cette description du Philonium estant approuvée par l'usage, & par l'authorité de Galien, l'Autheur l'a preferée aux autres, parce qu'elle est seule suffisante pour assoupir toutes les douleurs : toutesfois à l'imitation de Mesué, il y a adjousté la myrrhe, & le castoreum que Galien mesme n'improuve pas, afin que le meslange en soit plus seur , dautant que l'un & l'autre a une particuliere vertu de corriger l'opium. Si l'on regarde la mesure de la composition, elle a presque le double du poids , qui est dans le philonium Romain. Le grand philonium , qu'on appelle Romain , dautant qu'il ne contient qu'environ

viron la moitié de l'opium , peut eftre donné à
double dofe , depuis deux fcrupules jufques à
une dragme.

### FERNEL.

L'Antidote appellé *requies*, appaife l'extréme
ardeur de la fievre, defaltere, reprime les delices,
fait dormir & repofer. Prenez rofes , violettes ,
de chacun trois drachmes , efcorce de racine de
mandragore , femence de jufquiame blanc, & de
pavot blanc , femence de feriole, laictuë, pourpier, pfyllium , noix mufcades, canelle choifie
une dragme & demie , de chacun trois fantaux,
fpodium , adragant de chacun deux fcrupules, &
le triple de miel tres-bon efcumé.

### PLANTIVS.

L'Antidote appellé *requies*, contient plus d'o-
pium , que toute forte de philonium & d'opiat,
il rafraifchit neantmoins puiffamment, par le meflange des autres fimples : parce qu'ils font prefque tous froids , à peine toutesfois en peut-on
ufer avec feureté ; dautant que l'opium n'eft pas
affez corrigé par le meflange des chauds : que fi
on fait cette compofition fans opium , elle fera fans doute fort propre pour adoucir les grandes ardeurs de la fievre , les delires , la foif, &
tous les fymptomes qui proviennent des ardeurs
de la fievre.

Les autres compofitions de Philonium doivent
eftre exterminées , comme tres-peu neceffaires ,
de mefme que l'antidote *diolibanu*, *athanafia* ,
*mufca anea & requies* avec opium , & la grande
*tryphera*. & la grande *Efdra* de quelque Autheur
qu'elle foit, & *aurea* d'Alexandrie ; car fi telles
compofitions qui ont de l'opium , font pour appaifer les douleurs, le Philonium qui a efté def-

crit suffira pour elles ; que si on les veut, ou pour fortifier les parties nobles, ou pour chasser la malignité de quelque venin, & plusieurs autres affections, comme la grande tryphera, la grande Esdræ, aurea Alexandrina, & Athanasia, la theriaque, & le mithridat seront suffisants pour cela:il ne parle pas non plus de la confection anacardine, qui est tout à fait contraire à celles que je viens de dire : car encore qu'elle soit estimée pour beaucoup d'affections, elle n'est toutesfois gueres seure à cause de son extreme chaleur, parce qu'elle enflamme promptement les esprits, & les humeurs, & fait venir la fievre.

## FERNEL.

La Theriaque *diatessaron* est parfaitement utile contre l'epilepsie, convulsion, paralysie, crudité d'estomac, cachexie, hydropisie, & autres froides affections, contre le poison aussi, contre la morsure des bestes veneneuses, & contre la peste. Prenez racine de gentiane, bayes de laurier, myrrhe, aristoloche ronde, de chacun deux onces : le tout estant bien broyé, soit mis dans deux livres d'excellent miel escumé.

La Theriaque du vieux Andromachus est bonne contre les morsures & piqueures des bestes veneneuses, & contre les venins les plus dangereux, soulage ceux qui sont travaillez d'epilepsie, de stupeur, de resolution, de cephalalgie, d'asthme, de flux de sang, de mal d'estomac, d'ictere, d'hydropisie, de douleur nephritique, colique, goutte, melancholie, fureur & ladrerie : pousse dehors les mois, & le fruict mort, fortifie merveilleusement le cœur, le cerveau, le foye, l'estomac, & tout le corps, & le garantit de la contagion. Prenez trochifques fcillitiques fix onces, trochifques theriaques, marc *d'hedycroum*, poivre long, opium de chacun trois onces, rofes rouges, iris d'Efclavonie ou de Florence, regliffe, femence de navet fauvage, fcordium, opobalfamum, canelle, agaric de chacun une once & demie, myrrhe, coftus, faffran, caffe de bois, nardus Indien, fcœnanthus, encens mafle, poivre blanc, & noir, dictam, marrube, rhubarbe, ftœchas, femence de perfil Macedonien, calament, terebenthine, gingembre, racine de quintefueille, de chacun fix dragmes, polium de montagne, chamæpiteos, ftorax, calamite, meu, amomum, nardus celtique, terre lemnienne, phu pontique, germandrée, fueille de maladathrum ou macis, chalcitis brulée, ( qu'on peut utilement laiffer, ) racine de gentiane, anis, fuc d'hypocifthis, carpobalfamum, gomme Arabique luifante, femence de fenoüil, petit cardamome, fefeli, acacia, thlafpi femence de mille-pertuis, amméos, de chacun demie once. Caftoreum, ariftoloche longue, femence de daucus, bitume de Iudée, oppopanax, petite centaurée, galbanum, de chacun deux dragmes, trois fois autant d'excellent miel efcumé, c'eft à dire quatorze livres & trois onces, excellent hypocras ce qu'il en faudra, pour diffoudre les liqueurs, & les fucs. La plus haute dofe eft de quatre fcrupules ou d'une dragme & demie. Car un fcrupule de poudre, ou quatre fcrupules de compofition, contiennent un grain d'opium.

## PLANTIVS.

Il a fuivy la compofition de la theriaque enfeignée par le vieux Andromachus en vers elegiaques, daütant que ny le nombre des fimples, ny le poids ne fe peut pas aifément changer dans les vers. Quelques-uns l'ont depuis rangée dans un autre ordre de simples, & possible plus à propos, ausquels ils ont aussi adjousté l'aurone & le calamus aromaticus, ayant de plus changé le poids de quelques simples, de sorte qu'elle doit estre suspecte, & qu'il faut sans contestation s'arrester à cette ordonnance. Quant à ce qu'il advertit à l'exemple de Valerius Cordus, de ne pas mesler dans cette composition le chalcitis, c'est à dire le vitriol brulé, il le fait avec raison. Car ce medicament sur tout lors qu'il est brulé estant extrémement caustique, escharotique, & tres-ennemy des visceres interieurs, & ne servant de rien à pas une affection interieure, il n'y a point d'apparence de l'admettre dans cette composition avec tant de dommage, & de mauvais goust. S'il rend la composition plus noire, comme disent quelques-uns, il ne doit pas pour le seul agrément de la couleur, apporter tant d'incommodité au corps par la saveur & par l'action. Si on le retranche de la composition, elle en deviendra plus utile, moins piquante, moins chaude, & plus agreable.

### FERNEL.

Le Mitridat suit de prés les vertus de la theriaque, & sert aux mesmes affections par un plus facile usage, & avec une moindre acrimonie de chaleur. Selon la description du vieux Andromachus, qui est approuvée de Galien & autres anciens Medecins. Prenez myrrhe, nardus Indien, de chacun une once & demie scrupule, saffran, canelle, scordium, gingembre, de chacun sept dragmes & demie, opium quatre dragmes, vingt-cinq grains, storax, seseli, aurone, libanotis, de chacun cinq dragmes, castoreum six dragmes & demie ſcrupule, polium, coſtus, poivre long, ſemence de daucus, ſcenanthus, galbanum, terebenthine de chacun ſix dragmes & demie, poivre blanc cinq dragmes, & un ſcrupule, ſemence de perſil de roche, nardus celtique, ſemence de fenoüil, folium Indien ou macer, gentiene, roſes ſeches, meon athamantique, de chacun quatre dragmes, caſſe de bois cinq dragmes & demie, encens ſix dragmes & un ſcrupule, ſuc d'hypociſtis ſix dragmes quinze grains, calamus aromaticus, phu pontique, ſagapenum, fruit de baume, mille pertuis, iris, acacia, gomme, cardamome, nielle, de chacun deux dragmes, terre de Lemnos, lombes de ſcincus, cyphi, oppopanax, de chacun ſix dragmes, thlaſpi, ſix dragmes deux ſcrupules, anis, hyſſope, chamepiteos de chacun trois dragmes.

## PLANTIVS.

Il y a quatre ſortes de compoſitions de mithridat fort differentes, celle de Nicolas Myrepſus décrite par Nicolas Prepoſitus, eſt la plus grande de toutes, & communément pratiquée par les Apoticaires, que tout le monde experimente chaque jour avoir une grande vertu contre les fiévres malignes & peſtilentes, venin, vomiſſement, crudité, lienterie, & pluſieurs autres maladies. Quiconque l'ait inventée, elle s'eſt enfin renduë extrémement publique. La ſeconde eſt de Democrates ancien Autheur Grec, pratiquée par Avicenne, & miſe dans le livre medicamentaire de Nicolas Prepoſitus, laquelle on a trouvé d'uſage, & de compoſition plus facile que la precedente, & de non moindre efficace: mais beaucoup plus excellente pour les affections malignes & contagieuſes. La troiſiéme décrite par Andromachus: puis la quatriéme que Galien, Aëtius & autres Grecs ont tiré d'Antipater & Cleophanthus anciens Medecins. Ces deux dernieres ne semblent pas fort differentes:car elles sont faites presque de mesmes simples, qui n'ont changé que d'ordre, dont les poids ne varient que de fort peu d'oboles, tellement qu'il y a de l'apparence qu'elles ont esté appropriées aux mesmes usages : toutesfois dautant que cette derniere est un peu plus riche, & qu'elle est composée de cinquante deux simples, reformée, & experimentée par la diligence & par l'industrie de Galien, elle doit passer pour la plus excellente, & pour la plus efficace de toutes aux effects que nous avons dit : L'Autheur doncques l'a mise au nombre des Antidotes, comme estant la seule dont tous les Medecins doivent user; ayant neantmoins transporté l'ordre des simples, & reduit en une mesme classe, tous ceux qui avoient un mesme poids, afin que l'Apotiquaire eust moins de peine pour la composition, & pour la confection.

## Des Trochisques ou pastilles.

Les Trochisques de vipere servent à la composition de la grande theriaque: on fait cuire la chair de viperes choisies & preparées dans eau pure avec aneth vert, & sel, tant qu'elle quitte les os : estant ostée on la broye dans un mortier de marbre, & on jette peu à peu de la mie de pain sec en pareille quantité, en y versant aussi cependant le propre boüillon des viperes, si besoin est, avec un peu d'opobalsamum, ou de ce qu'on met en sa place, on forme les trochisques du poids d'une dragme, & on les fait soigneusement secher à l'ombre. Les trochifques fcillitiques doivent eftre mis au rang de la mefme compofition de theriaque. Prenez moëlle de fquille roftie une livre, farine d'ers huiĉt dragmes, le tout eftant enfemble exaĉtement pilé, on en forme trochifquès qu'on fait fecher à l'ombre.

Les trochifques *d'hedycroum* fervent de mefme à la compofition de la theriaque. Prenez marum, ou balfamite, marjolaine, cabaret, afpalathus, ou ce qu'on luy fubftituë, de chacun deux dragmes, fchænanthus, calamus, odoratus, galange, phu pontique, bois d'aloës, opobalfamum, ou ce qu'on luy fubftituë, canelle, coftus, de chacun trois dragmes, myrrhe, folium, nardus Indien, faffran, caffe, de chacun fix drachmes, amomum, douze dragmes, maftic une dragme, vin tres-bon fuffifamment pour former les trochifques.

Les trochifques de Cyphi font requis pour la compofition du mithridat. Prenez poulpe de raifins fecs, terebenthine cuite de chacune trois onces, myrrhe, fchænanthus de chacun une once & demie, calamus aromaticus, neuf dragmes, canelle demie once, bdellium, onyx, c'eft à dire blatte byzanthine, fpica nardi, caffe de bois, fouchet, arceuthidum, c'eft à dire bayes de genevre de chacun trois dragmes, afpalathus deux dragmes & demie, faffran une dragme, miel efcumé, vin excellent de chacun autant qu'il en faut pour former les trochifques.

## PLANTIVS.

On n'a rien changé aux trochifques qui ont efté recommandez par l'advis de tous les Anciens pour les grandes compofitions, de peur qu'on ne changeaft auffi quelque chofe dans les grandes compositions confirmées par l'experience.

### FERNEL.

Les trochifques de capprier, diffipent la dureté de la rate, la melancolie terreftre, & les ventofitez. Prenez écorce de racine de capprier, femence d'agnus de chacune fix dragmes, ammoniac demie once, femence de nielle, calament, fuc d'eupatoire, amandes ameres, fueilles de ruë, ariftoloche ronde, femence de nafitort de chacun deux dragmes, fouchet fcolopendre, c'eft à dire ceterac, de chacun une dragme, que les poudres foient mifes dans ammoniac diffout avec vinaigre, & les trochifques formez.

### PLANTIVS.

Les trochifques de capprier ont efté fort bien ordonnés, aufquels fi vous voulez adjoufter la gomme de lacca ou cancamum, & garance des teinturiers de chacun une dragme, ils feront plus efficaces, & il ne faudra pas recevoir d'autres trochifques de lacca pour cet ufage, dautant que ceux de capprier fuffifent pour les obftructions, & inveterées affections de la rate.

### FERNEL.

Les trochifques d'eupatoire diffipent principalement l'obftruction, & l'enflure du foye, gueriffent les longues fievres qui en proviennent, la jauniffe & l'hydropifie dans fon commencement. Prenez manne choifie, fuc d'eupatoire de chacun une once, rofes demie once, fpodium trois dragmes, fpica de nardus Indien trois dragmes, rhubarbe, cabaret, anis de chacun deux dragmes & demie, le tout mis dans fuc d'eupatoire, & manne, foit reduit en trochifques.

### PLANTIVS.

On fubftituë les trochifques d'eupatoire, en la

place des trochifques de rhubarbe , & des trochifques d'abfynthe , dautant qu'ils ont grand
rapport , & fervent à mefme ufage.

### FERNEL.

Les trochifques *d'a kekengi* ou *halicacabi* , gueriffent les exulcerations des reins , & de la veffie ,
la difficulté d'urine qui en provient , & le piffement de fang. Prenez bayes d'halicacabi trois
dragmes , femence de citrouille , melons , courges mondées, de chacun trois dragmes , & demie ,
bol Armenien, gomme Arabique , encens, fang de
dragon , pavot blanc , amendes ameres , fuc de
regliffe, adragant, amidon, pommes de pin, de chacun fix dragmes , femence de perfil , ambre jaune ,
terre de lemnos , femence de jufquiame , opium ,
de chacun deux dragmes : foient faits trochifques
de fuc d'halicacabi ; on en peut auffi compofer
fans opium , d'autres fort femblables à ceux-cy.

Les trochifques de myrrhe provoquent puiffamment les mois, & remedient aux maladies qui
proviennent de leur fuppreffion , mettent dehors
l'arriere-faix , & le fruit mort. Prenez myrrhe ,
trois dragmes , lupins cinq dragmes , fueilles de
ruë , de mente fauvage , pouliot, cumin, garance,
affa fœtida , fagapenum , oppopanax , de chacun
deux dragmes , foient faites paftilles avec fuc d'armoife.

Les trochifques de terre Lemnienne appaifent
les humeurs agitées & violentes, & fur tout celles
qui font deliées, eftant pris , ils arreftent le flux
de ventre immoderé, le crachement, vomiffement
& piffement de fang , & eftans appliquez , toute
autre profufion de fang , de quelque endroit
qu'elle fe faffe, foit des narines , foit de la matrice,
ou des hemorrhoïdes. Prenez fang de dragon ,

gomme Arabique roſtie, roſes rouges, ſemence
de roſes, amidon roſti, yvoire brulé, acacia, hy-
pociſthis, pierre hematites, fleurs de grenadier,
bol d'Armenie, terre Lemnienne, cornil rouge,
ambre jaune de chacun deux drachmes, perles,
adragant, poivre noir de chacun une dragme &
demie, ſemence de pourpier brûlée, corne de
cerf brûlée, encens de noix de cypiés, ſaffran, de
chacun deux dragmes : ſoient formez trochiſques
avec ſuc ou eau diſtillée de plantin.

## PLANTIVS.

On a retranché les trochiſques de *ramich*, des
trochiſques de terre Lemnienne, par ce que ceux-
cy en contiennent une bonne partie : or ils contiennent auſſi une grande matiere de medicamens
aſtringents & rafraiſchiſſants ; de ſorte qu'il n'eſt
beſoin d'aucunes autres compoſitions aſtringentes: & celle-cy eſtant la plus puiſſante de toutes,
& la plus ſeure, toutes les autres doivent eſtre
ſupprimées, comme trochiſques de ramich, trochiſques de diarhodon, trochiſques d'oxycan-
tha, trochiſques d'ambre jaune ou carabe, & trochiſques d'yvoire brûlé, dont la compoſition n'eſt
pas fort convenable. Les trochiſques de diarhodon compoſez de roſes, yvoire brûlé, ſantal rouge & blanc, de ſaffran, camfre, pourront eſtre
mis en la place de ceux-cy, ſi on a trop d'averſion pour leur mauvais gouſt.

Les trochiſques de camfre appaiſent l'ardeur de
la fievre, l'échauffement du ſang, & de la bile,
l'inflammation de la chaude intemperie des viſceres, & la ſoif qui en provient. Prenez roſes rouges demie-once, yvoire brûlé, regliſſe de chacun deux dragmes, quatre grandes ſemences
froides, adragant, gomme Arabique, ſaffran, ſpi-

ca de nardus Indien de chacun une dragme, fantal citrin deux dragmes, bois d'aloës, cardamome, amidon, camfre de chacun un scrupule, sucre tres-blanc, manne choisie, de chacun trois dragmes, mucilage d'herbe aux puces, tiré avec eau de rose, autant qu'il en faut pour former trochisques.

Les trochisques de galle muscade estant pris fortifient merveilleusement le cœur, le cerveau, & le reste des visceres, remplissent la bouche, & tout le corps d'une senteur agreable. Prenez bois d'aloës crud cinq dragmes, ambre une dragme, camfre demie dragme, musc demie scrupule, eau de rose suffisamment.

Les trochisques bechiques blancs, qu'on appelle pilules blanches, adoucissent l'acrimonie de la fluxion, appaisent l'enroüeure, & la toux continuelle. Prenez sucre tres-blanc une livre, sucre candi, penidies de chacun quatre onces, racine d'iris de Florence deux onces, amidon une once & demie, mucilage d'adragant fait avec eau de rose, ce qu'il en faut, pour la formation des trochisques.

Les trochisques narcotiques estant seurement appliquez, endorment la douleur de teste, & de dents, font dormir dans les fievres ardantes, ostent les erysipeles, & les inflammations, estant delayez avec d'autres medicamens, appaisent les douleurs de toutes les parties exterieures. Prenez gomme Arabique & d'adragant, amidon de chacun demie once, ceruse lavée avec eau de rose six dragmes, storax calamite, myrre, castoreum, opium, dissout avec vin cuit de chacun quatre scrupules : saffran demie dragme ; le tout estant broyé, soit mis dans mucilage d'herbe aux puces, tiré avec eau de rose , & soient faits trochisques.

Il a bien à propos mis dans l'ordre des trochisques pour les douleurs pressantes , les trochisques narcotiques , dont la composition est fort convenable, & l'usage tres-necessaire:& il n'y en avoit du tout point qui fussent propres à telles operations.

### *Des eclegmes & confitures.*

L'eclegme de pignons extenuë & nettoye les humeurs grossieres du thorax , & des poulmons, estant propre à l'asthme, difficulté de respiration , & toux inveterée. Prenez pignons recents trente dragmes , poulpe de dattes trente cinq dragmes , amandes douces & ameres , noisettes rosties , adragant , gomme Arabique, reglisse , amidon , capilli veneris , iris de Florence , de chacun quatre dragmes , poulpe de palmes , beurre frais , sucre tres-blanc de chacun quatre dragmes , miel écumé quatre livres , soit fait eclegme.

Eclegme salutaire , & approuvé pour estre plus puissant que le precedent , à ce qui a esté proposé. Prenez canelle, hyssope, reglisse de chacun demie-once , jujube , sebesten , de chacun trente en nombre , raisins secs mondez , figues seiches, dattes grasses , de chacun deux onces , fenugrec cinq dragmes , capilli veneris une poignée , semence d'anis , fenoüil & lin , racine d'iris , fueilles de calament de chacun demie dragme , que le tout boüille dans quatre livres d'eau , tant qu'il n'en reste que deux, faites cuire l'expression avec deux livres de penidies jusques à espaisseur de miel; puis y adjoustez pommes de pin mondées cinq dragmes , amandes douces mondées , reglisse , adragant , gomme Arabique , amidon de chacun trois dragmes , iris trois dragmes.

Eclegme de fquille propre pour les mefmes incommoditez. Prenez fuc ou moififfure de fquille & miel excellent, efcumé, de chacun une livre ; faites les cuire en confiftance de miel.

Eclegme le plus efficace de tous pour l'afthme. Prenez fquille roftie demie-once, racine d'iris, hyffope, praffium, marrube de chacun une dragme : myrrhe, faffran de chacun demie-once, avec miel fuffifant ; foit fait eclegme, qu'on appelle auffi eclegme de fquille compofé.

On confit beaucoup de fimples avec fucre, afin qu'ils durent davantage dans l'integrité de leurs forces : les uns entiers, les autres pilez. Ceux qui font entiers on les fait cuire avec trois fois autant de fucre, tant que toute l'humeur confumée, il y ait confiftance de fyrop parfait, comme le calamus aromaticus pour les froides affections du cerveau, & des nerfs, & pour en remettre les forces.

On confit le gingembre pour les cruditez d'eftomac, & la pituite vifqueufe des poulmons.

Confiture de bourrache pour la palpitation & defaillance de cœur.

Confiture de pefches, confiture de pommes odoriferantes, efcorce de citron confite pour la cardialgie, & pour la melancholie.

Confiture de coins & diacidonion, poires confites pour fortifier l'eftomac.

Noix confites, myrabolans, embliques, & cepules confits, noix mufcade confite, aident à la digeftion, excitent l'appetit, & augmentent les forces.

Les cerifes confites, les jettons de laictuë, d'endive, & de pourpier confits rafraifchiffent, defalterent, & reveillent l'appetit.

L'aubefpin confit, & le ribes eftanchent la foif, rabatent la bile, & arreftent les flux de ventre.

Le fatyrion confit & le chardon à cent teftes confit, augmentent la femence, excitent les defirs veneriens, & aident à la conception.

Quant aux chofes qui ne peuvent qu'à peine fupporter la cuiffon, eftant pilez & meflez avec deux fois autant de fucre, on les expofe au foleil pour les conferver, & elles retiennent le nom du fucre de la compofition : comme jofacchar, rhodofacchar. Or il faut principalement avoir celles-cy. Sucre de rofmarin, fucre de fleurs de fauge, fleurs de betoine, fleurs de pyvoine, & de ftœchas, pour les froides affections du cerveau, & des nerfs, pour la confervation de leurs forces, pour l'epilepfie, & apoplexie.

Le fucre de fleurs d'iris & de capillaires, & de racine d'enula, purge doucement la poitrine, & profite aux poulmons.

Le fucre de confoulde arrefte le crachement de fang.

Le fucre de violettes, & de fleurs de bourrache rafraifchit & réjouyt le cœur.

Le fucre de rofes fortifie l'eftomac, arrefte les fluxions, & les eruptions de fang.

Le fucre de fleurs de chicorée, rafraifchit le foye & en diffipe les obftructions.

Outre cela on garde pour l'ufage beaucoup de fucs medicinaux ; les uns fimples & finceres, les autres meflez avec fucre, lefquels les Arabes appellent *robub*, c'eft à dire vin cuit, parce qu'ils s'épaiffiffent en confiftance de vin cuit. Apres qu'on les a exprimez, on les laiffe repofer tant qu'ils fe clarifient : on fait cuire la plus pure portion jufques à épaiffeur de miel, puis on l'expofe

au soleil, & on la serre : il faut y mesler du sucre,
il faut qu'il y en ait la moitié à pareille mesure.

On fait conserve du suc de ribes pour la soif &
vomissemens bilieux.

Le suc de noix appellé diacaryon propre aux
fluxions piquantes & squinances contient suc de
noix recentes quatre livres, miel excellent deux
livres, faites les cuire en consistance de miel.

Le suc de meures appellé *diamoron*, pour les
ulceres, qui s'estendent de la bouche, & des gencives, & pour les fluxions piquantes. Prenez
suc de meures domestiques demie livre, suc de
meures rouges, miel excellent escumé de chacun
une livre, vin cuit trois onces ; faites les cuire en
consistance de miel.

On fait cuire le suc de prunes sauvages, tant
qu'il devienne fort espais, & on s'en sert pour
acacia.

---

## Des medicamens exterieurs, & premierement des huiles.

L'Huile rosat oste les inflammations, & les ardeurs de l'estomac, fortifie, épaissit & arrache les fluxions. Prenez boutons de roses rouges
fraisches, mondées, & broyées, suc de roses de
chacun vne livre : faites les tremper dans cinq livres d'huile de verjus sans sel : exposez les au soleil l'espace de sept jours dans un vase de verre fermé : faites les cuire trois heures durant au vaisseau
double, jettez les fueilles apres les avoir exprimées, mettez en de nouvelles, & les changez
deux & trois fois. Finalement ayant exprimé &
jetté les fueilles, exposez-les au soleil, & les faites

cuire au vaiſſeau double, tant que le ſuc ſoit conſumé. Si l'huile de verjus ſans ſel vous manque, il faut battre ſouvent, & laver de l'huile commune avec ſuc de raiſins verts.

L'huile violat appaiſe les inflammations, relaſche les phlegmons, ſoulage les pleureſies, & les vices du poulmon, & du thorax : elle ſe fait d'huile commune meure, ou d'huile d'amende recente, & ſans ſel, ou du moins qui ait eſté lavée avec eau froide. On jette dedans les violettes pourprées, & le vaiſſeau eſtant bouché, on les met au ſoleil l'eſpace de dix jours ſeulement, en changeant de trois en trois jours les violettes, & finalement y en adjouſtant de ſeiches.

L'huile de nenuphar rafraiſchit davantage. appaiſe les inflammations, principalement celles des reins, de la veſſie, & de la teſte, les delires, & fait dormir. On la fait comme celle de violettes, de fleurs blanches, de nenuphar trempées dans l'huile lavée ; mais on la met au ſoleil l'eſpace de vingt jours, durant leſquels on change trois fois les fleurs.

L'huile de pavot a plus d'efficace pour tout que celle de nenuphar : elle appaiſe particulierement les douleurs de teſte, & les delires, & attire le ſommeil. On la fait comme celle de nenuphar, mettant tremper les fleurs, les fueilles, & les teſtes de pavot blanc dans l'huile lavée. On la peut auſſi faire cuire doucement au vaiſſeau double. Il y en a qui expriment cette huile de la ſemence de pavot blanc, de meſme que des amandes.

L'huile de juſquiame blanc, ſe fait de la meſme façon que celle de pavot, tant en maceration qu'expreſſion, & n'eſt pas moins efficace pour toutes choſes.

L'huile

L'huile de mandragore simple rafraischit beaucoup plus evidemment, appaise les douleurs causées d'inflammation, & attire le sommeil. Elle se
fait de pommes de mandragore pilées, trempées
dans l'huile, & legerement cuites, comme l'huile de nenuphar.

L'huile de mandragore composée, est celle qui
rafraischit le plus, elle assoupit les douleurs qui
viennent d'inflammation, & les autres aussi, appaise les douleurs de teste, & les phrenesies, si on
en frotte les narines, & fait bien-tost dormir.

Prenez huile deux livres & demie, suc de pommes de mandragore quatre onces, suc de jusquiame blanc deux onces, suc de teste de pavot
blanc trois onces, suc de violettes, suc de cigüe
fort tendre, de chacun une once ; opium, storax,
calamite, de chacun demie-once, le tout estant
meslé, soit mis au soleil l'espace de dix jours, puis
fait cuire au vaisseau double jusques à consomption des sucs ; finalement coulez l'huile, & la
serrez.

L'huile meline ou de coins, rafraischit, & adstraint, estant propre à l'estomac, au foye, & à
la debilité des intestins : d'où vient qu'en onction
elle arreste le vomissement, le flux de ventre, &
la sueur. Prenez coins pilez avec l'escorce, &
semence, suc de coins de chacun demie livre,
meslez-les dans un vase de verre, & y versez une
livre & demie d'huile de verjus, exposez-les au
soleil quinze jours durant, puis les faites boüillir
l'espace de quatre heures au vaisseau double : Les
coins estans exprimez, faites-en cuire d'autres
ensemble, une & mesme deux fois, tant qu'il
ne reste point d'humeur : finalement serrez l'huile, après l'avoir exprimée.

R r

L'huile de myrte rafraîfchit , adftraint, & fortifie particulierement le cœur, l'eftomach , le cerveau, & les nerfs;on la fait comme celle de coins, de bayes , & de fueilles de myrte, y adjouftant auſſi le fuc , lors qu'on en peut recouvrer.

L'huile de maftic fortifie par adftriction de cerveau , les nerfs ; l'eftomac & le foye, eftant propre à la lienterie , au vomiffement , & à la crudité. Prenez maftic trois onces, eau de rofes quatre onces , huile de verjus ou de rofe une livre , faites les cuire au bain de marie jufques à la confomption de l'eau : on met du vin au lieu de l'eau de rofe , quand il eft befoin de foulager la laffitude des nerfs.

L'huile de mente en onction fortifie l'eftomac & les autres parties , ayde à la digeftion par une chaleur moderée. On met tremper dans huile de verjus les fueilles de mente des jardins,pilées avec leur fuc , on les expofe au foleil , on les fait cuire, on les change fouvent , comme il a efté ordonné dans l'huile de rofes.

L'huile d'abfynthe efchauffe, & fortifie moyennement, aide à la digeftion , excite l'appetit , ouvre les obftructions , tuë les vers. Les fueilles d'abfynthe font mifes tremper auffi dans huile de verjus , & l'huile s'en fait de mefme que celle de mente.

L'huile de camomile fortifie par une adftriction moderée les nerfs , & les membranes , refout moyennement,appaife merveilleufement bien les douleurs. Prenez fleurs de camomile recentes, & pilées une livre , mettez-les tremper dans huile douce , & meure , & les expofez au foleil l'efpace de vingt jours caniculaires , les feuilles eftant exprimées & jettées , il en faut ferrer l'huile.

L'huile de lis appaiſe les douleurs de poitrine, d'eſtomac, de matrice, de reins, de veſſie, & des nerfs, eſtant lenitive & concoctive. Prenez fleurs de lis blancs entieres, oſtez ſeulement les filets jaunes une livre, faites-les tremper dans huile douce, & meure, & les mettez au ſoleil l'eſpace de vingt jours. On en fait auſſi une autre qu'on appelle compoſée, qui eſt plus efficace pour tout ce que j'ay dit : elle contient maſtic, calamus, aromaticus, coſtus, huile de pyrethre, carpobalſamum, de chacun une once, giroffle, canelle, de chacun demie once, ſaffran trois dragmes. Le tout eſtant broyé, ſoit mis tremper dans eau l'eſpace de vingt-quatre heures, qu'il boüille moyennement, l'ayant oſté de deſſus le feu, verſez-y huile douce deux livres, feüilles de lis huict onces, mettez les au ſoleil l'eſpace de quarante jours, & ſerrez l'huile de l'expreſſion.

L'huile de violettes jaunes appaiſe les douleurs de poitrine, de reins, de veſſie, de nerfs & de jointures. Prenez fleurs de violettes une livre, faites-la tremper dans une livre & demie d'huile douce, & l'expoſez au ſoleil durant dix jours : changez les fleurs par trois fois, ſerrez l'huile de l'expreſſion, en y adjouſtant, ſi vous voulez, trois onces de fleurs ſeches.

L'huile de jaſmin fait les meſmes operations que celle de violettes, & beaucoup plus puiſſamment, eſtant de plus extrémement ramolliſſante, & lenitive : elle ſe fait de fleurs de jaſmin de meſme que celle de lis.

L'huile d'aneth échauffe, & digere moyennement, adoucit la cephalalgie & douleur de nerfs, & attire le ſommeil. Elle ſe fait de feuilles d'aneth vertes, qu'on met tremper dans aſſez d'huile douce : on les expose au Soleil tout un jour , ou bien on les fait cuire au double vaisseau, on exprime les fueilles , & on en sucre l'huile aprés l'avoir coulée.

L'huile d'amandes douces adoucit les douleurs , l'exulceration des parties , sur tout des poulmons, & des reins , ramollit ce qui est sec , & dur , estant convenable aux hectiques & phtisiques. On la fait de cette maniere : on broye beaucoup les amandes douces soigneusement nettoyées , y versant un peu d'eau-rose , puis les ayant mises dans un vaisseau, on les tient environ cinq heures dans de l'eau chaude , tant qu'elles le deviennent un peu ; puis les ayant renfermées dans un sachet, on les met sous le pressoir pour en tirer l'huile.

L'huile de vers par une chaleur moderée ramollit, & adoucit la douleur, estant propre aux contusions, & particulierement aux gouttes. Prenez vers de terre lavez , & preparez demie livre , vin blanc deux onces , huile douce deux livres , faites boüillir le tout jusques à ce que le vin soit consommé , & les vers mortifiez & secs , coulez-en l'huile & la gardez.

L'huile d'iris a la vertu de cuire, extenuer, resoudre : elle appaise les douleurs de foye, de rate , de matrice , & des jointures , cuit la matiere de la poitrine , & des poulmons. Prenez racines d'iris pilées demie livre, fleurs entieres une livre, decoction , ou si on veut que l'huile ait plus de puissance, suc d'autre racine d'iris une livre , huile douce deux livres & demie, faites cuire le tout au double vaisseau , tant que la liqueur s'évapore : puis les racines & les fleurs estant exprimées, il en faut serrer l'huile.

L'huile de ruë échauffe , extenuë les humeurs

groſſieres , & diſſipe les vents plus puiſſamment
que celle d'aneth , eſt bonne aux douleurs de colique, à la paralyſie, retraction de nerfs, refroidiſ-
ſement de matrice , & de la veſſie. Prenez fueilles
de ruë moyennement ſeches , ſuc auſſi de ruë de
chacun demie livre, faites-les tremper trois jours
dans quatre livres d'huile douce. Que le tout
boüille dans le double vaiſſeau juſques à conſomption du ſuc , puis exprimez la ruë , & la changez
trois ou quatre fois, finalement gardez l'huile qu
en ſortira.                                          i

L'huile d'amandes ameres extenuë , & inciſe
puiſſamment , diſſipe toutes flatuoſitez , particulierement le tintement d'oreilles , ouvre les obſtructions du foye , & des autres viſceres en extenuant, & nettoyant, ramollit les duretez , & ſur
tout celles des nerfs. On la fait d'amandes ameres,
ſeches , & nettoyées , pilées , chauffées avec eau
boüillante , & miſes ſous le preſſoir , tant que
l'huile en puiſſe couler.

L'huile de capprier en extenuant & nettoyant
diſſipe toute dureté & obſtruction , & principalement celle de la rate , adoucit les douleurs , & toutes les affections.

Prenez écorce de racine de capprier , fueilles
de tamaris , ſemence d'agnus , ſcolopendre , ſouchet de chacun deux dragmes , ruë une dragme ,
vinaigre , vin excellent de chacun deux onces ,
huile meure unelivre, faites cuire le tout au double vaiſſeau juſques à conſomption du vin , & du
vinaigre, ſerrez-en l'huile , aprés l'avoir coulée.

L'huyle de nardus échauffe, extenüe, digere, &
fortifie : elle eſt merveilleuſement bonne aux
froides & venteuſes affections du cerveau, de l'e-
ſtomac, du foye, de la rate, des reins, de la veſſie,

& de la matrice, tant la ſimple que la compoſée.
Prenez ſpica nardi trois onces, vin excellent, eau
de roſe, de chacun deux onces & demie, huile
douce une livre & demie : faites-les cuire environ
quatre heures au double vaiſſeau à petit feu, tant
que le vin & l'eau s'evaporent.

Huile de nardus compoſée. Prenez ſpica nardi
trois onces, marjolaine deux onces, bois d'aloës,
enula, folium ou macer, calamus aromaticus, ou
galange, fueilles de laurier, ſouchet, ſchænanthus,
cardamome, de chacun une once & demie, le tout
eſtant broyé verſez-y vin, eau de roſe, de chacun
une livre, huile douce, cinq livres, faites-les
tremper l'eſpace de vingt-quatre heures, puis
les faites cuire au double vaiſſeau durant ſix heures, en le remuant de temps en temps, tant que le
vin & l'eau ſoient conſommer.

L'huile de laurier échauffe, extenuë, diſcute les
vents, & les douleurs de colique, de teſte, de viſceres, de matrice, de reins, & les froides maladies
des nerfs, pilez bayes meures de laurier, & les faites long-temps cuire avec eau, le bouillon eſtant
coulé, & refroidy, ramaſſez la graiſſe qui nagera
par deſſus, & la ſerrés pour l'huile.

L'huile de nardus extenuë, & digere un peu,
eſtant utile au ſoulagement de la podagre & de
toute ſorte de gouttes. Faites cuire dans egales
portions d'eau de mer, & de fontaine, un renard
écorché & eventré, haché fort menu, eſtant cuit
à demy, adjouſtés-y ſel trois onces, huile vieille tres-pure, quatre livres, thym, aneth, origan, de chacun demie livre, faites les cuire juſques à ſeparation de membres, & conſomption
d'eau ; que l'huile en ſoit exprimée.

L'huile de ſcorpions extenuë ſi fort, que

ſi on en frotte les lombes, on tient qu'elle briſe le calcul des reins, & ſi on en frotte le penil & le perinée, ou qu'on en faſſe injection dans la veſſie, qu'elle en chaſſe auſſi le calcul. Prenez racine d'ariſtoloche ronde, gentiane, ſouchet, écorce de racine de capprier, de chacune une once, le tout eſtant broyé ſoit mis tremper dans une livre & demie d'amandes ameres, & expoſé au ſoleil l'eſpace de vingt jours, puis faites-les cuire moyennement au double vaiſſeau, y mettant ſur la fin quinze ſcorpions : derechef expoſez-les au ſoleil l'eſpace de trente jours : finalement ſerrez en l'huile, aprés l'avoir exprimée.

L'huile de terebenthine eſt chaude & deliée, & penetre plus avant que la terebenthine : ramollit & extenuë les duretez, emporte les froides maladies des nerfs & des jointures, & les fortifie. Prenez terebenthine luiſante, quatre livres, mettez-les dans une courge de verre que vous enfoncerez dans le ſable, & y mettant le feu deſſous, vous en tirerez premierement l'eau, puis une huile tres-luiſante, & finalement une qui ſera jaune, ſuivant les preceptes de la chymie.

L'huile de *palma Chriſti*, apppellée de *Kerva*, extrémement extenuative, & digeſtive, diſſipe la douleur & le tintement d'oreilles, nettoye les ulceres de la teſte, qui coulent, la pſore, la lepre, & les vilaines cicatrices, attire les eaux & les vers par le lavement. On pile les graines de Palma Chriſti mondées, & l'huile s'en fait de meſme que des amandes.

L'huile de balanus diſſipe auſſi les douleurs, & les bruits d'oreilles, oſte les rougeoles, lentilles, taches, & les cicatrices noires, lasche le ventre, & provoque le vomissement. Elle se fait du fruit, que les Arabes appellent Ben : on le pile, on le fait chauffer, & l'huile s'en exprime de mesme que des amandes.

L'huile de castoreum est bonne aux froides affections du cerveau, & des nerfs, à la surdité, au tintement d'oreilles, à la paralysie, au tremblement, à la retraction des nerfs, & à la rigueur des fievres, si on en frotte l'espine du dos. Prenez castoreum dissout dans eau de vie, une once, huile, une livre, faites-les bouïllir au vaisseau double, jusques à consomption du tiers.

L'huile d'euphorbe simple fait les mesmes operations ; mais avec beaucoup plus d'efficace, & d'ailleurs estant mise dans le nez, elle attire la pituite. Prenez euphorbe demie once, huile de violettes jaunes, vin odoriferant, de chacun cinq onces, que le tout soit cuit jusques à consomption du vin.

L'huile de briques appellée aussi l'huile des Philosophes, échauffe, penetre, ramollit les duretés, resout & discute les tumeurs froides, soulage le spasme, l'epilepsie, la paralysie, la goutte, & toutes les froides incommoditez des jointures & des nerfs. Mettez en pieces une rouge & vieille brique, faites-les bruler sur les charbons tant qu'elles soient toutes blanches à force de feu, puis les ayant ostées, faites-les refroidir dans huile claire, & vieille, & les y laissez tant qu'elles se remplissent d'huile ; en suite les ayant ostées de dedans l'huile, reduisez-les en poudre tres-menuë, puis les mettez dans la courge de verre, tirez-en l'huile methodiquement, & la serrez.

L'huile de pierres est extrémement chaude, ex-

tenuative, penetrante, deficcative, & deterfive ;
elle ofte toute matiere froide de quelque partie
que ce, foit guerit l'epilepfie, la paralyfie, le fpaf-
me, les douleurs des nerfs, & des jointures, les
froides affections de la rate, des reins, de la veffie,
& de la matrice ; ce n'eft pas de l'art qu'elle provient, mais de la nature, coulant en plufieurs
lieux des pierres & des rochers.

### *Plantius fur les huiles.*

L'Autheur ayant fuivi les compofitions pratiquées par les Anciens, n'a pas jugé qu'il y faluft
apporter aucun changement ; auffi n'en eftoit-il
pas grand befoin en faveur des maladies, dautant
qu'elles s'appliquent feulement par le dehors. Il
a choifi les huiles les plus excellentes pour toutes fortes de caufes & d'affections, laiffant à part
les autres qui luy ont paru ou peu efficaces, ou
fuperfluës. Car l'huile de nenuphar citrin ne fembloit pas neceffaire, parce qu'elle eft comprife
fous l'autre, ny celle de peuplier, parce que l'onguent populeum eft plus efficace : ny l'autre huile de mandragore, ny l'huile de coftus, ny l'huile
des poivres, ny l'huile de marjolaine, ny celle
d'iris, ny celle de fureau, ny celle de mufc, dautant qu'il s'en trouve affez d'autres, dont l'ufage
eft plus facile, & qui ont une plus grande vertu
d'échauffer, d'extenuer, & de digerer.

### *Des onguents.*

L'Onguent rafraifchiffant de Galien eft propre aux phlegmons, eryfipeles, dartres, & à toute
forte d'intemperie chaude. Prenez cire blanche

quatre onces, huile rofat une livre; cela eſtant fondu au double vaiſſeau, ſoit verſé dans un autre
vaiſſeau, & battu long-temps, en y mettant peu
à peu de l'eau tres-froide, & la changeant de
temps en temps. Finalement verſez-y en malaxant ſuc purifié de joubarbe, ou de morelle;
principalement ſi on deſire l'onguent pour des
maux avec exulceration, ou vinaigre, ſi la peau
eſt encore entiere, & non entamée.

## *Plantius ſur les Onguents.*

Quoy que l'onguent rafraichiſſant de Galien,
dans ſa deſcription commune, ne contienne pas
le ſuc de morelle, ny de joubarbe, toutefois par
cette addition, il eſt rendu tres-efficace pour toutes les maladies qui demandent du rafraichiſſe-
ment.

## FERNEL.

On ſe ſert de l'onguent roſat pour les meſmes
operations; mais veritablement c'eſt avec moins
d'efficace. Prenez graiſſe de porc ſans membranes, lavez-la neuf fois d'eau chaude, & autant de
fois d'eau froide : puis meſlez-y autant peſant
de roſes rouges recentes & pilées, & les laiſſez
tremper l'eſpace de ſept jours. Faites fondre la
graiſſe à feu lent, & la coulez, puis y mettez
tremper durant ſept jours autant peſant de roſes
pilées, y verſant auſſi la moitié du ſuc de roſes,
& la ſixiéme partie d'huile d'amendes; faites-les
cuire derechef peu à peu, juſques à conſomption
de tout le ſuc.

L'onguent de peuplier arreſte les phlegmons,
les ardeurs de la fievre, des reins, & de la teſte:
il fait dormir, ſi on s'en frotte les temples. Pre-

nez boutons de peuplier recents une livre, faites les tremper dans trois livres d'axunge de porc preparée, pourveu que tous les medicaments suivants se puissent recouvrer durant l'Esté. Prenez fueilles de pavot rouge, fueilles de mandragore, fueilles de jusquiame, jettons tendres de buisson, morelle, laictuë, grande & petite joubarbe, bardane, violette, umbilici veneris, de chacun trois dragmes : le tout estant pilé, soit meslé avec axunge & boutons de peuplier ; dix jours estant passez, versez-y une livre d'eau de rose ; faites les cuire à petit feu, tant que l'eau & toute la liqueur soient consumées, exprimez & coulez, & les faites cuire derechef, si besoin est, jusques à ce qu'il ait pris la consistance d'onguent.

L'onguent blanc rafraischit, & adstreint legerement, appaise les inflammations & les brulures, oste l'ardeur de la galle & de la demangeaison, & toutes les eruptions bilieuses. Prenez ceruse quatre onces, lytharge deux onces, lavez les longtemps dans eau de rose, laquelle estant jettée, vous les mettrez dans un mortier, & verserez peu à peu de l'huile rosat, autant qu'elles en pourront boire, en les battant & malaxant continuellement, tant qu'il y ait bonne consistance d'onguent ; adjoustez-y sur la fin un peu de vinaigre blanc, & une dragme & demie de camfre.

## PLANTIVS.

L'onguent blanc, tel qu'il a esté descrit icy, servira pour tous ceux qu'on appelle onguent de lytharge, onguent nutritum, onguent crud de ceruse, & onguent cuit de ceruse, qu'on appelle aussi emplastre de ceruse ; dautant qu'il comprend toutes leurs forces.

L'Onguent astringent resserre les parties lasches, restrecit les voyes, & les conduits, arreste, & repousse les fluxions, empesche la cheute de la matrice, du fondement, & de l'intestin, & arreste le flux de sang. Prenez noix de galle verte, noix de cyprez, bayes de myrte, fleurs, & suc de grenade, écorce de gland, acacia, sumac, mastic de chacun une once, le tout estant parfaitement bien pilé, soit mis tremper environ quatre jours dans sucs de nesfles & de cormes vertes, puis les faites secher à feu lent, & soit fait onguent avec huile rosat souvent lavée dans eau d'alum une livre & demie, & cire blanche quatre onces.

### PLANTIVS.

Dautant que cet onguent astringent est tres-puissant & aisé à recouvrer, il s'en faudra servir au lieu de celuy de la Comtesse, & quelque autre astringent que ce soit.

### FERNEL.

L'onguent Diachalciteos appellé aussi de palmes, arreste toutes les fluxions recentes, & resout les inveterées, consolide les ulceres malins, & dysepulotiques. Prenez graisse de porc fraische sans sel & sans fibres deux livres, huile vieille, lytharge pilé, & criblé, de chacun trois livres, chalcitis brisé quatre onces : faites en fondre la graisse & l'huile à feu lent, jettez-y lytharge, & chalcitis, & les remuez continuellement avec trois branches recentes de palme, myrte, cormier ou nesflier : quand il y aura épaisseur de cerat, pendant la cuisson, vous jetterez dedans une branche tendre couppée en petites pieces, puis ferez derechef cuire le tout, tant qu'il ne s'attache plus aux doigts, & qu'il ait acquis la vraye consistance d'emplastre.

### PLANTIVS.

Il se faut servir de l'onguent diachalciteos , suivant cette description de Galien , en la place des quatre , que Mesué a enseigné , deux sous la description de l'onguent diaphenic, & les deux autres sous la description de l'onguent de palmes.

### FERNEL.

L'onguent diapompholygos rafraischit , adstraint, empesche les fluxions , remplit les ulceres profonds , & cicatrise ceux qui sont malins. Prenez huile rosat dix onces , suc de morelle quatre onces , faites les boüillir jusques à consomption du suc : adjoustez-y cire blanche cinq dragmes , ceruse lavée deux onces , plomb brûlé & lavé, tutie , encens de chacun une once : que le tout soit cuit en forme d'onguent.

L'onguent rouge desiccatif est de pareille vertu. Prenez huile de roses une livre , cire blanche cinq dragmes , estans fonduës , jettez dessus pierre calaminaire, terre de Lemnos parfaitement brisées , de chacun quatre onces , lytarge, ceruse de chacun trois onces , camfre une dragme ; que cela soit cuit pour onguent.

L'onguent dialthæas échauffe , ramollit , humecte , adoucit moyennement. Prenez racines fraisches de guimauve pilées, deux livres, semence de lin & de fenugrec pilées de chacune une livre , faites les tremper dans huict livres d'eau , puis les faites cuire doucement , & en exprimez le mucilage , faites boüillir ensemble deux livres dudit mucilage, & quatre livres d'huile, tant que le mucilage soit consumé ; puis y adjoustez cire demie livre , resine demie livre , terebenthine deux onces : achevez de les faire cuire en espaisseur de miel.

### PLANTIVS

L'onguent dialthæas simple a esté mis icy, parce que le composé estoit trop sale, à cause du colophonium, galbanum, & gomme de lierre, & qu'il y en avoit d'autres plus efficaces pour digerer.

### FERNEL.

L'onguent appellé resumptif, lequel a aussi une merveilleuse force de ramollir doucement, & sans chaleur manifeste, s'applique seurement aux asthmatiques, hectiques, phtysiques, pleuretiques, & febricitants. Prenez semence de lin, de guimauve, & de fenugrec, gomme Arabique, adragant deux dragmes, mettez les tremper & bouillir dans demie livre d'eau de rose, tirez en le mucilage, dans quoy dissoudez graisse de porc, de poule, d'oye privée & sauvage, de chacune deux onces, suin de laine demie-once, huile de violettes, de camomile, & d'amendes douces, de chacune deux onces, moelle de veau, beurre frais, cire blanche, de chacun demie livre, le tout soit cuit pour onguent.

### PLANTIVS.

Cet onguent appellé resumptif, est tellement composé, qu'il est preferable à tous les autres qui se font pour ramollir, adoucir, ou relascher : car ny l'onguent diadipibus, ny l'onguent pectoral double, ny l'onguent *philagrii*, ny pas un autre, n'est plus excellent pour ramollir, & pour les autres effects que i'ay dit.

### FERNEL.

L'onguent d'Agrippa ne ramollit pas seulement; mais il extenuë & incise puissamment, discute les edemes du corps, guerit les vieilles defectuositez des nerfs, soulage la douleur des reins par onction, il lasche le ventre, & fait grand bien aux hydropiques. Prenez racines de brionia deux livres, racines de concombre sauvage une livre, squille demie livre, racine d'iris recente trois onces, racine de fougere & d'yebles, tribule aquatique, de chacun deux onces, le tout recent, estant pilé, soit mis tremper l'espace de six ou huict jours dans quatre livres d'huile vieille, qui ne soit pas rance, puis faites-les un peu bouillir, & l'huile estant exprimée, faites y fondre quinze onces de cire jaune en consistance d'onguent.

### PLANTIVS.

C'est avec raison qu'il enseigne, que dans l'onguent d'Agrippa il faut prendre tous les simples recents, & ne les pas faire cuire beaucoup: car encore bien qu'estant cruds, ils ayent une tres-puissante vertu de ramollir, & d'extenuer, elle se perd neantmoins, & se dissipe par la cuisson. C'est pourquoy l'Autheur en un autre lieu, ordonne bien à propos de faire de ces racines cruës & pilées, y adjoustant axunge, & cire, un cataplasme merveilleusement efficace pour ramollir les scirrhes.

### FERNEL.

L'onguent *arogon*, c'est à dire secourable, échauffe, extenuë, & digere puissamment estant propre aux froides affections du corps, & principalement des nerfs, à la convulsion, à la resolution, à la douleur des lumbes, des jointures, & de la colique. Prenez rosmarin, marjolaine, racine de jarum, serpolet, ruë, racine de concombre sauvage, de chacun quatre onces & demie: fueille de laurier, sauge, savinier, grande & petite herbe aux puces, racines de bryonia, de chacun trois onces, laureole neuf onces, fueilles de concombre sauvage, & nepita, de chacun demie livre.

Tous ces simples estant cueillis au mois de May, & nettoyez, sont broyez tous recens, & mis tremper l'espace de sept jours, dans six livres de tres-bonne huile, y versant jusques à une livre d'eau de vie : puis on les fait cuire tant qu'ils deviennent tous secs, & que l'eau soit consōmée; on coule l'huile, dans laquelle on fait fondre cire seize onces, graisse d'ours, huile de laurier, de chacun trois onces, huile de musc demie-once, huile de pierres une once, beurre frais quatre onces, en les batant on y jette les poudres suivantes, mastic, oliban, de chacun sept dragmes, pyrethre, euphorbe, gingembre, poivre de chacun une once, que tout s'assemble en forme d'onguent.

Le grand onguent marciat est utile aux froides affections du cerveau, des nerfs, & des jointures, au tremblement, convulsion, paralysie, & particulierement à la goutte, efficace pour ramollir les tumeurs fort dures, sur tout celles de la rate. Prenez cire blanche une livre, huile quatre livres, rosmarin, fueilles de laurier de chacun quatre onces, tamaris trois onces, ruë trois onces & demie, yeble, savinier, balsamite, c'est à dire mente aquatique, basilic, sauge, pouliot, calament, armoise, enula, betoine, branque, ursine, aspergula : c'est à dire gratteron, anemone, qu'on appelle herbe du vent, pimprenelle, agrimoine, absynthe, petit phlommum, qu'on appelle herbe de la paralysie, costus, herbe des jardins, qu'on appelle aussi herbe de sainte Marie, jettons de sureau, petite joubarbe appellée crassula, mille fueille, grande joubarbe, germandrée, plantin ou quinquemervia, petite centaurée, fraisier, quintefueilles, retrahit, c'est à dire herbe Iudaïque, de chacun deux onces deux dragmes, racine de guimauve,

mauve, cumin, myrrhe, de chacun une once &
demie, fenugrec six dragmes, beurre cinq dragmes, semence d'ortie, de violettes & pavot blanc,
mente sauvage, mente des jardins, oxylapathum;
polytric, chardon benit, periclimene, c'est à dire
chevrefeuil ou matris sylvæ, maratrum, herbe de
musc, qui est la premiere espece de geranium,
trifolium aceteux, qu'on appelle alleluya, scolopendre, qui est le ceterach, crispula, c'est à dire
œil de bœuf, herbe de camfre, c'est à dire aurone,
storax, moüelle de cerf, de chacun deux dragmes;
graisse d'ours, graisse de poule, mastic, de chacun
demie once, encens deux dragmes, huile de nardus une once. Les herbes estant cueillies sur la fin
du mois de May, doivent estre pilées toutes fraîs-
ches, & tremper l'espace de sept jours dans tres-
bon hypocras, au huictiéme jour on les fait cuire
ensemble jusques à consomption de la moitié du
vin, puis on y verse de l'huile : on les fait cuire
derechef, jusques à ce que les herbes soient toutes mortifiées & seiches, & le vin tout à fait consumé, puis l'huile est coulée & exprimée, dans laquelle chauffée derechef, on jette storax, beurre,
graisse, mastic, encens, huile de nardus, & cire,
avec l'ordre que j'ay dit, & apres qu'ils ont esté
dissous par un batement continuel, on les oste du
feu, & on serre l'onguent qui s'est espaissi.

## PLANTIVS.

Quelques-uns enseignent trois descriptions d'onguent Marciat, qui ne sont pas necessaires aux
affections froides des nerfs, & des autres parties;
puis que l'onguent arogon cy-dessus descrit est
tres-suffisant pour tout cela. Or quiconque voudra avoir cet onguent Marciat, doit suivre cette
description, tirée & reformée de Nicolas Myrep-
sus.                                          S ſ

## FERNEL.

Le petit onguent basilicum, que les Anciens ont nommé tetrapharmacum, échauffe, humecte, addoucit la douleur, fait suppurer, est bon aux phlegmons qui s'accroissent. Prenez resine, suif de vache, poix, terebenthine, oliban, myrrhe, de chacun une once, huile suffisamment.

## PLANTIVS.

Il n'a pas jugé qu'il falust rien changer dans l'onguent basilicum, aureum, Apostolorum, Egyptiac, & enulatum : dans l'onguent citrin il a reformé les doses des simples, qui estoient fort incertaines & depravées, & a voulu qu'il y entrast plus de racine de serpentaire, qui a une souveraine vertu, pour les affections du cuir qu'on a proposées, que de ceruse, ou d'autre simple : dans la maniere aussi de la composition, il a exprimé une certaine façon d'y adjouster les citrons : dont le poulpe & le suc n'est pas moins utile pour ces defectuositez du cuir, mesme l'est davantage que l'escorce.

## FERNEL.

L'onguent d'or nettoye doucement les playes, les ferme & guerit avec seureté. Prenez cire jaune demie livre, huile non rance deux livres & demie, terebenthine deux onces, resine, colophonia, de chacun une once & demie, mastic une once, saffran une dragme : on fait fondre la cire avec huile, & on met le reste estant parfaitement broyé.

L'onguent *Apostolorum* purge & nettoye les playes & ulceres opiniastres, & aussi les fistules, consume la chair spongieuse ou morte, & en remet de nouvelle. Prenez terebenthine, cire blanche, ammoniac, de chacun 14. dragmes, opopanax, fleur de bronze, de chacun deux dragmes, aristo-

loche ronde , encens male , bdellium , de chacun
six dragmes , myrrhe , galbanum , de chacun quatre dragmes , litharge neuf dragmes, huile, si c'est
en Esté deux livres , si c'est en Hyver, trois livres. Bdellium , ammoniac , oppopanax , galbanum , trempez & delayez avec vinaigre , doivent
estre jettez avec le reste , broyé dans l'huile &
cire fonduës , & on les fait cuire en les remüant
en forme d'onguent.

L'onguent Egyptiac beaucoup plus puissant
que celuy des Apostres , nettoye les ulceres inveterez & fistuleux , desseiche extrémement la chair
croissante ou morte , & la mange, non sans faire
douleur. Prenez vert de gris cinq dragmes , miel
tres-bon quatre dragmes , vinaigre fort sept dragmes. On fait cuire le tout ensemble , jusqu'à ce
que l'onguent prenne son espaisseur , & une couleur pourprée.

L'onguent d'enula appellé enulatum est merveilleusement efficace à la demangeaison, à la galle tant seiche qu'humide , & aux autres defectuositez du cuir. Prenez racine d'enula cuite avec
vinaigre , pilée & criblée une livre ; axunge de
porc, huile, de chacun trois onces, cire neuve une
once , vif-argent esteint , terebenthine lavée , de
chacun deux onces , sel commun bien broyé demie-once. On fait fondre l'axunge & la cire avec
huile , à quoy on adjouste enula , puis vif-argent
& sel , finalement terebenthine ; l'usage en sera
plus asseuré , si au lieu de vif-argent on met suc de
fumeterre,& de limons, de chacun une dragme,il
faut donc les avoir tous deux à part.

L'onguent citrin reprime les pustules causées
de bile ou de pituite salée qui sortent sur la peau ,
& principalement sur le visage, nettoye les lentil-

S s ij

les, impetiges, lividitez, vilaines cicatrices, & rougeur des yeux. Prenez borax deux onces, camphre une dragme, corail blanc demie once, alum de plume, umbilici marini, adragant, amydon, chryftal, ental, dental, encens blanc, falpêtre, de chacun deux dragmes, ceruſe faite de racine de ſerpentaire, une once, ceruſe commune ſix dragmes, graiſſe de porc fraiſche, pure, & ſans ſel, une livre & demie, ſuif de chevre une dragme & demie, graiſſe de poule, une once: faites fondre les graiſſes au double vaiſſeau, dans quoy mettez tremper & cuire doucement deux citrons coupez en morceaux, coulez les graiſſes, puis jettez dedans tout le reſte ſoigneuſement broyé, & le battez avec la ſpatule, finalement jettez-y borax & camfre mis en poudre, ſerrez l'onguent aprés qu'il ſera cuit & aſſemblé.

## Des Emplaſtres.

L'Emplaſtre Diachylon ſimple diſſipe peu à peu les tumeurs dures du foye, de la rate, & des parties exterieures, & ramollit les ſcirrhes dans leur commencement. Prenez mucilages de ſemence de fenugrec, de ſemence de lin, & de racines de guimauves, de chacun une livre, huile vieille & pure, trois livres. Lytharge nettoyé & pilé une livre & demie, delayez de lytharge avec huile dans un mortier peu à peu tant que le meſlange en ſoit parfait: faites les cuire à feu lent, les remuant toûjours avec la ſpathule, tant qu'ils s'eſpaiſſiſſent, puis verſez les mucilages tirez, & les faites achever de cuire en conſiſtance d'emplaſtre: ſi vous voulez qu'il ſoit plus puiſſant, vous jetterez une once de racine d'iris concaſſée pour chaque livre.

Le grand emplaftre diachylon a plus de force que le fimple , pour tout ce que j'ay dit, parce qu'il eft compofé de plus de chofes , tant ramolliffantes que digeftives. Prenez lytharge pur broyé, & criblé, une livre , huile d'iris, de camomille, d'aneth, de chacun huict onces , mucilage de femence de lin, de fenugrec, figues graffes, & raifins fecs, fucs d'iris & de fquille, fuin de laine, ichthycolée, de chacun deux dragmes , & demie, terebenthine trois dragmes, refine de pin , cire jaune, de chacun deux onces. Le tout foit reduit en emplaftre de la mefme façon que j'ay dit, dans le diachylon fimple.

L'emplaftre de mucilages ramollit auffi & digere puiffamment les tumeurs dures , fait meurir les abfcez, & en nettoye le fang gafté, & le pus, lors qu'ils font une fois crevez. Prenez mucilages de femence de lin, guimauve, de fenugrec, & de la moyenne efcorce d'ormeau, de chacun quatre onces & demie, huiles de camomile , de lis, d'aneth , de chacun une, once ammoniac, galbanum, opopanax, fagapenum, de chacun demie-once, faffran deux dragmes, terebenthine deux onces, cire neuve vingt dragmes, foit fait emplaftre, comme nous avons dit.

## *Plantius fur les emplaftres.*

Les Anciens ont defcrit plufieurs emplaftres pour ramollir, dont il y en a quatre fous le nom de diachylon, entre lefquels ces deux-cy font les plus excellents. Cet emplaftre mefme de mucilages eft beaucoup plus puiffant à tout, que celuy qui eft attribué à Zacharie le fils, dont par confequent, il n'a pas efté neceffaire de donner la defcription.

L'emplaftre de melilot ramollit & digere auffi fort puiffamment, & adoucit les douleurs, eftant convenable aux tumeurs endurcis de l'eftomac, du foye, de la rate, & aux tenfions des hypocondres. Prenez melilot fix dragmes fleurs de guimauve, bayes de laurier, abfynthe, marjolaine , de chacun trois dragmes, cardamome, fouchet, iris, fpica nardi, ameos, caffe de bafton, femence de perfil, anis, de chacun deux dragmes & demie, ammoniac dix dragmes, ftorax, bdellium, de chacun cinq dragmes, terebenthine une once & demie, douze figues graffes , fuif de bouc, refine, de chacun deux onces & demie, cire fix onces, huile de marjolaine & de nardus ce qu'il en faut pour faire emplaftre. Faites fondre le fuif de bouc, la raifine & la cire, dans les huiles, à quoy adjouftez les figues pilées & criblées, puis l'ammoniac, & le bdellium diffous avec vinaigre, en fuite la terebenthine, & finalement les poudres du refte criblées.

L'emplaftre de melilot, de bayes de laurier, ceroneum, & oxycroceum, font fuffifants pour toutes les affections & douleurs qui veulent digeftion & refolution, de forte que les autres ne font point neceffaires, ny l'emplaftre de moutarde, ny ceux qui fe font de levain, ny celuy qu'on attribuë à Ariftarque.

### FERNEL.

L'emplaftre de bayes de laurier adoucit merveilleufement les douleurs d'eftomac, des parties proches du cœur, des inteftins, de la matrice, de la veffie, & des autres parties caufées de ventofitez, ou de quelque caufe froide que ce puiffe eftre. Prenez encens, maftic, myrrhe, de chacun une once, bayes de laurier deux onces, fouchet brûlé de chacun demie-once, miel coulé fuffifamment pour reduire le tout en maffe : on croit que s'il y a le poids d'une once & demie de fouchet & demie livre de fient de chevre, il en eft rendu miraculeux contre l'hydropifie.

L'emplaftre ceroneum ramollit la dureté de rate, fait grand bien à l'hydropifie, aux affections froides de la matrice, aux douleurs de la poitrine & des efpaules qui proviennent du froid. Prenez poix navale coulée, cire, de chacune deux onces & trois dragmes, fagapenum deux onces, ammoniac, terebenthine, colophonia, faffran, de chacun une once & trois dragmes, aloës, encens, myrrhe, de chacun une once, oppopanax, ftorax, galbanum, maftic, alun, fenugrec, ftorax rouge, bdellium, de chacun trois dragmes, litharge une dragme & demie. Soit fait emplaftre en cette forme : fagapenum, galbanum, oppopanax, ammoniac, & poix foient liquefiez, & coulez, mettez y colophonia coulée, puis ftorax, maftic, encens, myrrhe, bdellium, pilez & criblez, un peu apres jettez-y terebenthine, alun, lytharge & fenugrec : l'emplaftre des chofes fufdites eftant cuit, doit eftre plongé dans eau froide, & peftri avec les mains, y adjouftant poudre d'aloës & de faffran, les mains eftant toufiours ointes d'huile de laurier, on forme des magdalies.

L'emplaſtre oxycroceum ramollit auſſi, & diſcute toute
ſorte de dureté, diſſipe les douleurs des jointures, & celles
qui ſont autour des membranes des os. Prenez cire, poix
navale, ſaffran, colophonia, de chacun quatre onces, terebenthine, galbanum, ammoniac, myrrhe encens, maſtic, de
chacun une once & trois dragmes On liquefie le galbanú
& l'ammoniac avec vinaigre, & on les coule: on y adjouſte
en ſuite la poix apres avoir eſté coulée, la cire vient apres,
puis la colophonia, & la terebenthine, un peu apres l'encens, le maſtic, & la myrrhe. L'emplaſtre eſtant cuit, ſoit
jetté dans eau froide, & l'ayant exprimé, ſoit malaxé avec
poudre de ſaffran, les mains graiſſées d'huile.

L'emplaſtre de janua eſt merveilleuſement efficace pour
les playes & ulceres recents, appaiſe l'inflammation, nettoye, ferme, remplit de chair, & conduit à parfaite cicatrice.
Prenez ſucs de perſil, de plantain, & de betoine, de chacun
une livre, cire, poix-reſine, terebenthine, de chacune demie livre: faites cuire les trois avec les ſucs, juſques
à ce qu'ils ſoient entierement conſumez, & finalement y
adjouſtez la terebenthine.

L'emplaſtre gratia-dei ſe fait preſque de la meſme matiere, & pour les meſmes uſages. Prenez terebenthine demie livre, reſine une livre, cire blanche quatre onces,
maſtic une once, betoine, vervaine, pimprenellle recente,
de chacune une poignée: les herbes eſtant pilées, doivent
cuire avec vin blanc, juſques à ce qu'elles ſoient mortifiées, puis en faut exprimer la liqueur, dans quoy faudra
faire cuire la cire, la reſine, & le maſtic, juſques à bonne conſiſtance d'emplaſtre: les ayant oſtez du feu, y méler la terebenthine.

L'emplaſtre divin eſt beaucoup plus ſouverain pour les
ulceres malins: car il en nettoye & conſume le ſang gaſté,
& la pourriture, produit de la chair nouvelle, & conduit
à cicatrice. Prenez galbanum, myrrhe, de chacun une once & deux dragmes, ammoniac trois onces & trois dragmes oppopanax, maſtic, ariſtoloche longue, vert de gris,
de chacun une once, litharge, huile commune, de chacun
une livre & demie, cire neuve huiſt onces, encens une
once, & une dragme, bdellium deux onces, aimant trois
onces, on meſle le litharge avec huile en le battant, puis
on le fait cuire juſques à épaiſſiſſement: puis on y adjouſte la cire coupée menu, eſtant fonduë on l'oſte du feu, &

on y adjouste galbanum, ammoniac, oppopanax & bdellium diſſouts avec vin & vinaigre, cuits & coulez : puis on y jette la poudre de myrrhe, de maſtic, d'encens, d'ariſtoloche & d'aimant : finalement celle de vert de gris, de peur que ſi elle cuiſoit long-temps, l'emplaſtre devint rouge.

### *Plantius ſur l'emplaſtre divin.*

Les emplaſtres qui ſont deſcripts pour les playes, & pour les ulceres de janua, gratia dei & divin, ſuffiſent auſſi, & il n'eſtoit beſoin d'en mettre icy davantage : car l'emplaſtre double d'Oribaſius, & l'emplaſtre Apoſtolorum, ſont compris ſous le divin, dautant qu'ils ſont pour les meſmes uſages, quoy qu'avec moins d'efficace.

### *Emplaſtre pour deſcente de boyaux.*

Prenez noix de galle, noix de cyprez, pſſdia, fleurs de grenadier, acacia, ſemence de plantin, ſemence d'herbe à puces, ſemence de naſitort, couverture de gland, febves roſties, ariſtoloche longue & ronde, myrtilles, de chacun demie once, le tout eſtant pulveriſé, ſoit mis tremper dans vinaigre roſat l'eſpace de quatre jours, puis roſty & deſſeiché. Puis prenez grande & petite conſoulde, queuë de cheval, gueſde, ſcolopendre, racine d'oſmonde royale & de fougere, de chacune une once, encens, myrrhe, aloës, maſtic, mumie, de chacun deux onces, bol armenien lavé avec vinaigre, pierre calaminaire preparé, lytharge d'or, ſang de dragon trois onces, poix navale deux livres, terebenthine ſix dragmes, ou ce qu'il faudra pour former l'emplaſtre.        P L A N T I V S.

il a particulierement icy paſſé ſous le ſilence d'autres emplaſtres qui aſtreignent, & fortifient l'eſtomac, les reins, & la matrice, leſquels ne ſont pas en uſage, & en leur place on a couſtume de ſubſtituer d'autres qu'on ordonne ſur le champ. Tellement que le nombre d'emplaſtres, & autres compoſitiós, ſemble eſtre ſuffiſant à la pharmacopée, pour guerir tous les genres de maladies, cauſes, & ſymptomes : & il n'eſtoit pas beſoin de remplir ce livre medicamentaire de compoſitions inutiles & ſuperfluës, dont on ne ſçauroit traiter qu'en vain & pour accroiſtre une multitude confuſe. Quant aux conſomptions deſtinées à la cure de certaines maladies, qui n'arrivent que rarement, elles ſeront enſeignées dans la cure particuliere de chacune deſdites maladies.

## F I N.